世界毒物全史

WORLD HISTORY OF POISON

71—80卷

毒物管理史

History of Poison Administration

主编 史志诚

"十三五"国家重点图书出版规划项目

西北大学出版社

图书在版编目（CIP）数据

毒物管理史/史志诚主编.—西安：西北大学出版社，2016.8

（世界毒物全史：第八册）

ISBN 978-7-5604-3874-0

Ⅰ.①毒… Ⅱ.①史… Ⅲ.①毒物—管理—历史 Ⅳ.①R99

中国版本图书馆CIP数据核字(2016)第110374号

世界毒物全史

毒物管理史

主　　编：史志诚
出版发行：西北大学出版社
地　　址：西安市太白北路229号
邮　　编：710069
电　　话：029-88303059
经　　销：全国新华书店
印　　装：陕西博文印务有限责任公司
开　　本：787毫米×1092毫米　1/16
印　　张：25.5
字　　数：527千
版　　次：2016年8月第1版
印　　次：2016年8月第1次印刷
书　　号：ISBN 978-7-5604-3874-0
定　　价：163.00元

献
DEDICATED
给

为人类健康做出贡献的伟大的毒物学家和从事相关职业的人们!

To the great toxicologists and people in related occupations who have contributed to human health

世界毒物
全史

WORLD
HISTORY
OF POISON

序
PREFACE

安全是人类最基本的心理感受,也表明了一种平衡状态。一切法律法规都需要一系列的物质保障和相应的社会体制的保护,才能成为人们的行为规范。

自古以来,有毒物质的管理一直是统治者和社会公民共同关注的焦点问题。第一次世界大战的化学战促成37个国家在1925年签署了《日内瓦议定书》,把禁止使用化学武器和生物武器确定为国际法所公认的准则。第二次世界大战以原子弹为标志,人类社会进入了核子时代。随着现代化学工业的发展,数百万种化学品及其制品被广泛应用于工农业生产和人们的日常生活,它们在改变人类的生活、促进经济社会发展的同时,也成为危害人体健康和影响生态环境的重要因素。

20世纪60年代以来,随着技术的发展和人口密度的增长,辐射危害、农药危害、食物中毒、环境污染、突发毒性事件以及诸多因素的相互作用致使人们不断增长的不安心理逐步表露出来。于是,现代管理学和现代毒理管理学应运而生。联合国以及国际组织缔结了多部国际公约,各国通过建立和实施法定的有效的管理食品、药品和有毒化学品的法律法规预防有毒物质的危害,以保障人类的健康和保护人类赖以生存的生态环境。

在控制大规模杀伤性武器方面,联合国大会通过并组织各国缔结了《禁止生物武器公约》《禁止化学武器公约》和《不扩散核武器条约》。

在控制化学品与危险废料方面,先后缔结了《防苯中毒危害公约》、规范危险化学品和化学农药国际贸易的《鹿特丹公约》、减少或消除持久性有机污染物的《斯德哥尔摩公约》、遏止危险废料越境转移及其处置的《巴塞尔公约》,以及《国际农药供销和使用行为守则》和《全球化学品统一分类和标签制度》等多部国际文书。2010年,联合国环境署又开始启动了限汞公约的谈判进程,进一步加速了汞的全球淘汰行动。

自从毒品犯罪成为一个国际性问题以来,反毒品斗争促进了一系列禁毒决议、协定、议定书和国际公约的诞生。从 1909 年在中国上海举行"万国禁烟会议"开始，到 1988 年，国际上先后签订了 12 个有关麻醉品的国际公约、协定和议定书。此外，还缔结了《烟草控制框架公约》。

《世界毒物全史》第八册《毒物管理史》共 10 卷，分别是：禁用核生化武器管理史、食品与药品管理史、有毒化学品安全管理史、工业与职业安全管理史、环境毒物污染管理史、有毒生物安全管理史、突发毒性事件应急处置、毒品管理与禁毒史、烟草管理与控烟史和酒政与戒酒禁酒史。

21 世纪，人类将进入高风险时代。如何进一步完善和建立健全管理毒物的国际公约？如何监督缔约国恪守作为有关有毒物质管理权利与义务的国际文书？如何应对频繁出现的各种突发中毒事件和恐怖毒性事件？如何提高国家应对突发毒性事件的公信力和民生安全文化水平？这不仅是法学、管理学、毒理管理学和相关专家面临的新课题，更是各国政府的决策者必须面对和着手解决的迫切问题之一。

史志诚

2015 年 6 月

目 录
CONTENTS

序
第71卷 禁用核生化武器管理史
卷首语

1 禁止使用核武器的历程 　　　　　　003
　1.1 核子时代与核武器的发展 　　　　003
　1.2 禁用核武器国际公约的历程 　　　004
　1.3 21世纪核武器的威胁 　　　　　　006
2 控制核武器的区域性与双边条约 　　007
　2.1 《拉丁美洲禁止核武器条约》 　　007
　2.2 《南太平洋无核区条约》 　　　　008
　2.3 《苏美两国消除中程和中短程
　　　 导弹条约》 　　　　　　　　　　009
　2.4 《非洲无核武器区条约》 　　　　010
　2.5 《美俄削减进攻性战略力量条约》 011
3 禁止核武器扩散的国际公约 　　　　013
　3.1 《禁止在大气层、外层空间和水
　　　 下进行核武器试验条约》 　　　　013
　3.2 《不扩散核武器条约》 　　　　　014
　3.3 《禁止在海底试验核武器条约》 　015
　3.4 《全面禁止核试验条约》 　　　　017
4 核恐怖与制止核恐怖的国际公约 　　019
　4.1 核恐怖行为的新动向 　　　　　　019
　4.2 《制止核恐怖行为国际公约》 　　019
　4.3 防范核恐怖的国际核安全峰会 　　020
5 放射性废物与核废料的管理 　　　　021
　5.1 放射性废物的管理 　　　　　　　021
　5.2 核废料的管理 　　　　　　　　　022
　5.3 未来核废料处置方案的探索 　　　024
6 国际原子能机构与核安全的七项
　 措施 　　　　　　　　　　　　　　025
　6.1 《不扩散核武器条约》执行机构：
　　　 国际原子能机构 　　　　　　　　025
　6.2 核安全的七项措施 　　　　　　　027
7 禁止使用生化武器的国际公约 　　　029
　7.1 禁止使用生化武器的历程 　　　　029
　7.2 1925年《禁止化学生物武器
　　　 公约》 　　　　　　　　　　　　031
　7.3 1972年《禁止生物武器公约》 　　032
　7.4 1993年《禁止化学武器公约》 　　033
　7.5 禁止使用生化武器的执行机构 　　034
　7.6 社会救助团体：红十字会 　　　　036
8 化学武器的销毁与处置 　　　　　　037
　8.1 遗弃化学武器的处理和销毁原则
　　　 与状况 　　　　　　　　　　　　037
　8.2 日本遗弃在中国的化学武器问
　　　 题处置 　　　　　　　　　　　　038

第72卷 食品与药品管理史
卷首语

1 食品法典与食品安全立法类型 　　　043
　1.1 国际食品法典及其作用 　　　　　043
　1.2 食品安全立法类型 　　　　　　　045
　1.3 HACCP：危害分析和关键控制点 　046

2 主要国家和地区的食品安全法律法规 … 048
- 2.1 欧盟的食品安全立法模式及其特点 … 048
- 2.2 英国的食品安全法律法规 … 050
- 2.3 法国的食品安全法律 … 051
- 2.4 德国的食品安全法律 … 051
- 2.5 加拿大的食品安全法律法规 … 052
- 2.6 俄罗斯的食品安全法律 … 052
- 2.7 中国的食品安全法律法规 … 053
- 2.8 日本的食品安全法律法规 … 054

3 美国食品药品安全管理 … 055
- 3.1 美国食品药品安全立法模式 … 055
- 3.2 美国食品药品法的相关法律法规 … 055
- 3.3 美国食品药品管理机构 … 059

4 药事立法与药品管理的法律法规 … 061
- 4.1 药事的立法管理 … 061
- 4.2 美国的《药政法规》 … 062
- 4.3 英国的《毒药管理条例》 … 062
- 4.4 德国的药品与草药管理机构 … 063
- 4.5 中国的药品管理法律法规 … 064
- 4.6 日本的药品管理法律法规 … 066

5 药物与兽药的安全评价 … 068
- 5.1 药物安全评价的历史 … 068
- 5.2 埃利斯宣言：促进药物安全信息的交流 … 071
- 5.3 兽药及兽药添加剂的安全评价 … 072
- 5.4 GLP：药物非临床研究质量管理规范 … 074

6 食用农产品安全保障体系 … 077
- 6.1 食用农产品的质量安全保障 … 077
- 6.2 欧盟食用农产品法律法规体系 … 080
- 6.3 食用农产品的安全标志 … 081

7 饲料及饲料添加剂的安全评价 … 083
- 7.1 历史上的饲料安全问题 … 083
- 7.2 饲料及饲料添加剂的安全评价 … 084
- 7.3 中国饲料安全体系建设 … 087

第73卷 有毒化学品安全管理史

卷首语

1 有毒与危险化学物质的管理 … 091
- 1.1 有毒化学物质管理类型与方法 … 091
- 1.2 美国的化学物质管理 … 093
- 1.3 欧洲的化学物质管理 … 095
- 1.4 中国的化学物质管理 … 097

2 控制危险化学品与化学农药国际公约 … 099
- 2.1 规范危险化学品和化学农药国际贸易的《鹿特丹公约》 … 099
- 2.2 《国际农药供销和使用行为守则》 … 101

3 有毒危险化学物质的相关管理制度 … 102
- 3.1 《国际氰化物管理规范》 … 102
- 3.2 欧盟《危险化学品进出口管理法规》 … 103
- 3.3 欧盟《关于化学品注册、评估、许可和限制法案》 … 104
- 3.4 《全球化学品统一分类和标签制度》 … 105
- 3.5 日本《化学物质审查法》 … 106
- 3.6 美国《危险艺术材料标签法》 … 108

4 农药管理的法律法规 … 109
- 4.1 美国农药管理的法律法规 … 109
- 4.2 中国农药管理的法规 … 110
- 4.3 丹麦的农药作用计划 … 112

5 有毒危险化学品与农药安全性评价 … 113
- 5.1 有毒危险化学品的安全性评价 … 113
- 5.2 农药安全性评价的法规与程序 … 114

6 参与有毒危险化学品管理的社团组织 … 117
- 6.1 美国化学品运输应急中心 … 117
- 6.2 中国国家化学品登记注册中心 … 119

第74卷　工业与职业安全管理史

卷首语

1　工业职业安全与立法管理状况　123
- 1.1　劳动安全与卫生的立法趋势　123
- 1.2　全球经济一体化与职业安全新理念　124
- 1.3　世界职业安全与卫生大会宣言　126

2　各国工业与职业安全管理比较　127
- 2.1　美国的职业安全管理　127
- 2.2　美国职业安全与健康规制特征　130
- 2.3　欧洲发达国家安全管理特点　131
- 2.4　英国职业安全卫生立法　134
- 2.5　波兰职业安全与健康保护　135
- 2.6　日本职业安全卫生管理　136
- 2.7　澳大利亚职业健康安全管理　137

3　中国工业与职业安全管理　138
- 3.1　中国工业与职业安全立法管理　138
- 3.2　中国农村乡镇企业劳动卫生管理　140
- 3.3　中国保护女工健康的主要措施　141

4　职业病的防控对策与技术　143
- 4.1　各国的职业病防控对策　143
- 4.2　职业危害控制技术　145
- 4.3　职业性有害因素的控制　146

5　治理矿难与瓦斯事故的历史经验　148
- 5.1　美国煤矿矿难的治理　148
- 5.2　英国煤矿的"零死亡"管理　149
- 5.3　南非的矿山安全管理　150
- 5.4　德国防控瓦斯事故的措施　151

6　国际组织与职业健康重大活动　152
- 6.1　国际劳工组织　152
- 6.2　国际与区域组织开展的职业健康活动　153
- 6.3　世界安全生产与健康日活动　154

第75卷　环境毒物污染管理史

卷首语

1　防控环境污染的国际规则与公约　157
- 1.1　《防苯中毒危害公约》　157
- 1.2　国际限汞公约：《水俣公约》　158
- 1.3　《国际海上运输有毒有害物质损害责任及赔偿公约》　159
- 1.4　重要的环境协议　160

2　反污染转嫁的法律与国际公约　161
- 2.1　反污染转嫁的缔约背景　161
- 2.2　反污染转嫁的《巴塞尔公约》　162

3　POPs的控制管理与国际公约　164
- 3.1　国际社会对POPs的关注　164
- 3.2　控制POPs的国际公约历程　165

4　环境保护国际组织与非政府组织　168
- 4.1　联合国环境规划署　168
- 4.2　环境保护非政府组织　169

5　环境管理的法律法规与制度　174
- 5.1　美国水污染防治立法历程　174
- 5.2　日本环境刑法与公害犯罪处罚法　177
- 5.3　中国环境管理发展历程　178
- 5.4　毒物报告制度的探索　181

6　环境监测与环境影响评价制度　182
- 6.1　环境监测与管理　182
- 6.2　环境影响评价制度　183

7　生态警察与环境法庭　186
- 7.1　制止违法行为的生态警察　186
- 7.2　世界环境法庭　187
- 7.3　中国环境法庭的探索　189

第76卷　有毒生物安全管理史

卷首语

1　有毒有害生物入侵及其危害　193
- 1.1　有毒有害生物入侵物种　193
- 1.2　中国外来入侵物种及其危害　194
- 1.3　有毒有害生物入侵路径　196

2　历史上重大有毒有害生物入侵事件　197
- 2.1　有毒有害植物入侵事件　197
- 2.2　有毒有害动物入侵事件　200

3　有毒有害生物入侵的国际关注　203
- 3.1　防控有毒有害生物的国际公约　203
- 3.2　世界自然保护联盟　204
- 3.3　防止生物入侵的国际关注　205

4 生物安全与生物安全标识 208
　　4.1 生物安全 208
　　4.2 生物安全实验室 210
　　4.3 生物安全标识 210
5 牧草引种的历史教训与安全管理 212
　　5.1 牧草引种的历史教训 212
　　5.2 牧草引种的安全管理 213
6 放牧地有毒植物的危害与防控 214
　　6.1 美国放牧地有毒植物的危害与防控 214
　　6.2 中国放牧地有毒植物的危害与防控 216
　　6.3 放牧地有毒植物防控技术的交流 218

第77卷 突发毒性事件应急处置

卷首语

1 突发中毒事件与毒性灾害 223
　　1.1 非传统安全与突发中毒事件 223
　　1.2 历史上的突发中毒事件 224
　　1.3 历史上毒物引发的毒性灾害 228
2 突发事件与毒性事件的应急管理 231
　　2.1 突发事件应急管理的国际比较 231
　　2.2 国际突发环保事件应急立法比较 236
　　2.3 中国突发毒性事件应急立法管理 237
3 突发毒性事件的应急处置：以中国为例 239
　　3.1 毒性事件应急处置一般原则 239
　　3.2 应急处置机构与职责 239
　　3.3 报告与响应 240
　　3.4 现场救援 241
　　3.5 样本采集与分析 243
　　3.6 中毒事故的后期处置 244
　　3.7 关注公众与媒体的反映 244
4 突发毒性事件的危机处置案例 245
　　4.1 城市化学灾害激发因素的启示 245
　　4.2 基层突发毒性事件的应急要点 247
　　4.3 "突发过敏反应"的应急处置 248
　　4.4 可口可乐中毒事件的危机处置 250
　　4.5 赤潮预报系统的开发 252

5 恐怖毒性事件的应对策略 254
　　5.1 历史上的毒物恐怖事件 254
　　5.2 应对恐怖毒性事件的策略 256
6 核生化事件的安全处置 258
　　6.1 日本放射事故与事件的应急处置 258
　　6.2 接触芥子气的应急自救 259
7 国际应急管理社团组织 261
　　7.1 国际应急管理学会 261
　　7.2 国际应急管理协会 261
　　7.3 非政府应急管理组织的作用 262
8 应急产业与救助中心 264
　　8.1 应急产业及其类别 264
　　8.2 国际SOS救援中心 265
　　8.3 现代救援医学与应急处置 266

第78卷 毒品管理与禁毒史

卷首语

1 毒品犯罪与禁毒 271
　　1.1 毒品犯罪 271
　　1.2 毒品非法生产与贩运 271
　　1.3 毒品的走私犯罪 273
　　1.4 毒品走私犯罪的新手法 274
　　1.5 联合国的全球禁毒战略 276
2 国际禁毒公约历程 278
　　2.1 国际社会联合禁毒的最初努力
　　　　——万国禁烟会 278
　　2.2 国际禁毒公约 279
3 世界禁毒法律与管理 282
　　3.1 世界禁毒立法历程 282
　　3.2 对待非法消费毒品的不同立法 284
　　3.3 荷兰：唯一允许毒品合法的国家 285
　　3.4 乌拉圭：首个大麻合法化的国家 285
　　3.5 各国对"毒骡"的刑罚 286
4 中国禁毒的法律法规 287
　　4.1 古代惩禁烟毒犯罪的法律规范 287
　　4.2 新民主主义革命时期禁毒立法 289
　　4.3 中华人民共和国成立以后的禁毒立法 289

5 禁毒组织机构 291
- 5.1 联合国国际麻醉品管制署 291
- 5.2 联合国毒品和犯罪问题办公室 291
- 5.3 国际麻醉品管制局 292
- 5.4 经济和社会理事会麻醉药品委员会 292
- 5.5 国际刑事警察组织 293

6 当代禁毒状况 294
- 6.1 各大洲缉毒战况 294
- 6.2 毒品防控、管制政策执行状况 298
- 6.3 禁毒的国际合作 300
- 6.4 欧盟委员会发起"欧洲禁毒行动" 302
- 6.5 加强网上监管，防范"网络毒祸" 302

7 毒品的非法滥用与戒毒 303
- 7.1 毒品的非法滥用 303
- 7.2 毒品滥用的严重危害 304
- 7.3 世界通用的戒毒方法 306
- 7.4 美沙酮维持治疗的发展与演变 307

8 有关毒品管理与禁毒的历史专著 310
- 8.1 《鸦片史》 310
- 8.2 《中国毒品史》 311
- 8.3 《美国禁毒史》 312
- 8.4 《瘾君子自白》 314

第79卷 烟草管理与控烟史

卷首语

1 烟草管理与烟草管理制度 317
- 1.1 历史上的烟草专卖与立法 317
- 1.2 中国的烟草专卖制度及其改革 318
- 1.3 日本从专卖转向部分专卖体制 319
- 1.4 美国的管制竞争体制 321
- 1.5 俄罗斯的烟草自由竞争体制 322
- 1.6 烟草管理体制比较分析 322

2 历史上的禁烟草运动 325
- 2.1 第一次控烟浪潮 325
- 2.2 第二次控烟浪潮 328
- 2.3 第三次控烟浪潮 329
- 2.4 第四次控烟浪潮 330
- 2.5 一些国家的禁烟法令 331
- 2.6 英国禁烟法案与"藏烟令" 332
- 2.7 禁烟法与法律诉讼 333

3 控烟理念的形成与国际公约 335
- 3.1 从禁烟到控烟理念的形成与认同 335
- 3.2 制定《烟草控制框架公约》的历程 336
- 3.3 《烟草控制框架公约》是世界控烟史上的里程碑 338

4 世界各地控烟对策措施 341
- 4.1 开展无烟日与戒烟建议 341
- 4.2 无烟草倡议行动计划 342
- 4.3 美洲国家控烟措施 344
- 4.4 欧洲国家控烟措施 346
- 4.5 亚洲国家控烟措施 349
- 4.6 大洋洲国家控烟措施 351
- 4.7 非洲国家控烟措施 352
- 4.8 烟草包装规定图示 352

5 控烟社团组织 255
- 5.1 反吸烟运动与反烟团体 355
- 5.2 美国的反吸烟组织 356
- 5.3 中国早期的反吸烟运动 357
- 5.4 中国控制吸烟协会 358
- 5.5 巴西"控制吸烟联盟" 359

6 关于烟草控制的历史专著 361
- 6.1 《专卖、竞争与烟草发展——真实世界的烟草经济学》 361
- 6.2 《烟草的历史：依赖文化》 361
- 6.3 《烟草的命运：美国烟草业百年争斗史》 363
- 6.4 《专卖体制下的中国烟草业——理论、问题与制度变革》 364

第80卷 酒政与戒酒禁酒史

卷首语

1 历史上的戒酒与禁酒 367
- 1.1 饮酒、戒酒与禁酒 367
- 1.2 中国古代的酒政与禁酒令 369
- 1.3 美国的禁酒措施与禁酒令 370
- 1.4 俄罗斯的禁酒历程 372

1.5 加拿大的禁酒令	373	
1.6 欧洲国家对酒的节制与限制	374	
1.7 亚洲和非洲国家的禁酒	374	
1.8 澳大利亚的禁酒	375	

2 1920 年美国禁酒令的实施与废除　376
　2.1 世界著名的美国《全国禁酒令》　376
　2.2 《全国禁酒令》的实施后果　377
　2.3 14 年后《全国禁酒令》被废除　378
　2.4 《全国禁酒令》的失败及其历史意义　379

3 酒的专卖与管理制度　381
　3.1 中国的酒类专卖制度　381
　3.2 美国的酒类管理　382
　3.3 法国的酒类管理　383
　3.4 德国的酒类管理　384
　3.5 匈牙利的酒类管理　384
　3.6 日本的酒类管理　385

4 酒后驾驶和醉酒驾车的管理　386
　4.1 酒驾成全球交通肇事首祸　386
　4.2 酒后驾车和醉酒驾车的管理　388
　4.3 中国酒驾状况及管理法规　389

5 戒酒社团组织与戒酒指导　391
　5.1 美国嗜酒者互诫协会　391
　5.2 美国"员工帮助计划"　392
　5.3 戒酒的指导方法　393

6 控酒：未来公共卫生新焦点　395
　6.1 世界卫生组织呼吁加强控酒措施　395
　6.2 出台控酒政策的国家和地区　395

第71卷

禁用核生化武器管理史

本卷主编 史志诚

卷首语

在战争中禁止使用毒物的规则早在两千多年前就出现了，它是建立在各种不同的伦理和文化体系的作战规则之上的。化学战是最为残酷的战争之一，它不仅会造成惊人的人员伤亡数，而且严重破坏人类的生存环境。因此，禁止使用生化武器是一项战争法规则。

自从1945年人类进入核子时代以来，核武器就使战争兵器发生了质的变化，而且放射性废物和核废料的产生对人类的健康造成长久的威胁。20世纪60年代以来，国际社会先后制定了禁止使用核生化武器的公约和区域性、双边性条约。同时，为了推动公约缔约国之间以及缔约国与学术研究机构和非政府组织之间的交流，为缔约国提供行政支持，促使缔约国全面履行禁止使用核生化武器的承诺，分别成立了相关的执行机构。

本卷主要论述禁止使用核生化武器的历程。在控制核武器方面，记述了控制核武器的区域性与双边条约，禁止核武器扩散的国际公约，防止核武技术扩散的国际协定，核恐怖与制止核恐怖的国际公约，放射性废物与核废料的安全处置，以及《不扩散核武器条约》执行机构等。

在禁用生化武器方面，记述了禁止使用生化武器的国际公约，生化武器的销毁与处置，禁止生化武器的执行机构，以及社会救助团体——红十字会的业绩。

面向未来，核生化威慑在相当长时期内不可能完全消除，进一步完善和监督执行禁止使用核生化武器的公约依然任重道远！

1 禁止使用核武器的历程

1.1 核子时代与核武器的发展

核子与核武器时代

在20世纪的科学技术发展中，原子能的利用同电子计算机、合成材料及激光技术一起，组成了人类近代史上第三次科学技术革命的主旋律。1905年9月，伟大的物理学家爱因斯坦在他的相对论中提出了一个想法：一块只有一个原子大小的物质在发生反应时也可以释放出巨大的能量。他提出了质能关系式 $E=MC^2$（其中，E 为能量，M 为物体的质量，C 为真空中的光速），从理论上揭示了原子能的巨大能量蕴藏。之后，德国科学家奥托·哈曼和斯特拉斯曼、奥地利物理学家丽丝·梅物纳、法国著名科学家约里奥-居里等，都为人类对原子能的利用做出了杰出贡献。

1939年，发现人工放射性5年后，弗雷德里克·约里奥-居里和伊雷娜·约里奥-居里注册了两项专利，一项是核反应堆产生能量的原理，另一项是核炸弹的设计。之后，相关研究工作在德国、意大利、美国和英国同时展开。

20世纪40年代，原子物理、核物理的研究取得了一系列成果。第二次世界大战爆发以前，德国在核技术方面处于领先地位。但不久，美国、英国等国家奋起直追，渐渐超过了德国。美国在著名物理学家 E. 费米的领导下，建成了第一座试验性的石墨反应堆。

1941年12月7日，日本偷袭美国珍珠港，美国被卷入太平洋战争。之后，美国加快了研制原子弹的步伐。在新墨西哥州沙漠地区洛斯阿拉莫斯附近的一处绝密的研究中心，在中心主任奥本海默的领导下，著名的"曼哈顿工程"不惜工本，集中了理论物理、实验技术、数学、辐射化学、冶金、爆炸工程、精密测量等各方面的200多名专家，边研究边建设，经过两年多的努力，终于在1945年7月16日试验成功，世界上第一颗原子弹在新墨西哥州的沙漠地区爆炸。

1945年8月6日，美国B-29超级空中堡垒轰炸机艾诺拉·盖伊（Enola Gay）号在日本广岛投下原子弹"小男孩"。8月9日，博克斯卡（Bockscar）号又投下原子弹"胖子"，摧毁了日本长崎。由此，加

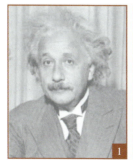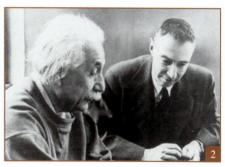

图1 物理学家（1.爱因斯坦；2.爱因斯坦和奥本海默在一起，1949）

速了第二次世界大战的结束。

自从 1945 年以来，人类社会进入了核子与核武器时代。核武器的出现使战争兵器发生了质的变化。冷战时期，美苏两大国间进行了大规模的核军备竞赛，高峰时，美国拥有 30000 个核弹头，前苏联拥有 40000 个核弹头。至 1996 年年底，美俄两国仍拥有 38000 件核武器，占世界核武器总量的 95%以上。

核武器的发展与核竞赛

1949 年 8 月 29 日，前苏联试爆了其第一颗原子弹，这是一颗与广岛原子弹类似的核炸弹。核竞赛从此开始。

1952 年 11 月 1 日，美国人在太平洋引爆了第一颗氢弹（热核聚变），其威力相当于广岛原子弹的 1000 倍。

1961 年 10 月，前苏联引爆了当时威力最大的氢弹，相当于广岛原子弹的 3846 倍，可以使 100 千米外的人产生三度烧伤。

1960 年 2 月 13 日，法国第一枚原子弹于阿尔及利亚撒哈拉地区的拉甘爆炸。随后，法国又在波利尼西亚进行了几次试验。法国成为第四个核国家，排在美国、前苏联和英国（1952）之后，中国（1964）之前。

1970 年 3 月 5 日，《核不扩散条约》签署。该条约禁止缔约国转让它们的军用原子能技术，但是鼓励它们在民用领域进行"尽可能广泛的"合作。

1991 年，冷战结束。7 月 31 日，美苏两个核大国签订了《削减战略武器条约》，两国均同意削减三分之一的核武器库，拆除了几千枚弹头。

1998 年 5 月，印度进行了第五次地下核试验。作为反击，巴基斯坦也进行了一系列试验。

2005 年 2 月 10 日，朝鲜宣布拥有原子弹，并拒绝一切国际核查。该国于 2003 年退出《核不扩散条约》。这一年，伊朗重新启动其核计划。

核武器拥有的巨大破坏能力引起了国际社会的高度关注，各国开始探寻控制和禁止使用核武器的约束机制和相应规则。

1.2 禁用核武器国际公约的历程

1946 年 12 月，联合国大会（简称"联大"）决议中明确建议将确保消除"原子武器和所有其他现在或将来可能适用于大规模毁灭性主要武器"。1948 年 8 月，常规军备委员会通过的决议认为，"大规模毁灭性武器应明确包括原子爆炸武器、放射性武器、杀人化学和生物武器，以及任何今后发展的在毁灭性效能上具有与原子弹或其他上述武器相似特征的武器"。

1960 年，在第 15 届联大会议上，英国、美国和意大利等国提出不仅要消除核化学和细菌武器，还要消除它们的运载系统。缅甸等第三世界国家提出订立全面彻底裁军协议的指导原则之一，应该是完全禁止"制造、保存和使用"核武器以及化学和细菌武器，并消除"运载、安放和操作"一切大规模毁灭性武器的安全装置和设备。

20世纪60年代后期开始,防止核武器扩散逐渐成为世界政治中一个越来越重要的问题。人们普遍认为,第二次世界大战后核武器扩散的主要原因,一是核科学和核工艺知识的传播,加上核反应堆和核材料的扩散,大大减少了研制与生产核武器的困难;二是随着战争的潜在破坏性剧增,同盟次要伙伴愈益怀疑同盟首要成员是否会冒自身毁灭的风险来信守支持和保护它的条约义务,因而某些无核国家难免倾向于研制自己的核武器;三是国家间的军事安全威胁随着主权国家数目的迅速增加而愈益分散,特别是军事安全方面的对抗和冲突愈益地区化、局部化,处于彼此对抗或冲突中的国家往往不可能从世界性安全机构或任何大国取得支持和保护,而需要依靠自己从事这种地区性、局部性的对抗或冲突。于是,核武器就成了其中某些国家向往,并且有时能够通过自己的努力获得的争斗工具。

可以肯定的是,当今时代,拥有核武器的国家越多,核武器被实际使用的可能性就越大,人类及其生态环境遭到严重伤害、国际基本秩序发生严重混乱的可能性也越大。

为了防止核扩散,构建全球性防止核扩散体制,从20世纪60年代以来,世界各国先后缔结了一系列地区性、双边性的控制核武器的区域性与双边条约,同时也缔结了禁止核武器扩散的国际公约(表71-1-1)。

值得指出的是,尽管缔结了诸多的控制和禁止使用核武器的区域性和双边条约以及国际公约,但其监督执行仍然面临种种障碍,特别是拒不加入、秘密违背或公然退出该条约的行为,使之难以阻止某些无核国家谋求拥有,甚至最终实际拥有核武器,更谈不上打消其获得核武器的欲望。

表71-1-1 禁止使用核武器国际公约与条约一览表

公约与条约名称	签署时间	生效时间
1.国际公约		
《禁止在大气层、外层空间和水下进行核武器试验条约》,简称《部分禁止核试验条约》(PTBT)	1963年	1963年
防止核武技术扩散的国际协定:《反核子武器扩散条约》	1968年	1995年期满又无限期延长
《不扩散核武器条约》,亦称《防止核扩散条约》或《核不扩散条约》(NPT)	1968年	1970年
《禁止在海底试验核武器条约》	1971年	1972年
《全面禁止核试验条约》(CNTBT)	1996年	尚未生效
2.区域性与双边条约		
《拉丁美洲禁止核武器条约》,亦称《特拉特洛尔科条约》	1967年	1967年
《南太平洋无核区条约》	1985年	1986年
《拉丁美洲禁止核武器条约》,亦称《特拉特洛尔科条约》	1967年	1967年
《南太平洋无核区条约》	1985年	1986年

续表

公约与条约名称	签署时间	生效时间
《美俄削减进攻性战略力量条约》,亦称《莫斯科条约》	2002 年	2002 年
3.制止核恐怖的国际公约		
《制止核恐怖行为国际公约》	2005 年	2007 年

1.3 21世纪核武器的威胁

20世纪80年代末，全球核武器储备规模达到顶峰，核弹头共有6万多个，美国占38%，前苏联占60%，其他核国家占2%。而在现代多元化的世界体系中，拥有核武器的国家已达11个，其中包括联合国安全理事会五个常任理事国：美国、俄罗斯、英国、法国、中国。此外，印度、巴基斯坦在20世纪末掌握了核武器，以色列被认为是核门槛国家，朝鲜也自称拥有了核武器，伊朗目前也正在研制核武器。而日本则是先掌握核技术，却不造核武器，一旦需要，就能在短时间内造出来。乌克兰与南非因和平原因放弃了核武器，属于曾经拥有核武器的国家。

面向未来，核威慑在相当长的时期内不可能完全消除，而其内涵与方式则可能会发生特殊变化。面对新形势下的核威慑，人类必须强化核防护能力，提高核防护水平，以应付更复杂的要求和新的变化与挑战。正因为如此，进入"后公约"时期以来，许多国家均多次宣布将采取必要措施，保持和提高其对核武器的防护保障能力。这些事实表明，各国普遍关注未来核武器威慑的严重性。

这些必要措施有：要有效地制止核扩散行为，就需要争取所有大国就此达成和保持一致；确立有效地核查核扩散行为的国际体制；那些为制止核扩散所必需的制裁措施的范围和力度要适当，防止被制裁国家因压力过大铤而走险；将这样的措施同外交说服和谈判结合起来，尽可能以外交说服和谈判为主；将制止核扩散与缓和或和平解决有关国际对抗或冲突的努力结合起来，削减甚至消除核扩散国家获取或保持核武器的动机。

随着世界政治格局发生的重大变化，全面彻底消除大规模杀伤性武器这一爱好和平的人民的美好愿望还远未实现，通向这一目标的道路并不平坦。现实是严峻和无情的：霸权主义和强权政治仍然存在，军事大国依靠核威慑的基本战略并未改变，核武器依然拥有庞大的库存，武器与技术扩散趋势尚在继续，世界范围内的局部冲突此起彼伏，各种分裂势力、恐怖势力和极端势力不断制造破坏性事件。因此，21世纪的核威慑仍然是不容忽视的现实存在。

2

控制核武器的区域性与双边条约

2.1 《拉丁美洲禁止核武器条约》

《拉丁美洲禁止核武器条约》(Treaty for the Prohibition of Nuclear Weapons in Latin America),亦称《特拉特洛尔科条约》,在文件中也使用"拉丁美洲和加勒比禁止核武器组织"的名称。

缔约经过

1962年10月"古巴导弹危机"后,巴西、玻利维亚、厄瓜多尔和智利向第十七届联合国大会提出关于建立拉丁美洲无核区的提案。1963年4月29日,上述4国元首以及墨西哥总统在各自首都发表声明,要求拉丁美洲国家缔结多边协定,使拉丁美洲尽快成为无核区。同年,第十八届联合国大会通过了包括上述5国在内的11个国家关于建立拉丁美洲无核区的提案。1964年11月,17个拉丁美洲国家决定成立拉丁美洲非核化筹备委员会。1967年2月14日,巴拿马、秘鲁、玻利维亚、厄瓜多尔、哥伦比亚、哥斯达黎加、海地、洪都拉斯、墨西哥、萨尔瓦多、危地马拉、委内瑞拉、乌拉圭和智利等14个拉丁美洲国家在墨西哥城的特拉特洛尔科区签署了《拉丁美洲禁止核武器条约》,又称为《特拉特洛尔科条约》。条约无限期有效,并采取对缔约国分别生效的方式。1967年9月20日首先对墨西哥生效。至1999年,33个拉丁美洲国家已全部签署,并对其生效。

主要内容

条约由序言、31条正文、1项过渡性条款和2个附加议定书组成。主要内容是:缔约国只能为和平目的利用核能和进行核装置爆炸;禁止以任何方式在各自领土内试验、使用、制造、生产或取得任何核武器;不得以任何方式接受、储存、安装、部署和拥有任何核武器;不得以任何方式参加任何核武器的试验、制造、使用、拥有或控制;成立拉丁美洲禁止核武器组织,设全体会议、理事会和秘书处;全体会议为最高权力机关,负责检查条约执行情况,研究和制订和平利用核能的合作计划。

第一议定书规定,在本条约区外但对本条约区内的领土在法律上或事实上负有国际责任的国家,承担本条约规定的义务。至1992年8月,与该议定书有关的英国、荷兰、美国和法国均已签署并批准。

第二议定书要求,有核武器国家要充分尊重该地区的非核化地位,不对缔约国使用或威胁使用核武器。至1979年1月,与该议定书有关的英国、美国、法国、中国和前苏联都已签署并批准。

拉丁美洲禁止核武器组织

为保证履行条约的各项义务,根据该条约规定,缔约国在条约生效后成立了拉丁美洲禁止核武器组织。1985年，该组织第九届例会决定，今后将在正式文件中使用"拉丁美洲和加勒比禁止核武器组织"的名称。

其组织机构：大会为最高权力机构，由全体缔约国组成，每两年召开一次。理事会认为必要时可召开特别大会。理事会由5个理事国组成，经大会选举产生，任期4年。秘书处为大会和理事会领导下的常设办事机构。秘书长由大会选举产生，任期4年，可连任一次。

该组织的总部设在墨西哥首都墨西哥城。墨西哥为存约国。

2.2 《南太平洋无核区条约》

《南太平洋无核区条约》于1985年8月6日在拉罗通加签署，生效日期为1986年12月11日，保存人为南太平洋经济合作局主任。

条约订立的目的

本条约缔约国，团结一致致力世界和平；严重关注核军备竞赛继续下去引起核战争的危险，这种危险会给所有人带来毁灭性的后果；深信所有国家有义务竭尽全力，实现消除核武器、核武器对人类造成的恐惧和对世界上生命造成的威胁的目标；相信区域性军备控制措施能有助于扭转核军备竞赛的全球性努力，并加强该地区每个国家的安全以及所有国家的普遍安全；决心尽其所能，确保该地区富饶美丽的土地和海洋始终成为该地区人民和后代的遗产，永远归所有人和平地享有；决心使本地区不受放射性废料和其他放射性物质的环境污染。

基于南太平洋论坛在图瓦卢举行的第十五次会议上做出的决定，应尽早在该地区根据该会议公报提出的原则建立一个无核区。

主要内容

条约的适用范围

该条约及其议定书适用于南太平洋无核区以内的领土。本条约的任何规定都不得妨碍或以任何方式影响任何国家根据国际法在海洋自由方面享有的权利或行使这种权利。

放弃核爆炸装置

条约的第三条要求每个缔约国承诺：

第一，不通过任何方式在南太平洋无核区内外的任何地方生产或以其他办法获取、拥有或控制任何核爆炸装置；

第二，不寻求或接受任何援助，以生产或获取任何核爆炸装置；

第三，不采取任何行动协助或鼓励任何国家生产或获取任何核爆炸装置。

和平核活动

条约的第四条要求每个缔约国承诺：

第一，不向相关国家提供原料、特种裂变材料或专门为加工、使用或生产用于和平目的的特种裂变物质而设计和准备的设备或材料；

第二，支持基于不扩散条约和国际原子能机构保障制度的国际不扩散制度继续有效。

防止置放核爆炸装置

条约的第五条要求每个缔约国承诺防止在其领土上安放任何核爆炸装置。

每个缔约国在行使其主权权利时，可以自行决定是否允许外国船舶和飞机在其港口和机场停留，外国飞机在其空域过境，外国船舶在其领海或群岛海域以不属于无害通过、群岛航道通过或海峡过境通行权利范围的方式航行。

防止试验核爆炸装置

条约的第六条要求每个缔约国承诺：

第一，防止在其领土上试验任何核爆炸装置；

第二，不采取任何行动协助或鼓励任何国家试验任何核爆炸装置。

防止倾倒

条约的第七条要求每个缔约国承诺：

第一，不在南太平洋无核区内的任何地方将放射性废料和其他放射性物质在海中倾倒；

第二，防止任何人在其领海内倾倒放射性废料和其他放射性物质；

第三，不采取任何行动协助或鼓励任何人在南太平洋无核区内的任何海面倾倒放射性废料和其他放射性物质；

第四，支持尽早缔结拟议的关于保护南太平洋地区自然资源和环境的公约和关于防止因倾倒而污染南太平洋地区的议定书，目的是防止任何人在本地区任何地方将放射性废料和其他放射性物质在海中倾倒。

保存人职能

保存人应按照《联合国宪章》第一百零二条登记本条约及其议定书，并应将本条约及其议定书的认证副本送交南太平洋论坛所有成员和有资格成为本条约议定书缔约国的所有国家，通知它们本条约及其议定书的签署和批准。

2.3 《苏美两国消除中程和中短程导弹条约》

《苏美两国消除中程和中短程导弹条约》是由美国和前苏联于1987年协商达成的核子武器管制协定，并于1987年12月8日由两国领导人在白宫签署。该条约也称为《中程核子武器条约》，简称《中导条约》。

条约内容

条约共17条。双方就消除有关导弹的范围、方法和时间，对消除导弹的各阶段要求、消除有关导弹的核查与监督、条约的法律效力及修改等做了规定。这是一个永久性条约，自双方交换批准书之日起生效。

条约所遵循的目标是加强战略平衡，各条款阐明的措施将有助于减少发生战争的危险性和加强国际和平与安全。条约规定，双方在条约生效后的3年内须全部销毁所拥有的中程导弹及其发射装置和辅助设施。在条约生效18个月内，全部销毁中短程导弹及其发射装置和辅助设施。条约生效后，任何一方不得再生产和试验中程导弹和中短程导弹。

条约规定，缔约每一方都拥有就地核查的权利，在条约生效后的 13 年内均可进行核查。条约生效后的前 3 年每年进行 20 次核查；其后 5 年，每年进行 15 次核查；在最后 5 年，每年进行 10 次核查。根据条约，美苏双方将销毁 2611 枚已部署和未部署的中程导弹，其中美国有 859 枚，前苏联有 1752 枚。

签署意义

该条约是第二次世界大战后美苏裁军谈判历史上达成的第一个真正减少核武器的条约。考虑到一场核战争将使全人类遭受浩劫，因而需要竭尽全力避免此种战争的危险，并采取措施以保障各国人民的安全。因此，该条约为消除现有贮存的核武器及运载工具、全面彻底地停止制造核武器、尽早实现停止核军备竞赛、避免核战争、和平利用核技术提供了榜样作用，并促进了后来《不扩散核武器条约》的签署。

该条约的签订基本消除了欧洲和亚洲交界地区的核威慑，给今后远程和洲际导弹的谈判奠定了基础。

2.4 《非洲无核武器区条约》

《非洲无核武器区条约》确定的非洲无核武器区系指非洲大陆、非洲统一组织岛屿成员国及非洲统一组织各项决议认为属于非洲国家领土的所有岛屿。该条约由位于非洲无核武器区内的国家签署批准。该地区是继 1959 年南极、1967 年中南美洲、1985 年南太平洋、1995 年东南亚之后，第五个签署广泛区域作为无核区条约的地区。

缔约经过

非洲的无核武器化进程始于 20 世纪 60 年代。1961 年，联合国大会通过了第一个关于非洲无核化的决议。1964 年，首届非洲统一组织首脑会议通过了《非洲无核化宣言》。自 1976 年开始，联合国大会连年通过决议，呼吁建立非洲无核武器区。随着国际局势特别是非洲南部局势的缓和，起草条约的时机日趋成熟。在此情况下，非洲统一组织部长理事会分别于 1991 年和 1992 年通过了有关执行《非洲无核化宣言》的决议，并成立专家组，在 1991 年至 1995 年期间完成了该条约的起草工作。1996 年 4 月 11 日，《非洲无核武器区条约》（亦称《佩林达巴条约》，Pelindaba Treaty）签约大会在埃及首都开罗举行，42 个非洲国家的代表在条约文本上签字。只有利比里亚、马达加斯加和索马里没有派代表与会和在条约上签字。截至 1996 年 11 月 5 日，已有 48 个非洲统一组织成员国签署了该条约。

主要内容

条约由序言、22 条正文、4 个附件和 3 个议定书组成。

该条约缔约国承担下列义务：禁止研究、发展、制造、储存、获取、拥有或控制任何核爆炸装置，禁止中亚无核武器区条约部署及试验核爆炸装置，禁止倾倒放射性废料，销毁在条约生效前生产的核爆炸装置及其生产设施。

第一，正式宣布非洲大陆、非洲统一组织岛屿成员国和非洲统一组织各项决议认为属于非洲的所有岛屿为无核武器区。

第二，各缔约国承诺，禁止研究、发展、制造、储存、获取、拥有或控制任何核爆炸装置，禁止试验或部署核爆炸装置，禁止倾倒核废料，销毁或改变在条约生效前生产的核爆炸装置及其生产设施，并接受国际原子能机构的核查。

第三，与国际原子能机构缔结全面保障协议，严格遵守不扩散措施，以保证和平利用核能与核科技；对核材料、设施和设备进行有效保护，禁止对核设施进行武装攻击。

第四，建立非洲核能委员会，负责核对各缔约国提交的与条约有关的年度报告，召开缔约国会议和受理有关违反条约的控诉等。委员会每年召开一次常规会议，必要时举行非常规会议。

第五，缔约国在不损害本条约宗旨的情况下，可自行决定是否允许外国飞机、船舶过境或在其机场、港口停留，在认定有关本条约主题事项的非常事件已危害其最高利益时，有权退出条约，但必须提前12个月通知条约保存者，即非洲统一组织秘书长。

第六，第一、第二议定书要求美国、俄罗斯、英国、法国、中国五个核国家承诺不对非洲无核武器区内的国家和领土使用或威胁使用核武器，不在该地区内试验、协助或鼓励试验任何核爆炸装置。

第七，第三议定书要求法国和西班牙承诺在各自承担法理上事实上的国际责任的非洲无核武器区内领土执行条约有关规定（法国已签署）。

议定书

该条约附有三个议定书。第一号和第二号议定书分别要求中、法、俄、英、美五个核武器国家承诺不对非洲无核武器区使用或威胁使用核爆炸装置，不在非洲无核武器区内试验核爆炸装置。这两个议定书的规定应由上述五国分别签署和批准。第三号议定书则要求法国和西班牙在其非洲领地内履行条约。

2.5 《美俄削减进攻性战略力量条约》

2002年5月24日，美俄两国首脑在莫斯科签署了《美俄削减进攻性战略力量条约》，亦称《莫斯科条约》。一些国家对该条约表示不同程度的欢迎，而国际军控界则对该条约普遍持消极乃至批评的态度。

主要内容

第一条 缔约国双方将各自按照美国总统2001年11月13日的声明和俄罗斯总统2001年11月13日和12月13日的声明削减和限制战略核弹头。到2012年12月

31日，双方各自的这类弹头总数应在1700~2200个以内。双方根据限定的核弹头总数，自行决定本国进攻性战略武器的成分与结构。

第二条 双方商定，《美苏第一阶段削减战略武器条约》（START Ⅰ）继续有效。

第三条 为了贯彻执行本条约，双边执行委员会每年至少举行两次会议。

第四条

（1）本条约将按照各自的法律程序予以批准。条约将于交换批准书之日起生效。

（2）本条约有效期至2012年12月31日。如双方同意可以延期，在此之前也可由其他协议取代。

（3）各缔约国可以行使国家主权自行退约，需提前三个月书面通知对方。

第五条 本条约将根据《联合国宪章》第一百零二条登记入册。

社会评价

《莫斯科条约》只有3页篇幅约500字，除序言部分外，主要内容只有5条。社会舆论与业界认为该条约过于简略，很难做进一步的分析。美俄双方虽然就削减战略核弹头限额达成一致，但削减什么以及如何削减，有待双边执行委员会进一步讨论。条约中弹头限额约束力的生效期就是条约的失效期，条约中也没有任何有关核查和视察的条款。因此，美俄双方达成的条约，其约束力非常小，而自由度却非常高，是一个实质性内容很少但漏洞很多的条约。

3

禁止核武器扩散的国际公约

3.1 《禁止在大气层、外层空间和水下进行核武器试验条约》

《禁止在大气层、外层空间和水下进行核武器试验条约》，简称《部分禁止核试验条约》（Partial Test Ban Treaty，PTBT），是一个限制核武器试验的国际条约。

缔结过程

该条约禁止了除在地下外的一切核武器试验。其目标是减缓冷战期间的军备竞赛和防止核武器试验造成地球大气中有过量的放射性尘埃。1963年8月5日，前苏联、英国和美国在莫斯科签署了该条约；8月8日在伦敦、莫斯科和华盛顿开放，以供其他国家签署；1963年10月10日生效。

保存国：苏苏联、英国和美国。

条约内容

第一条

（1）本条约各缔约国保证在其管辖或控制下的下列任何地方禁止、防止并且不进行任何核武器试验爆炸或任何其他核爆炸。(a) 在大气层。在大气层范围以外，包括外层空间；或在水下，包括领海或公海。(b) 在任何其他环境中，即这种爆炸所产生的放射性尘埃出现于在其管辖或控制下进行这类爆炸的国家领土范围以外。在这方面已达成的谅解是，本项规定并不妨碍缔结一项永远禁止一切核试验爆炸，包括所有地下核试验爆炸的条约，而缔结此条约正是各缔约国在本条约序言中声明要谋求的。

（2）本条约各缔约国还保证，不在本条第（1）款所述的任何环境内，或可能产生该款所提到的影响的任何地方引起、鼓励或以任何方式参与任何核武器试验爆炸或任何其他核爆炸。

第二条

（1）任何缔约国可对本条约提出修正案。任何所提出的修正案应提交保存国政府，保存国政府应将修正案分发给本条约所有缔约国。此后，如果有三分之一或三分之一以上的缔约国提出要求，保存国政府应该召集会议，邀请所有缔约国参加，以审议这一修正案。

（2）对本条约提出的任何修正案必须由本条约所有缔约国的多数，其中包括所有原缔约国，表决通过。在所有缔约国的多数，其中包括所有原缔约国的批准书交存后，修正案即对所有缔约国生效。

第三条

（1）本条约应开放供所有国家签署。未在本条约按照本条第（3）款生效之前签署的任何国家，可随时加入本条约。

（2）本条约须经签署国批准。批准书和加入书应交原缔约国——美国、英国和前苏联——政府保存，该三国政府已经被指定为保存国政府。

（3）本条约经所有原缔约国批准并交

存批准书后生效。

（4）对于在本条约生效后交存批准书或加入书的国家，本条约应自其交存批准书或加入书之日起生效。

（5）保存国政府应将本条约的每一签字日期、每份批准书和加入书的交存日期、生效日期、收到关于举行会议的任何要求的日期以及其他通知事项迅速告知所有签署国和加入国。

（6）本条约应由保存国政府遵照《联合国宪章》第一百零二条办理登记。

第四条

本条约应无限期有效。

各缔约国如断定与本条约主题有关的非常事件已经危及本国的最高利益，为行使其国家主权，应有权退出本条约。该国应在3个月前将其退约一事通知所有其他缔约国。

第五条

本条约应保存在保存国政府的档案库内，本条约的英文本和俄文本具有同等效力。本条约经正式核证的副本应由保存国政府分送各签署国和加入国政府。

参与国家

已正式通过该条约的国家共113个。

3.2 《不扩散核武器条约》

《不扩散核武器条约》（Treaty on the Non-proliferation of Nuclear Weapons，NPT），亦称《防止核扩散条约》或《核不扩散条约》。

缔结过程

1959年和1961年，联合国大会先后通过爱尔兰提出的要求有核武器国家不向无核国家提供核武器和"防止核武器更大范围扩散"的议案，这两项议案是不扩散核武器条约的雏形。

1960年和1964年，法国和中国先后成功地爆炸了核装置。这使得美国和前苏联极为担心将会有更多的国家拥有核武器。于是，1965年8月，美国向日内瓦18国裁军委员会提出一项防止核武器扩散的条约草案。同年9月，前苏联也向联合国大会提出一项条约草案。1966年秋天，前苏联和美国开始秘密谈判，并于1967年8月24日向18国裁军委员会提出了"不扩散核武器条约"的联合草案。

1968年1月7日，英国、美国、前苏联等59个国家分别在伦敦、华盛顿和莫斯科缔结签署了《不扩散核武器条约》。条约共11款，其宗旨是防止核扩散，推动核裁军和促进和平利用核能的国际合作。

1968年3月11日，美国和前苏联又提出联合修正案。1968年6月12日，联合国大会核准该条约草案。条约于1970年3月正式生效。截至2003年1月，条约缔约国共有186个[①]。

国际社会普遍认为，1970年3月5日正式生效的《不扩散核武器条约》是目前为止国际核不扩散体制中的基石。

---

① 2003年1月10日，朝鲜政府宣布退出《不扩散核武器条约》。

主要内容

《不扩散核武器条约》有 11 条规定，主要内容是：

——核国家保证不直接或间接地把核武器转让给非核国家，不援助非核国家制造核武器。

——非核国家保证不制造核武器，不直接或间接地接受其他国家的核武器转让，不寻求或接受制造核武器的援助，也不向别国提供这种援助。

——停止核军备竞赛，推动核裁军；把和平核设施置于国际原子能机构的国际保障之下，并在和平使用核能方面提供技术合作。

——条约有效期 25 年，期间每 5 年举行一次审议条约执行情况的会议。

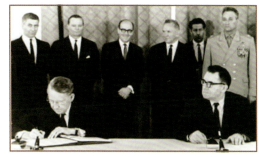

图 2 《不扩散核武器条约》签字仪式（1968 年 7 月 1 日，美国大使汤普森〔左〕在莫斯科同前苏联外交部长葛罗米柯共同签署《不扩散核武器条约》。出席签字仪式的有美国大使馆官员和前苏联总理柯西金〔后排右起第三位〕。美联社）

3.3 《禁止在海底试验核武器条约》

缔结过程

为了防止产生国际冲突，保证无核化地区不存在核武器，许多国家已经签署了三个国际条约，即《南极条约》《外层空间条约》和《拉丁美洲无核化条约》。《禁止在海底试验核武器条约》是对上述三个条约的扩展和补充。

《禁止在海底试验核武器条约》的全称为《禁止在海底和洋底及其下面设置核武器和其他大规模毁灭性武器条约》。这个条约在 1970 年 12 月 7 日的第 25 届联合国大会上通过。1971 年 2 月 11 日，63 个国家分别在华盛顿、伦敦和莫斯科举行的仪式中签署。条约从 1972 年 5 月 18 日生效。

《禁止在海底试验核武器条约》是由联合国发起的，美国、前苏联、英国等 22 个国家首先签字承认。条约规定，禁止在海岸线 12 海里以外的公海海底中放置、试验核武器和大规模杀伤性武器，允许签字国监督任何其他签字国在海岸线 12 海里以外的海底"活动"。

议定条款

第一条

（1）本条约各缔约国承诺不在第二条规定的海床区外部界限以外的海床洋底及其底土埋设或安置任何核武器或任何其他类型的大规模毁灭性武器以及专为储存、试验和使用这类武器而设计的建筑物、发射装置或任何其他设备。

（2）本条第（1）款所规定的义务也应适用于该款所提及的海床区，但在这种海床区内，这些义务不应适用于沿海国家或在其领水下的海床。

（3）本条约各缔约国承诺不协助、鼓励或引导任何国家进行本条第（1）款所提及的活动，也不以任何其他方式参与这类行动。

第二条

为了本条约的目的，第一条所指的海床区外部界限应与1958年4月29日在日内瓦签订的《领海及毗连区公约》第二编所指区域的12海里外部界限相同，并应按照该公约第一编第二节的规定及按照国际法测算。

第三条

（1）为促进本条约的目标和确保本条约的规定得到遵守，本条约各个缔约国应有权进行观察以核查本条约其他缔约国在第一条所提及区域以外的海床洋底及其底土的活动，但所做观察不得妨碍这种活动。

（2）如果在这种观察后对于是否已履行依据本条约所承担的义务仍有合理的疑虑，则有此疑虑的缔约国和对引起疑虑的活动负有责任的缔约国应进行协商，以消除疑虑。如果这种疑虑仍未消除，则有此疑虑的缔约国应通知其他缔约国，而有关缔约国应进行合作，采取共同议定的进一步核查程序，包括对那些可以合理地认为属于第一条所述的一类物体、建筑物、装置或其他设备进行适当的检查。活动所在地区的各缔约国，包括任何沿海国在内，以及请求参加的任何其他缔约国，均应有权参加这种协商和合作。在进一步核查程序完成后，发起这种程序的缔约国应提出适当的报告，分发给其他缔约国。

（3）如果对物体、建筑物、装置或其他设备的观察不能识别出应对引起合理疑虑的活动负责的国家，则有此疑虑的国家应向活动所在地区的各缔约国以及任何其他缔约国发出通知并进行适当询问。如果经过这种询问查明某一缔约国应对该活动负责，则该缔约国应按照本条第（2）款的规定与其他缔约国进行协商和合作。如果经过这种询问不能查明应对该活动负责的国家，则进行询问的缔约国可以采取包括检查在内的进一步核查程序，该缔约国应邀请活动所在地区的各缔约国，包括任何沿海国在内，和愿意合作的任何其他缔约国参加。

（4）如果按照本条第（2）、第（3）款进行的协商和合作未能消除对于该活动的疑虑，而是否已履行依据本条约所承担义务的严重问题依然存在，则任一缔约国得按照联合国宪章的规定将该事项提交安全理事会，安全理事会得按照宪章采取行动。

（5）本条所规定的核查，得由任一缔约国运用本国的手段进行，或在任何其他缔约国的全面或局部协助下进行，或在联合国范围内按照联合国宪章通过适当的国际程序进行。

（6）按照本条约进行的核查活动不应妨碍其他缔约国的活动，进行核查活动时并应对国际法所承认的权利，包括公海自由和沿海国勘探和开发其大陆架的权利在内，给予应有的尊重。

第四条

本条约的任何规定不应解释为支持或损害任何缔约国关于下列各项所持的立场：现行国际公约，包括1958年《领海及毗连区公约》；该缔约国关于其海岸外水域，尤其包括领海和毗连区等等，或关于海床洋底，包括大陆架所主张的权利或要求；承认或不承认任何其他国家关于上述海域或海床洋底所主张的权利或要求。

第五条

本条约各缔约国承诺，就进一步采取裁军领域内的措施，以防止在海床洋底及其底土从事军备竞赛，继续进行真诚的谈判。

第六条

任何缔约国得对本条约提出修正案。修正案应自其为本条约多数缔约国接受之时起，对接受修正案的各个缔约国生效，此后，对其余各个缔约国则应自其接受之日起生效。

第七条

本条约生效5年后，应在瑞士日内瓦举行本条约缔约国会议，审查本条约的实施情况，以保证本条约序言的宗旨和各项条款正在得到实现。这项审查应考虑到任何有关的技术发展。审查会议应按照出席会议的缔约国的多数意见决定应否召开和何时召开另一次审查会议。

第八条

本条约各个缔约国如果断定与本条约主题有关的非常事件已经危及其国家的最高利益，为行使其国家主权，应有权退出本条约。该国应在3个月前向本条约所有其他缔约国和联合国安全理事会发出此项退出通知。此项通知应包括关于它认为已危及其最高利益的非常事件的说明。

第九条

本条约的规定应毫不影响本条约各缔约国根据建立无核武器区的国际文书所承担的义务。

第十条

（1）本条约应开放供所有国家签署。未在本条约按照本条第（3）款生效前签署本条约的任何国家得随时加入本条约。

（2）本条约须经各签署国批准。批准书和加入书应交前苏联、英国和美国三国政府保存，该三国政府经指定为保存国政府。

（3）本条约应在包括经指定为本条约保存国政府的政府在内的22国政府交存批准书后生效。

（4）对于在本条约生效后交存批准书或加入书的国家，本条约应自其批准书或加入书交存之日起生效。

（5）保存国政府应将每一签字日期、每份批准书或加入书的交存日期和本条约生效日期以及收到其他通知事项迅速告知所有签署国和加入国政府。

（6）本条约应由保存国政府遵照《联合国宪章》第一百零二条办理登记。

第十一条

本条约的中文、英文、法文、俄文和西班牙文五种文本具有同等效力。本条约应保存在保存国政府的档案库内。本条约经正式核证的副本应由保存国政府分送签署国和加入国政府。

下列签署人，经正式授权，在本条约上签字，以资证明。

1971年2月7日订于伦敦、莫斯科和华盛顿，一式三份。

3.4 《全面禁止核试验条约》

《全面禁止核试验条约》（Comprehensive Nuclear Test Ban Treaty，CNTBT）是一项由全面禁止核试验条约组织（Comprehensive Nuclear Test Ban Treaty Organization，CNTBTO）领导的，旨在促进全面防止核武器扩散与促进核裁军进程，从而增进国际和平与安全的条约。

缔结过程

早在 1954 年，印度领导人贾瓦哈拉尔·尼赫鲁就首次在联合国大会上提出缔结一项禁止核试验国际协议的要求。1994 年 1 月，日内瓦裁军谈判会议正式开始谈判《全面禁止核试验条约》。1996 年 8 月 22 日，谈判结束。9 月 10 日，第五十届联合国大会续会以 158 票赞成、3 票反对（印度、不丹和利比亚）、5 票弃权（古巴、黎巴嫩、叙利亚、坦桑尼亚和毛里求斯）的压倒多数票通过决议，正式认可《全面禁止核试验条约》的文本。9 月 24 日，《全面禁止核试验条约》在纽约联合国总部开放以供签署。中国自始至终参加了《全面禁止核试验条约》的谈判，并在东道国美国之后，于当日第二个签署了《全面禁止核试验条约》，同时发表了中国政府声明，重申了中国一贯主张全面禁止和彻底销毁核武器，并为早日实现这一目标继续努力奋斗的原则立场。但《全面禁止核试验条约》现尚未生效①。

主要内容

《全面禁止核试验条约》的宗旨和目标是：全面禁止核武器试验爆炸及其他任何核爆炸，有效促进全面防止核武器扩散及核裁军进程，从而增进国际和平与安全。《全面禁止核试验条约》由序言、17 项条款、2 个附件和 1 个议定书组成，主要内容有：

第一，缔约国承诺不进行、导致、鼓励或以任何方式参与进行任何核武器试验爆炸或任何其他核爆炸，并承诺在其管辖或控制下的任何地方禁止和防止任何此种核爆炸。

第二，在维也纳设立《全面禁止核试验条约》组织，所有缔约国均为《全面禁止核试验条约》组织的成员。组织机构包括缔约国大会、执行理事会和技术秘书处。

第三，为确保《全面禁止核试验条约》得到遵守，建立以国际监测系统、磋商与澄清、现场视察及建立信任措施为主体的国际核查机制。国际监测系统由地震、水声、放射性核素等全球监测网络组成。建立信任措施主要是指缔约国对大规模化学爆炸进行自愿申报。磋商与澄清是指缔约国澄清并解决就遵约问题产生的怀疑。现场视察是指对发生可疑事件的现场进行核查来澄清是否发生了违约核爆炸。

第四，根据《全面禁止核试验条约》规定，《全面禁止核试验条约》在其所列的 44 个有核能力国家全部交存批准书后第 180 天起生效。44 国是美、俄、英、法、中五个核国家及印度、巴基斯坦、以色列等"核门槛"国家和其他有核能力的国家。

第五，《全面禁止核试验条约》无限期有效。在《全面禁止核试验条约》生效 10 年时，将召开审议大会，届时如有缔约国要求，会议将审议是否允许为和平目的进行地下核爆炸。

第六，缔约国若断定与本条约主题有关的非常事件已使其最高利益受到危害，有权行使其国家主权退出条约，等等。

---

① 由于《全面禁止核试验条约》附件二中所列 44 国中有美国、中国等多个有核国家尚未批准该条约，不满足《全面禁止核试验条约》第十四条的《全面禁止核试验条约》生效条件，因此，《全面禁止核试验条约》尚未生效。至 2013 年 1 月 1 日，未签署该条约的主要国家有：印度、巴基斯坦、朝鲜。已经签署但未正式批准的主要国家有：美国、中国、埃及、伊朗、以色列。已经签署并批准的有 44 个国家。

4

核恐怖与制止核恐怖的国际公约

4.1 核恐怖行为的新动向

恐怖主义行为自古有之，核恐怖行为却是近年来才出现的。冷战后，由于以前东西方对峙掩盖下的宗教、民族等各种矛盾激化，恐怖主义组织对核的渴求更加强烈，同时核武器、核裂变材料、核技术以及核人才的扩散异常严重。根据国际原子能机构（International Atomic Energy Agency，IAEA）的报告，从 1993 年到 2011 年，该机构成员国共报告了 2100 多起涉及核及其他放射性材料的遗失、盗窃以及非法获取的事件。2004 年年初，巴基斯坦"核弹之父"卡迪尔·汗博士的核走私网络横跨亚非欧三大洲，核交易长达 15 年之久，走私物品从大型设备（如离心机）到装有机密资料的光盘。①

4.2 《制止核恐怖行为国际公约》

制定过程

1997 年，联合国大会决定成立由 191 个成员国专家组成的特设委员会，负责起草《制止核恐怖行为国际公约》。1998 年，俄罗斯向特设委员会提交了一份公约草稿。在该草稿的基础上，特设委员会经过七年的艰苦谈判，终于在 2005 年 4 月初通过了《制止核恐怖行为国际公约》（ International Convention on the Suppression of Acts of Nuclear Terrorism）的草案。

经过国际社会的不懈努力，2005 年 4 月 13 日，第 59 届联合国大会一致通过了《制止核恐怖行为国际公约》，该公约在孟加拉国于 2007 年 6 月 7 日批准之后，已获得了生效所需的 22 个国家的批准，于 2007 年 7 月 7 日起正式生效。②

内容概述

《制止核恐怖行为国际公约》是联合国框架内的第 13 项反恐公约，对核恐怖犯罪行为的定义做出了界定，填补了现有反恐公约体系的空白，完善了打击恐怖主义的国际法律框架，为各国预防和惩治核恐怖犯罪提供了法律依据。

公约规定，核恐怖行为主要有三类：

---

① 许辉，星评. 核恐怖：挥之不去的幽灵. 中国新闻周刊网，2012-03-27.
② 2005 年 9 月 14 日，中国外交部长李肇星在纽约联合国总部举行的"条约活动"中代表中国政府签署了《制止核恐怖行为国际公约》。

一是以危害人、财产和环境为目的，拥有放射性物质或核装置；二是出于同样目的，使用放射性物质、核装置或破坏核设施；三是为达到这些目的，威胁使用或企图拥有放射性物质和核装置。

公约要求各国政府根据本公约采取必要的立法措施，以确保那些制造、参与、组织和策划核恐怖行为的个人能受到惩罚。对于涉嫌制造核恐怖行为的个人，各国政府必须予以起诉或将其引渡到别国受审。公约还要求各国为打击核恐怖行为加强情报交流，并加强对本国放射性物质的监管。

根据公约，武装冲突中武装部队的活动由国际人道主义法和国际法管辖，不在本公约管辖范围之内。公约明确指出，本公约不涉及国家使用或威胁使用核武器合法性的问题。

4.3 防范核恐怖的国际核安全峰会

首届全球核安全峰会

2010年4月13日，首届核安全峰会在华盛顿召开，峰会重点讨论防范核恐怖主义问题，以及商讨对伊朗制裁等议题。与会的47国领导人共同签署了公报及工作计划，呼吁国际社会在四年内确保所有易流失核材料的安全。公报说，核恐怖主义是对国际安全最具挑战性的威胁之一，强有力的核安全措施是防止恐怖分子、犯罪分子及其他非授权行为者获取核材料的最有效途径。根据峰会通过的工作计划，与会各国将在自愿基础上，根据本国法律和国际义务，在核材料的储存、使用、运输和处理的各个方面以及防止非国家行为者获取、恶意使用核材料所需的信息方面实施相关的政治承诺。

国际社会认为：只要产生恐怖主义的根源没有被铲除，只要核材料的走私和盗窃活动没有被制止，只要核材料没有全部用于和平目的，那么核恐怖主义就不会真正消失，人类也就不可能彻底从核恐怖主义的阴影中走出来。

第二届全球核安全峰会

2012年3月27日，第二届全球核安全峰会在韩国首尔召开。峰会主要围绕防范核恐怖主义活动、确保核材料与核设施安全、打击核材料走私等问题进行深入讨论。峰会全面回顾了2010年首次核安全峰会以来国际社会在核安全领域取得的进展，重点讨论加强核安全的国家措施和国际合作等议题。

这次会议是国际社会为防范核恐怖主义所采取的又一次重大集体行动。53个国家的领导人或代表以及联合国、国际原子能机构等国际机构的领导人承诺，通过负责任的国家行动和持续有效的国际合作，减少核恐怖主义威胁。

5

放射性废物与核废料的管理

5.1 放射性废物的管理

放射性废物的来源与危害

放射性废物[①]来源广泛。一是核能开发类，从开采铀矿开始直到核能发电或核试验均产生放射性废物。二是核技术应用类，废放射源体积虽小，但活度高，且可以发光，常被误认为是"夜明珠"之类的"宝贝"。三是伴生放射性矿物资源开发利用类，放射性全是天然的，活度水平不高，但其数量往往较大。

放射性废物危害包括物理毒性、化学毒性和生物毒性。物理毒性指的是辐射作用，大剂量照射可出现确定性效应，小剂量照射会出现随机性效应。有些核素如铀还具有化学毒性。生物毒性仅来自医院的个别废物。此外，对于混合废物，都可能含有有毒、有害化学污染物。

放射性废物的管理目标

放射性废物管理的目标是以恰当的方式处理放射性废物，使现在和未来的人类的健康及环境得到保护，避免确定性效应发生，使随机效应的发生率降低到可以接受的极低水平，并且不给后代带来不恰当的负担。

放射性废物的管理原则及相关法律法规

国际原子能机构经过向成员国征求意见和理事会的批准，发布了放射性废物管理的九条原则，要求放射性废物管理确保工作人员和公众的健康，切实保护生态环境、保护后代人的健康和不给后代带来不适当的负担。

《中华人民共和国放射性污染防治法》对放射性废物管理做了许多重要法律规定，并且提出国家鼓励、支持放射性污染防治科学研究和技术开发利用，推广先进的放射性污染防治技术。为了加强对放射性废物的安全管理，保护环境，保障人体健康，2011年12月20日中国国务院根据《中华人民共和国放射性污染防治法》发布《放射性废物安全管理条例》，于2012年3月1日起施行。规定由国务院环境保护主管部门统一负责全国放射性废物的安全监督管理工作。

放射性废物安全处置

放射性废物处置（Radioactive Waste Disposal）是核燃料循环的最后一个环节。其基本原理是把放射性废物放置在一个经

[①] 放射性废物，是指含有放射性核素或为放射性核素所污染（放射性核素的浓度或活度已大于审管机构建立的清洁解控水平），并且预期不再使用的物质。

批准的、专门的设施中，不再回取，使之与人类生存环境隔离的行政和技术活动。放射性废物处置还包括经批准后将气态和液态流出物直接排放到环境中进行弥散。但稀释后的浓度不存在不可接受的危害。

低放射性废物，包括没有设定在一些其他范畴的所有放射性废物，如污染的玻璃器皿、试验服和废纸，曾被放置在浅层地下填埋点处理。从1946—1983年《伦敦倾废公约》颁布了禁止海洋倾弃的禁令以来，北大西洋和太平洋有50个以上的地点被用作低放射性废物的处置点。在签署《伦敦倾废公约》前，欧洲国家每年曾在离英国露出水面的地端8851米远的地点排放大约3.71015贝可的低放射性废物。

高放射性废物，包括激发的反应堆燃料和液体或来自回收反应堆燃料中可裂变同位素后处理产生的固体废物。曾将高放射性淤泥和27%的硫酸钠混合进行玻璃固化，进行处置。

对铀矿山废石一般利用废矿井就地回填处置，对短寿命中低放射性废物一般采用近地表处置、岩洞处置或水力压裂和深井注入等方式，处置系统的有效期为300~500年；对高放射性废物、乏燃料和长寿命中低放射性废物，提出了宇宙处置、深海处置、海床处置、冰盖处置、岩石熔化处置等方式，但公认的有效可行的方式是深地质处置，其处置系统的有效期应达到1万~10万年。

罗上庚[①]编著的《放射性废物处理与处置》（中国环境科学出版社，2007）一书详细介绍了放射性废物的处理原理和安全处置方法。

5.2 核废料的管理

核废料及其特征

核废料（Nuclear Waste Material）泛指在核燃料生产、加工和核反应堆用过的不再需要的并具有放射性的废料。也专指核反应堆用过的乏燃料，经后处理回收钚-239等可利用的核材料后，余下的不再需要的并具有放射性的废料。

核废料按物理状态可分为固体、液体和气体三种类型，按比活度又可分为高水平（高放）、中水平（中放）和低水平（低放）三种。高放射性废物：乏燃料；中放射性废物：主要来自核电站的工艺流程废物，例如废过滤器、废树脂和蒸发残渣；低放射性废物：受到轻微污染的固体，如手套及衣服等。

核废料具有放射性、射线危害和热能释放的特征。

第一，放射性。核废料的放射性不能用一般的物理、化学和生物方法消除，只能靠放射性核素自身的衰变而减少。而且其半衰期长达数千年、数万年甚至几十万年。即在几十万年后，这些核废料还能伤害人类和环境。所以如何安全、永久地处理核废料是科学家们关注的一个重大课题。

[①] 罗上庚，研究员，博士生导师，中国原子能科学院放射化学研究所所长，主要从事核废物处理与处置及核环境化学研究。

第二，射线危害。核废料放出的射线通过物质时发生电离和激发作用，对生物体会引起辐射损伤。

第三，热能释放。核废料中放射性核素通过衰变放出能量，当放射性核素含量较高时，释放的热能会导致核废料的温度不断上升，甚至使溶液自行沸腾，固体自行熔融。

核废料的管理原则

核废料的管理原则是：

第一，尽量减少不必要的废料产生，并开展回收利用。

第二，对已产生的核废料分类收集，分别贮存和处理。

第三，尽量减少容积，以节约运输、贮存和处理的费用。

第四，向环境稀释排放时，必须严格遵守有关法规。

第五，以稳定的固化体形式贮存，以减少放射性核素迁移扩散。

核废料的处理和处置

国际原子能机构对于核废料的处理和处置有严格的规定，要求各国遵照执行。核废料处理的基本方法是稀释分散、浓缩贮存以及回收利用。核废料处置包括控制处置（稀释处置）和最终处置。核废料的控制处置是指液体和气体核废料在向环境中稀释排放时，必须控制在法规排放标准以下。核废料的最终处置是指不再需要人工管理，不考虑再回取的可能。因此，为防止核废料对环境和人类造成危害，必须将其与生物圈有效地隔离。最终处置的主要对象是高放核废料。

2011年7月19日，欧洲联盟就核废料处理和外运做出更严格规定，要求各成员国2015年前拿出核反应堆废料处理方案。新规定包括，欧盟成员国政府需就建造核废料处理设施发布时间表。各国政府还应向公众公开核电站乏燃料和其他放射性废料处理信息，允许核设施附近居民参与决策。此外，欧盟没有完全禁止放射性废料外运，但不允许运往非洲、加勒比海、太平洋地区和南极。接受废料的国家需修建位于地面以下100~700米的贮藏设施。①

核废料的处理通常采用海洋和陆地两种方法。先经过冷却、干式储存，然后再将装有核废料的金属罐投入选定海域4000米以下的海底，或深埋于建在地下厚厚岩石层里的核废料处理库中。美国、俄罗斯、加拿大、澳大利亚等一些国家因幅员辽阔，荒原广袤，一般采用陆地深埋法。为了保证核废料得到安全处理，各国在投放时都要接受国际监督。

目前，美国通过立法决定在美国西部

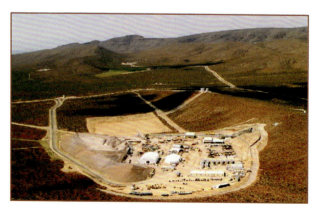

图3 位于美国内华达州境内的尤卡山核废料处置库施工现场

---

① 欧盟通过核废料处理新规. 新华网，2011-07-20.

内华达州沙漠地区存放美国的核废料。

俄罗斯决定在西伯利亚无人区建立核废料存放地，并欢迎其他国家付费存放。

德国、法国和日本等人口密集的有核国家，核废料的存放成为一大难事。德国已经宣布今后不再建设核电站。

5.3 未来核废料处置方案的探索

美国《大众科学》杂志列举了针对核废料处理的若干解决方案，启示科学家进行研究、探索。①

一是送入太空，使其充当地球核废料的一个储存仓库。

二是深度钻孔，即，将作废的核燃料棒包裹在密封的钢结构中，而后埋入地下数千米深的地方。其优势是可以在核反应堆就近地区进行钻孔，缩短高放核废料在处理前的运输距离。

三是海床下储存，海床是由厚重的黏土构成，最适合吸收放射性衰变产物。

四是埋入潜没区②。将核废料埋入潜没区，可以让作废的核燃料棒沿着地球构造板块的"传送带"移动并最终进入地幔层。但埋入潜没区这种处理方式也违背了一些国际条约。

五是冰冻处理。核废料的温度一般很高，将其装入钨球中投放到较为稳定的冰原上，钨球会随着周围冰的融化向下移动，上方的融冰则又会再次凝固。

六是封入合成岩，即将核废料封入合成岩中。合成岩可以吸收清水反应堆和钚核裂变产生的特定废物。它们是一种陶瓷制品，能够将核废料封入晶格内，用以模拟在地质构造上较为稳定的矿石。

七是使用液压笼。即在核废料周围建造一个类似三维深沟的水笼，地下水便不会渗入放射性物质。

八是利用细菌的作用。美国密歇根大学的研究人员发现硫还原地杆菌（*Geobacter Sulfurreducens*）的表面有一种类似毛发的依附物，即菌毛（Pilus）。这种细菌通过菌毛将电子传递到其取食的物质上，经由传导电子，便能从其中获得能量，并改变其食用废料的离子态，使其从水中沉淀出来。生长在核废料旁的菌落可以从其中提取出铀来，从而可以更加方便和快捷地处理核废料。这种方法可能是未来安全处理核废料及有毒垃圾的最佳方法。

---

① 焦旭. 如何安全处理核废料. 中国能源报，2013-04-26.
② 潜没，是指一个地球板块受力下降到另一板块之下的过程。

6

国际原子能机构与核安全的七项措施

6.1 《不扩散核武器条约》执行机构：国际原子能机构

国际原子能机构（International Atomic Energy Agency，IAEA），是国际原子能领域的政府间的科学技术合作组织，同时兼管地区原子安全及测量检查，并由世界各国政府在原子能领域进行科学技术合作的机构。1957年10月正式成立。总部设在奥地利的维也纳。组织机构包括大会、理事会和秘书处。

成员国

任何国家，不论是否为联合国的会员国或联合国专门机构的成员国，经机构理事会推荐并由大会批准入会后，交存对机构《规约》的接受书，即可成为该机构的成员国。截至2009年12月，机构共有151个成员国①。

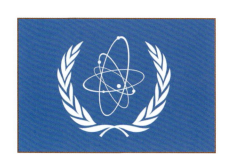

图4 国际原子能机构徽标

机构宗旨

谋求加速和扩大原子能对全世界和平、健康及繁荣的贡献，确保由其本身，或经其请求，或在其监督或管制下提供的援助不用于推进任何军事目的。

机构职能

国际原子能机构设有一个紧急情况反应中心，该中心拥有24小时的反应能力、训练有素的工作人员以及与全世界220个联络点的通信能力。该中心还是对付核事故问题机构间委员会的秘书处，这个秘书处是联合国系统协调核事故和放射性紧急情况对付措施的中心点。

成员国一直鼓励国际原子能机构编拟指导性的意见，以协助各国对未来可能的重返事件做出规划，并就对付此种情形提供国际上协商一致的指导意见。据此，国际原子能机构于1996年在其出版物《安全丛刊》中发表了一份对核动力源卫星重返的紧急情况规划和防范措施的文件。这份文件的目的是全面综合概述当空间系统使用的核动力源意外地重返地球大气层并对地球表面产生影响时可能出现的事故或

---

① 朝鲜民主主义人民共和国于1974年加入国际原子能机构，1994年6月13日从该机构成员退席；柬埔寨于1958年加入国际原子能机构，2003年3月26日从该机构成员退席；2003年，前南联盟改为塞尔维亚和黑山共和国，2006年6月，国际原子能机构的成员由塞尔维亚和黑山共和国继续。

紧急情况的管理情况。该文件的主要对象是负责对潜在的放射性紧急情况做出规划的政府组织。而且，在即将出现事故而又尚未做出任何规划的情况下，这份文件可以为迅速采取行动提供宝贵的参考。

鉴于国际原子能机构的法定和法律职责、经验以及久经考验的基础设施，理应由国际原子能机构作为联合国系统内一切涉及辐射安全的活动，包括那些与外层空间活动有关的活动的参照点。此外，国际原子能机构致力在《援助公约》和《规约》为其规定的职责范围内，利用各种资源来促进、便利并支持缔约国之间的合作。为此，国际原子能机构准备提供下述方面的援助。

第一，收集下述方面的资料并传播给缔约国和成员国；

第二，发生核事故或辐射紧急情况时可提供的专家、设备和材料；

第三，可用来应对核事故或辐射紧急情况的方法、技术和研究成果；

第四，收到请求时在下述任何方面或其他适当的方面向缔约国或成员国提供援助；

第五，发生核事故和辐射紧急情况时编拟应急计划以及适当的法规；

第六，为处理核事故和辐射紧急情况人员制订适当的培训方案；

第七，发生核事故或辐射紧急情况时转达援助请求及有关的资料；

第八，拟订适当的辐射监测方案、程序和标准；

第九，对建立适当的辐射监测系统的可行性进行调查；

第十，发生核事故或辐射紧急情况时向缔约国或请求援助的成员国提供为初步评估事故或紧急情况而拨出的适当资源；

第十一，在出现核事故或辐射紧急情况时为缔约国和成员国斡旋；

第十二，为获得并交换有关的资料和数据而与有关的国际组织建立并保持联络，并将这些组织的清单提供给缔约国、成员国和上述各组织。

历任总干事

1981年至1997年12月，汉斯·布利克斯[①]任国际原子能机构总干事。1997年12月1日，穆罕默德·巴拉迪[②]接替前任瑞典人布利克斯，成为国际原子能机构总干事，2001年9月获得连任。2005年6月，国际原子能机构理事会一致同意巴拉迪继续担任该机构总干事，任期为4年。2009

[①] 汉斯·布利克斯（Hans Blix, 1928— ），1928年6月28日生于瑞典。先后就读于乌普萨拉大学、美国哥伦比亚大学和英国剑桥大学，获剑桥大学哲学博士和斯德哥尔摩大学法学博士学位。1956—1958年任世界自由与激进青年联合会主席。1960—1963年任斯德哥尔摩大学国际法副教授。1961—1981年任瑞典出席联合国大会代表团成员。1962—1978年是瑞典出席日内瓦裁军谈判会议代表团成员。1963年后任瑞典外交部司长，并担任国际法法律顾问。1976年任外交部主管国际发展合作事务的副国务秘书。1978年10月任瑞典外交大臣。1981年至1997年12月任国际原子能机构总干事。2000年3月至2003年6月任联合国监测、核查和视察委员会主席。2003年12月任新成立的大规模杀伤性武器委员会主席。

[②] 穆罕默德·巴拉迪（Mohamed M. El Baradei, 1942— ），1942年生于埃及。在开罗大学获得法律学士学位。1964年进入埃及外交部，开始其外交生涯。1971年和1974年，先后获得纽约大学国际法硕士学位和博士学位。他两次在埃及常驻联合国代表团任职。1984年进入国际原子能机构秘书处工作。他懂阿拉伯语、英语和法语。1984至1987年，他先后担任国际原子能机构总干事驻联合国代表、国际原子能机构法律顾问和法律部主任、国际原子能机构对外关系部主任等职。2005年获得诺贝尔和平奖。

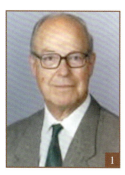 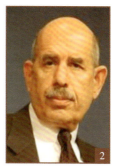 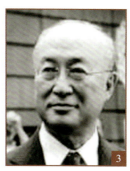

图 5　历任总干事（1.汉斯·布利克斯；2.穆罕默德·巴拉迪；3.天野之弥）

年 9 月 14 日，国际原子能机构第 53 届大会正式批准日本前驻该机构大使天野之弥①为国际原子能机构新的总干事。12 月 1 日，天野之弥正式就任。

取得的成绩

机构自成立以来，按照《规约》规定的在保障监督与和平利用核能两大职能方面均做了大量工作。在保障监督领域，已与 140 多个国家和地区组织签订了全面保障监督协定及单项保障监督协定，核武器国家也分别与其缔结了自愿保障监督协定。特别是 1997 年 5 月通过的保障监督附加议定书，标志着机构的保障监督能力和范围从仅核查各国申报的核活动扩大到可探查无核武器国家的秘密核设施和核活动。在促进核知识和核技术的传播、加强核安全国际合作方面，机构先后主持制定了一系列与核安全、辐射安全、废物管理安全标准有关的国际公约，如《及早通报核事故公约》《核事故或辐射紧急情况援助公约》《核安全公约》等。尤其是 1997 年，机构缔结了《乏燃料管理安全和放射性废物管理安全联合公约》《修订〈关于核损害民事责任的维也纳公约〉议定书》及《补充基金来源公约》。

6.2　核安全的七项措施

2005 年，国际原子能机构总干事穆罕默德·巴拉迪在英国《金融时报》上发表了题为《加强世界安全的七项措施》的文章。文章指出：核黑市的出现、更多国家决意获取可用于核武器的可裂变物质的生产技术、恐怖分子想要获得大规模杀伤性武器的强烈愿望等三大现象，彻底改变了核安全的前景。国际社会一直试图通过现有办法来解决这些新问题，但是每向前迈出一步，制度上的弱点就暴露无遗，为此他提出了加强世界核安全的七项措施。通过采取七项简单的措施，不必对《不扩散核武器条约》做出修改就可以使其成为加强世界安全的里程碑。② 其主要措施是：

---

① 天野之弥（1947— ），出生在日本神奈川县。毕业于东京大学法律系。1972 年进入日本外务省，曾先后在日本驻华盛顿、布鲁塞尔、日内瓦和万象大使馆工作，并担任过日本驻法国马赛总领事馆总领事。2005 年，任日本驻国际原子能机构大使和机构理事会成员。2005—2006 年，他担任国际原子能机构理事会主席。2009 年，任国际原子能机构总干事。

② 加强世界核安全的七项措施. 参考消息，2005-03-06.

第一，五年内暂停新建铀浓缩和钚分离设施。建造更多这种设施没有令人信服的理由，核工业为核电站和核研究中心提供燃料的能力绰绰有余。为了使这一控制阶段为所有国家接受，我们将使已经拥有这种设施的国家承诺为正当用途提供核燃料，然后利用这一空隙为管理这些技术制订更好的长期方案（比如，由多国控制之下的地区中心加以管理）。

第二，加速由美国减少全球威胁行动和其他行动牵头的现行努力，改造全世界靠高度浓缩铀运转的研究反应堆，特别是那些靠极易用作武器原料的燃料运转的研究反应堆。我们将使这些反应堆改用浓缩程度较低的铀，同时加紧研究如何使核能的所有和平应用无需高度浓缩铀。

第三，将"附加协议"确立为核查《不扩散核武器条约》履行情况的标准，从而提高核查标准。如果这份附加协议的权威得不到加强，国际原子能机构的核查权力将十分有限。

第四，呼吁联合国安理会在任何国家退出《不扩散核武器条约》时迅速果断地采取行动，因为这种举动很可能会对国际和平与安全构成威胁。

第五，敦促各国按照安理会第1540号决议行事，追查并检举一切有关核原料和核技术的非法交易。

第六，呼吁作为《不扩散核武器条约》签约国的五个核国家加快履行核裁军的"明确承诺"，按照2002年俄罗斯与美国签署的《莫斯科条约》等协议行事。如果它们能够通过谈判就永久禁止为核武器计划生产可裂变物质达成协议，那将是一个受欢迎的开始。

第七，鉴于中东和朝鲜半岛等地区核武器扩散的紧张局势可能一触即发，我们将采取行动解决现存的安全问题，若有必要，还将提供安全保证。在中东地区，我们将敦促各方就地区安全问题寻求对话，以此作为和平进程的一部分。

7

禁止使用生化武器的国际公约

7.1 禁止使用生化武器的历程

在战争中使用毒物早在两千多年前就出现了,它是建立在各种不同的伦理和文化体系的作战规则之上的。而禁止使用有毒武器则是古老的国际惯例之一。古希腊人和古罗马人根据惯例遵守禁止使用毒物和毒性武器的规则。在公元前500年,印度的《摩奴法典》就规定禁止使用这种武器。1000年之后,撒拉逊人①从《可兰经》中总结出的作战规范专门对下毒做出了禁止性的规定。

1899年,海牙第二公约附件和第二宣言编纂了禁止使用有毒武器这一国际惯例,强调禁止使用毒物和有毒武器;禁止使用产生不必要痛苦(指超过使战斗员丧失战斗力、造成极度痛苦甚至死亡)的武器、投射物或物质。然而在第一次世界大战中,德军大量使用有毒武器并研制和使用细菌武器,使英法军队遭受严重伤亡。作为报复,法军和英军也先后使用了有毒武器。

1918年2月6日,红十字国际委员会发出了一项公开呼吁,强烈反对向第一次世界大战的交战方使用毒气。红十字国际委员会将这种气体描述为"由科学完成的一项野蛮发明",它主张"以我们能够掌握的一切力量反对这种只能被称为犯罪的作战方法",并警告说这是"一种比有史以来任何东西都更为野蛮的举动"。

在同一年,化学家弗里茨·哈伯(Fritz Haber)获得了诺贝尔化学奖。出于对世界人口很快就要超出全球粮食生产的极限的担忧,哈伯发明了一种将大气中的氮转化成农业肥料的流程。直到今天,大约20亿人的粮食供应还有赖于他的发明。

但是,哈伯的天才并不仅仅被用在了粮食生产方面。他认为,化学也可以作为一种新的作战手段,成为解决第一次世界大战中的壕沟僵局的一种办法。于是他在1915年4月22日第一次用有毒的氯气攻击中扮演了关键的角色,创下了世界现代军事史上化学战的先例。当天,大约有150吨氯气在比利时佛兰德斯地区的田野上吹过,造成了数百名士兵的死亡。

1925年6月17日,国际联盟根据军事科学技术的发展,在日内瓦召开的"管制武器、军火和战争工具国际贸易会议"上通过《禁止在战争中使用窒息性、毒性或其他气体和细菌作战方法的议定书》(简称《日内瓦议定书》),把禁止使用化学武器和生物武器作为国际法所公认的准则确定下来。

尽管1925年《日内瓦议定书》对禁止有毒武器的惯例和条约加以具体化和引申,但是某些国家在战争中屡次违反这一

---

① 撒拉逊人,指从今天的叙利亚到沙乌地阿拉伯之间的沙漠牧民,广义上则指中古时代所有的阿拉伯人。

准则。第二次世界大战期间,日本侵略中国时曾建立细菌部队,建造细菌工厂,并以中国平民和战俘进行细菌试验。之后,美国在朝鲜战争期间使用过细菌武器和毒气;20 世纪 50 年代初英军在马来亚①作战时、20 世纪 60 年代美军在越南作战时,均使用了毁坏森林和农作物的毒性武器。因而,这一以人道主义为基点的《日内瓦议定书》在执行过程中充满了斗争。以美国为代表的一些国家主张议定书不包括所谓"非致命"的毒气,如催泪气和落叶剂等。1969 年 12 月 16 日,联合国大会通过第 2603A(ⅩⅩⅣ)号决议,确认在国际武装冲突中禁止使用一切化学武器,不论是作用于人还是作用于动物、植物的。1971 年 12 月 16 日,联合国大会通过《禁止生物武器公约》,1972 年签署,1975 年生效。

1980 年,联合国裁军委员会设立了关于禁止化学武器特别委员会,开始讨论《禁止化学武器公约》。经过漫长的讨论,终于在召开的日内瓦裁军谈判会议上获得通过,并于 1993 年签署,从 1997 年起生效。《禁止化学武器公约》虽然比《禁止生物武器公约》整整晚了 20 年,但该公约确定了对化学武器的核查制度和化学制品流通的监督制度,被看作是裁军活动的一个新的突破。

回顾禁止使用生化武器的 90 年的历程,公众对于毒气战的憎恶、红十字国际委员会关于禁止在战争中使用毒气的呼吁、国际社会的共同努力,推动了相关的外交活动,并最终于促成了 1925 年《日内瓦议定书》、1972 年联合国颁布的《禁止生物武器公约》和 1993 年日内瓦裁军谈判会议通过的《禁止化学武器公约》。

进入 21 世纪,人类在生命科学、生物技术和药理学方面取得的许多有益的进步将会使化学武器或生物武器的使用变得更为有效,它们的制造会变得更加容易,使用起来更为安全,也更难被侦测到,因此,对于想计划一次攻击的国家、恐怖团体或个人而言,这些化学生物武器也就变得更有吸引力了。

正是出于这种担心,红十字国际委员会在 2002 年 9 月又发出了一项关于"生物技术、武器与人道"的公开呼吁:提醒人们注意在生命科学和生物技术领域的某些进步所固有的潜在风险,强调了有关禁止施毒和蓄意传播传染性疾病的法律与伦

表 71-7-1 禁止使用生化武器国际公约一览表

公约与条约名称	签署时间	生效时间
《禁止在战争中使用窒息性、毒性或其他气体和细菌作战方法的议定书》,简称《禁止化学生物武器公约》,亦称为 1925 年《日内瓦议定书》	1925 年	1928 年
《禁止细菌(生物)及毒素武器的发展、生产及储存以及销毁这类武器的公约》,简称《禁止生物武器公约》(BTWC)	1972 年	1975 年
《关于禁止发展、生产、储存和使用化学武器及销毁此种武器的公约》,简称《禁止化学武器公约》(CWC)	1993 年	1997 年

---

① 马来亚,是马来西亚联邦西部土地即位于马来半岛的部分的旧称,又称西马来西亚,简称"西马"。当地使用"半岛马来西亚"的名称以取代"马来亚"。

理规范的重要性，强调了各国政府、科学界和产业界负有责任防止将科学进步成果应用于造福人类以外的目的。

今天，《禁止生物武器公约》和《禁止化学武器公约》的各缔约国正努力确定一系列防止和制裁违反该公约规定行为的措施，但是恐怖主义的威胁以及使用生物和化学战剂的可能性使人们越来越感到担心。同时，人类还面临着在与施毒和蓄意传播疾病行为所做的斗争中存在的失败的风险。特别是国际社会关于通过一个监督《禁止生物武器公约》和《禁止化学武器公约》遵守情况的议定书的努力，至今尚未取得成功。

公众的憎恶、伦理规范、行为准则、法律以及实用预防措施都是人类用于保护自身不受施毒和蓄意传播疾病行为危害的工具。禁止使用生化武器的斗争仍然在继续！

7.2 1925年《禁止化学生物武器公约》

缔约经过

1925年6月17日，国际联盟在日内瓦召开的"管制武器、军火和战争工具国际贸易会议"上通过《禁止在战争中使用窒息性、毒性或其他气体和细菌作战方法的议定书》，亦称《日内瓦议定书》。美国、英国、法国、德国、日本等37个国家签署。1928年2月8日起生效，无限期有效。至1984年12月31日，批准或加入的国家和地区共有108个。

议定书第一次将"禁止使用细菌武器"列入国际文件，把"禁止使用化学武器和生物武器"作为国际法所公认的准则确定下来。

议定书宣布：禁止在战争中使用窒息性、毒性或其他气体，以及类似的液体、物质或器件；各缔约国同意将这项禁令扩大到禁止使用细菌作战方法。

1925年《禁止化学生物武器公约》的主要内容

以下签署的各全权代表以他们各自政府的名义：

鉴于在战争中使用窒息性的、有毒的或其他的气体，以及一切类似的液体、物体或一切类似的方法，已经为文明世界的公正舆论所谴责；并鉴于在世界上大多数国家参加的条约中已经宣布禁止其使用；为了使这项禁令成为公认的对国际良知和实践具有同样拘束力的国际法的一部分。

兹宣告：

各缔约国如果不是禁止这种使用的条约的参加国，应接受这项禁令，并同意将这项禁令扩大到不得使用细菌方法作战，以及同意根据本宣言的条款，在缔约国之间相互约束。

各缔约国应尽最大努力促使其他国家加入本议定书。加入应通知法国政府，由后者通知所有签字国和加入国，并在法国政府通知之日起生效。

本议定书的法文本和英文本具有同等效力，应尽速予以批准，并应载明本日的日期。

本议定书的批准书应交存法国政府，并由该政府将批准书的交存立即通知每一签字国和加入国。

本议定书的批准书和加入文件应保存在法国政府档案库内。

本议定书在每一个签字国将其批准书交存之日起对该国生效，此后，该国同已交存批准书的其他国家之间即应受其约束。

各全权代表在本议定书上签字以资证明。

1925年6月17日在日内瓦签订，共一份。

7.3 1972年《禁止生物武器公约》

缔约经过

在第二次世界大战中，1925年《日内瓦议定书》的规定没有得到切实遵守，因此，在战后联合国大会上又重新多次提出禁止生物武器问题。

在1966年第21届联合国大会会议上，经过辩论，大会通过决议，要求所有国家严格遵守1925年在日内瓦签订的关于《禁止在战争中使用窒息性、毒性或其他气体和细菌作战方法的议定书》的原则和目标，并谴责违反这一目标的一切行为。此后，又经过多年艰苦的辩论和谈判，终于达成协议。1971年9月28日，由美国、英国、前苏联等12个国家向第26届联合国大会联合提出《禁止细菌（生物）及毒素武器的发展、生产及储存以及销毁这类武器的公约》（草案），经联合国大会通过决议，决定推荐此公约。1972年4月10日分别在华盛顿、伦敦和莫斯科签署了《禁止细菌（生物）及毒素武器的发展、生产及储存以及销毁这类武器的公约》，简称《禁止生物武器公约》。1975年3月26日公约生效。

各缔约国在自愿的基础上遵守该公约。截至2007年12月，已有159个国家批准了公约，成为缔约国[①]。

保存国政府：前苏联、英国和美国。

主要内容

《禁止生物武器公约》共15条，主要内容是：

——缔约国在任何情况下不发展、生产、储存和取得其类型和数量超出预防、保护和其他和平用途范围的微生物或其他生物制剂或毒素，以及为敌对目的或在武装冲突中使用此类制剂或毒素而设计的武器、设备或运载工具。

——禁止将任何生物制剂、毒素、武器或运载工具直接或间接转让给任何接受者，并不得以任何方式协助、鼓励或引导任何国家、国家集团或国际组织制造或以其他方法取得上述任何生物制剂、毒素、武器或运载工具。

——缔约国必须在公约生效后九个月内尽快将此类制剂、毒素、武器、设备或运载工具销毁或转用于和平用途。

——申明本公约参加国确认有效禁止

---

① 由于缺乏必要的核查机制，加上有一些措辞不严谨之处，公约审议大会五年举行一次。公约签字国曾于1980年、1986年、1991年、1996年、2001年和2006年就该公约举行过六次审议会议。

化学武器的公认目标，并为此进行谈判，以促进早日就禁止发展、生产、储存和销毁化学武器等有效措施达成协议。

——任何缔约国如发现其他缔约国有违约行为，可向联合国安全理事会提出控诉，由安全理事会负责调查处理。

——缔约国承诺促进并充分交换关于生物制剂和毒素使用于和平目的方面的设备、材料和科技情报。

重大意义

《禁止生物武器公约》生效以来，在禁止和彻底销毁生物武器、防止生物武器扩散方面发挥了重要作用。在新形势下，通过多边努力切实加强公约的权威性、普遍性和有效性，促进生物裁军和军控进程，防止和应对生物安全威胁，仍然是各缔约国肩负的共同历史使命。

7.4 1993年《禁止化学武器公约》

《禁止化学武器公约》的全名是《关于禁止发展、生产、储存和使用化学武器及销毁此种武器的公约》。

缔约经过

《禁止化学武器公约》是在多边框架内谈判达成的，旨在在普遍国际监督下消除大规模毁灭性武器的第一项裁军协定。该公约禁止有关化学武器的一切发展、生产、获取、保有、储存、转让和使用，要求每一个缔约国在10年内完成销毁其管辖和控制下的化学武器和化学武器生产设施，以及可能遗留在另一缔约国领土上的所有化学武器。

该公约经过了长达10年的艰苦谈判，于1992年9月13日在日内瓦裁军谈判会议上获得通过，并于1993年1月13日在巴黎开放签署。到1996年10月31日，该公约的批准国达到65个。按照规定，该公约于第65个签署国交存批准书后180天，即1997年4月29日起生效。目前，在165个公约签署国中，批准国已达87个。

主要内容

第一，在世界范围内禁止研制、生产、获取、拥有、转让和使用化学武器。各缔约国必须在本公约规定的期限内销毁各自的化学武器及其生产设施，并承担1925年关于禁止化学武器的《日内瓦议定书》和1992年4月10日在伦敦、莫斯科和华盛顿签订的《关于禁止研制、生产和储存细菌（生物）及毒素武器和销毁此种武器的公约》的义务，还承诺不将控暴剂作为一种作战手段。

第二，各缔约国在本公约生效后30天内宣布是否拥有、转让或接受过任何化学武器及其生产设施。如果缔约国中有拥有、转让或接受过化学武器，该缔约国就应同时提供其化学武器的数量、储存地点、化学武器组成、储存方式、化学制剂名称等详细清单。

第三，有任何化学武器生产设施的缔约国必须在本公约生效90天内，关闭其所有化学武器生产设施，在本公约生效后

1 年开始拆除，10 年内拆除完毕。

第四，在本公约生效后 2 年内，拥有化学武器的缔约国开始全面销毁化学武器，在规定的时间内提交销毁化学武器的详细计划，在本公约生效后 10 年内完成销毁工作。所有销毁工作要在国际组织监督下进行。

第五，在本公约生效后 30 天内，各缔约国必须申报它们用于科研、医疗及防护性目的或本公约不加禁止的目的而生产、转让或获取符合本公约规定数量的各类有毒化学品。

第六，设立禁止化学武器的国际组织，以确保本公约各项规定（包括国际核查及违约制裁等）得以贯彻执行。这个国际组织由所有缔约成员国组成，并设有三个机构：成员国大会、执行委员会和技术秘书处。成员国大会监督本公约的贯彻以及执行委员会和技术秘书处的活动，每年举行一次会议。大会将采取措施确保本公约得到遵守，在出现违约情况时建议实施集体制裁手段。执行委员会负责贯彻本公约。该委员会受理现场视察的请求，在 12 小时内做出是否实行这种视察的决定。审查视察小组的最终报告，要向成员国大会提出确保本公约得到遵守的适当措施。每个成员国都将建立一个在该国贯彻本公约的机构。这种机构负责协调某个成员国必须做出的申报和该国可能受到的国际检查。

重大意义

《禁止化学武器公约》是在冷战结束、国际形势剧变、化学武器扩散危险上升的背景下制定的，反映了世界各国对全面禁止和彻底销毁化学武器的普遍要求，符合国际社会的根本利益，对维护国际和平、安全与稳定有积极意义。

7.5 禁止使用生化武器的执行机构

《禁止生物武器公约》执行机构：执行支助股

为了推动《禁止生物武器公约》缔约国之间以及缔约国与学术研究机构和非政府组织之间的交流，为缔约国提供行政支持，促使缔约国全面履行禁止生物武器的承诺，并敦促尚未加入该公约的国家尽早成为其成员，联合国于 2007 年 8 月 23 日在瑞士日内瓦成立了《禁止生物武器公约》执行协助机构——执行支助股。各缔约国从此拥有了一个国际组织协助其更有效地应对生物武器造成的威胁，并帮助其执行该公约所规定的条款。

执行支助股不像《核不扩散条约》和《禁止化学武器公约》的执行机构那样规模较大、拥有自己的实验室和核查人员、能够依据需要派遣核查人员进行监督和核查工作，执行支助股只有三名工作人员，工作以促进和协调成员国加强自身对于生物武器的控制为主。

执行支助股由公约缔约国会议提供经费，设在联合国裁军事务厅日内瓦办事处内，由该处为它提供行政便利。其负责人是理查德·伦南（Richard Lennane）。自 2007 年 12 月提交报告（BWC/MSP/

2007/3)以来，执行支助股为执行其任务开展了下列活动：为公约提供行政支助，便利公约的执行，支持建立信任措施，协助主席和缔约国开展促进普遍加入公约的工作。执行支助股通过网站（http://www.unog.ch/bwc）向缔约国传播关于公约的信息，以及正式文件、声明、新闻稿、背景材料、其他组织有关活动的信息、有用的链接及有关名单。执行支助股还按照主席的要求，与若干科学、专业、商业、学术机构和协会以及关注执行支助股活动的非政府组织进行联系。此外，执行支助股接受邀请，在2008年有关会议上，向与会者简要介绍了《生物武器公约》及其与恐怖主义问题和与合成生物学安保问题。

《禁止化学武器公约》的执行机构：禁止化学武器组织

《禁止化学武器公约》的执行机构是禁止化学武器组织（Organization for the Prohibition of Chemical Weapons，OPCW），简称禁化武组织，是由加入了《禁止化学武器公约》的国家于1997年5月6日至27日举行的禁止化学武器组织缔约国大会第一届会议上成立的一个国际组织，总部设在荷兰海牙。该组织确保有效实施公约并实现其宗旨，为其成员国的利益而工作，促进国际合作及科学和技术资料的交流，使各国人民和政府能够从和平利用化学方面获益。禁化武组织与联合国合作，有来自大约70个国家的大约500名工作人员。

禁化武组织的每一成员国承诺：

第一，绝不使用化学武器；

第二，绝不发展、生产、获取或保有化学武器，或在世界任何地方向任何人转让化学武器；

第三，绝不以任何方式援助或鼓励公约禁止的任何事项。

根据《禁止化学武器公约》的目标，禁化武组织工作的一个重要方面就是销毁所有现有的化学武器，销毁或为和平目的的改装用于生产化学武器的设施。同时销毁制造化学武器的手段，确保不可生产化学武器，化学武器永远不能再次伤害或杀伤世界任何地方的人。

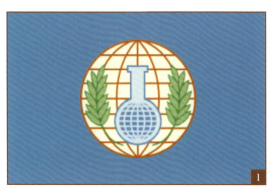
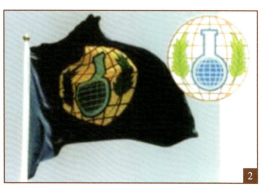

图6 禁止化学武器组织（1. 禁止化学武器组织的标识；2. 禁止化学武器组织的旗帜）

7.6 社会救助团体：红十字会

红十字国际委员会（International Committee of the Red Cross，ICRC）[①]，简称"红十字会"，是从事人道主义工作的社会救助团体。创始人是瑞士的亨利·杜南（Henry Dunant）。1859年，他亲眼目睹了奥、法战争的惨象，事后写了《索尔弗理诺回忆录》，建议在各国设立全国性的自愿的伤兵救护组织，并签订国际公约规定其中立地位。在1864年的日内瓦国际会议上，这项建议得到确认，同时决定用白底红十字作为标识，从而形成红十字运动。

红十字国际委员会为禁止化学武器做出了不懈的努力。在第一次世界大战大量使用化学武器以后，红十字国际委员会在1918年2月6日"动员其所有力量"来反对使用化学武器从事战争，并呼吁禁止使用化学武器。这一呼吁唤起了公众舆论，并启动了《日内瓦议定书》谈判的进程。

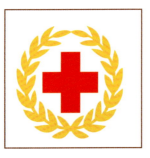

图7 1948年的国际红十字会标识

1918年后发生的武装冲突有好几百次，但其中使用化学武器的却没有几次。法律在得到普遍遵守的情况下，对不接受毒气战争发挥了作用。禁止使用化学武器和生物武器已成为国际习惯法的一部分，它适用于所有武装冲突中的所有交战方，无论他们是否已参加制定有关这些规则的国际公约。

《禁止化学武器公约》生效后，红十字国际委员会在进一步禁止化学武器方面，在开始销毁库存的化学武器、销毁化学武器生产工具，以及使化学元素的生产不违背禁止原则等方面，都发挥着至关重要的作用。

2005年，为纪念1925年《日内瓦议定书》通过80周年而召开的"生化武器威胁国际研讨会"上，红十字国际委员会副主席雅克·福斯特[②]回顾了禁止使用生化武器80年的历程，他指出："我们今天的责任并不仅仅是庆祝这些功绩，而是我们是不是足够警醒，以至于我们能够确保在战争或在其他任何敌对行动中永远都不会再出现施放毒物或蓄意传播疾病等行为。"

[①] 红十字会、联合国与奥林匹克同属世界三大国际组织。
[②] 雅克·福斯特（Jacques Forster），经济学博士。1988年曾在日内瓦的发展研究院担任教授。1999年至2007年曾任红十字国际委员会常任副主席。

8

化学武器的销毁与处置

8.1 遗弃化学武器的处理和销毁原则与状况

遗弃化学武器的处理和销毁原则

1997年4月29日开始生效的《禁止化学武器公约》（CWC）引入了对化学武器的核查制度及对化学制品流通的监督制度，同时在第四条"化学武器"和第五条"化学武器生产设施"中确立了对战争期间遗弃的化学武器的处理和销毁的原则，这些核查、监督制度与原则是国际裁军活动的一个新突破。

《禁止化学武器公约》规定："为达到销毁遗留的化学武器的目的，遗留缔约国应提供一切必要的财政、技术、专家、设施及其他资源，领土缔约国应提供适当的合作。""要求每一个缔约国在10年内完成销毁其管辖和控制下的化武和化武生产设施，以及可能遗留在另一缔约国领土上的所有化学武器。"

《禁止化学武器公约》的附件规定：遗弃化学武器的处理和销毁应在条约生效后10年内完成。具体的要求是：

第一阶段（到第3年），试验阶段，销毁1%；

第二阶段（到第5年），销毁20%；

第三阶段（到第7年），销毁45%；

第四阶段（到第10年），全部销毁。

遗弃化学武器的处理与销毁状况

根据《禁止化学武器公约》的规定，化学武器保有国均应承担处理和销毁化学武器的义务。

美国是化学武器最大的拥有国之一。到1990年，美国保有化学武器3万吨，其中有第二次世界大战期间使用过的芥子气，也有当时开发出来但没有使用过的VX毒剂[①]与沙林毒气等，装填在360万个容器（炮弹、炸弹、毒气筒等）中。

俄罗斯也是化学武器最大的拥有国之一。俄罗斯保有化学武器4万吨，由于资金的问题，至今没有处理。

德国在第一次世界大战时期制造的大量化学武器还有遗留。毒剂的主要种类有芥子气、光气、塔崩等。从1980年起，德国在汉堡南方的军事区蒙斯塔建立了处理销毁废旧化学武器的中心，对旧武器进行挖掘、回收、解体和烧毁。

英国从1950年就开始处理废旧的化学武器，在索尔兹伯里近郊的军事区建立处理中心，对发掘出的炮弹加以烧毁处理。每年处理400~500发。

欧洲是第一次世界大战期间各国使用化学武器的主要战场，所以在许多地方遗

[①] VX毒剂，也叫VX神经毒气，学名S-（2-二异丙基氨乙基）-甲基硫代磷酸乙酯，是一种比沙林毒气毒性更大的神经性毒剂，是最致命的化学武器之一。

留有当时的化学武器。如比利时每年大约回收 17 吨（1600 发）化学武器，现在保管有 2000 发左右。法国每年集中数十吨左右，处理技术正在研讨之中。

上述欧美的废旧化学武器一般是存放在军事仓库中的"储藏"型的，外表有黄油的保护而没有锈蚀，所以形状规范，可以使用自动的方式机械化处理加以分解。但德国和英国对于解决非"储藏"型化学武器尚无有效的方法，解体作业相当费时，日处理仅 10~20 发，年处理在千发以下。

8.2 日本遗弃在中国的化学武器问题处置

《关于销毁中国境内日本遗留化学武器备忘录》

日本在战败之际遗弃在中国领土上的化学武器问题，不仅是历史问题，而且是一个现实问题。

1990 年，中国政府在日内瓦裁军会议上提出了日本遗弃在中国领土上的化学武器的问题，对于从来没有承认过化学战的战争责任的日本方面显得非常尴尬。但是，经过从 1991 年起的 10 多次共同调查，证明日本军队在战败时的确将大量的化学武器遗弃在中国各地，有的是丢弃在军事仓库中，有的是有意掩埋在地下或丢弃在江河中，为的是掩盖违背国际公约的罪证。1996 年，日本调查团向媒体承认遗弃在中国的化学武器以容器计算为 70 万件左右。1997 年，日本政府在内阁设立遗弃化学武器处理对策联络调整会议。

1999 年 7 月 30 日，中日两国政府就处理日本遗弃在中国的化学武器问题在进行了多年的磋商之后，签署了《关于销毁中国境内日本遗留化学武器备忘录》，为遗弃化学武器的销毁建立了初步框架。在备忘录中，日本政府承认在中国遗弃了大量的化学武器，并承诺根据《禁止化学武器公约》诚恳地履行销毁义务，为处理和销毁遗弃化学武器提供一切必要的资金、技术、专家、设备及其他物资，中国政府则予以协助。与此同时，在日本内阁府中设立了"遗弃化学武器处理担当室"，专门负责遗弃化学武器的处理，制订研究处理销毁的计划，保证人员，调配物资，提出预算，对外联系等，原则上仍以 2007 年 4 月处理完毕为目标。

日本政府处理和销毁的行动

从 1995 年 3 月日本首次派员到吉林省敦化市哈尔巴岭现场调查开始，到 2007 年 2 月止，日本来华作业 60 余次，共挖掘回收日军遗弃化学武器 37499 件，清理出被污染土壤等 200 余吨，并对其实行了封存处理。[1]

对于处理和销毁的行动，日本政府于 2000 年提出了 36 亿日元的预算，主要进行了以下工作：

第一，5 月，对埋藏在南京地下的

---

[1] 鲁义. 日本遗弃化学武器问题的现状与对策. 日本学刊, 2008, 3.

17612发发烟筒进行了回收，其中2000发有显著破损。这些发烟筒种类有10种之多，毒剂以呕吐性和催泪性居多。

第二，9月，对黑龙江省北安市地下的3000发炮弹进行挖掘和回收，其中897发为化学弹，733发炮弹填装的是糜烂性毒剂。

2001年，日本政府提出预算54亿日元，主要对大量埋藏化学武器的地点（吉林敦化哈尔巴岭）的道路进行整备。在日本国内对处理销毁呕吐性和糜烂性毒剂的技术进行实验及二次评价。6月9日至23日，对保存在辽宁沈阳市的化学炮弹的毒剂进行了试点采样，得到了呕吐性毒剂450克，糜烂性毒剂132毫升。11月8日至26日，对江苏南京地下埋藏的化学武器挖掘、回收，送仓库保管。

2002年，日本政府提出的预算为251亿日元，用于处置日本遗弃在中国的化学武器。

在处理和销毁化学武器的过程中发现，日本遗弃在中国的化学武器与欧美化学武器的遗弃情况不同，一般是非"储藏"型的，锈蚀相当严重，无法自动化处理。长年在地下，不但腐蚀严重，而且一部分有泄漏，其中的炸药还有爆炸的危险。因此情况比较复杂，处理更为困难。

第72卷

食品与药品管理史

本卷主编 史志诚 陆国才 巩忠福

卷首语

食品与药品是人类赖以生存和发展的物质基础，食品与药品的质量与安全关系到人类的健康、社会的稳定和经济的发展。因此，世界各国十分重视食品与药品的安全立法和食品与药品管理的法律建设，希望采用法律手段有效监控影响食品与药品质量安全的因素，提高食品安全与药品安全的管理水平。

本卷在回顾了国际食品法典与食品安全立法类型的同时，记述了英国、法国、德国、加拿大、俄罗斯、中国和日本的食品安全法律法规，美国食品药品安全立法模式、美国的《纯净食品和药品法》和美国食品药品管理机构。介绍了药事的立法管理和美国的《药政法规》、英国的《毒药管理条例》、德国的药品与草药管理机构、中国的药品管理法律法规、日本的《医药条例》，以及各国的药事管理专著。回顾了药物的安全评价的历史、《埃利斯宣言》、兽药及兽药添加剂的安全评价以及药物非临床研究质量管理规范（GLP）。此外，还记述了食用农产品安全保障体系、欧盟食用农产品法律法规体系和食用农产品的安全标识。鉴于饲料及饲料添加剂与食品安全的密切关系，因此，记述了历史上的饲料安全问题、饲料及饲料添加剂的安全评价以及中国饲料安全体系建设。

让我们记住国际著名黑猩猩研究专家珍·古道尔博士的名言："食品安全关乎我们的心灵。"美国默克制药公司创始人乔治·W.默克的名言："我们应当永远铭记：药物是为人类健康而生产，不是为追求利润而制造的。"

1 食品法典与食品安全立法类型

1.1 国际食品法典及其作用

国际食品法典的历程[①]

古代与中世纪时期

人类在早期文明时就尝试过制定食品法典。据可查的史料记载,古时的统治机构针对不实食品销售已制定相关规则来保护消费者。亚述语碑文曾记载正确计重和测量粮谷的方法。埃及卷轴古书中也记载了某些食品要求标签的情况。古代雅典有检查啤酒与葡萄酒是否纯净和卫生的记载。罗马帝国则有较好的食品控制系统以保护消费者免受欺骗和不良食物的影响。中世纪欧洲的部分国家已制定了鸡蛋、香肠、奶酪、啤酒、葡萄酒和面包的质量和安全法规。

19世纪末到20世纪初,第一部食品法规生效、启用并建立实施机构

19世纪早期,人类发明了罐装食品。19世纪中叶,热带地区的香蕉首先运往欧洲。其间,食品化学获得信赖,并发展了可靠的方法来测试掺假食品。19世纪下半叶,冷冻肉类通过国际船运从澳大利亚、新西兰到达英国。食品贸易协会开始尝试使用统一的标准来方便国际贸易。在这种新形势下,1879—1911年(19世纪末到20世纪初),奥匈帝国通过对不同食品的描述和标准,收集发展形成了《奥地利食品法典》。尽管其不具备法律的强制力,但法院已将其作为判定特殊食品是否符合标准的参考。现今的食品法典就沿用了《奥地利食品法典》的名称。

1903年到20世纪60年代,国际关注与合作为食品法典标准的建立奠定了基础

1903年,国际乳品联合会(International Dairy Federation,IDF)制定了牛奶和奶制品国际标准;1945年,联合国粮食及农业组织(Food and Agricultural Organization of the United Nations,FAO)诞生,开始承担营养和相关国际食品标准的制定工作;1948年,世界卫生组织(World Health Organization,WHO)诞生,承担人类健康食品标准的制定,尤其是被授权建立食品标准的工作;1949年,阿根廷提议建立拉丁美洲食品法典;1950年,FAO/WHO召开营养、食品添加剂和相关领域的专家会议;1953年,WHO大会指出:在食品工业中广泛使用化学物质所出现的公共卫生问题应引起重视;1954—1958年,奥地利积极谋求创立地区性食品法典,欧洲食品法典出现;1960年,FAO欧洲区域会议同意区域性的部分食品标准国际化,并将该建议提交FAO/WHO食品标准规划会议;1961年,欧洲食品法典委员会同意了食品标准工作由FAO/WHO

[①] 叶永茂. 进入21世纪的国际食品法典(综述). 上海医药情报研究, 2004, 4.

接管的建议决定；1961年，FAO会议决定成立食品法典委员会，并提请WHO尽早认可FAO/WHO共同制定食品标准规划；1962年，FAO/WHO联合举办食品标准会议，并要求食品法典委员会贯彻FAO/WHO食品标准规划要求并制定国际食品法典；1963年，考虑到WHO在确保食品合法方面认为的重要性和建立食品标准的紧迫性，世界卫生大会批准建立FAO/WHO食品标准规划，并采纳食品法典委员会的规定。

世界经济发展与食品法典委员会的创立

自1961年第十一届联合国粮农组织大会和1963年第十六届世界卫生大会分别通过了创建食品法典委员会（Codex Alimentarius Commission，CAC）的决议以来，CAC已有165个成员国，覆盖全球98%的人口。CAC成员国参照遵循以科学为基础制定的CAC标准，既可避免重复性工作，又可节省大量财力。因此，CAC标准是打开国际市场大门的通行证，也是帮助各国顺利进入世界贸易组织（World Trade Organization，WTO）的桥梁。

由130多个国家组成的WTO，要求每一个成员国必须遵守统一的规则。在WTO的有关协议中，与食品相关的主要有《实施卫生和植物卫生措施协定》（Agreement on the Application of Sanitary and Phytosanitary Measures，SPS）和《技术性贸易壁垒协议》（Agreement on Technical Barriers to Trade，TBT）两项。这两项协定都要求成员国遵守透明度（对国内、国外）、不歧视和平等的原则。此外，还明确规定CAC法典标准在食品贸易中具有准绳作用。在贸易争端中，违背CAC标准的一方往往败诉。国家食品标准只有与国际标准接轨，才能减少进出口贸易中的争端。

食品法典的作用

食品法典包含：食品产品标准，卫生或技术规范，评价的农药，农药残留限量，污染物准则，评价的食品添加剂，评价的兽药。

国际食品法典委员会标准已被WTO确定为国际农产品及食品贸易仲裁的依据。国际食品法典委员会指出：国际食品贸易应遵守的原则是所有消费者都有权获得安全、完好的食品，而且应免受非公平贸易的影响。国际食品贸易中的食品不得：

第一，含有或掺有可达到有毒、有害或有损健康水平的任何成分；

第二，在全部或部分产品中含有不洁、变质、腐败、腐烂或致病的物质及异物或其他不适于人类食用的成分；

第三，掺假；

第四，标识上的内容有错，误导欺骗消费者；

第五，在不卫生的条件下进行销售、制备、包装、贮藏及运输。

食品法典系统给所有国家提供了一个独特的机会来参与国际组织制定和协调食品标准，并确保其在国际上得以执行。食品法典指南提醒各国政府应充分考虑所有消费者对食品安全的需要，并尽可能地支持和采纳世界卫生组织和联合国粮食及农业组织食品法典的标准。

食品法典在解决国际贸易争端中发挥了重要作用。因为SPS和TBT两个协议均鼓励协调一致的国际食品标准。作为乌拉圭回合多边贸易谈判的产物，SPS协议引用了法典标准、指南及推荐技术标准，以作为方便国际食品贸易的措施。因此，法典标准已成为在乌拉圭回合协议法律框架内衡量一个国家食品措施和法规是否一致的基准。

目前，食品法典已成为全球消费者、食品生产和加工者、各国食品管理机构和国际食品贸易唯一的和最重要的基本参照标准。法典对食品生产加工者的观念以及最终消费者的意识已产生了巨大影响。它的影响波及世界各地，对保护公众健康和维护公平食品贸易做出了不可估量的贡献。

1.2 食品安全立法类型

世界各国食品安全法律体系比较复杂，但是就其内容选择和体例编排来看，均可分为两种类型。

内容选择类型

单独立法

在内容选择上，世界上大多数国家的食品安全法都是采取单独立法的模式，即仅在立法中规定食品以及其他与食品紧密相关的事项，如饲料、农兽药、食品包装、食品机械等。采取这种立法模式的国家以日本为典型。日本在其《食品安全法》第二条中明确规定：本法律中所指的"食品"是指所有的饮品、食品，不包括药事法规定的医药品及与医药相关的产品。这就将与食品没有直接关系的其他产品明确地排除在外。这种立法模式严格地区分了食品与其他同层次产品，如药品和化妆品等的界限，通过单独立法的方式专门规定了仅与食品相关的内容，具有极强的针对性。

混合立法

混合立法模式，即将食品、药品、化妆品甚至日用品的内容用一部法律网罗。采取这种立法模式的国家主要有美国和德国。美国食品安全体系中最重要的一部法律就是《联邦食品、药品和化妆品法》，而德国长期以来实施的食品安全基本法也是《食品和日用品法》（直到2006年1月被新的法律所替代，且合并立法趋势进一步加强）。这种立法模式将与食品相类似的、处于同一层次的其他产品的内容安排在一部法律之中，既规定了它们的共性，又突出了特性，同时大大节约了立法成本。

体例编排类型

分散立法体例

分散立法体例是指根据食品（及食品相关产品）种类或食品生产、流通、消费环节分别制定食品安全法规的立法模式。采用此种立法体例的国家主要以美国为典型。比如，美国的食品安全法规分为两大类，一类是《联邦食品、药品和化妆品法》及其配套法规，其内容包含了掺假食品、食品添加剂、营养补充剂、食品标识等与食品生产、流通等相关环节的监管；另一类是《肉类检验法》《禽类产品检验法》和《蛋类产品检验法》等规范不同种类食品的单行法令。

这种立法体例的优势在于，通过具体的食品安全问题进行分别立法，能就某一特定事项分门别类地做出针对性极强的专门规定，并相应地由不同的机构负责执法监督和解释，适用法律相对方便。

统一立法体例

统一立法体例是指在宏观层面建立一部食品基本法，并在此法的纲领性要求下制定分门别类的具体法律法规。以德国和日本为代表的许多国家采用这种立法体例。2005年9月7日，为执行欧盟178/2002号法令，德国《食品和饲料法革新法》（LFGB）生效，同时，先前一系列食品安全法都失去效力，比如《畜肉卫生法》《禽肉卫生法》等具体食品法律规范的内容都浓缩到该法中，德国食品安全法统一立法的趋势进一步加强。日本在其《食品安全法》（2003年修订前称为《食品卫生法》）的统辖下，关于食品安全监管的立法主要有：《食品法规》《食品法规标签要求》《包装及容器法规》《食品添加剂法规》《农药和其他污染物规定》《食品及农产品进口法规（其他法规及要求）》《食品及相关产品进口程序》和《食品废弃物再利用法》等。

这种立法体例的优势在于，通过一个总纲性的食品安全基本法来对食品安全问题做出一个总纲性的规定，在该法的基础上，再来制定具体的、某个方面的特定法律。这样既有统一的食品安全监管原则可以遵循，又有某一特定食品或环节针对性强、内容详尽的单行法律法规可以适用，从而克服了分散立法体例中的法规比较零散，并可能相互重叠、相互冲突的缺陷。

各国食品安全法律体系上的差异与本国的历史、经济、政治背景有关，而并非立法者任意选择的结果。因此，分析研究各国食品安全立法类型，有利于立法者更好地创造性地不断完善适合于本国实际的食品安全法律法规。

1.3 HACCP：危害分析和关键控制点

HACCP——保障食品安全的有效管理体系

HACCP（Hazard Analysis and Critical Control Point）即危害分析和关键控制点，是确保食品在消费的生产、加工、制造、准备和食用等过程中的安全，在危害识别、评价和控制方面是一种科学、合理和系统的方法。这种方法通过对食品生产、加工过程的每一步进行监视和控制，并采取适当的控制措施，从而降低了危害发生的概率。

国际标准CAC/RCP-1《食品卫生通则》（1997修订3版）对HACCP的定义为：鉴别、评价和控制对食品安全至关重要的危害的一种体系。

HACCP的基本概念分为两部分：

第一，危害分析：分析食物制造过程中各个步骤的危害因素及危害程度。

第二，主要管制点：依危害分析结果设定主要管制点及其控制的方法。

HACCP可应用于由食品原料至最后消费的食品这一食物链的整个过程中。成功的HACCP系统需要有完整的推行小组与生产者和经理者参与。HACCP推行小组必须包括有食品技术专家、生产管理者、微生物专家或是机械工程专家等各方面的专家参与，方能顺利执行。HACCP系统在应用上与ISO9000系统是兼容的，都是确保食品安全的良好管理系统。

HACCP的发展简史

HACCP是20世纪60年代由美国太空

总署（National Aeronautics and Space Administration，NASA）、陆军纳迪克（Natick）实验室和美国品食乐（Pillsbury）公司共同发展而形成的。最初是为了制造百分之百安全的太空食品。20 世纪 60 年代初期，品食乐公司在为美国太空项目尽其努力提供食品期间，率先应用 HACCP 概念。从此，HACCP 作为食品安全控制最新的方法被全世界认可。但它不是零风险体系，其设计目的是防止生产过程中危害的发生，尽量减小食品安全危害。1973 年，美国药物管理局首次将 HACCP 食品加工控制概念应用于罐头食品加工中，以防止腊肠毒菌感染。1985 年，美国国家科学院建议与食品相关的各政府执法机构均应采用 HACCP 方法，对食品加工业应予强制执行。1986 年，美国国会要求美国海洋渔业服务处研订一套以 HACCP 为基础的水产品强制稽查制度。

20 世纪 90 年代，美国食品药品监督管理局（Food and Drug Administration，FDA）决定将对国内及进口的水产品业者强制要求实施 HACCP，于是在 1994 年 1 月公布了强制水产品 HACCP 的实施草案，并且公布一年后正式实施。1995 年 12 月，美国食品药品监督管理局根据 HACCP 的基本原则提出了水产品法规，确保了鱼和鱼制品的安全加工和进口。

之后，美国 FDA、农业部、商贸部、世界卫生组织、联合国微生物规格委员会和美国国家科学院都极力推荐 HACCP 为最有效的食品危害控制方法。美国水产品的 HACCP 原则已被加拿大、冰岛、日本、泰国等国家采纳。

HACCP 的七大原则

HACCP 系统包含七大原则，来确认制造过程中的危害及监控主要管制点，以防止危害的发生。此七大原则是：

第一，危害分析及危害程度评估。由原料、制造、运输至消费的食品生产过程的所有阶段，分析其潜在的危害，评估加工中可能发生的危害以及控制此危害的管制项目。

第二，主要管制点。决定加工中能去除此危害或是降低危害发生率的一个点、操作或程序的步骤，此步骤可能是生产或者制造中的任何一个阶段，包括原料、配方及（或）生产、收成、运输、调配、加工和储存等。

第三，管制界限。为确保关键控制点（Critical Control Point，CCP）在控制之下所建立的 CCP 的管制界限。

第四，监测方法。建立监测 CCP 的程序，可以通过测试或者观察进行监测。

第五，矫正措施。当监测系统显示 CCP 未能在控制之下时，需建立矫正措施。

第六，建立资料记录和文件保存。建立所有程序的资料记录，并保存文件，以利于记录、追踪。

第七，建立确认程序。建立确认的程序，以确定 HACCP 系统是在有效的执行。可以采用稽核的方式或收集辅助性的资料，以印证 HACCP 计划是否实施得当。

图 8 HACCP 食品安全认证标识

2 主要国家和地区的食品安全法律法规

2.1 欧盟的食品安全立法模式及其特点

欧盟食品安全统一立法模式

欧盟食品安全法律体系是典型的统一立法体例的模式。虽然欧盟各国原先都有本国的食品安全法律法规，欧盟层面也颁布了一些关于食品安全方面的法令，但很长时间并没有制定统一的食品安全法律。

随着欧盟一体化进程的不断加深，欧盟内部市场的不断扩大，加之欧盟东扩后更多贫困、落后的新成员国入盟，对于欧盟而言，增加了对成员国之间进行食品安全管理与协调的难度；对新成员国，则意味着要在统一的欧盟政策框架下寻求发展，包括食品安全管理法规等。同时，更多小规模农场的出现加大了欧盟食品安全的不确定性因素，增加了食品安全管理的难度。特别是欧洲各国频频暴发的食品安全事件不断困扰着欧盟当局，农民损失惨重，消费者失去信心。为了缓解压力，增加农产品出口，减少贸易损失，欧盟认识到需要在提高食品安全方面做出进一步努力，从根本上扭转这种被动局面。于是，1997年欧盟发表了《欧盟食品安全绿皮书》，对过去30年里欧洲共同体食品法规的变化趋势给予了客观的评价，尤其肯定了共同体将各个成员国食品法规融合于共同体水平所取得的成就，对统一市场计划给食品加工行业所带来的影响与效益给予了积极的肯定。但是，与各个成员国的食品法规相比，共同体层面的食品法规基本原则和职责要求不明确，法规内容零散、陈旧、缺乏核心。对此，欧洲议会强烈要求对立法框架做出改进。之后，欧盟委员会着手考虑欧洲议会的建议，召集有关专家、各成员国代表和其他农业、工业、商业和消费者组织的代表共同讨论欧盟食品安全法规。

经过四年的准备，欧盟委员会基本完成了食品安全绿皮书的预期工作内容，并在此基础上，于1999年下半年开始欧盟食品安全白皮书的起草工作。2000年1月，欧盟正式对外发布了《欧盟食品安全白皮书》，其内容以《欧盟食品安全绿皮书》为基础，明确了根本性的改革计划，即通过立法改革和完善了欧盟"从农田到餐桌"一系列食品安全保证措施，并建立了新的欧盟食品管理机制。

2002年1月28日，欧洲议会和理事会颁布了第178/2002号法令——《欧盟通用食品法》，规定了食品安全法规的基本原则和要求及与食品安全有关的事项和程序，并正式成立了"欧洲食品质量安全管理局"（European Food Safety Authority, EFSA）。其后几经修订，管理局关注的重点领域是食品卫生（动物健康和福利、饲料、污染物和残留、添加剂、调料、标签）、新型食品以及转基因食品等。2005年2月，欧盟委员会提交的《欧盟食品及饲料安全管理法规》经欧洲议会审议并通过，确定欧盟自2006年1月1日起实施新的食品安全法令，最终形成了统一的欧盟食品安全法框架。

《欧盟通用食品法》是经过多年的发展形成的比较严谨的食品安全法律体系。该法是欧盟迄今出台的最重要的食品法，填补了在欧盟层面没有总的食品法规的空白，是对以往欧盟食品质量与安全法规的提升与创新，具有很强的时代特征。其目的是通过统一的手段，为欧盟创造一个有效的食品安全管理框架。

《欧盟通用食品法》的基本内容

《欧盟通用食品法》由五章构成，分别就该法的适用范围与定义、食品法总则、欧洲食品安全管理机构、快速警报系统和风险管理以及有关程序和其他条款做出了规定和描述。

食品法的基本原则包括五个方面：

第一，食品安全必须考虑整个食物链；

第二，风险分析是食品安全政策的基础；

第三，所有食品生产与经营者必须对食品安全负责；

第四，产品必须在所有食物链环节中具有可追溯性；

第五，消费者有权从公共机构获取准确的食品安全信息。

《欧盟通用食品法》的特点

欧盟新食品法具有以下特点：

一是欧盟食品安全法的诞生具有特殊的社会与经济背景，反映出欧盟内部市场发展和对外贸易发展的客观需要。因此该法的出发点与重点具有明确的针对性，强调对食品安全风险与危机的有效预防和遏制，强调促进消费者信心的恢复。

二是该法是一部纲领性法规，更强调原则要求和框架构建，其中并未对关系食品与饲料安全方面的所有方面、环节与措施做出细致规定。大量的相关单项（专项）或综合性关系食品安全的法规与条例都要根据此法做出相应的修订和完善。

三是食品质量安全是《欧盟通用食品法》的主要目标。食品法以控制"从农田到餐桌"全过程为基础，包括普通动物饲养方法、动物健康与保健、污染物和农药残留、新型食品、添加剂、香精、包装、辐射、饲料生产、农场主和食品生产者的责任，以及各种农田措施。因此，该法的核心意图是将食品安全管理明确放大到食物链的全过程，覆盖所有的生产与经营环节。"从农田到餐桌"的理念由欧洲人最早提出并在该法中得到明确体现。

四是该法对食品的定义做出了较为广泛的规定，同时明确将饲料也纳入了食品安全管理的范畴，这是该法的重要特征之一。可见，饲料原料来源与加工等对食品安全具有不可回避的潜在风险。这实际上是对欧洲在过去一段时期暴发的严重食品安全危机的回应。

五是该法对食品安全和饲料安全的含义分别做了严格的规定，对可追溯制度的建立做出了规定，规定经营者应如何按照必要的程序履行相应的责任和义务。

六是实现有效的系统管理，控制食品安全事件与事故的发生。该法体现的重要内容之一即是食品安全管理要以防为主，通过快速预警系统，实现风险管理，并有紧急事件应对措施，及时处理食品安全事件。

七是对快速预警系统提供技术支持，运用科学手段搜集、分析信息，及时发现和判断食品安全风险,制订科学、有效的解决方案。

八是完成上述工作的行为主体是欧盟食品安全管理机构。该机构的建立与职责在法律层面给予了确认,通过建立一个独立、透明的管理机构,通过其功能的有效发挥,实现消费者对欧盟食品安全信心的重建。

2.2 英国的食品安全法律法规

英国是较早制定食品安全法律的国家之一,其体系完善,法律责任严格,监管职责明确,措施具体,形成了立法与监督双管齐下的管理体系。

英国从 1984 年开始,分别制定了《食品法》《食品安全法》《食品标准法》和《食品卫生法》,同时还出台了许多专门规定,如《甜品规定》《食品标签规定》《肉类制品规定》《饲料卫生规定》和《食品添加剂规定》等。这些法律法规涵盖所有食品类别,涉及"从农田到餐桌"整条食物链的各个环节。

英国的食品安全监管由联邦政府、地方主管当局以及多个组织共同承担。其中,食品安全质量由卫生部等机构负责,肉类的安全、屠宰场的卫生及巡查由肉类卫生服务局管理,而超市、餐馆及食品零售店的检查则由地方管理当局管辖。

为强化监管,英国政府于 1997 年成立了不隶属任何政府部门的独立监督机构——食品标准局,负责食品安全总体事务和制定各种标准。该局实行卫生大臣负责制,每年向国会提交年度报告。食品标准局还设立了特别工作组,由该局首席执行官挂帅,加强对食品链各环节的监控。

英国法律授权监管机关可对食品的生产、加工和销售场所进行检查,并规定检查人员有权检查、复制和扣押有关记录,并取样分析。食品卫生官员经常对餐馆、外卖店、超市、食品批发市场进行不定期检查。

在英国,屠宰场是重点监控场所,为保障食品的安全,政府对各屠宰场实行全程监督;大型肉制品和水产品批发市场也是检查重点,食品卫生检查官员每天在这些场所进行仔细的抽样检查,确保出售的商品来源渠道合法并符合卫生标准。

英国食品安全监管的一个重要特征是执行食品追溯和召回制度。食品追溯制度是为了实现对食品"从农田到餐桌"整个过程的有效控制,保证食品质量安全而实施的对食品质量的全程监控制度。监管机关如发现食品存在问题,可以通过电脑记录很快查到食品的来源。一旦发生重大食品安全事故,地方主管部门可立即调查并确定可能受事故影响的范围、对健康造成危害的程度,通知公众并紧急收回已流通的食品,同时将有关资料送交国家卫生部,以便在全国范围内统筹安排工作,控制事态,最大限度地保护消费者的权益。

为追查食物中毒事件,英国政府还建立了食品危害报警系统、食物中毒通知系统、化验所汇报系统和流行病学通信及咨询网络系统。严格的法律和系统的监管有效地控制了有害食品在英国市场的流通,消费者权益在相当程度上得到了保护。

在英国，责任主体违法，不仅要承担对受害者的民事赔偿责任，还要根据违法程度和具体情况承受相应的行政处罚乃至刑事制裁。《食品安全法》规定，一般违法行为根据具体情节处以 5000 英镑的罚款或 3 个月以内的监禁；销售不符合质量标准要求的食品或提供食品致人健康损害的，处以最高 2 万英镑的罚款或 6 个月的监禁；违法情节和造成后果十分严重的，对违法者最高处以无上限罚款或 2 年监禁。

2.3 法国的食品安全法律

在法国，保障食品安全的两个重点工作是打击舞弊行为和畜牧业监督，与之相应的两个新部门也应运而生。其中，直接由法国农业部管辖的竞争、消费和打击舞弊总局负责检查包括食品标签、添加剂在内的各项指标，食品总局主要负责保证动植物及其产品的卫生安全、监督质量体系管理等。

为了使农产品增加竞争力，法国农业部给农民制定了一系列政策，鼓励农民发展理性农业。理性农业是指通盘考虑生产者经济利益、消费者需求和环境保护的具有竞争力的农业。其目的是保障农民收入、提高农产品质量和有利于环境保护。这种农业可持续发展形式具有强大的生命力，同时还大大提高了食品安全性。

在销售环节，实现信息透明是保证食品安全的重要措施。除了每种商品都要标明生产日期、保质期、成分等必需内容外，法国法律还规定，凡是涉及转基因的食品，不论是种植时使用了转基因种子，还是加工时使用了转基因添加剂等，都必须在标签上标明。

此外，法国规定食品中所有的添加剂必须详细列出。由于"疯牛病"的影响，从 2000 年 9 月 1 日起，欧盟各国对出售的肉类实施一种专门的标签系统，要求标签上必须标明批号、屠宰所在国家和屠宰场许可号、加工所在国家和加工车间号。从 2002 年 1 月开始，又增加了动物出生国和饲养国两项内容。有了标准，重在执行。例如巴黎的一家卡西诺超市，每天晚上 20 时后，超市工作人员都会把第二天将要过期的食品类商品扔到垃圾桶内，包括蔬菜、水果、肉类、禽蛋等。因为判断食品是否过期的唯一标准就是看标签上的保质期，而一旦店内有过期食品被检查部门发现，那么结果就是导致商店关门。为了保证食品质量，法国农业部设有专门人员，每天 24 小时不断抽查各种产品。

2.4 德国的食品安全法律

德国政府实行的食品安全监管以及食品企业自查和报告制度，成为德国保护消费者健康的决定性机制。

德国的食品监督归各州负责，州政府

相关部门制订监管方案，由各市县食品监督官员和兽医官员负责执行。德国联邦消费者保护和食品安全局负责协调和指导工作。在德国，那些在食品、日用品和美容化妆用品领域从事生产、加工和销售的企业，都要定期接受各地区机构的检查。

食品生产企业都要在当地食品监督部门登记注册，并被归入风险列表中。监管部门按照风险的高低确定各企业抽样样品的数量。每年各州实验室要对大约40万个样本进行检验，检验内容包括样本成分、病菌类型以及数量。

在德国，添加剂只有在被证明安全可靠并且技术上有必要时，才能获得使用许可证明。德国《添加剂许可法规》对允许使用哪些添加剂、使用量、可以在哪些产品中使用都有具体规定。食品生产商必须在食品标签上将所使用的添加剂一一列出。

德国食品生产、加工和销售企业有义务自行记录所用原料的质量，进货渠道和销售对象等信息也都必须有记录为证。根据这些记录，一旦发生食品安全问题，可以在很短时间内查明问题出在哪里。

2.5 加拿大的食品安全法律法规

加拿大的食品质量安全法律法规体系包括《加拿大农产品法》《食品检验机构法》《食品与药品法》《动物健康法》《肉与肉制品检验法》《植物保护法》《种子法》以及《消费品包装及标签法》等。

1997年，加拿大政府将农业及农业食品部、卫生部、工业部、渔业及海洋部中与食品检验工作相关的部门合并，成立了加拿大食品检验署，负责该国所有的食品检验工作。加拿大食品检验署将与食品、植物、动物有关的工作划分为14个方面，并将全国18个区域的食品安全检查系统纳入单一的体制管理。与此同时，为了能运用于所有的食品种类，加拿大还在研究一种综合检验体系，使不同的检验能在相同的准则和指导原则下运作，以降低食品安全的风险。

2.6 俄罗斯的食品安全法律

为保障食品安全，俄罗斯的相关法律文件和技术标准，如《食品安全法》《消费者权益保护法》和各种政府决议及地方规定等都有详尽而明确的要求。但由于食品安全保障工作过去一直由国家卫生防疫部门、兽医部门、质检部门及消费者权益保护机构共同负责，存在着各部门职责划分不清、推卸责任甚至相互扯皮的弊端，最终使食品安全管理工作无法落到实处。

为改变这种局面，理顺食品安全管理机制，2004年3月，俄罗斯总统普京命令对相关行政管理机构进行调整，在俄罗斯卫生和社会发展部下设立联邦消费者权益和公民平安保护监督局，将俄罗斯境内的食品贸易、质量监督及消费者权益保护工作交由该局集中负责。

新机构的成立对于集中行政资源、监控食品质量和安全起到了积极作用。其职责范围包括：检查食品制造和销售场所的卫生防疫情况，对进口食品进行登记备案，在新食品上市前进行食品安全鉴定，对市场所售食品进行安全及营养方面的鉴定和科学研究，以及制止有损消费者权益的行为等。该局在全俄各联邦设有分局，负责当地的食品安全检查和监控工作。

2.7 中国的食品安全法律法规

为保证食品安全，保障公众身体健康和生命安全，中国于 1995 年 10 月 30 日颁布《中华人民共和国食品卫生法》（简称《食品卫生法》），成为对食品依法管理的国家之一。国务院有关部门相继参照国际上通行的做法，颁布了食品生产质量管理规范（Good Manufacturing Practice, GMP）的执行（自愿）、食品质量控制、ISO9006 标准、食品的 QS（Quality Standard，生产许可）市场准入等食品法规与质量标准。

2001 年，中国加入世界贸易组织之后，在全球经济一体化的形势下，食品质量安全问题、食物中毒和伤亡事件时有发生，而相关法律、体制已明显滞后于对食品安全的监管。2003 年，国务院进行了食品药品监管体制改革，在原国家药品监督管理局的基础上组建了国家食品药品监督管理局，为国务院综合监督食品的直属机构，承担食品安全管理综合监督、组织协调和依法组织开展重大事故查处的职责。2004 年，国务院下发了《关于进一步加强食品安全工作的决定》，提出了"按照一个监管环节由一个部门监管的原则"，即：农业部门负责初级农产品生产环节的监督；质检部门负责食品生产加工环节的监管，将现由卫生部门承担的食品生产加工环节的卫生监管职责划归质检部门；工商部门负责食品流通环节的监管；卫生部门负责餐饮业和食堂等消费环节的监督；食品药品监管部门负责对食品安全的综合监督、组织协调和依法组织查处重大事故。

但是，食品卫生、食品安全、食品质量之间存在差异，《食品卫生法》已经落后于时代的发展，难以负载现代理念的全部内容，急需修改。于是，在对全国食品安全状况、食品安全监管状况进行调查和研究的基础上，中国又提出了现阶段食品药品监管部门实施食品安全综合监管模式。2009 年 2 月 28 日，中华人民共和国第十一届全国人民代表大会常务委员会第七次会议通过了《中华人民共和国食品安全法》（简称《食品安全法》），自 2009 年 6 月 1 日起施行，同时废止了 1995 年 10 月 30 日颁布的《中华人民共和国食品卫生法》。

新的《食品安全法》共 104 条。明确地界定："食品安全，指食品无毒、无害，符合应当有的营养要求，对人体健康不造成任何急性、亚急性或者慢性危害。"规定食品生产和加工，食品流通和餐饮服务；食品添加剂的生产经营；用于食品的包装材料、容器、洗涤剂、消毒剂和用于食品生产经营的工具、设备的生产经营；食品生产经营者使用食品添加剂、食品相关产品；对食品、食品添加剂和食品相关产品的安全管理，都应当遵守本法。同时，国务院设立食品安全委员会。食品安全国家标准由国务院卫生行政部门负责制定、公布。食品中农药残留、兽药残留的限量规定及其检验方法与规程由国务院卫生行政部门、国务院农业行政部门制定。农业行政、质量监督、工商行政管理、食品药品监督管理部门在日常监督管理中发现食品安全事故，或者接到有关食品安全事故的举报，应当立即向卫生行政部门通报。将过去设定的"生产有毒有害食品，或是非法经营罪"修订为"危险物品危害公共安全罪"。

2.8 日本的食品安全法律法规

日本食品质量安全立法主要有五个方面：食品质量卫生、农产品质量、投入品（农药、兽药、饲料添加剂等）质量、动物防疫和植物保护。

日本食品质量安全标准分两大类：一是食品质量标准；二是安全卫生标准，包括动植物疫病、有毒有害物质残留等。在日本，食品质量安全认证和HACCP（危害分析和关键控制点）认证已成为对食品质量安全管理的重要手段，并普遍为消费者所接受。日本对进口食品实行进口食品企业注册和进口食品检验检疫制度。

日本的食品安全是由内阁府食品安全委员会、厚生省和农林水产省负责管理。日本厚生省根据日本《食品安全法》开展食品质量安全管理工作，农林水产省根据《农林物资标准化及质量标识管理法》开展工作。

3

美国食品药品安全管理

3.1 美国食品药品安全立法模式

美国食品安全立法在内容选择上属混合立法，体例编排上属分散立法。这种状况的形成，与美国食品安全监管工作的政治、经济历史背景密切相关。

自 1906 年《肉类检验法》（Meat Inspection Act）和《纯净食品和药品法》（Pure Food and Drug Act）颁布之后，美国食品安全立法的模式已经基本定型。尽管其后不断修订完善，但体系框架仍然未做调整，始终贯穿着一个核心的问题，即国家的政策导向。

食品安全立法的首要目标是保障消费者的生命和健康，但在美国立法的进程中，这一目标常常会与食品行业的短期经济利益相冲突。为了维持食品行业、消费者和食品安全监管机关之间的某种平衡与利益关系，在食品安全立法初期，美国不断制定和修改法律来达到这一平衡。通过最初的两个法案，国会将食品安全的监管职责交给了农业部（主要是因为当时农业部雇有兽医专家，他们能够识别生病的动物并防止其进入食品供应体系）。因为侧重点不同，农业部将监管的权力分给了两个不同的下属机构：《肉类检验法》的执行权交给了畜牧产业局（Bureau of Pasturage Industry），《纯净食品和药品法》的执行权交给了化学局（Bureau of Chemistry）。这种权力的划分形成了两套并行的管理和责任系统，并一直延续到今天。

由此可见，正是因为化学局能够对当时食品、药品中掺假的成分进行化学检验，从而解决当时食品、药品安全最大的隐患，所以二者混合立法的模式就确立下来。

另一方面，由于食品行业和农业部有千丝万缕的利益纠葛，几任部长先后因食品安全问题下台。为形成权力制衡，化学局从农业部分离出来，改名为食品药品监督管理局，并入卫生部，承担了执行《联邦食品、药品和化妆品法》的职能，从而最终形成了卫生部与农业部并列执行两部食品安全法律的局面，这便是美国分散立法模式形成的根本原因。

3.2 美国食品药品法的相关法律法规

美国食品药品监督管理局（Food and Drug Administration，FDA）已有 100 多年的历史。19 世纪末 20 世纪初的美国，城市化进程加速，大批农村人口进入城市，为了赚取更高利润，一些企业主们肆无忌惮地在食品中添加各种添加剂和替代物。

由于当时美国联邦政府对食品和药物几乎没有任何监管，因而食品、药品的不安全状况令人十分震惊。

1842年美国农业部成立之后，林肯总统于1862年任命化学家、药剂师查尔斯·米·维特利尔（Charles M. Wetherill）在农业部就职，成立化学局（FDA的前身）。1880年，美国农业部对掺假食品进行调查后，建议通过一部全国性的食品和药品法，结果议案被驳回。1883年哈维·华盛顿·威利博士[①]任农业部首席化学家后，加大了化学局对掺假食品的研究力度。接着，于1898年官方农业化学家协会成立了一个以威利博士为领导的"食品标准委员会"，一些州开始将某些标准引入食品法规当中。1902年，国会给化学局拨出专款，研究"化学防腐剂和色素"及食品掺假问题，得到公众支持，并建议起草一个联邦食品和药品法律。威利博士在他被任命为农业部首席化学家之后的25年里，坚持为促成食品药品立法而战，为此虽历经挫折，却坚定不移。他还游说当时的美国总统西奥多·罗斯福，建议颁布一部法律以"管制州间贸易中的食品、饮料和药品的掺假和伪造商标的行为"。

1906年2月，阿普顿·辛克莱[②]出版了一本名为《屠场》的书，揭露当时美国肉制品加工过程污秽不堪的真相，引起了公众极其强烈的反响。于是，罗斯福总统请辛克莱到白宫进行了一场讨论。辛克莱说服了总统，罗斯福总统决定派人调查食品和药品安全问题。触目惊心的事实让罗斯

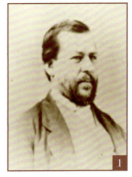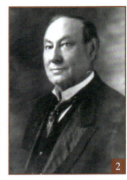

图9 推动美国《纯净食品和药品法》颁布的专家
（1. 化学家查尔斯·米·维特利尔；2. 哈维·华盛顿·威利博士）

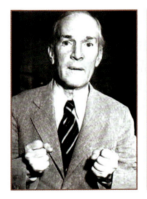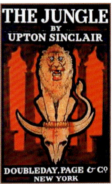

图10 阿普顿·辛克莱和他的著作《屠场》的封面

福总统感到愤怒，最终决定将调查报告公之于世，并向国会建议："应该颁布这样一部法律，对州际贸易中标签不实的和掺假的食品、饮料和药品予以规制。这样一部法律将保护正当的生产和贸易活动，将保障消费者的健康和福祉。"由此可见，威利、辛克莱和罗斯福总统以及社会舆论推动了食品和药品立法的进程。

1906年6月30日，美国国会通过了第一部《纯净食品和药品法》（*Pure Food*

---

① 哈维·华盛顿·威利（Harvey Washington Wiley，1844—1930），1907年1月1日至1912年3月15日任美国FDA专员。他是药品立法的先驱，人们称他为"纯净食品药品法之父"。

② 阿普顿·辛克莱（Upton Sinclair，1878—1968），美国作家、记者，著有90多部书。《屠场》是他1904年花了7个星期的时间卧底芝加哥肉类加工厂后写的书，成为1906年的畅销书，被翻译成17种文字，直接导致美国出口到欧洲的肉类骤减了50%。他的工作促进了1906年《肉类检验法》的出台。

and Drugs Act），并由西奥多·罗斯福总统签署颁布，这一法案禁止州与州之间进行掺假的食品、饮料、药品市场贸易。1912年，国会通过修正案，禁止在药品标签上夸大宣传。1914年，最高法院针对勒星顿面粉厂和电梯公司存在的问题，发布了首个关于食品添加剂的法规，禁止用亚硝酸盐残留物漂白面粉。1937年发生的"磺胺酏剂"事件有力地推动了美国政府起草关于食品、药品与化妆品的条例，并设立了美国食品药品监督管理局（FDA）。1938年，国会通过了《联邦食品、药品和化妆品法》（Federal Food, Drug, and Cosmetic Act，FFDCA），出台了新的规定：

第一，对化妆品和治疗仪器进行进一步控制；

第二，一套新的药品规定制度要求对新药品在上市销售前进行安检，确保其安全性；

第三，药品标签说明中严禁有欺骗意图；

第四，对于不可避免的有毒物质来说，规定一个安全允许误差值；

第五，批准食品质量标准；

第六，批准工厂的检验；

第七，法院对处罚之前的扣押和起诉以及强制命令的补充办法。

1938年6月25日，西奥多·罗斯福总统签署了《联邦食品、药品和化妆品法》。

1940年，FDA从农业部调整到联邦安全局。1943年，最高法院规定公司员工的责任和公司本身的职责，对违反规定的要依法行事，不需要证实违反规定者是否是故意的，甚至是否能正确理解规定。

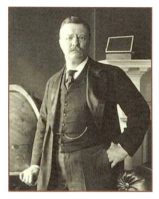

图11 西奥多·罗斯福总统（1938年6月25日，签署了《联邦食品、药品和化妆品法》）

1949年，FDA第一次出版"黑皮书"，书名为《工业指导》，规定了"食品中化学毒性鉴定的程序"。1950年，德莱尼（Delaney）修正案（美国食品、药品和化妆品条例的修正案）禁止使用一切对人或动物有致癌作用的食品添加剂或其他物质，不管其用量为多少。1953年，联邦安全局改为健康、教育和福利局。1954年，杀虫剂修正案中详细规定了农产品原料中杀虫剂残留物的安全限量。与此同时，FDA进行了第一次大规模的食品放射性检查。当时，FDA收到举报，怀疑带有放射性的金枪鱼正在从经过太平洋原子弹爆炸后的日本进口。从此，FDA开始日夜不停地监视以应对突发事件。1958年，食品添加剂修正案通过，要求制造商对新的食品添加剂进行安全检验。1959年，一个使用氨基三唑①除草剂的工人在动物实验室被发现患有癌症。使用过除草剂的美国野樱桃在感恩节前三周从市场撤回，以供FDA检验，检验过的浆果被允许贴上通过FDA检查的标签。只有有这样的备注，FDA才允许其食品上市。这

---

① 氨基三唑（Aminotriazole），是一种可引起实验动物癌症的除草剂。

是FDA曾使用过的对食品的唯一的一种担保。1960年，德莱尼限制性条款禁止批准一切对人类和动物有致癌作用的颜色添加剂。

1968年，联邦健康项目改组，将FDA设在公共卫生服务部门。同时，将牛奶、贝类动物、食品服务和州间的交通工具的卫生设施管理及防止中毒和意外事件的发生等职责从其他部门移交公共卫生服务部门负责管理。1970年，环保局成立，借用FDA程序来设定杀虫剂的抗药性。1971年，公众健康服务部放射健康局划归FDA。1973年罐装食品肉毒中毒（Botulism）事件暴发之后，FDA颁布了低酸味食品加工规章，保证低酸味包装食品有充分的热处理并没有危险。1982年，FDA颁布《反篡改包装规章》，宣布阻止在对乙酰氨基酚胶囊中放置氰化物。《联邦反篡改法》于1983年通过，明确对包装的消费品的篡改是一种犯罪行为。FDA出版的第一部"红皮书"（继1949年"黑皮书"而命名的）书名是《用于食品的直接的食品添加剂和色素添加剂安全性评价的毒理学原则》。1984年和1987年对美国法典进行修订，对所有触犯联邦法律的行为都大大增加处罚力度，对个人的最大罚款为10万美元；对严重触犯法律或导致死亡的，处以25万美元罚款；对于公司，罚款额翻倍。1988年，在卫生部中组建FDA办公室，由总统委任一名食品和药品委员来主管此事。1995年，FDA宣布香烟为"毒品传送装置"，对香烟的上市和销售提出限制，以减少青少年吸烟。1998年1月15日，美国邮政发行一枚邮票，纪念1906年颁布的《纯净食品和药品法》92周年。

现行的美国《联邦食品、药品和化妆品法》（1980年5月修订）共分9章，902条。现在的美国几乎是世界上对食品、药品监管最为严格的国家，有着100多个分支机构的FDA，有几千名科学家在为它工作，护卫着人们的餐桌和健康。

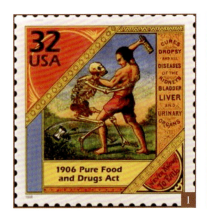
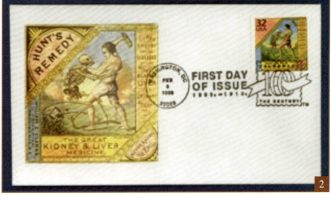

图12 纪念美国《纯净食品和药品法》颁布（1.为纪念1906年第一部相关法律的颁布92周年，1998年1月15日美国发行的纪念邮票，图案为19世纪专卖药交易卡；2.美国邮政总局发行首日封，确认1906年颁布的法是20世纪具有里程碑意义的法律）

3.3 美国食品药品管理机构

美国食品药品监督管理局

美国食品药品监督管理局（Food and Drug Administration，FDA），隶属美国卫生教育福利部，负责全国药品、食品、生物制品、化妆品、兽药、医疗器械以及诊断用品等的管理。FDA下设药品局、食品局、兽药局、放射卫生局、生物制品局、医疗器械及诊断用品局和国家毒理研究中心、区域工作管理机构，即六个局、一个中心和一个区域管理机构。FDA总部有1143人，其中药品局为350人。

药品局（也称药品评价和研究中心）设有八个处和若干科室。

第一，药品管理处。下设药品信息、信息系统设计、行政管理和预算、医学图书馆四个科室。

第二，药品监督办公室。下设有药品质量评价、药品标签监督、生产和产品质量、科研调查、法规等七个科室。

第三，药品标准处。设有常用药品评价、药品上市和广告两个科室。

第四，药品审评一处。下设心血管-肾脏药、抗肿瘤药、营养药、医用造影外科和齿科药、肠胃药和凝血药五个科室。

第五，药品审评二处。下设抗感染药、代谢和内分泌药、抗病毒药三个科室。

第六，流行病和生物统计处。下设流行病及调查、生物统计两个科室。

第七，研究处。下设研究和测试、药物分析两个科室。

第八，仿制药品处。下设仿制药品、生物等效两个科室。

美国食品药品监督管理局设在华盛顿特区及马里兰州罗克威尔城，机构庞大，分支机构遍布全国各地。为了加强药品质量管理，FDA将全国划分成六个大区，即太平洋区（旧金山、西雅图、洛杉矶）、西南区（达拉斯、丹佛、堪萨斯）、中西区（芝加哥、明尼阿波利斯、底特律）、东北区（波士顿、纽约、布法罗）、中大西洋区（费城、辛辛那提、纽瓦克、巴尔的摩）、东南区（亚特兰大、纳什维尔、新奥尔良、奥兰多、波多利各的圣吉安）。每区设立一个大区所，大区所下又设若干个地区所。太平洋区的大区所所在地为旧金山，西南区的大区所所在地为达拉斯，中西区的大区所所在地为芝加哥，东北区的大区所所在地为波士顿，中大西洋区的大区所所在地为费城，东南区的大区所所在地为亚特兰大。

区所负责对本地区的食品、药品、化妆品、器械、血库等进行监督检查工作。各地区所按工作需要又设立若干工作站，以保证工作面能覆盖本区范围。全美目前共有143个工作站。大区所、地区所及工作站均属FDA的各级直属机构。区所的规模视工作量而定，全美的药品65%以上在中大西洋区生产，故该区的力量较强。共有职工525名，其中监督员250名，约占FDA总部监督员的1/4；分析检验人员150名。

各州对药品的管理按地方药品管理法规进行，主要工作是：对药师进行考试和注册、对药品经营部门和药房进行监督检查，发放或换发许可证、吊销违法户的许可证、对所在地的药学院校进行评价、审查见习药房等。

美国农业部

美国农业部（United States Department of Agriculture，USDA）的主要职能是：负责农产品及各种作物、畜牧产品的计划、生产、销售、出口等；监督农产品贸易、保证生产者与消费者的公平价格和稳定市场；根据世界与国内农产品生产和消费状况，提出限产或扩大生产的措施；负责发展农村住房建设、美化环境、保护森林、农业教育等。

在食品安全方面，主要是负责肉类和家禽食品安全，并被授权监督执行联邦食用动物产品安全法规，即负责"从田间到餐桌"的食物供给与食品安全。

农业部的食品和营养局，负责推行营养教育和培训计划，宣传科学和合理的营养，向低收入家庭发放食品券，以及采取其他措施消除贫困、饥饿和营养不良，对特定人群实行专项食物计划等。

销售和检验局的职能是确保粮食安全，包括肉类和禽、蛋的检验，收获前的安全检查，病原体控制计划，杀虫剂残毒监控等；负责农产品的销售，制定农产品等级标准并核发证书，开展谷物检验，实行销售规程及研究与促销计划、直接销售和批发市场的开发计划、农产品的运输和销售之间的协调；制定动植物进出口法规并实行动植物检疫、动植物病害的监控，推行生物防治、兽医保健等。

美国国家环境保护局

美国国家环境保护局（Environmental Protection Agency，EPA），主要负责维护自然环境和保护人类健康不受环境危害的影响。所辖机构包括华盛顿总局、10个区域分局和超过17个研究实验所。

在食品与药品安全方面，美国国家环境保护局主要负责饮用水、新的杀虫剂及毒物、垃圾等方面的安全，制定农药、环境化学物的残留限量和有关法规。

位于华盛顿特区的EPA总部的管理机构中，有污染、杀虫剂和有毒物质办公室，固体废弃物和应急反应办公室，水办公室，环境执法办公室，科学政策办公室和环境巡查办公室，专门负责处理食品安全方面的事务。

其他相关部门与机构

除了上述负责美国食品安全的三个管理机构之外，还有其他部门和机构也对食品质量安全承担有研究、教育、预防、监测、制定标准、对突发事件做出应急对策的责任，主要是疾病预防控制中心、国家健康研究院、国家研究教育及服务中心、美国法典办公室、国家水产品服务中心等。

4

药事立法与药品管理的法律法规

4.1 药事的立法管理

药害事件促进了药品质量的监督和管理

药害事件和药物不良反应方面付出的沉痛代价,引起各国对药品管理和监督的重视,并建立了相应的组织、制度和法规,成为新药研制及药品生产、销售、检验和使用的依据和准则,必须严格遵守和执行。

1937年二甘醇磺胺事件发生后,美国于1938年通过了《联邦食品、药品和化妆品法》。明确指出,药品在用于临床前必须做急性毒性试验。1962年美国国会对《联邦食品、药品和化妆品法》在三个方面做了重大修改:

第一,要求制药企业不仅要证明药品是有效的,而且要证明药品是安全的。

第二,要求制药企业向FDA报告药品的不良反应。

第三,要求制药企业实施药品生产和质量管理规范。

1963年,瑞典建立国际药品监测合作中心,有数十个国家参加。各国都建立了不良反应监测报告制度。药品管理的法律法规逐步完善,要求医疗单位发现假劣药品及药品中毒事故时,必须及时向卫生行政部门报告,便于及时发现和中止药源性疾病。

1963年,美国颁布了世界上第一部GMP(Good Manufacturing Practice,即良好的生产实践),经过美国FDA官员的多次讨论和修改,在实施中取得了良好效果,在1967年世界卫生组织出版的《国际药典》(1967年版)的附录中收载。在1969年第22届世界卫生大会上,世界卫生组织建议各个成员国的药品生产采用GMP制度,以确保药品质量和参加"国际贸易药品质量签证体制"(简称"签证体制")。在1977年第28届世界卫生大会上,世界卫生组织再次向各个成员国推荐GMP,并把GMP确定为世界卫生组织的法规。GMP经过修订后,收载于《世界卫生组织正式记录》第226号附件12中。1978年,美国再次颁布经过修订的GMP。1980年,日本也正式实施GMP。此后,大多数欧洲国家开始宣传、认识、起草本国的GMP,欧共体也颁布了欧洲的GMP。到1980年,有63个国家颁布了GMP;到目前,已经有100多个国家实行了GMP。

鉴于20世纪全世界出现了许多严重的药物中毒事件,1975年美国FDA检查了美国两家最大的新药安全性评价实验室,即工业生物实验室和生物检测公司实验室的资料,发现很多的问题。于是由FDA的官员和有关专家联合组成一个起草委员会,制定提高安全性研究质量的管理法规GLP(Good Laboratory Practice,即良好药品实验研究规范),明确了新药安全性研究的质量必须依靠法规管理。1976年11月公布了初稿并试行，1978年作为联邦法规正式颁布，于1979年6月生效。20世纪80年代以来，世界上许多国家先后实施了GLP。

药事立法的管理

20世纪60年代初期原西德发生的震惊国际医药界的"反应停"事件，迫使许多国家重新修订了药品法，加强了对药品的立法管理。

美国、英国、日本三个国家的药事管理工作，由国家通过立法，颁布药政法规，授权卫生部设立药政、药检机构，配备技术水平较高的医师、药师、法律人员及其他科学技术人员，以保证药政法规的贯彻执行。

4.2 美国的《药政法规》

美国于1906年由国会通过并公布了《药政法规》，当时的法律对药品管理不严，只是采取事后抽验的方法，禁止从事掺假或冒牌的州际交易。1912年，国会通过该法的修正案，禁止在药品标签上夸大宣传。

1937年，"磺胺酏剂"事件发生后，美国当局觉察到对于新药临床及投入市场的规定上有很大漏洞，必须修改条例，加强安全试验。老药品改变剂型进入市场前，应把处方送FDA审定。标签广告也要严格审查。但修改后的条例只强调药品安全无毒，而未强调有效，因此后来又导致一大批疗效不确定的药品充斥市场。1962年，国会又修订法规，认为药品不仅要"安全"，还必须是"有效"的。在对新药审批增加了严格的规定并淘汰了412种药品之后，各州反映当局管得过严，新药审批时间过长，国会又于1979年1月重新修订了相关法规。其中规定，凡制售的药品品种及药厂、批发商，都须报经登记审查批准。同时规定了药品质量标准制度、药政视察员制度、药品不良反应报告系统等，以监测药品质量。

4.3 英国的《毒药管理条例》

英国管理药品的法规起始于1540年，当时任命四个伦敦医生作为"药商、药品和原料"的检查员，以免消费者受到不法商人的欺骗。17世纪初期，这些医生在执行检查过程中，会有药剂师协会的代表参加。19世纪时，成立英国药学会，并提出了控制毒药零售的法规。1859年，通过议会制定了《药品、食品法规》，明确规定：商人制售假药者，须受到严厉惩罚。1933年，因毒药死人事件，制定了《毒药管理条例》。

1868年，英国制定了专门管理毒品的法案——《毒品药店法案》，当时是对英国本土的鸦片贸易给予一般性限制。英国真正的禁止鸦片的法令直到 1914 年才颁布。历史上，英国甚至制造过相当多的含有鸦片成分的产品，例如一种常见的儿童鸦片糖"巴拉高利"（Balagoli），直到 20 世纪 20 年代还是使婴儿安静的家常药物。

1961 年，英国发现"反应停"事件中有 600 名婴儿出生，400 名存活。这一事件引起了公众的注意，人们认识到药品管理措施不够有力，需要进一步制定法规。为此，英国医学顾问委员会建议成立专家委员会复审新药，并对新药毒性问题提出了看法。1963 年，英国卫生部部长采纳了上述建议，成立了药物安全委员会，并得到了医药学界的支持。同时，他建议应有一项新的法规，对委员会的工作给予法令的支持，并对所有有关药品管理的法规进行一次检查。因此，英国于 1968 年由议会通过了《药品法》。除麻醉药品管理另有法规外，这个现行的 1968 年的《药品法》包括了药政管理各个方面的内容，共分 8 个部分，160 条。

4.4 德国的药品与草药管理机构

联邦卫生部

联邦卫生部负责对药物的质量、安全和功效进行正式鉴定，即负责注册新药及复查老药。在德国，所有上市的医药都必须由联邦卫生部注册。

复查委员会

复查委员会的复查决定是以对质量、安全和功效的要求为基础的。为详细制定最重要的评价标准，根据德国《药品法》第 25 章第 17 节，联邦卫生部设立了专家特别委员会，这些委员会被授权制定药物安全与功效的最后标准。由于对各种适应证的治疗原则不同，有 15 个不同的复查委员会负责对民众所熟悉的药物进行评价。

在 15 个复查委员会中，有 3 个与天然药物有关。其中草药药物专家委员会是于 1978 年创建的。组成该专家委员会的成员是由各卫生专家委员会（如医生、药剂师和非常规医师、药理学家、毒理学家委员会）及制药工业的代表们推荐产生的。为保证委员会的独立性以及意见的科学性，委员会所进行的科学评价不受联邦卫生部的影响。因药品种类很多，委员会主要致力对药品的活性成分进行评价。

草药药物专家委员会已对 300 多种医用植物药物进行了评价，大多数是德国市场上具有重要经济意义的药物产品。到 1993 年 2 月，已在联邦公报上正式公布的草药药物委员会专论有 273 篇，并有 68 种是以专论草案的形式公布的，以便对其做进一步的评论。

专论是专家委员会在科学的基础上编写的评价结果，是一份做出肯定或否定结论的专门文件。如果是肯定结论，专论中除了要有该草药药品的定义外，还应对其药剂的组成（不同成分与数量）、药剂动力学、临床数据、适应证、禁忌证、副作用、交互作用、妊娠与哺乳期间的应用、服用剂量及用法、注意事项等做详细说明。专论文件应成为该药品包装和广告的组成部分。做出否定结论的专论中包括：缺乏证明该药可治疗提出的适应证的资料，列出了使用该药品的危险，无法判定使用该药的疗效与风险的比例等。

1978年1月1日生效的德国《第二药品法》制定了获得草药药品销售许可证的新标准。新管理法规定，药品注册的一个基本先决条件是需证明其质量、安全和功效。草药成品药也必须符合与其他成品药完全相同的质量、安全和功效标准。质量必须按产品逐个进行审查，而在安全与功效方面则对民众所熟悉的药物制定了通用的标准。

植物药剂协会

植物药剂协会是草药制造商为帮助草药药物专家委员会工作而成立的。实际上是由他们出资让欧洲的科学家们撰写有关植物的专论，从而确定植物的安全性和功效的通用标准。

4.5 中国的药品管理法律法规

药品管理法

为加强药品监督管理，保证药品质量，增进药品疗效，保障人民用药安全，维护人民身体健康，1984年9月20日第六届全国人民代表大会常务委员会第七次会议通过了《中华人民共和国药品管理法》，自1985年7月1日起施行。

该法规定国务院卫生行政部门主管全国药品监督管理工作。国家发展现代药和传统药，充分发挥其在预防、医疗和保健中的作用。国家保护野生药材资源，鼓励培育中药材。国家对麻醉药品、精神药品、毒性药品、放射性药品实行特殊的管理办法，并由国务院制定。

麻醉药品管理

为严格管理连续使用后易产生生理依赖性、能成瘾癖的麻醉药品，包括阿片类、可卡因类、大麻类、合成麻醉药类及卫生部指定的其他易成瘾癖的药品、药用原植物及其制剂。为保证医疗、教学、科研的安全使用，1987年11月28日，国务院根据《中华人民共和国药品管理法》的规定，制定并发布了《麻醉药品管理办法》，自发布之日起施行。国务院1978年9月13日颁布的《麻醉药品管理条例》同时废止。

该法规定国家严格管制麻醉药品原植物的种植和麻醉药品的生产、供应、进出口；非医疗、教学、科研需要，一律不得使用麻醉药品。麻醉药品原植物的种植单位，必须经卫生部会同农牧渔业部、国家医药管理局审查批准，并抄报公安部。药用罂粟壳的供应业务由国家医药管理局及各省、自治区、直辖市的医药管理部门指定的经营单位办理，其他单位一律不准经营。同时，该法还对麻醉药品的供应、运输、进出口和使用做了规定。

医疗用毒性药品管理办法

为加强毒性剧烈、治疗剂量与中毒剂量相近、使用不当会致人中毒或死亡的医疗用毒性药品的管理，防止中毒或死亡事故的发生，根据《中华人民共和国药品管理法》的规定，1988年11月15日国务院制定并发布了《医疗用毒性药品管理办法》，自1988年12月27日起施行。1964年4月20日卫生部、商业部、化工部发布的《管理毒药、限制性剧药暂行规定》，1964年12月7日卫生部、商业部发布的《管理毒性中药的暂行办法》，1979年6月30日卫生部、国家医药管理总局发布的《医疗用毒药、限制性剧药管理规定》，同时废止。

该法规定，毒性药品的管理品种由卫生部会同国家医药管理局、国家中医药管理局规定。毒性药品年度生产、收购、供应和配制计划，由省、自治区、直辖市医药管理部门根据医疗需要制订，经省、自治区、直辖市卫生行政部门审核后，由医药管理部门下达给指定的毒性药品生产、收购、供应单位，并抄报卫生部、国家医药管理局和国家中医药管理局。生产单位不得擅自改变生产计划自行销售。

毒性药品的收购、经营，由各级医药管理部门指定的药品经营单位负责；配方用药，由国营药店、医疗单位负责。其他任何单位或者个人均不得从事毒性药品的收购、经营和配方业务。毒性药品的包装容器必须印有毒药标识。在运输毒性药品的过程中，应当采取有效措施，防止发生事故。凡加工炮制毒性中药，必须按照《中华人民共和国药典》或者省、自治区、直辖市卫生行政部门制定的《炮制规范》的规定进行。生产毒性药品及其制剂，必须严格执行生产工艺操作规程，在本单位药品检验人员的监督下准确投料，并建立完整的生产记录，保存五年备查。在生产毒性药品过程中产生的废弃物，必须妥善处理，不得污染环境。医疗单位供应和调配毒性药品，需凭医生签名的正式处方。科研和教学单位所需的毒性药品，必须持本单位的证明信，经单位所在地县以上卫生行政部门批准后，供应部门方能发售。

精神药品管理办法

为了加强直接作用于中枢神经系统、使之兴奋或抑制、连续使用能产生依赖性的精神药品的管理，1988年12月27日，国务院根据《中华人民共和国药品管理法》的规定，制定并发布了《精神药品管理办法》，自发布之日起施行。

该法规定各类精神药品的品种由卫生部确定。同时，对精神药品的生产、供应、运输、使用以及精神药品的进出口做了明确的规定。

放射性药品管理办法

为了加强用于临床诊断或者治疗的放射性核素制剂或者其标记药物等放射性药品的管理，根据《中华人民共和国药品管理法》（以下简称《药品管理法》）的规定，制定本办法。1989年1月13日发布《放射性药品管理办法》，自发布之日起施行。

该法规定卫生部主管全国放射性药品的监督管理工作，能源部主管放射性药品的生产、经营管理工作。放射性新药的年度研制计划，应当报送能源部备案，并报所在地的省、自治区、直辖市卫生行政部门，经卫生行政部门汇总后，报卫生部备案。放射性药品生产、经营企业，必须向能源部报送年度生产、经营计划，并抄报卫生部。开办放射性药品生产、经营企业，必须具备《药品管理法》第五条规定的条件，符合国家的放射卫生防护基本标准，并履行环境影响报告的审批手续，经能源部审查同意，卫生部审核批准后，由所在省、自治区、直辖市卫生行政部门发给《放射性药品生产企业许可证》《放射性药品经营企业许可证》。无许可证的生产、经营企业，一律不准生产、销售放射性药品。放射性药品的进出口业务，由对外经济贸易部指定的单位，按照国家有关对外贸易的规定办理。同时，对放射性药品的包装和运输、放射性药品的使用、放射性药品标准和检验做了规定。

新药管理法规

1965年，卫生部下发了第一个新药审批管理办法——《药品新产品管理暂行办法》，但由于"文革"未能贯彻执行。1985年7月1日起施行的《中华人民共和国药品管理法》第五章"药品的管理"第21条、22条，对新药的管理、审批做了强制性的规定，明确授权卫生部进行新药审批。1985年，卫生部根据《药品管理法》颁布了《新药审批办法》。从此，新药的审批管理进入到法制化阶段。中国加入世界贸易组织后，于2001年重新修订并颁布了《药品管理法》。1998年成立了国家药品监督管理局。2003年3月，在国家药品监督管理局的基础上组建国家食品药品监督管理局，仍作为国务院的直属机构。其主要职责是：继续行使国家药品监督管理局职能，并负责对食品、保健品、化妆品安全管理的综合监督和组织协调，依法组织开展对重大事故的查处。2007年，颁布并施行了《药品注册管理办法》。

4.6 日本的药品管理法律法规

日本的法令分为三类：

第一，由议会批准通过的称"法律"；

第二，由日本政府内阁批准通过的称"政令""法令"；

第三，由厚生省大臣批准通过的称"告示""省令"。

日本议会批准颁布的关于药品管理的法规有《药事法》《药剂师法》《麻醉药品控制法》《阿片法》《大麻控制法》和《兴奋剂控制法》等，这些法规都汇集在日本厚生省刊印的《卫生行政六法》中。

日本的药事法规起始于19世纪，第一个法规是1847年的《医务工作条例》，对医师调配药品做了规定。第二个法规是1889年的《医药条例》，它继承了前一个法规。第三个法规是1925年的《药剂师法》，它是从医药条例分出来的，至1943年发展成为旧《药事法》。1948年进一步予以修订，把有关化妆品和医疗用具的管理规定也包括了进去。1960年再一次修订，即为现行的日本药政法规。

1967年，日本厚生省采取了严格审批新药、实行药品再评议以及制药企业有义务向国家报告药品副作用情况等措施。但是1970年因使用肠胃药"奎诺仿"（Chinoform）而出现亚急性脊髓视神经炎（简称斯蒙〔SMON〕病）的事件，再一次给药事行政带来冲击。厚生省药务局于1977年12月发布《药品副作用受害救济制度的试行草案》，1978年7月发布了修改要点，1979年修订，进一步明确管理的目的是："确保药品质量、有效性及安全性。"1979年10月，依照《药品副作用救济基金法》，设立了药品不良反应救济基金组织，用药品生产企业的一部分利润作为准备金，支付健康护理所需的开支，给由药物不良反应或生化感染而致病、致残的个人发放抚恤金，给由于使用血液制品而感染SMON病等患病的个人提供治疗所需的医疗补贴。

5 药物与兽药的安全评价

5.1 药物安全评价的历史

新药评价既是古老的工作,又是当代新颖的工作。说其古老是指新药评价始于神农尝百草,人类从此开始了对新药评价的不断实践和探索,从实践中不断增长知识和积累经验。说其又是当代新颖的工作,是指随着医药科学技术的不断进步和发展,新药评价的技术和水平也不断提高,新药评价工作也不断注入新的内容和要求,并在实践中不断完善。

古代的新药评价

中国古代的新药评价有着辉煌的历史。据《周礼》记载,早在公元前11世纪,周武王时代就设置医师,掌管医药行政诸事。周代的《山海经》是世界上最早文字记录的医药古籍,该书记载药物120种。东汉建武六年(30),朝廷专置药丞,分管皇族的药品和配方。到公元1世纪的后汉,中国出版了世界上最早的药学专著《神农本草经》,它收入了365种药物,总结和肯定了药物作用的基本规律。梁代陶弘景著的《神农本草经集注》,把药物品种扩大到730种。到了唐代,朝廷专门设置尚药局,有专门从事药品管理的官员和具体的药工,规定"凡课药之州,置采药师"。唐代医圣孙思邈著方剂名著《千金要方》,收载药方5300余个。公元657年,唐高宗指定大臣李绩组织20余名医药学者编著《新修本草》,历时两年,收载药物844种,成为世界上最早的一部药典,它比世界上最早的意大利颁布的《佛洛伦斯药典》早800多年,比最早的全国性药典《丹麦药典》早1100年。到了宋代,朝廷实行中央集权,在药政管理上专设"掌药局"和"御药院",公元1151年出版《太平惠民和剂局方》,载方788个,每方下面详细列出组成、用量、炮制方法、主治疾病、制作方法等,此局方由政府颁行,有一定的学术水平和法定权威。当时还出版了世界上最早的法医学著作《洗冤录》,其中就有许多毒物学和解毒药的记载。可以说,宋代对药品的制作、使用和管理已有相当水平。到了明代,一代名医和药师李时珍根据中国医药的丰富知识,加上他几十年的实践经验,写成了药物学巨著《本草纲目》,共载药物1892种,附方11000余个,对于天然药物的研究仍有相当价值,被称为东方医学巨典。

上述种种新药评价的辉煌成就都是劳动人民长期知识经验的积累,在方法学上,基本上都是靠人们尝试这一主要途径取得的。

近代的新药评价

19世纪到20世纪50年代是新药评价的发展时期。

从19世纪开始,随着有机化学、植化、生理、生化、物理等医药学基础的发展,人们对药物作用的认识在不断提高和深化。其中突出的例子是德国药师塞图尔（Serturner）1803年从阿片中提纯得到吗啡，这是第一个从天然产品中分离到单体的有效药物。1820年，法国药师佩尔蒂埃和卡文杜从金鸡纳树树皮中提取到纯奎宁。之后到19世纪后期，德国较发达的染料工业就开始考虑新药的合成与对现有药物分子的结构改造，并取得了一定的成绩。其中有些新药已经开始应用实验治疗学的手段先在传染病的实验动物模型上进行新药评价后才在临床人体试用。这虽然是初步的，但相比于古代人完全靠经验尝试，无疑是前进了一大步。

值得指出的是，20世纪上半叶是新药发展空前迅速的时期，尤其是第二次大战前后15年间，也就是20世纪30—50年代这30年发展更快，现在临床上常用药物中大部分是那一时期问世的。诸如磺胺类药物、抗生素、抗微生物和抗寄生虫药物、抗精神失常药、抗高血压药、抗心律失常药、抗心绞痛药、抗肿瘤药、降血脂药、利尿药、维生素、巯基解毒剂和螯合剂等，都在那个时期取得了重大进展。

然而，在新药研究取得成果的同时，也存在着发生药害事件的隐患。特别是由于临床试用过于仓促，事故出现较多，很多新药的毒性不断地在临床应用时表现出来。经常是有些药物，人们在用了好几年后才发现它的严重毒性和不良反应，问题暴露时已有相当多的人被波及了。在此时期，1906年美国制定了第一部食品和药品管理法，虽然只强调事后抽验，但毕竟是美国药政管理史上一个有重要意义的里程碑。1938年，由于2,4-二硝基酚和二甘醇磺胺酏剂事件，美国重新修订法令，增加了一些禁令。20世纪60年代初，原西德生产的催眠镇静药"反应停"（Thalidomide）造成万名婴儿畸形的事件暴发，轰动了世界，促使新药管理从严掌握，造成了新药研究形势中的又一次世界性大转折。

现代的新药评价

20世纪60年代以来，新药评价进入成熟期。

新药管理加强

20世纪30—50年代虽然是发现新药的数量和成功率较多的时代，但大量未经严格评价的新药上市，埋下了药害事件这个定时炸弹。如氨基比林事件、2,4-二硝基酚事件、磺胺酏剂事件、甘汞事件、黄体酮保胎事件、非那西丁事件、法国有机锡事件。直到"反应停"惨案的大暴发震惊世界，使各国政府特别是药政管理部门充分认识到，不加强药政管理，后果将更趋严重。当时，欧美各国大批新药上市，药物的真假难以分清，药商暴利，人民健康受害。因此，人们纷纷要求加强新药管理，严格新药审批，提高新药评价的水平，保证上市新药的质量。

以美国为例，1906年美国颁布了世界上第一部《纯净食品和药品法》，但当时法律对药品的管理不严，只强调事后抽验。磺胺酏剂事件发生后，美国在1938年将《纯净食品和药品法》修改为《联邦食品、药品和化妆品法》，但此修正案也只强调安全性，药商又将大量无效无毒或药效差无害的药品上市，同样坑害患者。1961年原西德"反应停"惨案发生后，美国虽未受波及，但反映最为强烈。1962年，美国再次对1938年修正案进行修订，即"基夫·哈里斯修正案"。不久淘汰了412种药，责令1560种同类药品不准上市。

新药评价技术条件成熟和学科不断发展

首先表现在临床药理学由兴起到逐步成熟。早在20世纪30年代，就有临床药理学的概念。20世纪40—50年代，由于大量新药上市，需要进行临床评价，从而开始进行科学性的临床研究。20世纪60年代以来，各国相继建立临床药理专业研究机构和学术团体，出版刊物与专著，举办培训班，开设临床药理课，临床药理队伍逐步壮大，临床药理学也逐渐成为医药院校的课程之一。20世纪80年代，临床药理评价逐渐采用安慰剂法、单盲法、双盲法、各种对照设计、随机化处理和统计方法，使新药临床评价的价值越来越具有科学性、可信性和可靠性，对安全有效的新药上市起了很大的保证作用。

值得指出的是，科学家于20世纪30年代提出了药代动力学分室概念，并有数学公式描述不同分室模型。当时因公式复杂，加上电子计算机未广泛应用，故直到20世纪60年代才发展成现代的药代动力学。药代动力学的发展和成熟不仅对临床前药效学、毒理学评价有很大的参考价值，而且更表现在为临床药理评价提供给药方案的依据，为种属差异和个体差异所造成的药效和毒性差异提供药物代谢方面的原因，无疑对新药评价水平的提高有促进作用。

安全性评价技术和水平提高

20世纪60年代以来，各国吸取药害事件的教训，不仅相继制定药物非临床研究质量管理规范（Good Laboratory Practice〔GLP〕for Nonclinical Laboratory Studies）的法规，而且对临床前安全性评价的内容做了更严格的要求，提出不仅要有共性观测指标，还应对每一类及每一个药物的个性指标进行检测，以免遗漏掉可能出现的毒性反应，并对许多具体实验操作制定了标准操作规程（Standard Operating Procedure, SOP）。安全性评价的突出特点之一是增加致畸试验，进而发展成现代的致突变、致畸和致癌试验，即通常所说的特殊毒性试验。这对防止过去那种大规模的类似"反应停"惨案的发生具有很大意义。

药学评价手段更加先进和灵敏

WHO和各先进国家先后制定了《新药评价技术指导原则》，对新药评价的技术要求提出了明确的规定（美国FDA对新药研究计划、实验室要求、研究内容、技术方法、结果处理、申报要求和审批程序等都有详细规定）。先后实施了GLP，以后一些国际组织和许多国家在此基础上也制定了相应的GLP。根据类似的原则，各国先后制定了药品生产质量管理规范（Good Manufacturing Practice, GMP）、药物临床研究质量管理规范（Good Clinical Practice, GCP）、药品流通供应质量管理规范（Good Supply Practice, GSP）、药政管理质量管理规范（Good Regulatory Practice, GRP）、中药材生产质量管理规范（Good Agricultural Practice〔GAP〕for Chinese Crude Drugs）等一系列规范。在此基础上，为保证各国评价结果的可参比性，又分别制定了许多具体实验标准操作规程。上述这些指导原则和规程的制定和实施，对保证安全有效、优质稳定的新药上市将起很大的作用，也使新药评价工作达到一个新的水平和高度。

ICH成立

人用药品注册技术国际协调会议（International Conference on Harmonization〔ICH〕of Technical Requirements for Registration of Pharmaceuticals for Human Use），由欧盟、日本、美国三方药品管理

当局及三方制药企业管理机构于1990年共同发起,是对三方国家人用药品注册技术规定的现存差异进行协调的国际协调组织。ICH的目的是寻求解决三方国家之间存在的不统一的规定和认识,通过协调逐步取得一致,为药品研究开发、审批上市制定一个统一的国际性指导标准,以便更好地利用人、动物和材料资源,减少浪费、避免重复,加快新药在世界范围内的开发使用;同时采用规范的统一标准来保证新药的质量、安全性和有效性,体现保护公共健康的管理责任。

ICH自1990年建立以来,已在减少新药产品的开发及技术材料申报过程中的重复性工作方面取得显著的成就。主要是:促进了制药企业与当局的对话和合作;三方成员国之间通过国际协调对药品注册取得了一致的规定;公布了几十个关于药品质量方面、有效性方面和安全性方面的ICH指导原则;减少了三方成员国之间的重复研究,缩短了新药研究开发的时间,减少了实验动物数量,节约了研究费用;改进和规范了实验技术方法;加强了成员国之间的合作关系;对非成员国产生了积极的影响,在世界范围内得到广泛的关注。

尤其是1997年5月ICH-GCP的颁布,得到了世界各国的广泛重视。如今,大部分新药是由ICH三方成员国研制开发的,其临床研究规范代表了国际最新水准。世界卫生组织每次都派观察员参加ICH会议并参与讨论,越来越多的非ICH成员的管理机构也派观察员参加会议,使协调成果推广到了ICH三方成员国以外的国家。目前,全球范围的多中心临床试验,尤其是多国多中心临床试验基本以ICH和WHO的各项指导原则为标准。1997年,中国药政管理部门领导和专家参加了在布鲁塞尔召开的ICH第四次大会,与美国FDA的官员和专家进行了双边会谈,与国际同行进行了广泛的交流。从此以后,每次ICH会议都有中国药政管理部门领导和专家参加,并在中国逐步颁布和实施了GLP、GCP等质量管理规范。

5.2 埃利斯宣言:促进药物安全信息的交流[①]

1997年9月27日,WHO国际药物监测合作中心等国际组织在意大利西西里岛的埃利斯联合召开了由30个国家参加的发展药物监测信息交流国际会议,会议发表了《埃利斯宣言》(The Erice Declaration)。宣言旨在促进药物安全信息的交流,提高临床安全用药水平,保障公众用药安全,预防灾难性的药害事件,维护公众身体健康。

会议达成的共识

药物安全性的监测、评价和交流是一项具有深远意义的卫生事业,它依赖于有关方面的公正和集体责任,包括消费者、卫生专业人员、研究人员、学术界、宣传媒体、制药工业、药品管理官员、政府部

---

① 埃利斯宣言——促进药物安全信息的交流. 药物不良反应杂志, 1999 (2).

门和国际机构。高度的科学标准、伦理标准、职业标准和道德标准，在这项事业中必须起主导作用。药物利弊的不确定性需要承认并加以解释。基于这种不确定性而采纳的决定和措施应符合科学性临床原则，并考虑到社会现实和环境。

药物安全信息在社会各阶层的差距导致怀疑、误传及误导等危害，甚至形成一种风气：隐藏、压制或忽视药品安全数据。

事实必须与推测和假说加以区别，采取的措施应考虑到受害者的需要及他们必需的治疗。对于这种措施，还需要在国家和国际上建立制度和法律，以保证全面地、公开地交流信息和有效的评价标准。该标准应保证对药物的利弊能够进行评价、解释和公开地采取措施，以提高普遍的信任和信心。

来自 30 个国家的与会者一致同意下述声明规定的基本要求

——药物安全信息必须为公众健康服务。这种信息无论在内容和方法上都必须符合道德规范，并能有效地交流。事实、假说和结论要加以区别，承认不确定性，信息的提供要适合一般性的需要和个别的需要。

——关于药物正确使用的教育，包括对安全信息的解释，对广大公众、患者和医务工作者都是至关重要的。进行这种教育需要特殊的承诺和资源。针对公众的药物信息，无论采用何种形式，在药物的风险和利益方面要得到平衡。

——必须使人们容易得到评价及了解风险和利益所需要的一切证据。要认识到压制交流信息将阻碍人们达到既定目标，这种现象应予以克服。

——每个国家需要建立一个独立的专家评价系统，保证全面地收集现有药物的安全信息，公正地进行评价，并让大家都能得到这种信息。应排除偏见，提供充足的经费支持该系统。要鼓励并支持国与国之间交流数据和做出的评价。

——虽然有时只是对灾难性事件和发生做出反应，但长期以来的药物安全监测系统已奠定了基础。当前这个领域的技术革新需要保证在发生意外问题时，对问题能够迅速辨认，并能有效地进行处理，保证有效地交流信息和解决方案。

5.3 兽药及兽药添加剂的安全评价

兽药不仅用于治疗畜禽的各种疾病，有些药物如抗生素、磺胺药、雌激素和有机砷制剂等还广泛用作畜禽的生长促进剂，以促进肉用幼畜和幼禽的生长，达到减少发病和提高饲料利用率的目的。

1977 年，全世界饲养的畜禽总数约为 92 亿头（只）。同年，各种饲料添加剂和动物用药的世界销售额约为 30 亿美元，其中以美国最多，约占世界总销售额的 1/3，而且年销售额也在逐年上升。美国饲料添加剂的销售额从 1977 年的 8.07 亿美元增长到 1978 年的 9.89 亿美元，增长了 22.5%；动物用化学药品的销售额从 1977 年的 3.08 亿美元，增长到 1978 年的 3.75 亿美元，增长了 21.9%。

由于对生产食品的动物广泛使用医疗

及非医疗兽药,安全性问题不仅涉及动物中毒的问题,而且是一个与人类健康密切相关的公共卫生与环境污染问题。任何一种药物应用剂量过高均能导致畜禽中毒,抗生素及磺胺类药物以针剂形式注入家畜体内治疗由细菌引起的疾病时,可能引起家畜过敏反应。这些药物以饲料添加剂的形式小剂量长期应用,往往引起家畜肠道内某些细菌产生耐药性,并造成肉和奶类食品中抗菌药物残留,进一步导致对人类的危害。药物及其他化学物质在生产食品动物的组织内残留,人长期食用这样的食品,也会发生诸如过敏反应、致畸、致突变或致癌等不良后果。

鉴于上述原因,药物管理部门及环境保护机构开始关注兽药及兽药添加剂的安全评价。为防止药物可能对动物引起的种种直接危害,防止药物和其他化学物质及其代谢产物在畜禽体内残留并通过动物性食品对人体产生有害影响和对环境产生污染,许多国家采取了措施。

对兽药品和饲料添加剂的生产和使用进行严格管理

美国食品药品监督管理局(FDA)负责制定食品和药品管理条例,并负责管理新药及新兽药的生产问题。条例中明确规定医用及兽用药品、农药、饲料添加剂均需检验其药效与安全性,而且必须在取得对生产食品动物组织中药物残留方面的有关资料后,FDA方能考虑是否批准生产的问题。对一些医用抗菌药物或容易产生耐药菌株的抗生素,FDA限制其使用范围,如于1977年决定限制青霉素、金霉素和土霉素作为饲料添加剂。世界卫生组织不主张以链霉素作饲用。其他国家如英国,1971年也规定限制使用青霉素、金霉素、土霉素、磺胺类和呋喃类药物。1973年欧洲经济共同体规定:青霉素、四环素类抗生素、氨苄西林、头孢菌素、磺胺类药物、甲氧苄啶(TMP)、氨基糖苷类(新霉素、链霉素)以及氯霉素类抗生素不适合用作饲料添加剂。

有的国家还严格规定饲料添加剂的使用条件。日本规定:

第一,不同畜禽使用饲料添加剂的期限:仔猪从出生到4月龄可以使用,发育阶段禁止使用。从出壳到10周龄的产卵仔鸡可以使用,大于10周龄的产卵仔鸡及成年产卵鸡禁止使用;

第二,在同一饲料中禁止使用两种以上作用相同的抗生素;

第三,在饲料加工过程中,不得将禁止并用的两种添加剂应用于同一家畜的饲料中。

规定各种兽药的休药期

为保障人民健康,凡供畜禽应用的药物和其他化学物质,均需规定休药期(Withdrawal Time)。休药期是指畜禽在屠宰前,或它们的产品(乳、蛋)在上市前,必须停止用药的期限。

休药期的长短与药物在动物体内的消除率和残留量有关。因此,休药期的长短的制定,应根据药物或其他外源性化学物质必须从动物体内排出或减少到食用其组织或产品后不危害人体健康为原则,予以确定。

5.4 GLP：药物非临床研究质量管理规范

GLP：用于评价药物的安全性

GLP（Good Laboratory Practice）即指优良实验室操作，也称为良好实验室规范或标准实验室规范，是为实验室实验研究从计划、实验、监督、记录到实验报告等一系列管理而制定的法规性文件。

目前，药学界将 GLP 法规性文件称为《药物非临床研究质量管理规范》，成为药品非临床研究中实验设计、操作、记录、报告、监督等一系列行为和实验室条件的规范。通常包括对组织机构和工作人员、实验设施、仪器设备和实验材料的规定，要求制定标准操作规程，对实验方案、实验动物、资料档案都有明确的规定。

药物的非临床研究是指非人体研究，亦称为临床前研究，用于评价药物的安全性。在实验室条件下，通过动物试验进行非临床（非人体）的各种毒性试验，包括单次给药的毒性试验、反复给药的毒性试验、医学教育网搜集整理生殖毒性试验、致突变试验、致癌试验、各种刺激性试验、依赖性试验以及与药品安全性的评价有关的其他毒性试验。

因此，制定 GLP 的目的是严格控制药品安全性评价试验的各个环节，提高药品非临床安全性评价研究（即毒理学研究）的质量，确保实验资料的真实性、完整性和可靠性，达到结论是可检验的，数据是可追踪的。

推动 GLP 进程，可最大限度地避免人为因素产生的错误和误差，提高药品非临床研究的质量，以保障人民用药安全。

GLP 的发展史

历史上的许多药品不良反应事件的发生引起了各国政府的重视，提高了各国药政部门对规范的药品临床前研究的重要性的认识。于是，20 世纪 70 年代，许多国家陆续出台了 GLP 法规，加强对临床前药物毒理研究的监督管理。

1972 年 10 月 20 日，新西兰在《实验室注册法》中最先提出 GLP 概念，并实现了 GLP 立法。

1973 年 3 月 27 日，丹麦提出了《国家实验理事会法案》。

1975 年，美国制药企业联合会制定了企业 GLP 草案；美国 FDA 针对实验行为与新药注册提交报告中的各种问题和困难，于 1976 年 11 月开始试行 GLP 规范；1978 年 12 月 22 日，美国将 GLP 作为联邦法规正式颁布；1979 年 6 月 20 日，美国起草的 GLP 作为联邦法规正式生效；1984 年，进行了修订完善。其间，1980 年，美国环境保护局（EPA）发布了有关农药的 GLP 标准。

1979 年到 1980 年，欧共体制定了实施 GLP 的原则性文件。

1981 年，国际经济合作与发展组织（Organization for Economic Co-operation and Development，OECD）制定了 GLP 原则。

在美国的带动下，日本[①]、英国、法国、瑞典、西班牙、意大利、比利时、荷兰、韩国以及加拿大、德国、澳大利亚和瑞士等20多个国家先后实施了GLP。

1991年，中国开始起草GLP。1993年，原国家科委颁布了GLP，于1994年1月生效。1998年，国务院机构改革，国家食品药品监督管理局（SFDA）以14号局令颁布了《药品非临床研究质量管理规范》（GLP），并于1999年11月1日起施行。中国的GLP包括总则、组织机构和工作人员、实验设施、仪器设备和实验材料、标准操作规程、研究工作的实施、资料档案、监督检查和资格认证、附则等内容，共九章三十七条。[②] 2002年，国家食品药品监督管理局组织专家开始在中国实施GLP认证，2003年5月，又下发了药物非临床研究质量管理规范试点检查结果公告，认定国家上海新药评价研究中心、中国药品生物制品检定所等四家药物非临床安全性评价研究机构的实验项目基本符合GLP的要求。2007年1月1日起，国家食品药品监督管理局规定未在国内上市销售的化学原料药及其制剂、生物制品，未在国内上市销售的从植物、动物、矿物等物质中提取的有效成分、有效部位及其制剂和从中药、天然药物中提取的有效成分及其制剂，以及中药注射剂等的新药非临床安全性评价研究必须在经过GLP认证、符合GLP要求的实验室进行。

按照GLP要求建设合格的实验室

按照WHO制定的GLP的规定，GLP实验室建设要获得"合适的资源"，即满足要求的资源，这些资源包括场所、设备和训练有素的人员。

合理结构的实验室

GLP规范的场所是指建筑物，其总原则是合适的大小、结构和位置，以满足研究的需要，以及减小对研究真实性的干扰。

满足实验的基本设备

GLP实验室的设备要求是相适应。一是与所进行的研究相适应的设备；二是与设备本身的用途相适应，而不是"替代品"。并且，应及时检验与维护，以保证其精确性。

高素质的人员梯队

训练有素的人员应包括"三历"，即学历、资历和经历。GLP要求学历具有证书，资历具有广博的知识，经历是专业的。三者要兼顾，三者要互补，并非学历一定要最高，低学历也可以以专业经历补充。

GLP标准操作规程

标准操作规程（SOP）是为了有效地实施和完成非临床研究而针对每一工作环节或操作制定的标准和详细的书面规程。SOP的制定、管理和实施是GLP实验室建设的重要软件内容。

[①] 1981年4月1日，日本厚生省制定的GLP规范正式生效，并在1982年和1988年进行了修订和完善。先后共制定药品、动物用药品、饲料添加物、农药及两种化学物质等六种GLP制度，其负责单位分别隶属厚生劳动省、农林水产省与通商产业省共同管理。

[②] 关于中药，GLP法规在世界上没有先例，需要在借鉴西药GLP原则和方法的基础上，结合中药特点进行创新。

制定 SOP 的范围

按照中国 GLP 的规定，非临床研究机构的 SOP 应当包括：供试品和对照品的接收、标识、保存、处理、配制、领用及取样分析；动物房和实验室的准备及环境因素的调控；实验设施和仪器设备的维护、保养、校正、使用和管理；计算机系统的操作和管理；实验动物的运输、检疫、编号及饲养管理；实验动物的观察记录及实验操作；各种实验样品的采集，各种指标的检查和测定等操作技术；濒死或已死亡动物的检查处理；动物的尸检以及组织病毒学检查；实验标本的采集、编号和检验；各种实验数据的处理；工作人员的健康检查制度；工作人员的培训制度；质量保证部门的工作规程；SOP 的编辑和管理；有必要制定 SOP 的其他工作等。

SOP 的制定程序

SOP 的制定一般遵循如下程序：首先由专题负责人或有经验的相关工作人员起草，然后经质量保证部门审核并签字确认，最后经机构负责人书面批准后生效执行。SOP 制定后必须严格遵循。如需任何修改，要再经质量保证部门审核，机构负责人批准后才能更新。

SOP 实施

SOP 一经生效必须严格执行。因此在制定并生效后要对有关人员进行培训。所有新调入或更换工作岗位的人员也必须经有关 SOP 的培训才能上岗。SOP 的放置地点要方便有关人员随时查阅参考。在研究中出现任何偏离行为都要经 20 名测验负责人（SD）和质量保证部（QAU）的批准，并在原始资料中记录。SOP 的制定、修改、生效日期、分发及销毁情况应当记录并存档备查。

6

食用农产品安全保障体系

6.1 食用农产品的质量安全保障

2000年WHO第53届世界卫生大会首次通过了有关加强食品安全的决议,制定了全球食品安全战略,将食品安全列为WHO的工作重点和最优先解决的领域,并要求成员国制定相应的行动计划,最大限度地减少食源性疾病对公众健康的威胁。据此,各国在已经实施的法律法规基础上,进一步建立和完善了食用农产品安全的质量安全保障体系。

食用农产品安全法律保障体制和体系主要包括食用农产品安全管理体制、法律法规与标准体系、检测检验体系、认证体系、技术支撑体系和信息服务体系。

食用农产品安全管理体制

美国对食用农产品安全管理有明确的管理主体及其分工,注重农业行政主管部门的主导作用,实施"从农田到餐桌"的全过程管理。

加拿大的农产品(食品)质量安全管理主要由农业部及其所属的食品检验局（Canadian Food Inspection Agency, CFIA）来实施。CFIA是1997年根据《加拿大食品检验局法》将原来分属于农业部、渔业海洋部、卫生部和工业部的有关业务剥离重组后成立的,由农业部部长负责管理并指导其日常工作。CFIA统一负责农产品安全卫生标准,农产品进出口检疫检验,农产品标签标识,肥料质量标准,农药、兽药安全及使用标准,农产品生产、加工、运输标准的监督。

英国于2000年成立食品标准局,负责制定食品安全法规、标准和实施"从农田到餐桌"全过程管理。

法国不仅成立了食品安全局,还成立了专门的食品安全快速预警系统。

澳大利亚于1998年对农业管理体制进行了改革,成立了农林渔业部,并从卫生部划入食品管理职能,统一协调对农、牧、渔、林业的综合管理,同时还强化和增加了农产品加工、食品安全、农产品质量标准制定和动、植物检疫以及资源保护和持续发展方面的管理职能。此外,涉及农产品质量安全管理的机构还有：澳新食品管理局,负责维护安全的食品供给,保护澳大利亚和新西兰的公众健康与安全；国家注册局,负责农药、兽药的评估、注册和监管；澳大利亚转基因技术执行长官办公室,负责转基因农产品的安全性；澳大利亚可持续农业协会,负责有机食品认证。

日本农产品质量安全管理的重点是进口农产品和国产最终农产品。按照农产品从生产、加工到销售流通等环节来确定有关部门的职责。日本农产品质量安全管理由农林水产省和厚生劳动省负责,直接面向农产品的生产者、加工者、销售者和消费者。

农林水产省主要负责：

第一，国内生鲜农产品生产环节的质量安全管理；

第二，农药、化肥、饲料、兽药等农业投入品生产、销售和使用的监督管理；

第三，进口农产品动植物检疫；

第四，国产和进口粮食的安全性检查；

第五，国内农产品品质和标识认证及认证产品的管理；

第六，农产品加工中"危害分析与关键控制点"（HACCP）方法的推广；

第七，流通环节中批发市场、屠宰场的设施建设，消费者反映和信息的收集等。

厚生劳动省主要负责加工和流通环节农产品安全的监督管理：

第一，组织制定农药、兽药最高残留限量标准和加工食品卫生安全标准；

第二，对进口农产品实行安全检查；

第三，国内食品加工企业的经营许可；

第四，食物中毒事件的调查处理；

第五，流通环节畜、水产品的经营许可；

第六，依据《食品卫生法》进行监督执法；

第七，发布食品安全情况等。

农林水产省和厚生劳动省之间既有分工又有合作。如农药、兽药残留限量标准就由两部门共同完成。在市场检查方面，农林水产省只检查国内农产品。厚生劳动省负责执法监督检查，对象是进口和国产农产品，检查结果可以公布，并作为处罚依据。为了解决农林水产省和厚生劳动省之间条块分割管理的状况，根据2003年5月通过的《食品安全基本法》，日本成立了食品安全委员会，并授权其负责建议、监督相关部门的食品安全工作。

食用农产品质量安全法律法规与标准体系

美国及欧盟主要成员国，以及日本、加拿大等发达国家在农产品安全管理方面制定有比较完善的法律法规，为农产品安全标准的制定、产品检测检验、质量认证、信息服务等工作建立了统一的规范。同时，为了提高农产品质量，制定了一系列详细的农产品质量标准。标准体系由强制性标准和非强制性标准两类构成。强制性标准为政府的法律、法规所采用，具有强制性，必须严格遵守。非强制性标准由政府委托标准制定机构或由行业协会制定和管理，社会自愿采用。

美国已经制定的标准有：产品标准，如水果和蔬菜标准；农业投入品标准，如农药、兽药、饲料评价与登记标准；安全卫生标准，如农药、兽药残留限量标准；生产技术规范，如HACCP操作规范；农业生态环境标准；农产品包装、储运、标签标识标准。

加拿大为了确保食用农产品的优质安全，制定的法律有：《食品药品法》《有害物控制产品管理法》《植物保护法》《谷物法》《肉类检验法》《消费者包装标签法》《种子法》《肥料法》《饲料法》等。主要法规有：《水果蔬菜条例》《新食品管理条例》《新食品安全评价准则》等。

加拿大的农业强制性标准是政府部门颁布的法律法规中与农产品质量安全有关的技术规范内容，涉及农产品品种等级、安全卫生要求、农作物种子、农药、兽药以及农产品标签标识等标准。非强制性（自愿）标准是加拿大农业标准体系的主体，由加拿大通用标准局负责起草制定。

澳大利亚农产品的质量安全管理的主要法律法规是：《出口控制法》（1982）、《肉类检验法》（1983）、《生物产品控制法》（1984）、《渔业管理法》（1991）、《国家畜牧疾病消除信任报告法》（1991）、《进口食品管理法》（1992）、《国家残留物调查管理法》（1992）、《农药兽药法》（1994）、《澳大利亚肉类和家禽产业法》（1997）、《园艺营销、调查和发展法》（2000）及《种子法》《植物检验法》《澳大利亚新西兰食品标准法规》等。除上述强制性法规外，澳大利亚政府还颁布了一些非强制性的规章，如《农场新鲜食品安全指南》《转基因生物有意释放指南》等。

日本自1948年厚生劳动省颁布《食品卫生法》和农林水产省颁布实施《出口农产品管理法》（1957年改为《出口检查法》，1997年废止）以后，农林水产省相继制定了《农林产品品质规格和正确标识法》《植物防疫法》《家畜传染病预防法》《农药管理法》等，对农产品的进口、生产、加工和流通等各个环节实施依法管理。2003年颁布了经过修订的《食品安全基本法》。在制定颁布相关法律法规的同时，日本还制定了一系列技术标准，为农产品的质量检测检验和监管提供了法律依据。

中国于2006年11月1日起施行《中华人民共和国农产品质量安全法》，由县级以上人民政府农业行政主管部门负责农产品质量安全的监督管理工作；县级以上人民政府有关部门按照职责分工，负责农产品质量安全的有关工作。与此同时，中国在农产品生产环节推广"三品一标"。法律规定，销售的农产品必须符合农产品质量安全标准，生产者可以申请使用无公害农产品、绿色食品和有机农产品标识。其中最为基本的是开展无公害农产品的产地认定和产品认证。凡农民专业合作社、农村科技协会和农产品生产企业，都必须推行"标准化生产、投入品监管、关键点控制、安全性保障"的技术制度，并实行无公害农产品的产地认定和产品认证的免费政策。

食用农产品质量安全检验检测体系

发达国家极为重视产品质量安全检验检测体系的建设，并通过这一体系对农产品的质量安全实施监督管理。如欧盟各国根据欧盟和本国法律法规，依靠农业主管部门，按行政区划和农产品品种类型设立全国性、综合性和专业性检测机构来实施执法监督检验。法国建有完善的检测管理和定期预报体系，每年定时、定点取样分析，进行综合评价。

食用农产品质量安全认证体系

对于最终产品的质量安全认证，日本根据农业标准制度有专门的认证体系负责推广和促进自愿认证的JAS标识制度[①]。经过有资格的审核员和指定的认证机构审查，获得JAS认证标识的产品在市场上比较容易占据竞争优势。在法国，农业部长

---

① JAS（Japanese Agricultural Standard）的中文意思为"日本有机农业标准"。日本农林水产省2001年修订了《农林物资规格化和质量表示标准法规》，要求加强对有机农产品和食品的认证、标识管理，规定在日本市场上出售的有机农产品应带有认证标识，销售者（餐饮业不受此限）都要将其出售的食品的原产地和养殖地明确标识出来。

和负责消费事务的部长共同批准成立一个管理产品标签与合格证书的机构，由这一机构按照《农业指导法》负责对食品、非食品类加工农产品或非加工农产品（如种子）采取产品标签制度。

食用农产品质量安全技术支撑体系

随着新技术在农产品生产中的不断应用，农产品的安全风险也越来越大。这类风险只有通过科学手段才能加以识别和控制。为此，各国十分重视科学研究在食品安全管理中的作用。美国于1998年成立了总统食品安全顾问委员会，负责制定关于食品安全的长远规划，增加预算和投入，以加强食品安全管理前沿问题的研究。

食用农产品质量安全信息服务体系

建立农产品质量安全信息服务体系的目的在于，强调管理过程的透明度和公开性，吸引公众参与并参加评论。美国特别强调风险信息交流和传播在食品安全管理中的作用。首先，通过有效的信息发布和信息传播使公众健康免于受到不安全食品的危害；其次，通过风险信息交流提高风险分析的准确性和风险管理的有效性。同时，管理部门将风险分析程序向社会公开，接受社会大众的评论和建议，以发挥公众的力量和作用。

6.2 欧盟食用农产品法律法规体系

农业食品在欧盟经济中占有重要地位。20世纪60年代中期，欧盟开始实行共同农业政策，并于1992年进行了改革。但是，由于2000年以来出现的疯牛病、二噁英等事件已引起人们对食品安全的恐慌，欧盟和各成员国一致认为，原来的管理运行机制已无法适应新的发展需要，改革势在必行。2000年，欧盟开始筹建一个独立的食品安全管理机构；2002年年初，该机构开始运行。欧盟食品安全管理机构遵循独立性、先进性和透明性的原则开展工作，统一管理欧盟内所有与食品安全有关的事务；负责与消费者就食品安全问题直接对话和建立成员国间食品卫生和科研机构的合作网络；机构下属若干专家委员会，直接就食品和饲料安全所涉及的所有领域，为共同体立法及制定政策提供科学建议和技术支持。

为了保障农产品的质量安全，欧盟制定了完整的标准法规体系和法律法规体系。欧盟在制定有关标准时，一方面立足于本地实际情况，维护各成员国的利益；另一方面充分考虑到与有关国际组织的合作，尽可能遵循WTO卫生与植物卫生检疫协议（SPS），以及国际食品法典委员会、世界动物卫生组织、世界卫生组织和联合国粮食及农业组织等的规定和要求，有些甚至是直接引用。

食用农产品标准体系

欧盟农产品标准法规体系包括：农产品技术法规，农药残留标准，有机农业条例（一种完全不用人工合成的农药、肥料、生长调节剂和家禽饲料添加剂的农业生产体系）、农产品包装、储运与标识、农产品进口标准、有机食品进口标准等。

食用农产品法律法规体系

2000年1月12日，欧盟在布鲁塞尔正式发表了《食品安全白皮书》，以建立一个新的法律框架，覆盖所有的食物链，包括动物饲料的生产、消费者健康的保护，以及明确生产者、加工者的食品安全责任等。

《食品安全白皮书》推出了一个庞大的保证安全计划，内含84项具体措施。这一计划要求有关方面保证食品生产和销售情况的透明度与安全性，要求对诸如转基因等有争议的食品贴标识，让消费者自由选择；对动物饲料的生产也做出了明确规定，以防有害饲料危害禽畜，殃及人类；还强调了加强食品研究和检验部门的作用，以便及时发现问题，确保食品安全。根据该计划，新的安全卫生规则将适用于"从农场到餐桌"的所有食品以及所有的食品经营者；同时还将建立有效的执法机构，以加强对食品安全问题的监管，以及有效应对未来食物链中可能出现的食品危机。

6.3 食用农产品的安全标识

GAP认证标识

GAP（Good Agricultural Practice），即良好农业规范，是应用现代农业知识来科学规范农业生产的各个环节，优化农业生产组织形式，提高农业综合生产能力，促进农产品（食品）出口，在保证农产品质量安全的同时，促进环境、经济和社会可持续发展。

GAP认证起源于欧洲。1997年，欧洲零售商协会农产品工作组（EUREP）在零售商的倡导下提出其良好农业规范（GAP）概念，即EUREPGAP。

2003年4月，中国国家认证认可监督管理委员会提出在中国食品链源头建立"良好农业规范"体系，2004年启动CHINAGAP标准的编写和制定工作。2005年5月23日，国家认证认可监督管理委员会与EUREPGAP签订CHINA-GAP与EUREPGAP等同备忘录，从法律意义上明确了CHINAGAP和EUREPGAP的一致性。

GAP认证产品范围包括牛羊、奶牛、家禽、生猪、果蔬、作物、茶叶七大模块，有两个认证级别，认证标识见第82页图13。

有机食品标识

有机食品（Organic Food）是一种国际通称。有机食品是指采取一种有机的耕作和加工方式，产品符合国际或国家有机食品要求和标准，并通过国家认证机构认证的一切农副产品及其加工品。

有机食品标识的样式各国各有特点。如第82页图14所示。

中国农产品认证标识

中国农产品认证标识除了与国际统一

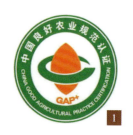
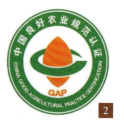

图 13 GAP 认证标识（1. 一级认证标识；2. 二级认证标识）

一无公害农产品认证的产品或产品包装上的证明性标识。无公害农产品认证由产地认定和产品认证两部分组成。由各省农业主管部门颁发《无公害农产品产地认定证书》，在产品证书三年有效期内，可以向农业部农产品质量安全中心申请使用有查询防伪功能的无公害农产品标识。

绿色食品标识

绿色食品标识是由绿色食品发展中心在国家工商行政管理总局商标局正式注册的质量证明标识。

QS 标识

QS 是食品市场准入标识，由"质量安全"英文（Quality Safety）字头 QS 和"质量安全"中文字样组成。《食品生产加工企业质量安全监督管理办法》规定，实施食品质量安全市场准入制度管理的食品，首先，必须按规定程序获取《食品生产许可证》；其次，产品出厂必须经检验合格并加印（贴）食品市场准入标识。没有食品市场准入标识的，不得出厂销售。

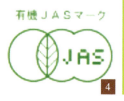
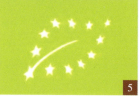
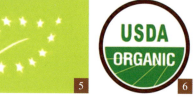

图 14 有机食品标识（1. 加拿大有机认证；2. 中国有机茶认证；3. 欧盟委员有机认证；4. 日本 JAS 有机认证；5. 欧盟 EEC 有机认证；6. 美国有机认证）

的有机食品标识外，还有根据中国的实际，通过依法认证，取得的无公害农产品标识、绿色食品标识和质量安全（QS）标识（图 15）。在取得认证标识后，农产品就可以在市场上合法销售了。

无公害农产品标识

无公害农产品标识是对于获得全国统

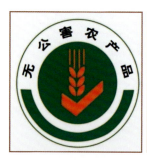
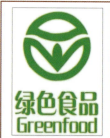
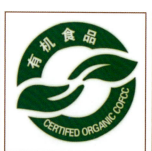
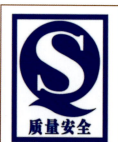

图 15 中国农产品认证标识

7 饲料及饲料添加剂的安全评价

7.1 历史上的饲料安全问题

20世纪60年代以来，一些国家曾发生了多起重大饲料中毒事件。

发霉饲料引起畜禽中毒

1960年，英国10万只火鸡因饲喂花生饼引起黄曲霉毒素中毒死亡事件，成为震惊世界的新闻。1962年、1964年和1965年，美国威斯康星州发生奶牛大批死亡事件，调查结果为当地用65%已发霉的玉米喂牛，在饲料中检出2毫克/千克的T-2毒素[①]。1972—1973年，日本西部24县180万头奶牛中有28万头发生流产、畸形，调查表明与饲料中含玉米赤霉烯酮和T-2毒素有关。1953—1956年，中国河北省滦县、香河、定县、武清等地区发生单蹄兽霉玉米中毒。20世纪70年代，中国广西发生给猪饲喂霉玉米出现"黄膘病"，造成重大经济损失。

多溴联苯污染事件

多溴联苯是一种阻火剂，常用于生产耐火的硬质塑料。1973年夏，美国一工厂把10~20袋约23千克重的多溴联苯放在装有饲料添加剂——氧化镁的准备开往饲料加工厂的货车上。装多溴联苯的口袋的标记本应是红色的，但由于预先印就的红色标记的口袋不够用，临时改用油印黑色标记的。而氧化镁口袋的标记也是黑色的，造成二者混错的客观条件。加之两药的化学外观相似，货到饲料加工厂后，这批多溴联苯被当作氧化镁添加剂混入饲料，广泛出售和分发到密歇根州各农场，直到畜禽吃了含多溴联苯的饲料病死还不知道是什么原因。到1973年9月的最后一周，一个农场的牛奶产量开始下降。10月中旬，产量下降40%，同时牛出现食欲大减、体重下降、蹄肿大、眼睛发炎、鼻子流涕等症状，分析病牛血液样品，剖检牛尸，都不能做出正确的诊断。最后用色谱和质谱仪对饲料做分析，才查明饲料试样中有多溴联苯。数周之后，在那个饲料厂发现了装过多溴联苯的口袋，才弄清了农场奶牛中毒死亡的原因。据不完全统计，这起事件至少损失约3万头牛、6000头猪、1500只羊、150万只鸡。此外，至少有800吨饲料、8万千克奶酪、1180千克奶油和15.4万千克干奶制品、500万只鸡蛋被销毁。

鱼粉引起的GE事件

1978年，日本许多鸡场屡次发生一种以肌胃糜烂和溃疡为主要特征的疫病（简称GE），据现场调查和重复试验，是由于饲料中配合了一种鱼粉所致。研究证明，致毒物质是鱼粉中含有的过量的游离组氨酸及组胺，在鱼粉生产的加热干燥过程中，

---

① T-2毒素是由多种镰刀菌产生的一种霉菌毒素。主要污染小麦、大麦、玉米等粮食作物及其制品，对人类健康及畜物业构成了较大危害。

由蛋白质生成这些有毒物质。据报道，秘鲁鱼粉在日粮中达 7%~10% 时会引起 GE。

肉用仔鸡饲喂咸鱼粉引起食盐中毒事件

1982 年 5 月，中国辽宁省金县七顶山公社朱家大队饲养星布洛肉用仔鸡 1400 只，在 26 日龄前饲料配方中鱼粉为 5%，此外每千克饲料尚有 45 克贝壳粉及适量的复合维生素添加剂，仔鸡生长发育良好。但在饲养过程中，由于豆饼供应不上，在饲料配方中将鱼粉增加为 10%，结果在饲料变换之后 4~5 天，鸡群开始出现病鸡，并有死亡。第 9 天，鸡群全部发病，死亡 320 只，其余病鸡在停喂鱼粉、加喂豆饼后的第 5 天，逐渐恢复。经诊断，为咸鱼粉引起的食盐中毒。咸鱼粉中氯化钠含量（净量法）高达 20.84%，每只鸡日进食盐为 2.08 克，肝氯化钠含量平均为 1.18%，高出正常鸡肝氯化钠含量（0.45%）1.3 倍。

饲料添加剂喹乙醇超标引起鸡群死亡事件

1983 年 7 月，中国河北省某县养鸡场采用保定黄磷厂生产的喹乙醇片防治鸡病，每只鸡（体重 0.9~1.25 千克）第 1 日按 100 毫克/千克投药，第 3~5 日按 50 毫克/千克投药，连用 5 日，至第 10 日死亡 2000 余只，占投药鸡数的 62.9%，使鸡场遭受严重损失。事件发生后，中国兽医监察所试验，家禽若以每日 50 毫克/千克的剂量一次口服，连服 5 日，第 6 日鸡即发生中毒和死亡。

机械化养鸡场发生的 SM_2 中毒事件

1981 年 1 月上旬，中国北京某机械化养鸡场共养 7 万只鸡，其中约 1.1 万只 130 日龄的育成鸡转群到产蛋鸡舍时，为预防转群时发生疫病，以 0.5% 的剂量给鸡群投予磺胺二甲基嘧啶（SM_2），连续给药。在第 11 天时，鸡群开始发病，初几天误诊为禽霍乱，7 天内死亡 1207 只。到鸡群发病第 8 天会诊为磺胺药物中毒，并立即停止喂给磺胺和抗生素药物，鸡群死亡逐渐减少，以后恢复正常。这一事件表明：鸡使用 SM_2 应限制在 5 天以内，对体质较弱即将开产的小母鸡用量更应慎重。

7.2 饲料及饲料添加剂的安全评价

饲料安全法规

饲料安全法规是确保饲料和饲料添加剂的饲用品质（有效性）和饲用安全性的法律规范。各国的饲料法规中规定：

第一，禁止使用某些危及人类安全的饲料；

第二，禁止使用某些有毒、有害物质超过规定限度的饲料；

第三，禁止把某些饲料的使用超出规定的期限，从此保障畜禽免遭毒害，保障人类食用这些畜禽产品（肉、奶、蛋、脂肪等）的安全。

日本于 1953 年颁布了关于确保饲料安全和改善饲料品质的相关法律，并多次修订，于 1977 年 1 月在日本全国全面施行。该法规定：

第一，从事饲料及饲料添加剂的制造者、进口商、贩卖者，负有按规定向农林水产省呈报的义务，并服从有资格的管理饲料制造人员的管理。

第二，管理饲料制造人员必须是兽医师、药剂师或专修完药学、兽医学、畜产学、水产学、农业化学的人员以及农林水产省批准的具有同等学力从事饲料及饲料添加剂制造管理工作三年以上，在农林水产省指定的讲习班修完以上课程的人员。

第三，检查机关有权检查饲料是否符合规定，包括各种添加剂的成分、规格、制造方法等。

1988年10月14日，日本农林水产省公布了饲料中有害物质的允许含量标准，包括七种残留农药、三种重金属、一种霉菌毒素。

在美国，有关饲料的法律包含在《联邦食品、药品和化妆品法》内。关于食品和药品的法律实施管理机构是食品和药品管理局，管理500多个兽药制造厂和13000多个生产含药物的饲料工厂。FDA由专员办公室、食品司、药物司、兽医司、辐射健康司、生物学司、医疗设备和诊断制品司、国家毒素研究中心等单位组成，拥有6300名工作人员。FDA设有实验室对饲料和动物性食品的安全进行监测。

前南斯拉夫共有400个生产配合饲料的企业，1979年生产量为350万吨。配合饲料企业将原料和配合饲料样品送到当地兽医实验室进行分析，根据检验结果采取必要措施。国家技术标准规定了原料和配合饲料中有害的金属物质、霉菌毒素、微生物的最大允许量。

欧共体于1973年对饲料中黄曲霉毒素B_1的允许量做出了具体规定。建立了10处检查机关，每处5~6人，付诸执行。

泰国农业使用部于1953年正式建立畜牧发展厅，把注册管理动物饲料质量作为该厅的任务之一。厅下对口设立从事具体工作的实验室。泰国有名的正大集团有专门的饲料分析化验室，下层大厂和小厂都设立化验室，对进厂原料和出厂产品进行质量检测和安全评价。

家畜日粮中含毒饲料的安全添加量

根据一些国家颁布的法规和报道资料，它们均已对一些含有植物毒素的牧草在日粮中的安全比例以及植物性饲料加工产品在日粮中的添加量做了规定（第86页表72-7-1）。

饲料添加剂安全性的毒理学评价方法

由于畜禽是人类蛋白质食品——肉、乳和蛋的生产者，因而畜禽饲料中化学物质的安全评价与人类食品中化学物质的残留的安全评价直接相关。同时，由于兽用药品只是在有限时间内使用，而大多数化学物质，不论是像黄曲霉毒素等的偶然污染物，还是有意使用的饲料添加剂，一般都是长期，甚至对食品动物终生使用。因此，畜禽饲料中化学物质的安全评价是一个复杂的毒理学问题。

多数生产食品的动物（Food Producing Animal，简称食品动物），由于其本身的生物学特性，营养的获取有赖于胃肠道微生物，所以化学物质的任何有害作用不仅影响动物本身，而且也影响与它共生的微生物。饲料中的化学物质不仅在食品动物体内代谢，在其胃肠道中的微生物体内代谢，最后还要在食品动物的消费者——人的体内进行代谢，形成既进行活化反应，又进行解毒反应的复杂的物种间相互有关的代谢途径。因而对于任何一种饲料添加剂（或饲料中污染物）的安全评价，

表 72-7-1　某些牧草与植物饼粕的安全评定指标

名　称	安全评定指标
栎树叶	牛：不超过日粮的 50%，50% 以上出现中毒，75% 以上出现死亡 羊：100% 日粮，不超过 20 天，否则体重下降，可见到亚临床症状
草木樨	霉败的慎用
荞麦	对皮肤被毛为白色的家畜慎喂，喂后不可在阳光下暴晒。荞麦产区不宜引进白色牛、猪品种
棉籽饼	（1）1950 年前苏联规定：成年猪每天不超过 200 克；怀孕母猪应在产前 10 天停喂，产后 2 周逐渐恢复；肥育猪喂量占精饲料的 15%～20%，但每天绝对喂量不得超过 1 千克 （2）1953 年美国规定：用于养猪的棉籽饼中的游离棉酚含量不得超过 0.04%。在以玉米为主要成分的猪饲料中，棉籽酚的加入量一般不超 20%，使日粮中游离棉酚的含量低于猪对棉酚的最大耐受量 0.01%（如日粮中蛋白质含量低，则 0.01% 也会中毒） （3）前南斯拉夫规定：棉籽醇在棉籽饼中的允许量为 1200 毫克，在牛、绵羊、山羊的配合饲料中为 240 毫克，在牛犊、家禽（除产蛋鸡）的配合饲料中为 100 毫克，在猪的配合饲料中为 60 毫克，其余配合饲料中不允许含有
可可饼	前南斯拉夫规定：可可碱在可可饼中的允许量为 3000 毫克，其他配合饲料中为 300 毫克（每吨）
亚麻饼	联合国规定：在日粮中添加亚麻籽油粕的比例一般不超过 8%，仔猪和母猪应在 5% 以下，家禽应在 3% 以下
菜籽饼	家禽：日粮中含量为 20% 以下，对生长、生产、饲料转化率无不良影响（印度）

均需考虑下述几方面问题：

第一，饲料添加剂对于食品动物及其共生微生物以及对食品消费者的毒性。

第二，畜禽产品中作为持久性残留物的添加剂及其代谢物的化学性质及数量。

第三，畜禽产品中的残留物对人的潜在毒性。包括：动物的哪些组织或器官中的含量高，残留物在食品中的允许残留量，是否有适宜的监测方法。

第四，食品加工过程对饲料添加剂在食品中的残留物及其各种代谢产物的毒性是否有影响。

此外，在进行化学物质安全性毒理学评价时，必须在受试物可能对人畜健康造成的危害及其可能的有益作用之间进行权衡，即必须进行综合评价。安全评价的结果往往不仅取决于安全试验的资料，而且与当时的科学水平以及社会、政治因素有关。因此，随着时间的推移、情况的不断变化和研究工作的进展，对某种化学物质评定的结论可能不同。食品安全性毒理学评价程序中规定：对已通过评价的化学物质，如有新的不同结论的试验报告，则应组织有关专家进行重新评定。

7.3 中国饲料安全体系建设

中国饲料安全法规体系建设

中国饲料管理的第一大法《饲料和饲料添加剂管理条例》规定：新饲料、新饲料添加剂投入生产前，研制者或者生产企业（以下简称申请人）应当向农业部提出审定申请。申请资料包括：农业部指定的试验机构出具的产品有效性评价试验报告、安全性评价试验报告（包括靶动物耐受性评价报告、毒理学安全评价报告、代谢和残留评价报告等）；申请新饲料添加剂审定的，还应当提供该新饲料添加剂在养殖产品中的残留可能对人体健康造成影响的分析评价报告。饲料毒理学评价与研究在《进口饲料和饲料添加剂登记管理办法》中也进行了相关规定。

在进行毒理学研究及参考国际毒理学研究成果的基础上，中国制定了国家强制性的《饲料卫生标准》和《饲料添加剂安全使用规范》。

《饲料卫生标准》对砷、铅、游离棉酚、异硫氰酸酯、沙门菌、霉菌、黄曲霉毒素 B_1 等 20 种卫生指标在不同饲料中的允许量做出了明确规定。

2009 年 6 月，中国农业部发布 1224 号公告《饲料添加剂安全使用规范》，规范规定了氨基酸、维生素、微量元素和常量元素等 49 个营养成分品种的适用动物、在配合饲料或全混合日粮中的推荐用量和最高限量，并将"在配合饲料或全混合日粮中的最高限量"作为强制性指标，要求饲料企业和养殖单位严格遵照执行。

饲料法规对新饲料和进口饲料有关毒理学试验和安全性评价的要求，一方面保证了饲料的安全性，另一方面也促进了饲料毒理学研究的发展。

中国饲料质量安全检测体系建设

中国饲料质量安全检测体系建设开始于 20 世纪 80 年代初，经过 30 年的努力，现已建成 1 个国家级饲料质量监督检验中心，10 个部级饲料质检中心和 33 个省级饲料监察所、73 个地级市、315 个县级饲料质检站，体系完整、设备齐全、人员精干的饲料监测体系已经基本形成。截至 2008 年年底，中国 34 家国家级及部省级（包括计划单列市）饲料质检机构年检测样品量 8 万多批次，可承担 400 多个饲料组分或参数的检验工作。

中国饲料质量安全评价体系

中国饲料质量安全评价体系的软件建设始于"九五"攻关计划，在总结国内外研究工作的基础上，结合中国实际情况，编写了一套《饲料生物评价技术规程》，为规范饲料有效性评价试验的规模，试验动物数量、品种、采样方法等提供了科学依据，也成为开展相关科研工作的重要参考依据。《饲料毒理学评价：亚急性毒性试验》《饲料安全性评价：喂养致畸试验》《饲料安全性评价：亚急性毒性试验》《水产饲料安全性评价：急性毒性试验规程》《水产饲料安全性评价：亚急性毒性试验规程》《水产饲料安全性评价：慢性毒性试验规程》和《水产饲料安全性评价：残留和蓄积试验规程》等七个国家标准已经颁布实施。

第73卷

有毒化学品安全管理史

本卷主编 史志诚

WORLD HISTORY OF POISON
世界毒物全史

卷首语

迄今为止，全世界生产出的数百万种化学品及其制品已广泛应用于工农业生产和人们的日常生活中，化学品正在改变人类的生活。化学品虽然对经济社会的发展、提高公众生活水平起着不可替代的作用，但在另一方面，化学品种类繁多、性质复杂，在生产、储存、转移、使用及处置过程中，存在着危害人体健康和生态环境的可能。为了保障人类的健康，保护生态环境，国际社会制定了国际公约，各国通过法定的管理制度对化学品进行有效的管理，防控化学品的危害，促进化学工业的可持续发展。

本卷记述了世界上有毒化学物质的管理类型与方法，美国、欧盟和中国的化学品立法管理；在控制危险化学品与化学农药国际公约方面，记述了规范危险化学品和化学农药国际贸易的《鹿特丹公约》和《国际农药供销和使用行为守则》；在有毒危险化学物质的相关管理制度方面，记述了《国际氰化物管理规范》、欧盟《危险化学品进出口管理法规》、欧盟《关于化学品注册、评估、许可和限制法案》和《全球化学品统一分类和标签制度》、日本《化学物质审查法》和美国《危险艺术材料标签法》；在农药管理的法律法规方面，记述了美国和中国农药管理的法律法规，以及丹麦的农药作用计划。此外，还介绍了有毒危险化学品与农药安全性评价的法规与程序、参与有毒危险化学品管理的美国化学品运输应急中心和中国国家化学品登记注册中心。

1

有毒与危险化学物质的管理

1.1 有毒化学物质管理类型与方法

迄今为止，全世界已生产出数百万种化学物质，其中有 7 万多种作为商品在生产、加工、使用、运输、储藏等各个环节运转。大多数商业用化学物质是为了人类的利益作为生产商品、食品添加剂、治疗用药物和除草剂而生产的。然而，这些化学物质一旦使用不当，就会造成严重的环境与健康问题，甚至导致一场化学毒性灾害。许多国家在允许化学品使用前，都通过立法强制对所有化学物质的毒性和环境毒性进行监测和评价。

管理原理与类型

世界各国在化学物质的管理方面虽然有一定的差别，但化学物质的法规和管理制度有许多共同之处。大体上有以下几种类型。

零危险度

这类方法集中体现在 1958 年美国对《联邦食品、药品和化妆品法》修订案中的食品添加剂条款，即著名的德莱尼（Delaney）条款。这一条款的核心内容是，任何食品添加剂都必须在认为安全并经 FDA 批准后方可使用。德莱尼条款规定，如果发现某一食品添加剂对人或者对动物有致癌作用，就不应批准使用。这一条款也被描述为"直言利害判断"，即没有一个食品添加剂所带来的经济和社会利益能足以弥补或平衡它的致癌危险度。

可忽略危险度

对有致癌作用的物质，其致癌作用的危险度也取决于接触剂量和毒能，这就有可能通过降低接触剂量水平来减少致癌的危险度。当接触水平降低到不致构成真正的危害时，这时的危险度就称为"可忽略危险度"。美国 FDA 对某些环境致癌物的管理主要采用这类方法。

权衡法

权衡法的特征是，要求管理机构在考虑化学物对健康和环境危害的同时，还要综合考虑一些其他因素，主要是效益和费用方面的因素。例如，美国《职业安全卫生法》规定，美国职业安全与健康管理局（Occupational Safety and Health Administration，OSHA）要选用"确保工人健康不受损害，而又有一定程度实际可行性的标准"。OSHA 对实际可行性的解释是，包括有可降低接触水平的技术，相关企业有支付必要控制措施费用的能力等。美国的《农药法》虽然在这方面没有明文规定，但美国环境保护局在解释如何确定农药的注册资格时，提出应该全面考虑和权衡农药对各个方面的影响和作用，既要考虑农药对使用者、消费者以及自然环境的有害影响，也要考虑这种农药对粮食生产的贡献。而《有毒物质控制法》则更明确地规定，必须在工业化学物的"利"与"害"之间加以权衡。

管理程序与方法

登记制度

登记制度主要用于管理工业化学物。虽然化学物质登记制度也包括了新工业化学物质登记，但登记的主要目的不是像许可制度那样由管理机构来决定申报产品是否允许上市，而是要在产品上市时让管理机构了解该产品的存在，并确保它尽可能地被安全使用，包括进行必要的毒性试验，采用合适的分类标签（警告标识）、制定安全接触限制（卫生标准）、安全贮存、运输和排放，以及意外泄漏事故的处理等一系列手段和方法，以达到安全使用的目的。

许可制度

许可制度的核心是颁发许可证（License）。许可制度与登记制度不同，许可制度是在上市前的一种授权申请，管理机关可以授权（颁发许可证），也可以不授权（不颁发许可证）。与"批准"或"特许"有所不同，许可证一般都有规定的时限，并且需要定期更新或展期。典型的许可制度一般包括申请、立案、评审（注册）、答辩和决定等主要环节。

认证

认证（Certification）是指对某机构资格或文件的证实。例如，英国对申请药物临床试验的认证，中国对新药临床试验基地的认证，都属于认证的范畴。1988年，英国又进一步修订了有关的管理规定，使申报者容易较快地申请药物临床试验认证豁免。在农药田间试验方面，英国目前实行的是"允许"（Experimental Permit）而不是认证制度。1979年，WHO开始推选其认证体系，1996年正式公布了一套认证指导原则，包括认证类型等，至今已有139个成员国正式同意参加WHO的这一认证体系。实际上，WHO的产品认证文件是由其成员国的授权机关而不是由WHO颁发的。

批准

批准是特指法定权限和程度的"批准"（Approval）或"依法批准"。例如英国法律规定，农药必须经过农业、渔业和食品部批准；非农业用化学物，如木材腐蚀剂、石料清洗和防臭涂料都必须经健康与安全主管部门批准。与"许可"不同，"批准"一般没有时间限制。

注册

注册（Registration）是一个使用较广，也容易产生多种解释的词语。产品已"注册"可以是表示已经"登记"，也可以是已获"许可"，或者只是"初审"通过正在进行正式评审，甚至只是递交了申请。一些国内产品声称已经获准美国FDA"注册"或"许可"，并以许可号码为证，而实际上这些产品从未获得上市许可证（Licensing）或获准上市（Approval）。所谓"许可号码"，只不过类似于一种收文编号，能说明的只是管理机关已经收到了申报表格或材料，或者表示正在受理有关申请。

特许

"特许"（Clearance）使用较少，通常用在"自愿的"而非强制性的程序，或者产品入境许可即"通关"。此外，"特许"有时也用于产品上市的法定程序。

1.2 美国的化学物质管理

美国毒物控制的法律框架[①]

毒物控制的法律是一个复杂的管理体系和管理制度。新的化学物质的制造首先由有毒物质控制法进行控制。美国环境保护局依据八部法律和有关的政策，按照制定的准则对潜在的毒性物质进行管理。包括：

第一，《清洁空气法》（Clean Air Act，CAA），1970年颁布，1977年修正。

第二，《联邦水污染控制法》（Federal Water Pollution Control Act，FWPCA），1972年颁布，现并入清洁水法。

第三，《联邦杀虫剂、杀真菌剂和灭鼠剂法》（Federal Insecticide, Fungicide, and Rodenticide Act，FIFRA），1972年修正为《联邦环境杀虫剂控制法》（Federal Environmental Pesticide Control Act，FEPCA），1975年修正为FIFRA修正案，1978年修正为《联邦杀虫剂法》（Federal Pesticide Act，FPA）。

第四，《安全饮用水法》（Safe Drinking Water Act，SDWA），1974年颁布。

第五，《水保护研究和保护法》（Marine Protection Research and Sanctuaries Act，MPRSA），1972年颁布。

第六，《资源保护和恢复法》（Resource Conservation and Recovery Act，RCRA），1976年颁布。

第七，《有毒物质控制法》（Toxic Substances Control Act，TSCA），1976年颁布。

第八，《综合环境反应、补偿和责任法》（Comprehensive Environmental Response, Compensation, and Liability Act，CERCLA），1980年颁布。

美国危险化学危险品的安全管理

依据负责危险化学品的安全管理和事故调查的美国化学安全和危害调查署（Chemical Safety Board，CBS）的报告，1987—1996年美国大约有605000次危险化学品的伤害事故，平均每年约有60000起危险化学品的事故发生，导致2565人死亡和22949人受伤。

为防止事故的继续发生，对危险化学品的设施和装置必须执行风险管理计划相关条例。如果装置在生产过程中含有的危险有害物质多于63.5千克，那么必须执行条例。条例中详细描述了关于化学物质的释放和活性的详细信息，并由此可以防止化学事故的发生以及应对紧急情况。

风险管理计划条例包括：

第一，事故原因分析，通过原因分析可以估计潜在的对社区环境的风险大小程度；

第二，最近五年以来，危险化学品意外释放事故的历史记录；

[①] 史志诚. 生态毒理学概论. 北京：高等教育出版社，2005：187-189.

第三，相关的事故调查报告；

第四，预防事故发生的措施概述；

第五，对潜在的危险化学品意外释放或飞溅的应急反应计划（应急预案）。

对危险化学品的设备设施的管理，分为三个安全状态层次。第一安全水平级代表了设备设施中的危险化学品一旦释放对周围环境或社区的危害是最低的水平。第二安全水平级的设施设备主要依据高度危险化学物质过程安全管理条例。第三安全水平级的设备设施具有最大的危险危害性，必须严格地一步步地对工艺过程、设备进行危害分析，以便确认危险化学品容易在什么地方泄漏发生事故。

1987—1996年美国危险化学品事故分析的结果表示，人的失误和机械故障是主要的造成化学品飞溅和泄漏的原因。因此，为降低风险，减少事故的发生，必须：

第一，对操作员工的培训，可以降低事故的发生；

第二，保持生产过程中设备的完整有效性，使风险程度降低；

第三，通过对造成事故原因的调查、分析，可以预防事故的再次发生；

第四，减少危险，提高安全性。

政府机构负责化学危险物质的管理

美国有两个主要的政府机构负责化学危险物质的管理。一个是美国环境保护局毒物控制办公室，负责控制污染物和化学物对环境和公众的危害；另一个是劳工部职业安全健康管理部门，负责工作车间的危险物评价和管理。

美国毒物管理的法律赋予部门的责任与制定的法案见表73-1-1。

表73-1-1　美国相关机构制定的主要有毒化学物质法规

执法机构	调整范围	法规
环境保护局(EPA)	空气污染物	《清洁空气法》1970，1977，1990
	水体污染物	《联邦水污染控制法》1972，1977
	饮用水	《安全饮用水法》1996
	杀虫剂	《联邦杀虫剂、杀真菌剂和灭鼠剂法》(FIFRA) 1972 《食品质量保障法》(FQPA) 1996
	海洋倾倒物	《海洋保护研究与禁捕法》1995
	有毒化学物	《禁止海洋倾倒放射物法》1995 《有毒物管理法》1976
	有害废物	《资源保护与回收法》(RCRA) 1976
	有害废弃物	《非常储备金法》(CERCLA) 1980，1986
环境质量理事会（CEQ）（现环境政策办公室）	环境影响	《国家环境政策法》(NEPA) 1969
职业安全与卫生管理局(OSHA)	工作场所	《职业安全与卫生法》(OSHA) 1970

续表

执法机构	调整范围	法规
食品药品监督管理局(FDA)	食品、药品与化妆品	《联邦食品、药品和化妆品法》(FFDCA) 1906,1938, 1962 《FDA 现代化法案》1997
消费品安全委员会(CPSC)	危险消费品	《消费品安全法》1972
交通部(DOT)	危险品运输	《危险品运输法》(THM) 1975,1976,1978,1979, 1984,1990

1.3 欧洲的化学物质管理

俄罗斯的化学品管理

俄罗斯对化学品管理的法律主要有：《关于卫生和人口福利联邦法》(1999)、《保护大气联邦法》(1999)、《工业安全中有害物质生产设施联邦法》(2000)，以及《产品质量和食品安全联邦法》(2000)。规范性文件有：卫生部卫生条例、渔业养殖水体中有害物质容许的最大浓度和有害物质暂定安全暴露水平（1999）等。

根据俄罗斯联邦政府法令，1992 年成立了俄罗斯潜在危险的化学和生物物质登记中心，负责对在俄罗斯联邦境内进行化学和生物物质的生产、进口和处理的企业的管理。登记中心建立了卫生标准；开发了潜在危险的化学和生物物质信息卡；化学和生物物质的开发材料必须有标准，并经过计量和认证。2003 年年初，2400 种化学物质在俄罗斯潜在危险的化学和生物物质中心登记。

欧盟的化学物质管理[①]

1981 年以来，超过 500 万种化学物质在化学文摘中出现。于是，欧共体新化学物布告规划中宣告，必须收集与这些化学物质有关的毒理学、化学成分及物理化学特征等信息。准备进入欧共体的新化学物质，必须确定其结构。这些化学物质还要列入《欧洲现存商用化学物目录》(European Inventory of Existing Commercial Chemical Substances，EINECS)。该目录包括一个 EINECS 序号及化学物名称，分子式，化学文摘序号。

欧洲化学物布告规划要求：年生产 100~1000 吨的企业，要求附加物理化学研究报告，并附加毒理学数据；致突变研究和毒理研究数据；来自藻类实验的附加生态毒理学数据；对鱼和各种种类的慢性毒性调查研究。每年超过 1000 吨的企业，要求提供慢性毒性实验并附加毒理学数据，致癌性并附加毒性和致畸性的进展研究；集合性、降解性、流动性和吸收/解吸收性并附加生态毒理学数据；以及鸟类和其他生物体上的毒性研究数据。

[①] 史志诚. 生态毒理学概论. 北京：高等教育出版社，2005：191-193.

欧盟有毒有害物质禁用指令（RoHS）

2000年，荷兰在一批市场上销售的游戏机的电缆中发现镉。于是，人们注意到电气、电子设备中含有对人体健康有毒有害的重金属。特别是显示器，它是人们最接近这些有毒重金属的电脑电子配件之一，而且是人们天天面对的东西，距离也不足半米，长时间使用显示器，其中的重金属会随着热量的不断散出而挥发出来。

2003年2月，欧盟议会和欧盟理事会以 2002/95/EC 号文正式公布：要求从2006年7月1日起，进入欧盟的电气电子产品都应符合欧盟有毒有害物质禁用指令，简称 RoHS①。

RoHS 主要针对所有生产过程中以及原材料中可能含有铅、镉、汞、六价铬、多溴联苯（PBB）、多溴联苯醚（PBDE）等六种有害物质的电气电子产品进行限制，禁止含有有害重金属及以多溴联苯、多溴联苯醚作阻燃剂的电子电气产品进入欧盟市场。这些电气电子主要包括：

第一，白家电，如电冰箱、洗衣机、微波炉、空调、吸尘器、热水器等；

第二，黑家电，如音频、视频产品，DVD、CD，电视接收机，IT产品，数码产品，通信产品等；

第三，电动工具，如电动电子玩具、医疗电气设备。

RoHS 指令发布以后，从2003年2月13日起成为欧盟范围内的正式法律；2004年8月13日以前，欧盟成员国分别转换为本国法律/法规；2005年2月13日，欧盟委员会重新审核指令涵盖范围，并考虑新科技发展的因素，拟定禁用物质清单增加项目；2006年7月1日以后，欧盟市场上将正式禁止六类物质含量超标的产品进行销售。②

欧盟 REACH 法规

欧盟《关于化学品注册、评估、许可和限制法案》（Registration, Evaluation, Authorization and Restriction of Chemicals，简称 REACH 法规）是针对进入欧盟市场的所有化学品的一个管理性法规③。它不是一个单独的法令或法规，而是一个涵盖化学品生产、贸易和使用安全的综合性法规，是取代原先的《危险物质分类、包装和标签指令》等40多项有关化学品的指令和法规。

2007年6月1日，欧盟开始实施 REACH 法规。

欧洲国家的化学品管理法律

瑞士在1969年颁布《有毒物质贸易法》，于1972年生效；法国于1977年颁

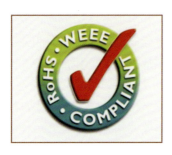

图 16 RoHS 标识

---

① RoHS，是《电气、电子设备中限制使用某些有害物质指令》（The Restriction of the Use of Certain Hazardous Substances in Electrical and Electronic Equipment）的英文缩写。

② 之后，美国、日本也提出了限制电子电气设备中有害物质的法规性要求。日本 SONY 公司注意到 RoHS 并开始采取应对措施。该公司的数码照相机在包装盒上声明：本产品采用无铅焊接，采用无铅油墨印刷。

③ 汪涵，叶芳毅. 欧盟 REACH 法规中的毒理学评估. 中国药理学与毒理学杂志（增刊），2013, 27（11）：345.

布《化学物质管理法》，于1910年制定《农药管理法》；丹麦于1979年颁布《化学物质与产品法》。

2011年12月，欧洲议会批准了关于洗涤剂磷含量的新规定，把每标准剂量的洗衣剂中的磷含量限定至0.5克。该法规分别在2013年6月和2017年1月生效①。

1.4 中国的化学物质管理

国家化学品的立法管理

中国政府在"安全第一、预防为主"的指导方针下，制定了一系列法规和标准，并相应出台了一些化学品管理的规定和办法，对有效地控制和预防化学品的危害起到积极的作用。

1987年，国务院发布《化学危险物品安全管理条例》，将有毒化学品、爆炸品、压缩气体和液化气体、易燃液体、易燃固体、自燃物品与遇湿易燃物品、氧化剂、有机过氧化物和腐蚀品七类危险物品列入了管理范畴（不包括放射性物品以及国家法规已有专门规定的物品）。该法规对化学危险物品的生产、使用、储存、运输、经营都做了具体规定。对化学危险物品的生产、经营和进出口实行许可证制度，对使用、储存、运输实行审批制度。

针对化学品进出口数量增大、品种扩大、危险性增加的形势，为了加强化学品管理，执行《伦敦准则》并尽快与国际接轨，1994年5月，国家环保局、海关总署、对外经济贸易部联合颁布了《化学品首次进口及有毒化学品进出口环境管理规定》和《中国禁止或严格限制的有毒化学品名录》（第一批）。

1993年，公安部颁布的《剧毒物品分级、分类与品名编号》（GA57-93）对剧毒物品的定义、分级、分类进行了明确；《剧毒物品品名表》（GA58-93）列出了531种剧毒物品名称及其编号，确定了剧毒物品的管理范围。2002年3月15日，国务院新颁布并实施的《危险化学品安全管理条例》中首次出现"剧毒化学品"②的概念，对剧毒化学品安全管理有了更加严格的规定，使剧毒化学品的管理更加规范化、法制化、科学化。

鉴于化学品运输潜在风险大、事故多、事故后处理难度大等特点，铁道部颁布了《铁路危险货物运输规则》，交通部颁布了《船舶装载危险货物监督管理规则》《道路危险货物运输管理规定》和《港口危险货物管理暂行规定》。

此外，对医药、兽药、农药的管理分别颁布了《药品管理法》《兽药管理暂行条例》和《农药管理条例》等法规和规

---

① 根据 Environmental Health Perspectives，120（2）：A61（2012）.
② 剧毒化学品，指具有非常剧烈毒性危害的化学品，包括人工合成的化学品及其混合物（含农药）和天然毒素。

章，建立了较完善的登记、注册及试验制度。对固体废物、食品添加剂和化妆品的管理颁布有《固体废物污染环境防治法》《食品安全法》和《化妆品卫生监督条例》。

化学品管理对象和范围

中国化学物质立法管理的目标，一是实施风险管理，包括原料控制、高新技术化生产、边废料的回收及利用、技术创新、原料替代、化学品事故应急处置、化学废物及容器的处置等，使化学品的环境风险降至最低。二是运用资源保护和循环经济原理，增强资源的再生能力，引导技术革新，限制非再生资源的利用，在维持化学工业自身的持续发展的同时，又要保持化学工业与经济、社会的发展相协调。①

中国现行的化学品法规的管理对象是：化学危险物品、医药、兽药、农药。化学危险品包括：有毒化学品、爆炸品、压缩气体和液化气体、易燃液体、易燃固体、自燃物品与遇湿易燃物品、氧化剂、有机过氧化物和腐蚀品。这种分类方法是以化学品危险的表现方式和方便事故防范为标准，以生产安全为管理目的，既注重安全控制，包括社会控制、社会治安、消防方面，又保障人体健康和生态环境安全。

政府管理部门的职责

中国化学品管理按照分类都有相应的管理法规和标准，分属不同的部门进行管理。国家管理化学品的主要部门及其职责分别是：国家石油和化学工业局负责石油和化学工业生产管理，卫生部负责职业卫生、环境卫生、食品及日用化学品卫生管理，国家药品监督管理局负责药品管理，农业部负责农药、兽药和肥料管理，交通部负责公路和船舶运输管理，铁道部负责铁路运输管理，民航总局负责航空运输管理，公安部负责消防、爆炸和剧毒物品治安管理，国家经济贸易委员会负责工业安全与职业安全管理，对外贸易经济合作部负责进出口贸易管理，国家国内贸易局负责国内化学品经营管理，国家海关总署负责进出口出入境管理，国家环保总局负责化学品和有害废物的环境管理，国家质量技术监督局负责产品质量管理、危险化学品的管理。此外，各有关部委根据国家法律法规在自己的职能范围内对化学品的生产使用、经营、运输、进出口进行分工管理。

进入21世纪，随着国务院机构改革，国家管理化学品的主要部门及其职责有所调整和加强。

---

① 史志诚. 生态毒理学概论. 北京：高等教育出版社，2005：193-199.

2

控制危险化学品与化学农药国际公约

2.1 规范危险化学品和化学农药国际贸易的《鹿特丹公约》

《鹿特丹公约》(The Rotterdam Convention)的全称是《关于在国际贸易中对某些危险化学品和农药采用事先知情同意程序的鹿特丹公约》(Convention on International Prior Informed Consent Procedure for Certain Trade Hazardous Chemicals and Pesticides in International Trade Rotterdam),简称《PIC 公约》。

缔约经过

20 世纪 60 年代以来,随着化学品生产和贸易的大幅增长,各国政府和公众对危险化学品和农药可能造成的各种危害日益关注。发展中国家由于缺乏相应的基础设施和管理体系来监督这些化学品的进口和使用情况,因此受到损害。

1992 年,里约环境和发展大会通过了《21 世纪议程》,呼吁在 2000 年前通过关于采用事先知情同意程序的具有法律约束力的文书。为此,联合国粮食及农业组织理事会和环境规划署理事会分别于 1994 年和 1995 年授权其执行首长发起谈判。经过五届政府间谈判委员会会议的磋商,最终于 1998 年确定了《鹿特丹公约》的案文。1998 年 9 月 10 日,在荷兰鹿特丹举行的全权代表会议上,该公约文本获得通过。公约于 2004 年 2 月 24 日生效。到 2005 年 9 月,《鹿特丹公约》有 100 个缔约方[①]。

主要内容

《鹿特丹公约》由 30 条正文和 5 个附件组成。正文主要规定了指定的国家主管部门的责任、禁用或严格限用化学品的程序、极为危险的农药制剂的程序、附件三所列化学品进出口的相关义务、将化学品列入附件三以及从附件三中删除的程序、出口通知、向发展中国家提供技术援助等。附件的主要内容有:缔约方提交最后管制行动通知书的资料要求,将禁止或严格限制化学品和极为危险的农药制剂列入事先知情同意程序的标准、适用事先知情同意程序的化学品清单。

鉴于国际市场上的化学品贸易品种大约有 70000 种,每年新增大约 15000 种,许多发达国家已经禁止使用的化学品仍然在发展中国家销售和使用。为此,《鹿特丹公约》明确规定,进行危险化学品和化学农药国际贸易各方必须进行信息交换。进口国有权获得其他国家禁用或严格限用的化学品的有关资料,从而决定是否同意、限制或禁止某一化学品将来进口到本

---

① 中国于 1999 年 8 月 24 日签署了《鹿特丹公约》,2004 年 12 月 29 日十届全国人大常委会第十三次会议正式批准了《鹿特丹公约》,公约于 2005 年 6 月 20 日对中国生效。

国,并将这一决定通知出口国。出口国将把进口国的决定通知本国出口部门并做出安排,确保本国出口部门货物的国际运输不在违反进口国决定的情况下进行。进口国的决定应适用于所有出口国。出口方需要通报进口方及其他成员其国内禁止或严格限制使用化学品的规定。发展中国家或转型国家需要通告其在处理严重危险化学品时面临的问题。计划出口在其领土上被禁止或严格限制使用的化学品的一方,在装运前需要通知进口方。出口方如出于特殊需要而出口危险化学品,应保证将最新的有关所出口化学品安全的数据发送给进口方。各方均应按照公约规定,对"事先知情同意(Piror Informed Consent,PIC)"中涵盖的化学品和在其领土上被禁止或严格限制使用的化学品加注明确的标签信息。

《鹿特丹公约》中涉及的化学品名单共41种：艾氏剂、乐杀螨、敌菌丹、氯丹、杀虫脒、乙酯杀螨醇、滴滴涕、狄氏剂、地乐粉和达诺杀、二硝基-邻-甲酚类及其盐类、1,2-二氯乙烷、二氯化乙烯、环氧乙烷、氟乙酰胺、六六六、七氯、六氯苯、林丹、汞制剂、五氯苯酚、2,4,5-涕、杀毒芬、八氯莰烯、含有苯菌灵、虫螨威和福双美的可粉化的粉剂制剂、甲胺磷、甲基对硫磷、久效磷、对硫磷、磷铵、石棉、青石棉、阳起石、闪石、铁石棉、透闪石、多溴联苯、多氯联苯、三磷酸盐、三(2,3-二溴丙基)磷酸酯。

在2004年9月,根据对于包括农药和严重危险农药制剂在内的总共41种化学品的临时事先知情同意程序期间所完成的工作,缔约方大会又增加了14种化学品,并于2006年2月举行的化学品审查委员会第二次会议上对9种新的候选化学品进行审查。

公约还就不遵守情事、争端的解决、公约的修正、附件的通过和修正、表决权、签署、加入和退出等方面做出了规定。

此外,缔约各方还开展技术援助和其他合作,以促进相关国家加强执行该公约的能力和基础设施建设。公约还规定了秘书处的职责。

重大意义

《鹿特丹公约》是根据联合国《经修正的关于化学品国际贸易资料交流的伦敦准则》和《农药的销售与使用国际行为守则》以及《国际化学品贸易道德守则》中规定的原则制定的,其宗旨是保护包括消费者和工人健康在内的人类健康和环境免受国际贸易中某些危险化学品和农药的潜在有害影响。

《鹿特丹公约》的目的是促进各缔约方之间在某些危险化学品的国际贸易中共同负责和合作努力,以便通过促进关于这些化学品特点的信息交流,为国家关于其输入和输出的决策过程做准备,并向缔约方通报这些决定,保护人类健康和环境避免受到潜在损害,有助于这些化学品的环境无害使用。

公约使世界能够监测和控制某些危险化学品的贸易。特别是通过事先知情同意程序,使输入国能够就他们希望收到其中哪些化学品做出知情决定,拒绝他们不能安全管理的那些化学品。

《鹿特丹公约》的核心是要求各缔约方对某些极危险的化学品和农药的进出口实行一套决策程序,即事先知情同意(PIC)程序。

常设机构

公约设立缔约方大会和秘书处。由缔约方大会在其第一次会议上设立一个附属机构——化学品审查委员会，其成员由缔约方大会任命。缔约方大会应确定该委员会的职责范围、组织和运作方式。而委员会则应尽一切努力以协商一致方式提出建议。

2.2 《国际农药供销和使用行为守则》

缔约状况与主要内容

《国际农药供销和使用行为守则》（简称《守则》）于1985年首次通过，是支持加强粮食安全的同时保护人体健康和环境的一份自愿性的行为守则。1989年做了修改，将有关事先知情同意程序的条款包括在内。2002年又通过了全面修订的版本，反映了国际政策框架的变化和持续存在的某些农药管理问题。2003年11月6日，联合国粮食及农业组织公布了新修订的《国际农药供销与使用行为守则》，作为全球接受的综合农药管理标准，以期大幅度降低农药对人类健康与环境的危害，支持持续农业发展。

新修订的《守则》加大了对农药供销及其使用管制的力度，提倡同时采用综合防治病虫害与自然防治病虫害两种方式，强调政府、化工和食品工业、农药销售商、农药使用者，以及相关公益团体和国际组织的责任，加强了各个政府和非政府实体，特别是在国家、区域和国际各级参与农业、公共卫生、环境、商业和贸易的各种实体之间的合作和信息交流。《守则》还得到农药业界、社会团体和非政府组织的正式承诺和支持。

重大意义

当今世界各国，特别是许多发展中国家供销和使用各种农药以及剧毒化合物的做法不够规范，给人类健康和环境造成了危害。据世界卫生组织的统计，全球80%的农药是在发展中国家使用；目前每年有2500万起农药中毒事件，主要发生在发展中国家。此外，长期不规范使用农药的做法也给一些地区的人带来不少慢性病，如癌症、生育以及神经等方面的疾病。农药将继续在农业生产中发挥重要作用，因此，未来最紧迫的是要严格执行联合国粮食及农业组织的新《守则》。

3

有毒危险化学物质的相关管理制度

3.1 《国际氰化物管理规范》

《国际氰化物管理规范》

《国际氰化物管理规范》（以下简称《规范》）的制定目标是防止危险、事件、事故，或使在氰化工艺（从矿物提取黄金）的任何特定场所的员工和（或）公众免于人身伤害。《规范》无意也不抵触或以其他方式变更任何国家/地区、省级或地方政府的法令、法律、法规、条例的要求。

制定《规范》的初衷是用于采掘黄金的业务单元，它反映了氰化物①的生产、运输、存储和使用，以及氰化物设施的退役。它还包括财务保证、事故防范、应急、培训、公开报告、利益相关方参与以及验证程序的相关要求。氰化物厂商和运输商应符合相应"验证协议"所指出的《规范》适用部分。它未反映采掘黄金的业务单元可能存在的所有安全或环境活动，例如尾液坝的设施与建造，或采掘业务单元的长期关闭与重新开业。

《规范》包括实施范围、原则与实践标准、"氰化物生产验证协议"与"氰化物运输验证协议"、处理与存储、实施监测计划、退役实践标准（为保护人体健康、野生动物和家畜而对氰化物设施计划和实施有效退役的程序）、工人安全实践标准、应急实践标准、应急计划（包括各种监测要素和补救措施）、验证与认证程序、审核员标准以及信息可用性等。

此外，在互联网上设立有网站（网址：www.cyanidecode.org）。此网站旨在促进对氰化物管理所涉问题的理解，并提供加强交流的论坛，供与这些问题有利益关系的各利益相关方群体内部及其之间使用。

国际氰化物管理协会

国际氰化物管理协会是在联合国环境规划署和国际金属与环境理事会（现为国际采矿与金属委员会）的指导下，由黄金行业与其他利益相关方指导委员会发展起来的组织。它是一个非营利性组织，总部设在华盛顿。

协会的董事会包括黄金采掘行业的代表和来自其他多个利益相关方组成的群体的参与者。协会旨在为使用氰化物的金矿、氰化物厂家和运输公司制定本行业的《国际氰化物管理规范》，并致力于强化氰化物的安全管理。它是对全球有关公司遵守各自所在行政区的相关法律、法规之外的补充。

---

① 《规范》中所指的"氰化物"一词通常指氰离子、氰化氢以及氰化物与各种金属形成的固体和溶液形式的盐和复合体。

协会的主要责任是：提倡采用并符合《规范》，以及监督《规范》在全球黄金采掘行业内的有效性；与政府、非政府组织、金融界等一起鼓励广泛采用和支持《规范》；找出《规范》实施过程中可能存在的技术或问题或缺陷，以及确定修改和更新《规范》的时间和方式。

全球规模较大的金矿和氰化物厂家大多已加入该组织。2008年7月16日，协会接受了中国安徽省安庆市曙光化工股份有限公司[①]的申请，该公司自当日起成为《规范》的签署人，也是中国第一家签署该《规范》的企业[②]。

3.2 欧盟《危险化学品进出口管理法规》

法规目标

欧盟《危险化学品进出口管理法规》的目标是：

第一，实施《鹿特丹公约》；

第二，促进各成员国在危险化学品的国际贸易中分担责任和开展合作，以保护人类健康与环境免受潜在危害；

第三，利于人类的环境要求。

该法规将于欧盟官方杂志出版之日生效。该法规具有法律约束力并直接适用于各成员国。

主要内容

欧盟《危险化学品进出口管理法规》共26章，包括6个附件。

该法规适用于：

第一，《鹿特丹公约》事先知情同意程序下的危险化学品；

第二，欧共体或某一成员国禁止或严格限制的化学品；

第三，分类、包装和标签所涉范围下的所有出口化学品。

该法规不适用于麻醉品和精神药物；放射性物质和材料；废物；化学武器；食品和食品添加剂；动物饲料；遗传改性有机体、药品和兽药；用于分析测试研究目的，不超过10千克的无害健康和环境的化学品。

该法规要求各成员国在本法规生效后三个月内应告知委员会所指定的国家主管部门与行使本法规所规定的行政职能。

欧共体对公约的参与应是委员会的责任，成员国应在技术援助、信息交流和争端解决以及附属机构和选举等方面加以参与。

该法规规定的出口通知范围内的化学品、符合PIC通知的化学品和PIC程序下

---

① 安徽省安庆市曙光化工股份有限公司是中国最大的氰化物生产企业，其高纯度固体氰化钠和氰化钾产品已出口到全球17个国家。在已通过ISO9001质量体系、ISO14001环境体系、GB/T28001职业健康安全体系认证的基础上，为加快企业国际化步伐，该公司决定加入国际氰化物管理协会，施行其对氰化物厂家在生产、运输、存储、人员安全、培训、应急等方面做出的更严格、更详细的规定，使企业各环节管理标准进一步与国际接轨，在增强企业竞争力的同时，更好地履行社会责任。

② 杨益恒，黎德荣. 曙光签署《国际氰化物管理规范》. www.ccin.com.cn，2008-07-24.

涉及的化学品被分别列于附件一中。

成员国应确定罚则以应对违犯该法规规定的行为，并采用所有必要措施以确保这些规定的正确实施。罚则应是有效的、相配的和劝阻的。成员国应在该法规实施后不迟于 12 个月将这些措施通知委员会，如有任何修改也应在其实施后尽快通知委员会。

附件一包括出口通知范围的化学品、符合 PIC 通知的化学品、适用事先知情同意程序的化学品；附件二是发给公约秘书处的禁止或严格限制化学品的通知需要提供的内容；附件三是出口通知需要提供的内容；附件四为各成员国指定主管部门向委员会提供的信息；附件五是禁止出口的化学品及其制剂，包括含汞的化妆品、肥皂及持久性有机污染物等公约附件 A 和附件 B 中的化学品；附件六是需要过境转移资料的公约缔约方清单。

欧洲化学品管理局

欧洲化学品管理局（ECHA）是欧盟《危险化学品进出口管理法规》的执行机构。从 2014 年 3 月 1 日开始，欧盟有关有害化学品进出口管理的新法规事前知情同意法规修订版开始生效。同时，欧洲化学品管理局将从欧盟委员会联合研究中心接管管理和技术工作。[①]

3.3 欧盟《关于化学品注册、评估、许可和限制法案》

欧盟《关于化学品注册、评估、许可和限制法案》（Registration, Evaluation, Authorization and Restriction of Chemicals, REACH），亦称为《欧盟 REACH 法规》，是一个涵盖化学品生产、贸易和使用安全的综合性法规。该法规经过长达六年的讨论，于 2007 年 6 月正式生效。它取代了原先的《危险物质分类、包装和标签指令》等 40 多项有关化学品的指令和法规。

主要内容

《欧盟 REACH 法规》对欧盟市场上和进入欧盟市场的所有化学品强制要求注册、评估和许可并实施安全监控。REACH 将欧盟市场上约 3 万种化工产品和其下游的纺织、轻工、制药等 500 多万种制成品全部纳入注册、评估、许可 3 个管理监控系统。欧盟自己生产的、用于出口的和从国外进口的所有化工及其下游制品都必须进行注册并被许可后，才能在欧盟市场流通。

注册：年产量或进口量超过 1 吨的所有化学物质需要注册，年产量或进口量 10 吨以上的化学物质还应提交化学安全报告。

评估：包括档案评估和物质评估。档案评估是核查企业提交注册卷宗的完整性和一致性。物质评估是指确认化学物质危害人体健康与环境的风险性。

许可：对具有一定危险特性并引起人们高度重视的化学物质的生产和进口进行授权，包括致癌性、诱变性和生物毒性物

---

① 傅心怡. 欧洲执行危险化学品进出口新法规. 中国国门时报，2014-03-11.

质、持久性、生物富积和毒性化学物质，高持久性、高度生物富积化学物质等。

限制：如果认为某种物质或其配置品、制品的制造、投放市场或使用导致对人类健康和环境的风险不能被充分控制，将限制其在欧盟境内生产或进口。

主要目的

《欧盟 REACH 法规》在于维护欧盟境内居民的健康安全，乃至保护人类健康和环境；保持和提高欧盟化学工业的竞争力；增加化学品信息的透明度；减少脊椎动物试验；与欧盟在 WTO 框架下的国际义务相一致。

特别是 REACH 法规将促进化学工业的革新，使其生产更安全的产品，刺激竞争和增长。与现行复杂的法规体系不同，REACH 将在欧盟范围内创建一个统一的化学品管理体系，使企业能够遵循同一原则生产新的化学品及其产品。

主要影响

由于《欧盟 REACH 法规》程序复杂、涉及面广，将涉及欧盟市场上约 3 万种化工产品，其将成为一种比反倾销等措施更为严格的贸易壁垒。

3.4 《全球化学品统一分类和标签制度》

《全球化学品统一分类和标签制度》（Globally Harmonized System of Classification and Labelling of Chemicals，GHS），亦称为《化学品分类和标签全球协调制度》，是由联合国创建的国际商定的系统。2003 年公布，2005 年修订。

制定目的

通过提供一种国际综合性的危险公示制度，加大对人类健康和环境的保护，为尚未制定制度的那些国家提供一个公认的框架，减少试验和评价化学品的必要性，促进其危险度已在国际上得到恰当评估和认定的化学品的国际贸易。

主要内容

GHS 的主要内容包括：

第一，按其健康、环境和物理危害对物质和混合物进行分类的统一标准；

第二，统一危害公示要素，包括标签和安全数据单的要求。

该制度于 2008 年全面运转。

适用对象

消费者（Consumers）、职业工人（Workers）、运输工人（Transport Workers）和应急救援人员（Emergency Responders）。

危害分类

物理性危害

由联合国危险物品运输专家委员会制定。危险物品包括：炸药、可燃气体、易燃气雾剂、氧化性气体、易燃液体、易燃固体、自反应物质（热不稳定的液体或固体，不包括爆炸物）、发火液体、发火固体、自热物质、氧化性液体、氧化性固体、有机过氧化物、对金属有腐蚀性的物质或混合物等。

健康危害

由经济合作与发展组织（OECD）制定。健康危害包括：急性毒性、皮肤腐蚀、皮肤刺激、严重眼损伤、眼刺激、呼吸道过敏、皮肤过敏、生殖细胞突变性、致癌作用、生殖毒性、特定目标器官毒性和呼吸系统危害等。

环境危害

由经济合作与发展组织（OECD）制定。包括：急性水生毒性、慢性水生毒性。

GHS 标签

鉴于全球没有统一的关于危险物品标签的规定，GHS 标签按照全球化学品统一分类将每种危险物品的危险象形图、信号词和危险说明设计在一个"菱形"图案的标签上，这样有利于在储存运输、贸易过程中的识别。

图 17 部分 GHS 标签（1. 表示危险物品对人体呼吸系统具有影响或有致癌性；2. 表示危险物品具有某种毒性；3. 表示危险物品对水生态环境具有影响）

3.5 日本《化学物质审查法》

立法背景

第二次世界大战之后，日本经济发展迅速，特别是石油化工等重工业的迅猛发展，排放了大量有毒有害化学物质，引发了严重的环境污染问题。20 世纪 50 年代"公害"事件的发生，迫使日本政府加强了对有毒有害化学物质排放方面的管制。1968 年，日本发生了多氯联苯[①]污染事件。当时，日本北九州市一个生产米糠油的工厂在生产过程中将危害性不明的多氯联苯混入了米糠油中，导致食用者中毒。多氯联苯污染事件的发生，使得日本政府对在人体内长期累积致害的化学物质产生了警惕，并开始致力于对相同性质的化学物质进行管制。为了应对这种风险，日本化学物质的风险管理模式和自主管理模式应运而生。

主要内容

1973 年，日本通过《化学物质审查法》（简称《化审法》），要求对所有新化学物质在制造或进口时实行事前审查制度，如果新化学物质未经过安全性确认，就禁止在日本国内制造或进口。经过审查，如果发现该化学物质与多氯联苯一样具有难分解性、累积性（在生物体内累积）和慢性毒性（长期持续、微量摄取会损害人体健康），则会被指定为"特定化学物质"，对制造和进口采取许可制，严格限制用途并要求使用者提出申报。

《化审法》最初是为了应对多氯联苯

---

① 多氯联苯，是一种具有慢性毒性的化学物质，与以往的污染方式不同，它是作为一种正常的产品在使用过程中进入人类的食物链的，在人体内长期累积并最终危害人体健康。

及与其类似物质危害人体健康的问题，所以审查判断的标准是难分解性、累积性和慢性毒性，此三要件齐全者被指定为"特定化学物质"予以管制。但在实践中发现有一些有难分解性和慢性毒性，却不具有累积性的化学物质也会对人体造成损害，如三氯乙烯等。同时，有害性也不仅仅局限于对人体健康的损害，从生态平衡和物质循环的角度来看，对于生态环境和动植物的损害也应考虑在内。于是《化审法》在2009年修订后，将难分解、慢性毒性、无累积性的化学物质和有可能危害动植物生息或生育的化学物质都纳入化学物质管理范围，并将它们一起称为"第二种特定化学物质"。

《化审法》在制定之初，仅针对新化学物质（新制造或进口的化学物质）在上市之前进行事前审查，而既存化学物质（《化审法》制定前就已经流通的化学物质）则没有被纳入化学物质审查制度的对象。只是在《化审法》通过之时，日本众议院、参议院的工商委员会附带决议指出：国家应该对既存化学物质的安全性进行总抽查，基于其实际制造、进口量等调查结果，每隔三年由国家选定抽查物质。但实际上，抽查工作一直拖延没有进行。2009年《化审法》修订后，将现有化学物质完全纳入化学物质审查的对象中，即所有的化学物质只要制造或进口数量在一定数量以上，就赋予制造者或进口者申报年度制造或进口的数量以及相关政令规定事项的义务。审查对象范围的扩展，无疑有助于人们掌握化学物质对环境的危害风险。

2003年修订的《化审法》规定了三种化学物质：一是在既存化学物质中具有难分解、高累积性却对人体健康或位于食物链高端的动物的慢性毒性不明显的化学物质；二是具有难分解性却没有高累积性，但怀疑可能对人体健康产生慢性毒性的化学物质；三是具有难分解性却没有高累积性，但对动植物的生活或者生育有可能产生有害影响的化学物质。这些化学物质被审查之后，有害性可能并不确定，但如果主管大臣认为它们有可能产生环境污染，就可以指示制造、进口者进入下一个阶段，对化学物质进行有害性调查并报告结果，根据结果再对该物质采取进一步的管制措施。调查的费用在相关事业者之间按一定比例进行分担。

2009年修订《化审法》时，又引进了"优先评价化学物质"这一概念，即根据申报的化学物质数量以及有害性信息等，发现有可能在环境中存在相当程度的残留，并有可能危害人体健康或动植物生活或生育，有必要优先进行安全性评价的化学物质。如有足够理由怀疑"优先评价化学物质"会造成环境污染且对人体健康或动植物具有危害，主管大臣就可以指示制造、进口或使用者进行第二次风险评估，提交有毒性调查报告。

社会评价

《化审法》制定之初，有害性管理特征比较明显，但经过多次修改，其风险管理的特征也越来越突显。业界认为，1973年日本制定的《化审法》是世界上第一个对化学物质引入事前审查制度的法律，具有划时代的意义。《化审法》也成为从有害性管理到风险管理的典范。

3.6 美国《危险艺术材料标签法》

《危险艺术材料标签法》(Labelling of Hazardous Art Materials Act，LHAMA)，亦称为《艺术材料毒性标识法案》，是一项对输美艺术材料影响很大的重要法令。于1999年生效。

为执行《危险艺术材料标签法》，美国消费产品安全委员会（Consumer Product Safety Committee，CPSC）于1992年10月9日签发法例，将ASTM D-4236[①]核定为LHAMA测试的强制执行标准。根据美国消费产品安全委员会（CPSC）法规16 CFR 1500.14B8的规定，艺术材料应按照ASTM D-4236标准进行LHAMA认证。

法令规定，从事此项认证需要由经美国毒理学家协会（ABT）认可的毒理学家进行。

LHAMA规定，凡是在美国市场销售的艺术材料都必须按照该法案的要求进行慢性毒性的评估，这些艺术材料中包括蜡笔、铅笔、粉笔、墨水、胶水、颜料、画布等常见的文具用品。艺术材料的生产商或再包装销售商应向相关毒理专家提供艺术材料的成分配方，以便于分析其是否会产生慢性的对健康不利的成分。

在被ABT认可的毒理学家对艺术材料进行评估之后，如果该产品具有潜在的能引起不利健康的慢性毒害，LHAMA规定其必须做出以下的标识：

第一，有一个警告词；

第二，潜在危险的表述；

第三，慢性危险成分名称；

第四，安全处理说明；

第五，过敏成分名称；

第六，健康信息资料的获取途径；

第七，如果必要，补充文件内应加上更详细的技术数据。

即使艺术材料不带有慢性毒害，也要在包装及产品上印上"conform to ASTM D-4236"（符合ASTM D-4236）的标识，使消费者清楚他购买的产品是符合要求的。

[①] ASTM 即 American Society for Testing and Materials，美国材料实验学会。D-4236是针对文化用品的质量认证。

4

农药管理的法律法规

4.1 美国农药管理的法律法规

美国的农药立法

美国的农药立法旨在通过严格的法律来保障、规范农药的生产和使用。美国的农药立法分联邦和州政府两个层次。1906年,美国国会通过了第一部有关农药的法律,该法规定任何食品、医药、化妆品不能含有农药。1910年、1938年又相继出台了联邦杀虫剂法和补充法,其宗旨是防止卖假劣农药,保护农业生产。1947年通过的《联邦杀虫剂、杀真菌剂、杀鼠剂法》首次提出农药要进行登记,规定了农药登记和标签的内容,这是一部十分重要的非常有影响的农药法规。1954年、1958年相继通过三个补充规定,对农药在农业初级产品中的允许残留量做了明确限制。1972年通过了《联邦环境农药控制法》,该法第一次将农药分为两类,即通用类和限制类,并实施农药使用许可证制度。通用类农药毒性低,对人畜环境较安全,任何商店都可买卖,使用者不需办理使用许可证。限制类农药毒性比较强,像有机磷农药等使用不当会造成环境污染、人畜中毒,因而使用者必须办理农药使用许可证。1973年,全国禁止使用滴滴涕,并通过《濒危物种保护法》。①

回顾美国农药管理的立法历程,可分为四个阶段。第一阶段(1910—1946):美国政府于1910年制定了美国联邦杀虫剂管理法,由美国农业部主管。第二阶段(1947—1969):1947年颁布美国《联邦杀虫剂、杀真菌剂和灭鼠剂法》(Federal Insecticide, Fungicide, and Rodenticide Act, FIFRA),对农药开始实行登记制度,亦由农业部管理。第三阶段(1970—1974):1970年,美国环保局成立,以前散于各部的农药管理权统一归于环保局的农药管理处。1972年颁布了《联邦环境农药管理法》(Fedral Environmental Pollution Control Act, FEPCA),此法对FIFRA做了较大修改。农药管理的重点从农药质量、药效及标签的管理转向农药对人类和环境的影响方面。申请登记的农药要求提供更为严格的试验资料。第四阶段(1975年至今):FEPCA颁布后,对农药登记的资料要求过于严格,致使众多农药厂难以达标,一度影响了农药工业的发展,制约了美国农业的进步。因此,1975年在FIFRA的基础上修改颁布了FIFRA的修正法。此法规科学、严谨,为现代美国最大限度地科学控制农药残留、保护健康及环境提供了有效的途径。②

---

① 田晨. 美国的农药管理体系. 新安全,2002,2.
② 钱军. 美国农药管理处及美国农药管理法. 河南农业,1998,7.

随着食品安全工作越来越受到人们的重视，1996年对1906年、1972年的农药法进行了重新修订。通过《食品质量保护法》，对农药的使用进一步做了更严格的规定，要求儿童食品不含任何化学农药残留。

农药使用与管理

农药在现代农业生产中扮演了一个重要的角色。美国每年逾20亿美元的虫害损失更加重了农药在美国农业生产中的地位，但是，农药的不正当使用却对人类健康构成威胁，加剧了环境恶化。公众强烈的呼声与需要导致了20世纪70年代美国环境保护局（EPA）对农药管理与应用更为严格的政策的出台。美国环保局所属的农药管理处与另外两个联邦机构——食品药品监督管理局和农业部共同承担着规范农药生产与使用的责任。

1970年，美国成立农药管理处，作为美国《联邦杀虫剂、杀真菌剂和杀鼠剂法》（FIFRA），即美国农药管理法的执法单位。管理处内设环境归趋和影响科、健康影响科、生物与经济分析科、登记科、特别评审和重新登记科等八个部门，负责农药的全面评审、登记、重新登记、特别评审、制定农作物及动物饲料中允许残留量等工作。

在农药立法的基础上，政府主管部门对农药的生产、经营、使用等实行严格管理，制定相应措施，尤其是非常注重农药的安全使用。在管理上，美国有关职能部门明确分工，各司其职。联邦环境保护局（EPA）负责全国农药执法工作，主要职责一是农药登记，二是对化学农药公司进行控制。食品药品监督管理局（FDA）负责农药残留工作。农业部合作推广局负责全国农药推广和技术培训。州政府农业部是州里农药执法单位，负责全州农药使用监督管理、农药使用许可证发放、食品质量安全性监督等。环境保护局的派出机构负责保证公众健康和保护环境，使其免受杀虫剂的影响，负责提供更安全的方法对害虫进行管理。如果食品或饲料中含有未经FDA许可的食品添加剂或药物残留，或者含有没有EPA标准的杀虫剂残留或残留量超过规定标准的，一律不准上市。各州专门有农药应用管理巡视员，经常巡回检查，一旦发现违法，轻则批评教育，重则给予很重的处罚。

农药使用技术的教育和培训由州立大学农学院推广部完成，推广部内设有农药教育组，负责本县农药使用人员的培训和教育。同时，还对中小学生进行农药安全知识教育。

4.2 中国农药管理的法规

中国的农药立法

为了加强对农药生产、经营和使用的监督管理，保证农药质量，保护农业、林业生产和生态环境，维护人畜安全，由农业部、卫生部于1982年发布《农药安全使用规定》。该规定对农药分类，农药使用范围，农药购买、运输和保管，农药使用中的注意事项，施药人员的选择及个人防护等进行了规定。

1997年,国务院颁布实施《农药管理条例》,强化了对用于预防、消灭或者控制危害农业、林业的病、虫、草和其他有害生物以及有目的地调节植物、昆虫生长的化学合成或者来源于生物、其他天然物质的一种物质或者几种物质的混合物及其制剂的管理。

1999年,农业部发布的《农药管理条例实施办法》规定了农业部门对农药试验、登记、经营、使用和登记后的监督管理,实现了农药管理从注重药效和质量到安全和质量并重的转变。

2001年,中国政府根据世界贸易组织(WTO)规则,对《农药管理条例》进行了修订,与之相配套的《农药登记资料规定》于2001年、2008年也先后进行了修订。此外,相继发布了《农药生产管理办法》等15项与农药相关的法规性文件。

农药管理

加强国际交流

中国在开展农药管理工作中,十分重视与联合国粮农组织(FAO)、联合国环境规划署(UNEP)、世界卫生组织(WHO)等国际组织和各国农药管理机构的联系,注重学习和借鉴国外先进经验,加强国际交流和合作。积极参加《关于在国际贸易中对某些危险化学品和农药采用事先知情同意程序的鹿特丹公约》(PIC公约)、《持久性有机污染物的斯德哥尔摩公约》(POPs公约)等相关国际公约的谈判并履行有关义务,认真贯彻实施联合国粮农组织《国际农药供销和使用行为守则》等国际准则,完成联合国粮农组织赋予的相关任务。

完善农药技术标准

中国农药技术规范是以国家标准、行业标准和企业标准相结合的三级标准体系,其中大部分已达到联合国粮农组织(FAO)和世界卫生组织(WHO)标准,部分高于FAO和WHO标准。这些标准包括产品质量、安全使用、评价准则、试验方法、农药包装、农药命名在内的六大类国家标准和行业标准共841项(其中国家标准337项、行业标准504项),产品质量标准294项,安全标准107项,企业标准18000多项。

建立重新注册程序

按照《国际农药供销与使用行为守则》建立重新注册程序要求,从2002年开始,中国政府分批对使用10年以上的379个农药品种进行了重新评估。通过对产品定期的重新评估,确保管理部门掌控产品性能因抗性产生改变及随着生态环境改变而出现的风险,动态地跟踪农药在整个生命周期的变化,并及时采取有效的防范措施。

建立中国GLP(良好实验室操作规范)农药实验室

2003年,农业部发布《农药毒理学安全性评价良好实验室规范》(NY/T 718—2003)。2006年,农业部发布《农药良好实验室考核管理办法》(农业部公告第739号),与该办法同时发布的《农药良好实验室考核指南》,基本与欧洲经济合作与发展组织准则相一致。2008年10月,农业部开展了第一批GLP实验室考核。农药登记毒理学试验单位必须经农业部考核通过,取得资质证书后,承担相应的农药毒理学试验。

发布农药登记毒理学试验方法

1995年8月,发布《农药登记毒理学试验方法》(GB 15670—1995),包括急性、亚慢性、慢性、致畸、致突变、毒代动力学等19项试验方法。该标准为试验单位开展农药登记毒理学试验工作提供了统一的原则和方法，规范了农药登记毒理学试验。为提高试验报告和申报资料的科学性、客观性和可比性，2006年7月对该标准进行了修订，原则上接受了已经比较成熟的、被多数国家和组织认可的经济合作与发展组织和美国环保局的方法，建立了中国农药毒理学GLP体系。

开展毒理学数据评价

中国农药登记毒理学评价是一个综合评价的过程。首先根据农药急性毒性数据将农药分为剧毒、高毒、中等毒、低毒、微毒等毒性级别。对急性毒性较高的农药规定有相应的管理措施，高毒剧毒农药不得用于蔬菜、瓜果、茶叶和中草药材。其次，通过对亚慢性、慢性等毒理学数据的评审，为制定残留限量标准提供依据。

4.3 丹麦的农药作用计划

丹麦曾经制定过两个农药作用计划。

第一个农药作用计划是在1986年制定的，其目标是在1997年之前将农药的使用减少50%（按吨活性成分和处理频率计量）。该计划由于受到农场主的反对，农药活性成分重量虽然减少了47%，但处理频率仅减少了8%。政府也检查了所有的农药注册，结果发现在使用的213种化学药品中只有78种是经过批准的。①

在1996年，政府引入农药税，该税率定为农药价格的54%、除草剂与杀菌剂价格的33%。该税的营业收入用于研究农药的影响（25%）与减少农场主的土地税。1998年，尽管增加了农药税，但农药的价格仅比1997年增加了4%，受最大增税支配的杀虫剂价格甚至下跌了6%，农药税并未对农药的价格产生较大的影响。由于农作物价格的下降，与玉米价格相比，农药的相对价格增加了50%~60%，这样，市场情况的变化对农药的使用可能比税本身有更大的影响。

第二个农药作用计划于2000年宣布，其目标为：

第一，按处理的英亩数，处理频率指数应尽可能低；

第二，保护某些区域，包括一个沿着标记的面积为100平方米以上的水道与湖的缓冲区；

第三，增加有机生产的英亩数；

第四，修订农药的批准计划；

第五，给农场主提出如何减少农药消耗量的建议；

第六，建立示范农场与信息团体；

第七，提高决策支持和疾病与虫害警报系统的利用；

第八，引入农药在不同农作物上使用的目标，作为农场水平的一个控制手段；

第九，利用拨作别用的部分（即从生产土地中拿出土地），并提高和改善农药污染的研究计划。

第二个农药作用计划成功的一个重要原因是农场主和农药组织都参与了计划的拟定。

---

① 李鹏. 丹麦将化肥农药的使用量写入法律. 金羊网. 2013-08-17.

5 有毒危险化学品与农药安全性评价

5.1 有毒危险化学品的安全性评价

判断化学品进入环境中并与生物体接触后，是否对人类产生毒理学后果、影响生物圈、破坏生态平衡，就需要对其进行安全性评价。安全性评价不仅可以决定化学品能否生产和使用，而且可以为筛选新药与添加剂提供安全评价资料，提示化学结构与毒性关系的资料，以权衡利弊，作为取舍的依据。

安全评价的主要内容

毒性实验

通过急性、亚急性、慢性毒性的动物实验，阐明某一化学物的毒性及其潜在危害。将动物实验结果外推到人，以做出最终评价。

评价动物实验结果应考虑下述各点：

第一，动物与人的种属差异，在生态系统中的数量和结构的不同；

第二，化学物在生物体中的反应可受各种因素影响，如性别、年龄、营养、食物结构、遗传因素等；

第三，某些化学物在急性、亚急性或慢性实验中无明显作用，却可呈现很大的潜在危害，如致癌性，这只能在人群中进行长期观察；

第四，毒性反应为剂量和时间的函数关系，故需正确运用剂量-反应关系；

第五，对于经济价值大、涉及面广的化学物质，有时需定期地进行重新评价。

对急性毒性的评价，可根据一次经口半数致死剂量、经皮半数致死剂量及吸入半数致死剂量进行分级。美国环境保护局制定了按剧毒、高毒、中等毒和低毒四级分类法。急性毒性分级除用半数致死剂量外，还可按相对毒性来判断其危害性。

现场调查

毒理学现场调查是研究环境中化学污染物有害效应的方法之一。化学污染物的毒理学评价，不仅要重视动物实验资料，还应对污染物在环境中迁移、转化、残留和消除的过程，通过现场调查收集资料，应用毒物化学分析的手段，阐明化学物在各种环境介质如空气、水、土壤或农作物中的分布、含量（浓度）和污染范围，提供评价化学物毒性、确定安全接触水平的基本标准。

安全评价的程序

不同目的的安全评价程序设计有所不同。就新产品从研发到进入市场而言，安全评价可分为五个阶段：

第一，毒性初步估计阶段；
第二，急性毒性实验阶段；
第三，新产品中间试验阶段；
第四，新产品正式投产阶段；
第五，化学物推广使用阶段。

每个阶段都要按照研究和制定的各种卫生标准，做相应的毒理学试验和调查，并需得到下列毒性指标：

第一，急性阈剂量和阈浓度，即一次染毒后引起机体某种有害反应的最小剂量或浓度；

第二，慢性阈剂量或阈浓度，即在慢性染毒时引起机体某种最轻有害反应（与对照组比较具有统计差异的反应）的剂量或浓度；

第三，无作用水平，即未出现有害反应的剂量或浓度。

提供人体接触化学物的安全量

对新引入环境中的化学物质，在人体尚未接触之前，唯一的方法只有通过动物的实验研究来鉴定对人可能存在的危害性。因此，在生态环境动物实验研究中，同样面临着一个从动物外推到人的问题。动物外推是指从动物实验中所获得的高剂量效应资料，来预测化学物质对人的低剂量效应，这是解决人在环境中接触的化学物质的安全剂量问题。对一般化学物质的外推，虽然迄今还未解决，但已取得一定的经验。许多情况下，在实验动物身上所做的研究，可能外推出化学物质对人体的毒作用，而且多数化学物质的中毒机制在人体和其他哺乳动物中是相接近的，其中毒表现类似。然而，在实验动物品种间、品系间、动物与人之间都可能存在质和量的差异。因此，对这种差异的正确理解和认识有利于选择更合适的动物模型外推到人，以便建立更好的外推模式。

由于各类外推法中存在着内在误差，有的专家主张使用安全系数来表达。安全系数（Safety Factor）和外推法密切相关，是用数字表达误差，这是用来保护尚未了解而又无法控制的危害所采取的一种手段。从动物外推时，在传统上总是引入一个换算系数或安全系数，推算出一个对人的"安全"剂量或可接受的危险水平。依据实验动物与人之间存在的生物差异，从已知的剂量-反应关系到未知范围的外推是必需的。但也有的专家认为安全系数的采用在很大程度上是凭经验的、主观的。因此，有些学者在工业毒理学中进行外推时，提出以计算方法确定安全系数。此外，还有的专家提出数学模式外推法。总之，从动物资料外推到人，是毒理学中一个十分重要的问题。虽然人们普遍认为数学外推模式是可行的，但目前仍有争论，值得在生态环境研究中进行探讨。

5.2 农药安全性评价的法规与程序

农药安全性评价的法规

1978年，美国环境保护局（EPA）制定了"农药毒理性试验程序"；1982年，欧洲经济合作与发展组织（OECD）提出了"化学物质毒性试验指导"。

美国、日本及欧洲等许多发达国家规定，在新农药申请注册时，毒理学安全性试验必须由国家管理当局认可的实验部门承担，从事安全性评价的实验室（所）要符合GLP（良好实验室操作规范）的要求，有经管理部门承认的SOP（标准操作规程）。安全性评价试验受法律控制，国家颁布的有关毒性试验的程序纳入国家法规，毒性试验资料和结果由国家管理当局组织的农药评审委员会审查后，农药方有可能被登记注册。

中国卫生部与农业部参照国际农药管理办法和毒性试验规定，于1984年制定了《农药毒性试验方法暂行规定（试行）》；1991年发布了《农药安全性毒理学评价程序》；1995年以国家标准的形式正式发布了《农药登记毒理学试验方法》国家标准（GB15670—1995）；1997年在全国批准了25个单位为农药毒理学试验认可单位，其中沈阳化工研究院安全价评中心等五个单位被认定可以承担《农药安全性毒理学评价程序》中四个阶段全套的毒理学试验单位，同年该中心又被化工部批准为农药安全评价监督检验中心。[1]

中国的农药法规定，国内农药在投产前，国外农药产品在进口之前，必须由设在农业部的政府管理部门审查和登记。登记时要求提供的主要资料就是安全性评价的资料。

欧洲经济合作与发展组织（OECD）对于一个农药投放市场前需提供的有关毒理学的最低资料做了规定。

在进行农药登记时，除提供毒理学资料外，美国、英国、日本等国家还要求提供该农药在土壤、水、农作物和加工后食品中残留量的资料，以及对环境影响的资料，包括残留的归宿和在环境中可能存在的残留，以及对非目标生物作用（如对鸟类、鱼类、螺蛳、家蚕、蚯蚓、蜜蜂的毒性）的资料。

农药安全评价项目与程序

《农药安全性毒理学评价程序》中规定的安全评价项目，按"农药登记要求"所需的相应试验，依次分为四个阶段。

第一阶段：动物急性毒性试验和皮肤、眼刺激试验。急性毒性试验包括经口、经皮和吸入毒性试验，一般以药物使动物致死的剂量为指标，通常求其半数致死剂量，按农药急性毒性分级标准判定毒性级别（表73-5-1）。

第二阶段：蓄积毒性试验和致突变试验。中国在农药毒理学评价中提出20天蓄积性试验法，选择大鼠或小鼠，试验设4个剂量组和一个对照组，每组雌雄各5只；每天染毒一次，连续20天，按各剂量组动物死亡数来判定该农药蓄积性的强弱，以便为慢性毒性试验及其他有关的毒性试验剂量的选择提供参考数据。其遗传危害和潜在致癌作用的可能性的测试方法较多，《农药登记毒理学试验方法》中推荐的有Ames试验、小鼠骨髓嗜多染红细胞微核试验、骨髓细胞染色体畸变试验、小鼠睾丸精母细胞染色体畸变试验、显性

表73-5-1 农药急性毒性分级表

给药途径	剧毒	高毒	中等毒	低毒
大鼠经口半数致死剂量（毫克/千克）	<20	20～200	200～2000	>2000
大鼠经皮半数致死剂量（毫克/千克）4小时	<40	40～400	400～4000	>4000
大鼠吸入半数致死浓度（毫克/立方米）2小时	<100	100～1000	1000～10000	>10000

注：据中国预防医学科学院卫生研究所. 毒理学基础与进展, 1986：181.

---

[1] 宋宏宇，王捷，许吉花. 农药的毒理学安全评价. 农药，2000，4.

致死试验。

第三阶段：包括13周亚慢性毒性试验、迟发性神经毒性试验、两代繁殖试验、致畸试验和代谢试验。亚慢性试验是以不同剂量水平，连续13周喂养的毒性试验；根据症状观察、临床检验、眼及心检查、大体解剖及病理组织学诊断等一系列检查测定毒作用的性质和靶器官；并进一步确定最大作用剂量和最小有作用剂量，以及剂量-效应反系；为慢性和致癌试验的剂量选择提供参考数据，并为农药的安全使用提供依据。致畸试验是用受孕大鼠或兔来鉴定农药是否有毒性、胚胎毒性以及致畸性。如有致畸效应，可以最小致畸量求得致畸指数，表示强度。繁殖试验是为了获得农药对动物亲代或第二生殖与仔代早期发育影响方向的资料。有机磷还应做鸡的迟发性神经毒性试验，并对其神经进行病理学评定。代谢试验主要了解农药在动物体内的吸收、排泄情况，及有无蓄积性，并测定其作用的主要器官。

第四阶段：慢性试验和致癌试验。人类在生产或生活环境中一次性接触化学物的水平一般很低，不易发生中毒；但长期反复接触低剂量的化合物则可产生慢性中毒或诱发肿瘤。慢性毒性试验和致癌试验一般给药期为2年，确定长期接触农药后所产生的危害或对动物的致癌性，并确定最大无作用剂量，为制定每人每日容许摄入量（ADI）和农药最大残留限量（MRLs）或施药现场空气中最高容许浓度（MAC）提供依据。慢性毒性试验和致癌试验还可以预防化合物的慢性中毒和肿瘤的发生，为其诊断、治疗和中毒机制的研究提供一定的指标和毒理学依据，并为制定该化合物的卫生标准提供参考数据。所以慢性试验和致癌试验是农药安全评价程序中最重要的试验，也是最后阶段的试验。

申请农药登记的毒性试验资料

凡是申请正式登记的农药品种，尤其是新投产、产量大、使用面广的，或有可疑潜在性危害的农药，必须提交四个阶段的全套毒性试验资料。进口农药在提交四个阶段的毒性资料的基础上，还必须进行必要的毒理学验证试验。申请临时登记或用于药效试验的农药可先提交第一、二阶段毒性试验资料，对改变剂型或改变含量的农药可先提交第一阶段的毒性试验资料。如将已登记的原药混配成各种剂型时，应提交急性经口联合毒性试验资料，以表明有无协同作用。

6 参与有毒危险化学品管理的社团组织

6.1 美国化学品运输应急中心

美国化学品运输应急中心（Chemical Transportation Emergency Center，CHEMTREC）成立于1971年，由美国化学品制造商协会（Chemical Manufacturers Association，CMA）应化工企业的要求而设立。在化学灾害事故应急救援活动中，美国化学品运输应急中心主要向应急处理人员、运输公司、医疗人员等提供信息、技术、医学等方面的支持。

美国化学品运输应急中心的工作人员包括1名主管、15名应急服务专家、1名训练协调人员和1名高级行政管理助手。应急中心分成4个应急队伍，每队有3名应急服务专家。有3个机动职位便于休假和值班。值班时间为两个白班和两个夜班，4天循环一次。应急服务专家（Emergency Service Specialists）实行12小时轮班，每班2~4人。应急专家经过良好的培训，能够利用各种资源来协助报警人，并提供最准确和最优质的服务。

应急资源

应急事件服务专家

美国化学品运输应急中心拥有自己的化学品安全专家、应急处理专业人员、毒理学专家、医疗和工业卫生专家。这些专业人员通常是专业医疗护理人员、专业或者兼职的消防队员、军火爆炸专家、专业医学应急救援人员、联邦执法专员、美国海岸警卫队队员、国家应急中心支援与海上搜救队成员以及化工领域的专家。他们有着丰富的经验，擅长处理一线问题。经过培训后，他们通过查找"产品安全技术说明书"（Material Safety Data Sheet，MSDS）和其他资源，可以处理大部分的化学或毒理学问题。对于非常复杂或者混合的化学品，即使是在凌晨打电话求援，化工专家也可以提供进一步的支持。

应急响应专家的优势是具备应急响应的技术专长，能够准确、迅速地提取信息。对于紧急事件，能从公众安全的角度考虑并给出建议，具备现场应急的经验，能够控制和稳定报警人的行为，并准确地传达有用的信息。

在线资源

危险化学品数据库存储有超过500万种化学品的产品安全技术说明书，且每季度更新一次，内容包括：化学特性、医学处理、清洗方法和个体防护器材，化学摘要数据库，农药数据库，化工产品目录手册，农药手册，掌上电脑化学应急行动，铁路设备指南和铁路设备登记等。

协同服务网络

针对常见的化学品事故，美国的一些化学品制造商和工业协会联合建立了16个救援互助网络（即CHEMNET）。救援互助网络是美国化学灾害事故应急响应力量之间，通过协商在全美范围内建立的紧急网络。当发生常见化学品事故时，通过救援互助网络，事故现场能够及时获得距离最近的救援力量的支持。在美国化学品运输应急中心注册登记的危险化学品发货单位在处理自己的产品事故时，都可以启动它。另外，那些愿意承担事故处理费用的其他组织，也可以求助于救援互助网络的力量支援。

电话服务

当化学品发生泄漏事故之后，现场人员通过拨打美国化学品运输应急中心的24小时免费应急电话，就能够立即获得化学品安全专家、应急处理专业人员、毒理学专家、医疗和工业卫生专家的信息技术援助。美国化学品运输应急中心主要提供公司有关信息、产品参考资料、产品应急网络和其他一些资源。

1990年，美国运输部颁布了《危险物质通报标准》，要求所有危险物质发货人必须在发货单上标明应急电话号码。1999年，美国化工协会董事会要求美国化学品运输应急中心采用一种成本回收的服务模式。于是，美国化学品运输应急中心开始通过其应急电话，向运输商们提供收费服务，且根据他们每年事故数量增加的程度，逐渐提高收费等级。

化学品制造商协会认识到美国化学品运输应急中心非应急信息服务大大提高了公共服务价值，于1985年建立了非应急电话中心。其关键目标之一是让应急服务家喻户晓，在紧急情况发生之前就可获取危险物品信息。非应急中心自设立以来，接到来自消防服务、执法和医疗专业的电话多于那些为应付涉及化学品的紧急状况而拨打的电话，大大提高了公共服务价值。据统计，打给美国化学品运输应急中心的电话80%以上不涉及化学品紧急状况。

美国化学品运输应急中心可以提供多达161种语言的服务，确保咨询者能够便利地使用母语交流。

接警程序

在美国，公众判断是否为紧急事件的准则如下：

是否已发生泄漏、火灾、爆炸，或化学品、放射性物质的失控反应；认为可能会发生化学品或放射性物质泄漏或失控反应；需要进一步联络运输者或者托运方，告知已有人员伤亡。

当接到应急电话时，接警专家按以下步骤进行处理：

第一，收集事故详细资料，包括：报警人姓名、单位、报警电话、传真、事故位置和周围情况、物质数量名称、发货人、收货人、运货人、容器类型等其他详细资料。

第二，向现场提供基本的信息、指导和指示，立即提供给报警人或现场关于危险化学品的应急响应资料。这些资料可通过以下几种方式获得，如：产品安全技术说明书、生产厂或发货方专家，也可以从其他技术资料库和计算机数据库获得。

第三，将事故的详细情况尽快地传递给货物的托运方或生产方。在适当的情况下，也应当通知货物的运输方。托运方应立即给现场提供详细的技术支持和帮助，必要的情况下应派专家去现场指导。美国化学品运输应急中心也可为受伤人员提供医学帮助。

其他服务

应急响应网络服务

美国化学品运输应急中心与许多化学

品托运方、运输方或响应团队签订了全国性的应急响应网络互助协议，提供有偿服务。

医疗应急服务

美国化学品运输应急中心可提供每周7天、每天24小时的医疗应急服务，为现场提供包扎或患者转移服务，或单独的医疗照顾。现场医生可以向美国化学品运输应急中心咨询医疗器械使用等问题。

应急培训与演练

美国化学品运输应急中心每年为应急响应人员制订一周的培训计划。参与培训的人员可以在现场学习如何减轻事故灾害、事故处理方法、容器特征（包括卡车、铁路罐车和其他运输容器）、个人防护器材、围堵和控制措施等。通过演练，应急响应人员知道在应急时可以从美国化学品运输应急中心得到哪些应急资料。托运方和生产商通过参加培训，可以更好地安排特殊化学品的运输，以及训练事故时如何减少不必要的操作。

近年来，随着美国和国际会员持续增长，美国化学品运输应急中心每年处理会员提供的产品安全技术说明书多达80万份。随着业务的不断发展，美国化学品运输应急中心将会为社会提供越来越多的事故救助和医学援助。

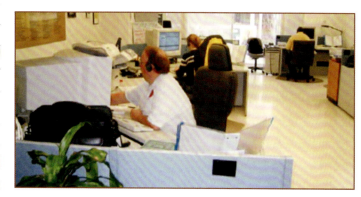

图18 美国化学品运输应急中心

6.2 中国国家化学品登记注册中心

为有效预防和控制化学危害，贯彻《危险化学品安全管理条例》，实施《工作场所安全使用化学品规定》和国际《170号化学品公约》①，中国国家安全生产监督管理局批准在青岛市成立了国家化学品登记注册中心。

国家化学品登记注册中心接受中国国家经贸委领导，在全国各省（市）建立了30多个"危险化学品登记注册办公室"。中心为推行"化学品安全技术说明书"和"安全标签"制度而建立的国家级化学品登记注册管理机构，主要负责国内生产、使用、储存、进口化学品的登记注册，危险性的鉴别与分类，危害预防对策和控制措施，"化学品安全技术说明书"和化学品"安全标签"的审核等工作。

---

① 《170号化学品公约》，指国际劳工局理事会于1990年6月7日在日内瓦举行的第七十七届会议通过的《作业场所安全使用化学品公约》。为了有效控制危险化学品事故发生，保障劳动者的安全与健康，中国于1994年10月27日举行的第八届全国人大常委会第十次会议批准《170号化学品公约》。同时，制定了《工作场所安全使用化学品规定》，颁布执行。

业务资源

国家化学品登记注册中心建立了守备的化学品登记注册管理系统，并制定了严格的工作程序，为快速、高效和准确地进行登记注册业务提供可靠的基础和条件保障；具有强大的化学品安全、卫生信息源，包括中心开发的"化学安全卫生综合信息系统""活性危害预测系统"，美国毒物登记数据库（Registry of Toxic Effects of Chemical Substances，RTECS）、MSDS[①]数据库等，可作为危险性分类和应急咨询服务的数据基础；建有较为完善的中心试验室，可进行闪点、爆炸极限、燃点、自燃温度、急性毒性（半数致死剂量、半数致死浓度）和活性反应危害的测定与评估；中心由数十名安全卫生专业的教授、高级工程师和工程师组成，还聘请了50多名国内外的知名专家、学者作为数据评审委员会成员及事故应急咨询专家，具备了雄厚的专业服务实力。

业务范围

国家化学品登记注册中心对工业化学品（尤其是混合物）进行燃烧爆炸、反应活性和急性毒性的鉴别评估，确定其危险性类别；对化学品生产企业所生产的和进口企业首次进口的化学品进行登记注册，颁发登记注册证书；指导和促进企业向用户提供符合要求的"化学品安全技术说明书"和"安全标签"；向出口企业提供世界各国的化学品管理的法律咨询服务，并提供"安全标签"样例和英文的MSDS样本；建立国家化学事故应急咨询救援网络，设立24小时应急咨询热线电话，为化学品生产、使用、进出口和运输等企业提供应急咨询代理业务；承担化学品登记注册审核员化学事故应急救援人员和企业化学品安全管理人员的业务培训。

---

① MSDS即Material Safety Data Sheet，物料安全数据表。

第74卷

工业与职业安全管理史

本卷主编 史志诚 雷继民

WORLD HISTORY OF POISON
世界毒物全史

卷首语

  中世纪以来，随着工业社会的发展，工业与矿业生产中出现了种种伤害事故。在早先安全技术比较落后的状况下，人们已经想到从立法的角度来控制日益严重的工业事故。在当代全球经济一体化的新形势下，许多企业和工作场所经常在安全保护措施不充分的情况下采用新的生产技术与生产系统，出现了新的职业安全健康风险，进而突发工业与职业安全事件，造成重大经济损失和员工伤亡，对许多企业构成了重大挑战。

  本卷简要记述了历史上劳动卫生安全的立法管理历程、全球经济一体化新形势下职业安全与卫生新理念的形成，美国、中国和欧洲等国家和地区工业职业安全管理，职业病的防控对策与技术，美国、英国、南非治理矿难的历史经验，国际与区域组织开展的职业健康活动。

  他山之石，可以攻玉。世界先进国家工业职业安全与卫生管理经验的启示在于加快完善相关法律法规和标准体系，探索改进工业职业安全监管模式，促进企业自主安全体系的建立和完善，加强安全宣传教育、培训和社会监督。这些以生命为代价换来的宝贵的科学管理经验，正是提高未来世界各国工业职业安全与卫生管理水平的宝贵财富。

1

工业职业安全与立法管理状况

1.1 劳动安全与卫生的立法趋势

随着工业社会的不断发展,生产技术规模和速度不断扩大,矿山塌陷、瓦斯爆炸、锅炉爆炸、机械伤害等工业事故不断发生。在早期安全技术比较落后的状况下,人们想到的是从立法的角度来控制日益严重的工业事故。

人类最早的劳动安全立法可追溯到13世纪德国政府颁布的《矿工保护法》。1802年,英国政府制定了最初的工厂法——《保护学徒的身心健康法》。这些法规都是为劳动保护而设,制定了学徒的劳动时间,矿工的劳动保护,工厂的室温、照明、通风换气等工业卫生标准。

针对世界范围的安全立法,在进入20世纪以后才迈出了步伐。1919年,第一届国际劳工大会制定了有关工时、妇女、儿童劳动保护的一系列国际公约。中国于1922年5月1日在广州召开的第一次劳动大会上提出了《劳动法大纲》。日本在1915年正式实施《工厂法》。但多数国家的安全立法一般起步于20世纪后期。直到20世纪末,国际劳动卫生与安全立法出现了新趋势。

——安全法规从孤立走向整体,从分散发展为体系。

——安全立法的任务突出预防,体现出超前性和预防性。

——安全立法的目标不但包含防止生产过程的人员死伤,还包括避免劳动过程的危害(职业病)以及财产损失、信誉的毁坏。

——安全立法的层次体系更为全面。国际通用安全法规(ISO[①]标准、ILO[②]法规等)、各国的国家安全法规、世界范围及本国的行业安全法规(石油、核工业等)、地区安全法规(欧盟、亚太等)等得到全面发展。

——安全立法的功能体系更为合理。建议性法规(如ISO标准)、各国制定的强制性法规(是承担不同法律功能的法规,如法律、技术标准、行政法规、管理规章等),各尽其责,发挥着各自的功能和作用。

---

① ISO,即International Organization for Standardization,国际标准化组织。
② ILO,即International Labour Organization,国际劳工组织。

1.2 全球经济一体化与职业安全新理念

全球经济一体化和新的职业安全健康风险[①]

在全球经济一体化时代，出现的新的职业安全健康风险对许多企业构成了重大挑战，这些企业包括中小型企业、非正式工作场所和乡镇工作场所。这些工作场所经常在安全保护措施不充分的情况下，采用新的生产系统、新的设备和使用危险的物质。在这些工作场所中，工人们经常工作时间长、工作时间不规则、工作内容重复单调、计件收入。临时工、分包商和没有稳定就业的以家庭为主的工人也在面临新的职业安全健康风险。他们很少能够获得劳动监察部门或职业安全健康培训服务部门的指导。

为满足国内生产需要，亚洲许多国家雇用了一些移民工人。这些移民工人不仅为所在国家的社会经济发展做出了贡献，而且通常承担一些繁重的工作，工作条件的安全风险也大。由于移民工人不熟悉所在国家的语言和文化，增加了工作场所的事故风险和职业伤害。亚洲许多国家建立的国家职业安全健康体系侧重的是解决各自国家正规行业工作场所的职业安全健康问题，很少为满足移民工人要求提出适当的措施，因而职业安全与健康风险有所增加。

2010年国际职业安全重大事件

2010年，世界各地发生许多重大生产安全事故，牵动了上至国家元首、下至普通百姓的神经。这些生产安全事故，成了一部部活生生的教材，也成了一个个需时刻铭记的警钟。[②]

美国上大枝煤矿瓦斯爆炸事故

2010年4月5日，美国西弗吉尼亚州上大枝煤矿发生一起爆炸事故，导致29名矿工遇难，成为美国近40年来最严重的矿难。上大枝煤矿爆炸事故发生在交接班时间，是由于瓦斯聚集、空气混入煤尘燃烧所致。

BP公司墨西哥湾漏油事件

2010年4月20日，英国BP公司位于美国墨西哥湾"深水地平线"的钻井平台发生井喷爆炸着火，36小时后沉没，导致11人死亡、17人受伤。2010年4月24日，事故平台底部油井开始漏油，持续了87天，成为美国历史上最严重的漏油事故。美国总统奥巴马曾四度前往墨西哥湾沿海视察。

俄罗斯拉斯帕德斯卡亚煤矿特大瓦斯爆炸事故

2010年5月8日晚和9日凌晨（俄罗斯当地时间），俄罗斯西西伯利亚地区克麦罗沃州的拉斯帕德斯卡亚煤矿井下起火，引发2次瓦斯爆炸，导致71名矿工和19名矿山救护队员死亡。爆炸是由瓦斯引发的。第一次爆炸发生后，有295人从井下撤离到了地面。第二次爆炸破坏了该矿的主风井，使井下供风量剧降，造成19名救护队员失踪。爆炸损坏了矿井内

[①] KAWAKAMI T. 全球经济一体化和新的职业安全健康风险. 亚太职业安全健康通讯，2009，12.
[②] 2010年国际职业安全健康重大事件回顾. 劳动保护，2011，1.

的通风设备，井内充满煤尘和瓦斯。时任俄罗斯总理的普京指出：必须赋予国家技术监督局以相应权力，对涉嫌违反安全法规的煤矿进行关闭，并对煤矿负责人予以停职。

土耳其卡拉丹煤矿特大瓦斯爆炸事故

2010年5月17日下午（土耳其当地时间），土耳其北部黑海地区宗古尔达克省卡拉丹（Karadon）煤矿发生一起特大瓦斯爆炸事故，导致30人死亡、11人受伤。该爆炸事故是由于煤矿电力系统发生故障导致的。在爆炸事故发生后，矿工因一氧化碳中毒而死亡。

哥伦比亚圣费尔南多煤矿爆炸事故

2010年6月17日午夜（哥伦比亚当地时间），位于哥伦比亚西北部的圣费尔南多煤矿在工人交接班的时候，井下一条近2千米的大巷发生爆炸，导致73名矿工死亡。爆炸很强烈，矿井周围数千米区域均有震感。遇难矿工因爆炸产生的有害气体而窒息死亡。由于井下瓦斯、一氧化碳浓度和温度都很高，致使救援工作难以开展。

新西兰派克河煤矿发生瓦斯爆炸事故

2010年11月19日，新西兰派克河煤矿发生瓦斯爆炸事故，井下作业的矿工中仅有2人逃生，29人被困。11月24日下午，派克河煤矿发生第二次爆炸，爆炸威力超过前一次。11月26日，该煤矿发生第三次爆炸，虽然爆炸规模比前两次小，但井下29名受困矿工全部遇难。事件震惊了新西兰总理约翰·基。他第一时间面对媒体和公众，发表致哀悼词，称这起矿难是"国家的灾难"。这是新西兰1996年以来死亡人数最多的一次矿难。

职业安全与卫生新理念的形成

基于全球经济一体化和新的职业安全健康风险的增加，世界各国普遍认识到：职业安全卫生（Occupational Safety and Health）是安全科学研究的主要领域之一，是指那些影响作业场所内员工、临时工、合同工、外来人员和其他人员安全与健康的条件和因素，必须采取积极措施加以消除。为此，实现职业安全卫生目标必须建立职业安全与卫生的新理念。

新的职业安全与卫生的理念强调：

——职业安全卫生，即劳动安全卫生或劳动保护，其对象是对人的防护，而不只是对环境的保护。

——通过职业安全与卫生立法体系的建立，采用系统的、先进的和程序化的科学管理体系对整个企业的安全进行有效管理，并且通过每年的审核和评价对安全管理中不足的方面不断进行改善和完善，对企业存在的危险源进行管理和消除，对有可能造成职业病的岗位进行监控和检测。通过这样一系列的管理方式，尽可能最大限度地减少员工的人身伤害和企业的财产损失。

——将设立专门的职业安全与卫生机构负责职业安全与卫生工作的决策和管理，作为政府管理的一种社会责任。

——坚持安全教育培训和持证上岗制度。同时，做好劳动保护工作，设置安全防护设施，及时发放劳动保护用品，保障劳动者的权益。

——职业病防治的管理。要保障从业者的健康及其相关权益，防止职业病的发生。对从业者因接触粉尘、放射性有毒有害物质等因素而引起的职业病，应积极地组织治疗。依法对危害项目进行检测和治理，岗前、上岗期间、离岗前进行健康检查。

——建立职业安全与卫生奖惩制度。

进行定期检查和随机检查。对在工业职业安全方面做出优良成绩的机构、企业和个人给予表彰和奖励；对违法、违章、违纪以致发生各类隐患、险情、事故的责任人给予经济处罚和行政处分，直至依法追究刑事责任。

1.3 世界职业安全与卫生大会宣言

2008年6月29日，在韩国首尔举行的由国际劳工局、国际社会保障协会和韩国产业安全公团联合主办的世界职业安全与卫生大会上，与会的高级专业人员、雇主和工人代表、社会保障代表、决策者和管理者，一致认识到与工作有关的事故和疾病的严重后果，并通过如下宣言：

第一，促进高水平的职业安全卫生是全社会的责任，社会所有成员必须通过确保将职业安全卫生纳入国家议程的优先事项，以及通过建立和维护国家预防安全卫生文化的方式为实现这一目标做出贡献。

第二，国家预防安全卫生文化，是指享有安全卫生的工作环境的权利受到各层面尊重的文化，政府、雇主和工人通过一个界定权利、责任和义务的体制积极地参与，以确保安全卫生的工作环境，且预防原则被列为最优先事项。

第三，职业安全卫生的不断改善，应以系统的职业安全卫生管理方式予以推动，包括根据1981年国际劳工组织《职业安全与卫生公约》（第155号公约）第二章的原则制定国家政策。

第四，各政府应该作为优先事项，考虑批准2006年的国际劳工组织《职业安全与卫生公约促进框架》（第187号公约）以及其他有关的国际劳工组织职业安全与卫生公约，并确保执行其规定，以作为一种手段系统性地改善国家在职业安全卫生方面的绩效。确保采取持续的行动，以建立和加强国家预防安全卫生的文化。确保通过一个妥当适度的安全卫生标准实施体制，包括一个强大和有效的劳动监察体制，保护工人的职业安全与卫生。

第五，雇主应确保将预防工作作为其活动的不可分割的一部分，因为职业安全卫生的高标准与良好的业务绩效相辅相成。以有效的方法建立职业安全卫生管理制度，以便改善工作场所的安全卫生。就有关工作场所安全卫生所采取的所有措施咨询工人及其代表的意见，为他们提供培训，向他们通报情况并让他们积极参与。

第六，申明工人享有安全卫生的工作环境的权利，工人应该就安全卫生事宜接受咨询，并应该：遵循包括有关个人防护装备如何使用在内的安全卫生指南和程序，参加有关安全卫生的培训和提高意识的活动，在有关其安全卫生的各项措施方面与其雇主合作。

第七，世界职业安全与卫生大会，是就实现安全、卫生和富有生产力的工作场所分享知识和经验的一个理想的论坛。

第八，应该在2011年第十九届世界职业安全与卫生大会之际，审议在职业安全卫生方面所取得的进展。

第九，本届峰会与会者承诺，率先促进预防安全与卫生文化，将职业安全卫生纳入国家重要议程。①

---

① 2010年5月，中国政府部门签约了"宣言"。

2 各国工业与职业安全管理比较

2.1 美国的职业安全管理

美国职业安全的立法管理[①]

在 19 世纪 80 年代，工业革命使美国增加了大量的工厂、煤矿，但也引发了大范围的工人的受伤甚至死亡。同时，工人长时间在无法忍受、卫生状况极差的环境中工作，也使职业病发病率增高。纺织工人就经历了严重的职业病——棉纤维吸入性肺炎。这起案例引起了美国相关机构的重视，因此，美国开始了相关的法律约束。1893 年，国会通过了《安全设施法》，规定了工作场所的安全设施，渐渐地形成了工作环境地区光亮、温度，以及工作时间的具体法规，童工也第一次被列进了法律中。

1908 年，第一部关于工人待遇的立法一开始只针对国家的雇员。1990 年开始，美国公共卫生服务司（The U.S. Public Health Service）开始研究工作环境中的卫生状况、煤炭工人的硅肺病、钢铁工业界的有毒物质，以及接触放射性物质工人的健康情况和待遇状况。当时，铅中毒成为比较重要的关注点。1911 年，第一部关于工人待遇的法律通过。1913 年，在纽约州和俄亥俄州也相继有相关机构项目成立。1914 年，美国工业界卫生机构（Office of Industrial Hygiene and Sanitation）成立。美国著名的《公平劳动标准法案》（The Fair Labor Standards Act）也是联邦政府规定的关于工人薪金和工作小时的法律，于 1938 年通过。这项法案中规定，工人们每周工作不能超过 40 小时，最低工资为 40 美分每小时。这个法律也规定全职工作童工的最低年龄是 16 岁，18 岁以下的童工不能从事有危险的职业。14~15 岁的儿童可以利用假期从事非建筑工地、非开矿以及非危险的兼职工作。

20 世纪 60 年代中期，正值美国工业高速增长期，许多化学物质对环境的影响导致了带有政治诉求色彩的环境运动的兴起。一些劳工领袖们宣称环境中的有害化学物质对工人健康的损害远远超过了某些恶劣的生产环境所带来的损害，甚至还超过了动物在自然界中遭受到的健康损害。这一主张迎合了人们对化学物质的环境影响的不安情绪。在 1968 年 1 月 23 日，时任总统的林登·B. 杰克逊向国会提交了一份调整范围相对广泛的职业安全卫生方面的立法草案。但是草案遭到了以美国商业工会和国家制造商协会为代表的商业界的激烈反对。因此，这次立法尝试未能成功。1969 年 4 月 14 日，总统理查德·尼克松向国会提交了两份旨在保障工人健康和安全的立法草案。1970 年 12 月 17 日，《职业安全卫生法》（Occupational Safety and Health

---

[①] 美国职业安全的历史和现状. 中国安全生产，2012，78（9）：66.

Act, OSHA）获得两院通过。尼克松总统在 1970 年 12 月 20 日签署公布。这部法律于 1971 年 4 月 28 日正式生效，这一天也是美国工会的"工人纪念日"。

美国于 1970 年颁布的《职业安全卫生法》①是一部联邦法，在法律体系中位阶较高。它规范着美国私人领域和联邦政府内的职业卫生安全事务。这部法律的宗旨在于确保雇主给雇员提供一个不存在法定职业危害的工作环境。根据 OSHA 规定，职业危害一般包括剧毒、超标噪音、化学危险物质、高温高寒或是其他不清洁的环境。

根据《职业安全卫生法》，国会批准设立了职业安全与卫生管理局，隶属美国劳工部，负责制定并执行"工作场所卫生与安全标准"。同时，根据这部法律，国会还批准设立了职业安全健康研究所（National Institute for Occupational Safety and Health，NIOSH），隶属美国卫生及公共服务部，为一个独立研究机构，当时还负有"疾病控制中心"的职能。

1970 年以前，美国每年有超过 1.4 万名工人死于各种安全事故，将近 250 万人在事故中致残或受伤，约有 30 万人患职业病。自《职业安全卫生法》颁布之后，职业安全与卫生管理局依法行政，独立制定职业安全与健康标准，对职业事故拥有裁决权，在研究和改善工人工作环境、提高安全指数方面取得了重要成果：美国工人的数量虽然翻了很多倍，但在工作地点引发的疾病和死亡明显下降了 40%。2008 年，非死亡职业伤害和职业疾病减少了 60%，有效地保护了劳动者的职业安全和健康。

除了改进美国本土的职业病状况，美国政府每年也会拿出财政收入的 0.5% 投入国际卫生中，其中有部分用于国际劳动相关机构，帮助发展中国家改善工人劳动环境。

不同工种造成的不同职业危害

在美国，农业是最危险的工种。虽然从事农业的人只占全部工人的 2%，但是却占了 13% 的职业病人数。全美国因为农业导致的死亡也是其他原因工人死亡的 5 倍多。每天有 50 个从事农业的人受伤，有的甚至终身残疾。从事农业的人当中有严重使用童工的现象。从事农业的人受到的威胁主要是大型器械的不正当使用、化学试剂的不当应用等。化学试剂的威胁主要是杀虫剂所导致的皮肤病、中毒以及癌症，许多孩子出生时就有先天残疾。

工人受到的威胁主要包括使用大型重机械（美国主要是机器大规模工作）做重体力的重复性的搬运工作、在高温高压或者低温低压的环境中工作，以及有些因没有熟读手册而造成的失误。

美国是个移民国家，很多人怀揣着美国梦来到这块土地，比如旧金山地区修铁路的华工和墨西哥工人。然而，由于语言不通，很多人只能从事低级的体力运动，还承受着巨大的精神和经济压力。移民工人的卫生健康状况比其他人的状况更加差。美国人的平均寿命是 75 岁，而移民工人的平均寿命只有 49 岁。移民工人出生婴儿的死亡率也是美国平均水平的 125 倍。健康

---

① 《职业安全卫生法》，也译为《职业安全健康法》，是世界上第一部职业安全卫生领域的综合性立法，直接影响 1972 年日本《职业安全卫生法》和 1974 年英国《工作卫生安全法》的制定，并对其他国家在之后制定职业安全卫生立法有一定影响。

问题在移民工人中非常常见，他们的问题主要是呼吸系统和皮肤感染、维生素A缺乏、事故受伤、化学试剂中毒等。

美国工人职业安全健康状况

2009年，美国劳工联合会-产业工会联合会（AFL-CIO）发表专题报告，介绍美国工人职业安全健康现状，内容包括职业事故伤亡人数和职业病统计、工作场所安全监察次数、违规案件经济处罚、联邦政府财政拨款、安全监察员人数，以及美国《职业安全卫生法》的覆盖范围等。

报告还给出了美国矿山职业安全健康现状方面的信息：

第一，职业事故死亡、事故伤害和职业病。自1970年颁布实施《职业安全卫生法》以来，美国减少职业事故死亡38.9万人，但仍有许多工人处在职业安全风险中。2007年，美国每天平均事故死亡15人，事故伤害或患有职业病的人数超过10959人。统计的这些数据不包括职业病死亡人数。每年有5万~6万名职业病患者提出经济索赔。

第二，职业事故死亡。据美国劳工统计局（Bureau of Labor Statistics，BLS）统计，2007年美国工作场所事故死亡5657人，比2006年（5840人）减少死亡183人。2007年，10万人事故死亡率为3.8%，同比下降0.2%。2007年，美国工作场所死亡事故发生次数最多的是建筑行业（1204次），其次是运输和库存行业（890次）、农林渔业（585次）。10万人事故死亡率最高的行业是农林渔业（27.9%），运输和库存行业为16.9%，采矿业为25.1%。

2007年，美国采矿业事故死亡183人，比2006年减少9人。在采矿业中，煤矿事故死亡34人，金属、非金属矿山事故死亡33人，石油和天然气开采业事故死亡116人。

第三，事故伤害和职业病。2007年，私营企业报告的工作场所事故伤害人数和职业病人数为400万人，比2006年减少10万人。2007年，美国全国事故伤害率和职业病率（私营企业）为4.2%人。制造业工作场所事故伤害人数和职业病人数占全国事故伤害和职业病总人数的18.8%，保健和社会救助业占16.6%，零售业占15%，私营建筑业占9.8%。

美国矿山安全与健康发展趋势[①]

依据1977年《联邦矿山安全与健康法》（通称《1977年矿山法》），美国于1978年3月9日成立了联邦矿山安全与健康监察局（MSHA），全权负责对全美各类矿山的安全与健康实施监察，既包括对煤矿的监察，也包括对金属与非金属矿山的监察。通过严格执行《1977年矿山法》，20世纪80年代以来美国采矿业的安全与健康状况有了很大的改观，美国采矿业事故死亡人数和矿工患病率明显下降。

---

① 董维武. 美国矿山安全与健康发展趋势. 中国煤炭，2007，33（11）：84-86.

2.2 美国职业安全与健康规制特征

效率高的扁平化组织

20世纪90年代，美国经济快速增长，各州拥有自己的专门法令、机构或人员，在地方层次上保障了工人的安全。这种扁平化组织效率高，减少了上下级之间的信息沟通方面的困难，减少了信息不对称和信息传递中的扭曲；可以充分利用分散在各个州级政府的规制信息，让地方政府充分发挥其积极性、主动性和创造性，最大限度地促进职业安全和健康。

建立权力制衡机制

美国国会赋予职业安全与卫生管理局制定职业安全与健康标准、进行督察和实施处罚的权力，但这种权力受到一定的约束。在美国的职业安全和健康体系中，设立有职业安全和健康复议委员会。当受到职业安全与卫生管理局执法的企业不服时，它可以向该委员会提出复议。这对于职业安全与卫生管理局来说，是个权力制衡。因为既当执法者又当裁判员，可能无法实现执法的公正性和客观性，而由另一个机构来对职业安全与卫生管理局做出的判决进行复议，做到了权力分散，利于法令执行中的公平，利于被监督者积极配合执法者的行为，也有利于减少被规制者对规制者的对立行为。

采用多样化的规制措施[1]

在中央政府、地方政府、非政府组织、雇主以及雇员之间构建系统的安全与健康规制管理体系。美国职业安全与健康规制并不是依赖单一的方法去实现其规制使命和目标，而是强制性措施、引导支持性措施及合作措施等多种手段并用，多管齐下。因此，在规制的范围越来越大、对象越来越复杂的情况下，应充分发挥相关主体与客体，包括各级政府、雇主与雇员及相关组织，如行业协会、专业组织、企业组织、劳工组织，以及保险公司、教育机构和其他政府机构等的参与作用，以引导本国的雇主和雇员积极参与和推进职业安全与健康。

联合使用政府规制和法律诉讼

在职业安全与卫生管理局成立之前，美国在州的层面上运用工人赔偿法来保护职业安全和健康工作的进行。职业安全与卫生管理局成立之后，工人赔偿制度也并没有废止，一样在发挥作用。实际上，政府规制是主动性的、预防性的，而事后对工人的赔偿是法律上的民事诉讼，二者各有优缺点。政府规制可以做到以预防为主，降低事故发生的概率；而事后对工人的赔偿系统，可以从法律上保障工人得到一定的赔偿，保护工人利益。这对企业来

---

[1] 张红凤，于维英，刘蕾. 美国职业安全与健康规制变迁、绩效及借鉴. 经济理论与经济管理，2008，2.

说，也是一种制约。因为来自诉讼和赔偿的威胁可以起到震慑的作用，具有政府规制所没有的一些优点。

注重市场机制的作用

即使美国职业安全与健康规制处在不断的变迁之中，但它不是影响雇员安全的主要力量。在决定安全问题上，市场的力量仍是具有建设性的。因为通过差别补偿和其他相关机制，市场处理安全风险显得更有基础，特别是工人补偿津贴激发的动力增加了企业追求安全的内在动力。但在健康规制方面，市场机制的作用目前还较小。

2.3 欧洲发达国家安全管理特点[①]

18世纪，英国发生了第一次工业革命，当时劳动条件恶劣，经常发生意外工伤事故，工人的工时过长，职业病及传染病流行。19世纪，德国因电力的广泛应用又产生了第二次工业革命，也出现了工人的急性苯胺染料中毒、煤焦油引起阴囊癌等问题。20世纪以来，许多发达国家又兴起第三次工业革命，新化学物质和高科技等被应用于生产，随之出现劳动方式的变化，带来了新的职业卫生问题。德国、法国和英国等欧洲发达国家都是发展较早的工业强国，有许多高危行业。但在过去的30年里，这些国家的生产安全事故发生率一直保持在较低水平，其在安全生产的法制化、科学化、规范化和长效化管理方面有着丰富的经验。

悠久而健全的安全生产法律法规和标准体系

在立法方面，人类最早的劳动安全立法产自欧洲。13世纪，德国政府颁布了《矿工保护法》。19世纪初，英国政府制定了《保护学徒的身心健康法》。1936年，法国颁布了《劳动法》，其内容非常广泛具体，如对危险化学品的生产管理和对事故预防、责任追究、工伤保险、职业病防治等都有非常具体细致的规定。

欧共体（今欧盟）也是最早针对重大危险源进行研究和立法的地区。1982年颁布了《工业活动中重大事故危险法令》。1987年生效的《欧洲统一文件》中规定了雇员安全生产和健康保护的最低准则。同时，颁布了欧盟《89/391/欧共体改善雇员劳动保护的执行措施》框架指令。因此，欧洲国家现已普遍遵循欧盟指令建立起适用于本国国情、完善有效的安全生产法律法规和标准体系。

以德国为例，其安全生产法律体系包括欧盟法律规定、基本法相关条文、国家劳动法体系和社会法体系等方面的10余部法律。立法上采取"双轨制"，即由国家颁布的一系列法律法规如《劳动安全法》《劳动保护法》《企业安全规定》《化学物品法》等，以及行业自治立法由工伤事故保险联合会颁布的系列规定如《工伤事故保险联合会守则》等（与国家颁布的具有同等法律效力）共同发挥效力。此外，德国的《刑法》《民事法》《社会

[①] 方来华，吴宗之，康荣学. 欧洲国家安全生产监督管理及对我国的启示. 工业安全与环保，2010，8.

法法典》《违章条例》和《劳动法》等也有相关的条款规定了安全生产和劳动保护方面的权利、义务和法律责任。

在标准方面，欧盟制定的各个行业标准都非常细致具体。2000年，欧盟颁布了《电气、电子、可编程电子系统的功能安全》（IEC61508）标准的全部六个部分，2004年，颁布了《流程工业安全仪表系统功能安全》（IEC61511）等功能安全系列标准，这些标准已相继成为欧盟各国工业生产的强制性标准。功能安全标准作为一个系统解决安全问题的标准系列，全方位地展示了欧洲各国在100多年工业实践中总结的、与安全控制有关的法律基础、标准体系、管理制度与方法措施，为建立科学的基于风险管理模式的安全生产组织与管理体系提供了基础。

作为劳动安全立法最早和最为完善的地区，欧盟各国良好的法制环境和氛围为工业安全生产和劳动保护创造了有利的条件。

有效的安全监管与严格执法

在安全生产监督管理方面，欧盟各国采取了各有特色的监管模式。

在德国，安全监管包括两方面：一是由国家、各联邦州和州各部委、行业监管局负责的劳动保护工作和劳动监察，主要是制定并执行国家劳动保护法律和联邦州劳动保护法规及制度，对企业的劳动保护实施监控和引导，向社会提供技术性的公共保护等；二是法定事故保险机构开展的劳动保护活动和监察，主要制定行业安全和健康保护的规定与规则，结合国家劳动保护法律法规来贯彻行业事故保险机构的规定，为企业提供预防事故与职业危害的专业咨询和事故救助，对企业负责人员进行培训和再教育，为企业职工提供康复、治疗和退休保障等。

在法国，就业和团结部承担政府对安全工作的立法、监督职能。同时，设立了工伤事故预防最高顾问委员会（下设建设施工、化学物品、职业病、致癌、触电、负重六个分委员会）、改善工作条件国家办公室、国家安全研究中心、国家医疗研究中心、国家社会福利研究中心、国家安全生产专家库等机构。与此相配套，各区和省设立就业和团结分部。法国的安全组织网络不同于中国的管理体制，部和区、省之间在安全工作方面没有明显的行政隶属关系，工作监察长独立行使监察职权，政府作用只限于立法与监督。

工伤保险制度在保障安全生产中发挥了重要作用，特别是在保险费率的确定、保险的前期预防性投入等方面，欧洲国家有很多值得借鉴之处。如法国的工伤保险包括医疗保险，其资金来源由工人缴纳15%、企业支付25%~30%、政府支付补偿金8%，这些基金依法、按时、足额上缴社会保险机构。事故发生后，根据就业和团结部审批，由社会保险机构按标准给予赔偿。为保证工伤认定的公正性、保险费支付的准确性，地区和地方设立了工伤保险法庭。法庭旁听一律免费，也没有律师，法庭依照《劳动法》的相关条款宣判。

严格执行各类安全法规与规章制度是确保安全生产的前提条件，欧洲各国在工业生产中都能较严格自觉地执行各种技术规范、规程和安全措施，这方面尤其以德国人为典范，其法律法规标准的严肃性和权威性在生产安全和劳动保护中得到充分体现。在安全生产监管中实行"重罚机制"，一旦企业或个人被查实存在违法违规行为，或发生伤亡事故，经法院认定为责任事故后，将要承担高额的罚款，有的甚至会因此倾家荡产。

完善的安全生产专业科研服务机构与公司

欧盟设有众多专业的安全与健康科研机构和协会，为安全生产基础科研、安全实用技术、检测检验、事故调查等方面提供有力的安全生产技术支撑。各类科研组织机构每年都发表大量的安全相关研究成果，既为政府、企业和相关机构制定或修改有关方针政策、法规、标准提供了有益参考，也为各行业领域的安全生产提供了完善的安全生产技术服务。

挪威船级社就是一家全球领先的专业风险管理服务机构，是以"捍卫生命与财产安全，保护环境"为宗旨的独立基金组织，涉及安全评估、认证等方面，可提供全面的风险管理和各类评估认证服务。其在全球 100 个国家中设立了约 300 个分支机构，员工 9000 多人。

德国的 TüV 集团①以"保护人类、环境和财产，防止技术的消极影响"为其宗旨，在产品安全、防火安全设施、电力、汽车、发电厂工程、载人电梯、索道、核电站等领域提供广泛全面的安全认证、测试、检验、资讯及专家指导等服务。

英国的健康与安全执行局（Health and Safety Executive，HSE）提供全面的安全生产政策、技术、专业建议和支持，并进行现场执法监察，监督安全和健康法律的实施。HSE 还为顾问委员会提供大力支持。下属员工约 4000 名，包括监察人员、政策顾问、技术专家、科学与医学专家等。HSE 的监察范围非常广泛，从核设施、矿业到工厂、农场、医院与学校，以及海上石油与天然气设施与输送网络、危险物质的运物、铁路和其他有关职工和公众的安全防护等。

法国国家安全研究中心有 700 多名技术人员，以人机工程研究为基础，进行动作研究、工作空间（环境）研究、人与设备关系研究、新型机械性能研究等，并开发先进的劳动防护用品。

此外，德国、法国等欧盟成员国中有一大批技术实力雄厚的从事自动化产品和安全监控设备与系统生产的跨国公司，如西门子、皮尔兹、施耐德等就是世界知名的安全系统产品制造商与集成商，可为企业的自动安全保护、综合自动化等方面提供一体化解决方案。

企业和员工的自主安全意识高

欧盟主要国家的企业普遍建立了完善的安全机构，安全管理人员资格也有明确规定，机构的配备标准统一、规范，这为安全管理取得成效发挥了作用。

企业积极倡导安全文化建设，推行以人为本的人性化管理，从业人员在潜移默化中得到教育，提高自我防范能力。企业将安全生产变成自觉行为，真正实现自我管理、自我提高。

为保障企业的安全，企业的领导层都设定有明确的安全工作目标，并且做到目标量化，做到坚持执行各种规章制度，制止各种违章行为，并坚决给予处理。同时，倾听员工对安全生产提出的各种建议，采纳合理的建议，并适时给予精神和物质奖励，以鼓励员工积极参

---

① 德国莱茵 TüV 集团，亦称为 TüV 莱茵集团，成立于 1872 年，总部地点德国科隆，经营范围为工业、化学、能源、建筑和房地产等，是一家国际领先的技术服务供应商，拥有遍布全球的服务网络。

与做好安全生产工作。领导自觉遵守企业的各项安全规章，并经常查看生产现场，掌握第一手的安全状况。建立准确快速的安全报告系统，及时掌握安全状况。同时，领导层参加必要的培训，实时了解最新的安全法律法规、适当的安全评价技能、人的安全行为心理学、所在企业的主要毒害，以及在其管理区域内应当承担的安全责任。

企业积极倡导安全行为教育，为每一个员工提供足够的安全培训，并将安全责任落实到每一位员工。不少企业都明确提出"零事故"的公司安全生产目标，以激励全体员工为此目标努力工作。

欧盟安全生产长效机制的建立也得益于其完善的教育培训制度和高素质的产业工人队伍。

安全技术装备先进且应用广泛

在欧盟国家的高危流程企业中，集散控制系统、安全仪表系统等工业安全与自动化系统得到了广泛的应用，信息化、网络化和智能化程度高，很大程度地降低了作业人员的劳动强度和所处危险场所的风险。

安全相关系统等多层安全防护设施和措施在工业现场得到大量应用，生产和制造过程的本质安全化程度高，这为保障生产安全、力求"零事故"起到了非常重要的作用。

高度发达的工业水平也为应急救援部门提供了先进的装备和技术。虽然德、意等国的安全生产状况稳定，事故率、死亡率都比较低，但两国仍然非常重视安全生产应急救援工作，建有完善的应急救援体系和工作机制，企业和政府建立了专、兼职的应急救援队伍，政府和企业投入大量资金用于研发和配备先进的应急救援装备，建立了培训中心，加强了应急救援人员的培训和演练等，拥有很高的应急救援技术和装备水平。

2.4 英国职业安全卫生立法

英国是最先进行工业革命的国家，也是较早地进行职业安全卫生立法的国家。职业安全卫生[①]立法的目的是：保障工作人员的健康、安全和福利，保障非工作人员的健康或安全不受工作人员活动的影响，控制有毒有害物质排入大气。1802年，英国议会首先通过了一项限制纺织厂童工工作时间的《学徒健康与道德法》。1833年，又颁布了世界上第一部《工厂法》，该法对工人的劳动安全、卫生、福利做了规定，成为职业安全卫生立法的先驱。19世纪中叶以后，随着经济的继续发展和各国工人运动的普遍高涨，职业安全卫生立法也进一步发展。英国在1937年、1948年、1959年、1961年四次修改了《工厂法》。1974年，颁布了《职业安全与卫生法》。

---

① 职业安全卫生，是在工业国家通用的术语。所谓"安全"是对急性伤害而言，是指工作（或劳动）中发生的对人体的急性伤害事故，如坠落、电击、机械伤害等。所谓"卫生"是对慢性损害而言，是指防止工作中人体受各种有毒有害物质的物理因素、生理因素、化学因素等的损害，即要保障人的身体健康。

2.5 波兰职业安全与健康保护

国家立法框架

依据国家宪法,波兰《劳动法》规定了雇员权利的实施,以及雇主权利的实施和履行的义务。《劳动法》和委托授权的其他立法都明确规定了企业雇主和雇员双方的权利和义务、违反国家安全健康法规的企业或责任人的责任、相关主管机构行使工作条件监察的权利、工作场所事故和职业病的处理程序,以及雇员应享有的权益和应获得事故赔偿的支付。

《劳动法》授权的国家主管机构依法实施监管职能。要求雇员人数在 250 人以上的企业必须组建职业安全健康委员会,雇员人数 100 人以上的企业必须建立职业健康服务机构。

职业安全健康监察机构

在波兰,行使职业安全健康监察(包括工作条件监察)权力的国家机构主要有国家劳动监察局、国家卫生监督局、技术监督局、矿业监察局和其他与职业安全健康有关的部门。

国家劳动保护委员会对国家劳动监察局实施监察,其成员由议会任命。其任务是:根据国家劳动监察局工作计划和工作任务所涉及的问题提出建议,并对国家劳动监察局的工作做出评价,对全国劳动保护问题做出结论。

国家劳动监察局隶属议会的劳动监察机构,其工作范围是监察《劳动法》涉及的所有内容。其组织结构包括:劳动总监察处,16 个地区劳动监察处,42 个由地区劳动监察处下设的劳动监察办公室。

根据 1991 年 5 月 23 日修订的《工会法》,波兰工会对职业安全健康拥有实施监督的权利。工会有权监督本企业工作场所遵守《劳动法》,特别是遵守国家职业安全健康法规;有权监督社会劳动监察员工作计划的实施;有权与国家劳动监察局开展合作。

根据 1983 年 6 月 24 日修订的《社会劳动监察人员法》,波兰建立了社会劳动监察人员体系。该体系属于工会内部建立的一种服务体系,由雇员自己管理。社会劳动监察员依法履行的职责范围是:职业安全健康,工作时间和缺勤,女工、青年工人和残疾雇员的保护,工人在职业事故和职业病方面的正当权益等。

矿业监察局设在内务行政事务部内,是波兰矿山安全生产监察的主管机构。

加大职业安全健康监察力度

采矿、工业加工业和建筑业是波兰职业事故高发行业。据国家劳动监察局最新数据统计,2007 年波兰工作场所事故造成人员伤害 99171 人,其中,事故死亡 479 人。千人事故率为 8.92 人。千人事故率最高的行业是采矿业,为 18.04 人;工业和加工业为 15.46 人;农业、狩猎和林业为 12.73 人;建筑业为 12.65 人。职业病的发生呈增加趋势。

根据上述情况,波兰政府采取了以下措施:

第一，对国家立法的建议；
第二，对投诉案件的处理；
第三，劳动保护和事故预防措施；
第四，按风险活动类型划分不同的安全风险。

与国际组织或机构开展合作

国家劳动监察局通过建立联络办公室的方式加强与欧盟各国相关机构的合作，合作内容主要包括劳动就业和劳动监察方面的信息交流。国家劳动监察局还派代表团参加国际劳工组织等国际组织召开的多个国际会议和研讨会以学习和交流相关的经验教训。

2.6 日本职业安全卫生管理

日本职业安全卫生管理体制的特点是由政府机构和非政府机构组成。厚生劳动省是职业安全卫生管理的中央一级的政府机构，下设国立劳动安全研究所、国立劳动卫生研究所和国立健康和营养研究所等三个具有独立行政法人的研究机构，为职业安全卫生管理部门行政决策提供技术支持。47个都道府县，都设有地方劳动局，并设有343个劳动基准监察办公室，负责辖区内的安全卫生监察工作。非政府机构依据《工业事故预防组织条例》成立了六个协会，即：日本职业安全卫生协会、日本建筑安全卫生协会、日本道路运输安全卫生协会、日本港口工伤事故预防协会、森林和木材加工事故预防协会和日本矿山安全卫生协会。此外，还有授权具有检验和监察职能的机构、授权具有资格评定的机构，以及一些基金会、促进会等组织。

政府的厚生劳动省主要负责日本的国民健康、医疗保险、医疗服务提供、药品和食品安全、社会保险和社会保障、劳动就业、弱势群体社会救助等职责。在职业安全卫生的管理中，其主要职责是制定政策、管理地方劳动局。地方劳动局负责辖区内安全卫生的监察工作。

日本职业安全卫生协会的职能主要是：

第一，促进和协助企业预防工伤事故；

第二，提供技术支持，其中包括安全卫生咨询、工作环境检测、特殊医疗检查，如：尘肺、有机溶剂中毒、视屏显示终端作业等；

第三，提供培训服务，开展企业社会责任培训、职业安全卫生管理体系培训以及企业安全卫生管理自查课程等；

第四，收集和传播安全卫生方面的信息；

第五，开展研究工作，制定日本职业安全卫生标准以及中小企业职业安全卫生管理条例等；

第六，帮助中小企业进行劳动卫生管理，为中小企业培训安全卫生管理人员；

第七，通过建议与研究，促进舒适工作环境的建立，并对工作环境进行认证；

第八，组织政府认可的其他活动，如开展"全国安全周""全国职业健康周"以及"零事故"运动等。

2.7 澳大利亚职业健康安全管理

澳大利亚职业健康安全责任分为雇主、雇员、产品供应商等的责任，并承担不同的法律后果，其中雇主是职业健康安全的责任主体。雇主有责任建立风险评估系统，对作业场所存在的风险因素进行评估，负责改善作业场所的健康安全状况，向雇员提供符合标准的健康安全场所。雇员有接受健康安全培训的权利，有遵守相关法规佩戴防护用品的义务，并有权参与解决作业场所存在的风险因素，必要时可以向劳保局直接反映。产品供应商有责任提供符合安全质量的作业工具以及其他相关产品，并承担由此产生的法律后果。

澳大利亚的《刑法》中有一些职业安全方面的规定，责任者在违犯《刑法》的情况下有可能被起诉。其他的法律也采用这种针对执行官的处罚方式。

3

中国工业与职业安全管理

3.1 中国工业与职业安全立法管理

20世纪50年代以来,中国制定了一系列关于工业与职业安全的法律法规,为确保工业生产安全和职工健康发挥了重要作用。特别是新的《中华人民共和国劳动合同法》《中华人民共和国职业病防治法》《职业病诊断与鉴定管理办法》和《职业病报告办法》,作为中国劳动保障法制建设进程中的一个重要里程碑,起着重要的作用,同时,《中华人民共和国劳动合同法》的颁布实施也有着深远的意义。

中国的工业防毒法律体系包括:工业防毒的法律——《中华人民共和国劳动法》和《中华人民共和国职业病防治法》,工业防毒的行政法规——国务院制定发布的有关条例,部门规章——各部委发布的配套规章和规范性文件,工业防毒规范、标准以及国际合作项目。

工业防毒的法律

《中华人民共和国劳动法》于1994年7月5日第八届全国人民代表大会常务委员会第八次会议通过,自1995年1月1日起施行。其中规定:劳动安全卫生设施必须符合国家规定的标准;用人单位必须为劳动者提供符合国家规定的劳动安全卫生条件和必要的劳动防护用品,对从事有职业危害作业的劳动者应当定期进行健康检查;从事特种作业的劳动者必须经过专门培训并取得特种作业资格;劳动者在劳动过程中必须严格遵守安全操作规程,劳动者对用人单位管理人员违章指挥、强令冒险作业,有权拒绝执行。

另外,国家建立伤亡事故和职业病统计报告和处理制度。县级以上各级人民政府劳动行政部门、有关部门和用人单位应当依法对劳动者在劳动过程中发生的伤亡事故和劳动者的职业病状况,进行统计、报告和处理。

《中华人民共和国职业病防治法》于2001年10月27日第九届全国人民代表大会常务委员会第24次会议通过,自2002年5月1日起施行。

该法对职业病做出了定义:指企业、事业单位和个体经济组织(以下统称用人单位)的劳动者在职业活动中,因接触粉尘、放射性物质和其他有毒、有害物质等因素而引起的疾病。

其中规定:产生职业病危害的用人单位的设立除应当符合法律、行政法规规定的设立条件外,其工作场所还应当符合下列职业卫生要求:职业病危害因素的强度或者浓度符合国家职业卫生标准;有与职业病危害防护相适应的设施;生产布局合理,符合有害与无害作业分开的原则;有配套的更衣间、洗浴间、孕妇休息间等卫生设施;设备、工具、用具等设施符合保护劳动者生理、心理健康的要求;法律、行政法规和国务院卫生行政部门关于保护劳动者健康的其他要求。

国务院制定发布的有关条例

1984年7月18日，国务院颁布、实施了《国务院关于加强防尘防毒工作的决定》（国发〔1984〕97号），决议加强了对防尘防毒工作的领导，对保障措施、经费等问题做了规定，切实控制、减少尘毒的危害，以保障职工的安全和健康，提高经济效益。

2002年4月30日，国务院第57次常务会议通过《使用有毒物品作业场所劳动保护条例》，条例对使用有毒物品作业场所安全作业，预防、控制和消除职业中毒危害，保护劳动者的生命安全、身体健康及其相关权益做出了相应的规定。

其中规定：按照有毒物品产生的职业中毒危害程度，有毒物品分为一般有毒物品和高毒物品。国家对作业场所使用高毒物品实行特殊管理。

《中华人民共和国尘肺病防治条例》（1987）和《危险化学品安全管理条例》（2002）中也做了相关的规定。

国家卫生部门发布的相关规章和规范性文件

中国卫生部门及其与其他部门2002年公布的办法有以下几个：《国家职业卫生标准管理办法》《职业病危害项目申报管理办法》《建设项目职业病危害分类管理办法》《职业健康监护管理办法》《职业病诊断与鉴定管理办法》《职业病危害事故调查处理办法》《职业卫生技术服务机构管理办法》《职业病目录》《职业病危害因素分类目录》《关于开展职业卫生技术服务机构资质审定工作的通知》等。

国家部委发布的相关规章和规范性文件

1956年1月26日，经国务院批准，劳动部于1956年1月31日颁布了《关于防止沥青中毒的办法》（中劳护字24号）。规定了在沥青的装卸、搬运和使用中防止中毒事故的一系列措施，保障工人的安全和健康，提高工作效率。

1973年，国家计委《关于加强防止矽[①]尘和有毒物质危害工作的通知》要求，每年在固定资产更新和技术改造资金中提取10%~20%（矿山、化工、金属冶炼企业应大于20%），用于改善劳动条件，不得挪用。没有更新改造资金的事业单位，应从事业费中解决。对劳动保护技术措施所需的设备、材料，各级计委、经委和物资部门应纳入本地区、本部门的物资分配计划，优先安排解决。

1989年7月26日，由劳动部、轻工业部、国家医药管理局和机械电子工业部共同发布《汞温度计生产防毒规定》，规定了从事汞温度计生产的企业应具备的基本条件、安全管理措施、含汞气水渣的处置、职工的保护和惩罚等内容。

1991年5月9日，交通部、劳动部发布《油船、油码头防油气中毒规定》。规定指出了工程建设中防止油气中毒的要求、运行中的技术防治措施和组织管理措施，以防止石油及其制品在油船、油码头装卸运输及贮存过程中逸散油气引起的职业危害，改善劳动条件，保障油运作业人员在生产过程中的安全、健康，确保油船、油码头安全生产。

为了加强对有毒作业危害的监察工

---

① 矽为硅的旧称。

作，控制和减少职业病和职业中毒的发生，保护职工的安全健康，1994年1月26日，劳动部颁布并实施了《有毒作业危害分级监察规定》。

2008年12月，国家安全监管总局和国家煤矿安监局印发《煤矿生产安全事故报告和调查处理规定》。规定中明确了煤矿生产安全事故的等级划分。

工业防毒规范、标准

先后制定和颁布的标准有：《工业企业设计卫生标准》（GBZ1—2002）、《工作场所有害因素职业接触限值》（GBZ 2—2002）、《工业企业总平面设计规范》（GB 50187—1993）、《生产设备安全卫生设计总则》（GB 5083—1985）、《生产过程安全卫生要求总则》（GB 12801—1991）、《小型工业企业建厂劳动卫生基本技术条件》（GB 16910—1997）、《工业企业卫生防护距离标准》（GB 18053—2000）

—GB 18083—2000)、《通风与空调工程施工及验收规范》（GB 50243—1997）、《洁净厂房设计规范》（GB 50073—2001）、《职业性接触毒物危害程度分级》（GB 5044—1985）、《有毒作业分级》（GB 12331—1990）、《有毒作业分级检测规程》（LD 81—1995）、《有毒作业场所空气采样规范》（GB 13733—1992）、《大气污染物综合排放标准》（GB 16297—1996）、《职工工伤与职业病致残程度鉴定》（GB/T 16180）和《职业病诊断标准》等。

国际合作项目

中国作为国际标准化组织正式成员国，于1995年参加了由国际标准化组织组建的职业健康安全管理体系标准化特别工作小组。2001年11月12日批准发布了GB/T28001—2001《职业健康安全管理体系规范》，并于2002年1月1日起正式实施。

3.2 中国农村乡镇企业劳动卫生管理

1978年改革开放以来，乡镇企业蓬勃发展，成为社会主义市场经济的一支生力军。据统计，截至1996年年底，中国乡镇企业数量已逾2336万家，年创利润达991.9亿元，职工人数1.3亿，为农村剩余劳动力提供了广阔的就业机会。特别是随着国家对中西部地区的开发，乡镇企业的发展对国民经济发展和社会发展具有重要的意义。然而，乡镇企业的发展也带来了诸多的职业卫生和安全问题。

乡镇企业劳动卫生的特点

乡镇企业的职业性有害因素类型及所致的职业性危害基本与城市工业相同。但由于其发展的背景和特殊环境，决定了其职业卫生问题的特点：一是发展速度快、地域广泛；二是乡镇企业的工作环境多因陋就简，资金不足，生产工艺落后，缺乏必要的防护设施和常规的车间空气监测制度，因此工作环境的卫生质量很差；三是管理水平低，安全和卫生事故时有发生；四是职业危害的转移和转嫁；五是乡镇企业的产品多变，工艺、材料多不固定，难以及时采取相应的防护设施；六是缺乏必要的医疗卫生服务。

乡镇企业劳动卫生工作的基本要求

鉴于上述问题,政府采取一系列措施强化对乡镇工业职业卫生的监督和管理。

第一,建立组织领导机构,加强职业卫生监督管理。由政府组织协调、卫生部门牵头、其他部门配合、企业落实的办法,把乡镇企业职业卫生监督管理和职业危害的治理提到政府议事日程上来,纳入经济发展规划中。

第二,制定有关法规,强化职业卫生监督管理。根据《中华人民共和国尘肺病防治条例》《乡镇企业劳动卫生管理办法》和《中华人民共和国职业病防治法》等规定,结合本地区实际,制定职业病防治条例、乡镇工业劳动卫生监督管理办法、乡镇工业劳动卫生管理办法实施细则、生产建设项目预防性卫生监督管理规定等地区性法规。

第三,探索乡镇工业职业卫生服务与农村初级卫生保健相结合的方式。把乡镇工业作业环境监测和职工健康监护指标,纳入指标,一并考核。在卫生系统建立以地区卫生防疫站(劳动卫生科或劳动卫生监督监测所)为技术指导中心,以乡镇卫生院、村卫生室(或企业卫生室)为基础的三级职业卫生服务网络,健全管理和监督体系。

第四,充实职业卫生服务内容,加强监督管理力度。地区卫生防疫站应对乡镇工业采取监督措施(包括预防性和经常性劳动卫生监督),对问题严重而限期不改进者,可予以关、并或转产;严格控制作业场所空气中有毒有害物质的浓度;健全职业卫生和健康监护档案;地区卫生防疫站应对乡镇卫生院卫生人员普及健康监护、环境监测和卫生监督的基本知识和技能,推动基层医务卫生人员参与乡镇工业的劳动卫生服务和管理工作;推行"建设卫生许可证"和"劳动卫生许可证"制度,采用分级管理办法,提高预防性和经常性卫生监督覆盖率、就业前和定期职业性体检率;加强劳动部门、工业主管部门和工会组织等的配合,使卫生部门所提出的监督措施能更好地贯彻执行。

第五,因地制宜,推广适宜技术。乡镇企业的劳动卫生工作应针对企业的具体条件,落实防护措施,推广在技术、经济和管理上能为小工业所普遍接受的适宜技术。例如,小型、简便的密闭和通风装置,安全、有效、简易的个人防护用品等。

第六,开展健康教育,培养骨干队伍。教育和培训是提高管理水平、职工素质和改善乡镇工业"软件环境"的重要手段。在此基础上,挖掘潜力,加大工艺改革和对防护措施的投资,从而改善职业卫生和安全方面的"硬件环境",以促进职工健康,推动乡镇工业的可持续发展。

3.3 中国保护女工健康的主要措施

中国妇女参加社会生产劳动的人数逐渐增多,几乎涉及各个行业领域,女职工约1亿,另外农村还有2亿多妇女参加农副业生产劳动。职业有害因素对女职工的危害不仅在于女职工本身,而且可能对其生殖功能产生不同程度的损害,从而影响子代的健康，最终关系到整个国民健康素质水平，因此加强对女工的劳动保护成为整个社会应予以重视的问题。

职业性有害因素对女工健康的影响类型

女职工的特殊生理和解剖特点决定了职业有害因素对女工影响的特点。职业性有害因素对女工健康的影响有四种类型：

第一，对健康的影响无性别差异，如硅尘对男女职工均可引起硅肺。

第二，对女工易产生危害，如女性造血系统对铅毒作用的反应性较男性敏感，镉在肾脏系统的储存也比男性多。

第三，对男性的影响小，对女性的影响大，如卡车驾驶职业。

第四，女性特殊生理周期（月经、妊娠、更年期等）时对职业性有害因素更敏感，可能引起月经紊乱、不良妊娠结局等。

保护女工身体健康的主要措施

第一，制定有关妇女劳动保护的法律法规。1949年以来，中国公布了《女职工劳动保护规定》《女职工禁忌劳动保护规定》《中华人民共和国劳动法》《中华人民共和国妇女权益保障法》《中华人民共和国职业病防治法》和《工业企业设计卫生标准》等一系列与女职工劳动保护有关的法规和条例，成为做好妇女劳动保护工作的重要保证。

第二，合理安排妇女劳动和做好妇女特殊生理周期劳动保护政策。此外，做好妇女特殊生理周期——月经期、孕期、围产期、哺乳期和更年期的保护。

第三，改善妇女的劳动条件。通过技术改革和管理，从根本上消除职业危害，改善劳动条件，使作业环境更安全。

第四，宣传和普及妇女劳动卫生知识。通过对领导和女职工进行宣传教育，宣传有关女职工接触职业有害因素的防护知识。

第五，女职工劳动保护工作与妇幼保健工作密切结合。同时，开展妇女劳动卫生职业医学科学研究工作。

4
职业病的防控对策与技术

4.1 各国的职业病防控对策

美国

第一，跟踪危险程度高的工作场所并强制实施保障。美国职业安全局跟踪具有严重、故意或反复违反相关规定的雇主，重点关注伤害事故率和职业病发生率最高的工作场所的实施效果。全国分支机构有计划有重点地进行检查。

第二，普通医生可做职业病鉴定，治疗纳入医保。美国政府没有设立职业病鉴定机构，任何普通执业医生甚至家庭医生都可以在法律上对职业病进行诊断。

美国把职业病的诊断和治疗纳入劳动者医疗保险体系，同时接受政府劳动部门及司法部门的监督和仲裁。

第三，大学和医学院设职业病医疗专业。美国许多大学和医学院有专门的职业病医疗专业，培养职业病方面的专门人才。

第四，完善立法，严惩违反工作场地安全条例的企业。美国国会于1970年通过了《职业安全卫生法》，从雇主的职责、雇员的权利和监督管理三方面叙述了职业安全卫生监督管理工作，要求为全国工人提供安全健康的工作条件，并制定工作场所安全与卫生标准。

巴西

第一，职业病界定更为宽泛。"重复性劳动损伤"或由有毒物质造成的呼吸道疾病等，都自动被认定为职业病。

企业有专门医生或者合同医院，由专门医生或合同医院的医生经检查后可以出示证明，如果没有则由社保部门指定医学专家认定。

第二，职业病患者有权要求治疗，造成的伤害将获得经济补偿。患上职业病的职工有权要求治疗，如果造成的伤害迫使其在一段时间内不能从事类似工作或者必须减少工作时间和强度，甚至永远丧失某种工作能力，他们可以要求得到物质补偿。

德国

第一，工业医学培养专业企业医师。针对工厂事故和职业病，德国高校开设相应专业培养工业医学医师，大部分在企业担任企业医师。企业医师必须具备法律基础，懂得《职业病规定》《事故保险法》等相关法律法规，在健康保护问题上向企业主和就业工人提供建议，对工人进行体检并进行工业医学评价。

第二，严格职业病管理。按职业病种类建立职业病名单，而在名单中未做规定的疾病，如果有充足的证据证明该疾病与长期从事的工作有关，也可得到相应赔偿。

第三，监督管理，分工明确，职能清晰。德国劳动安全领域存在着"双轨制"，劳动保护（指职业病防治）与事故预防分属不同机构管理。

第四，以经济手段防治工伤事故与职业病。根据企业的风险和工伤事故发生情况，调整企业缴纳保险金的差别费率与浮动费率，从而激励和督促企业改善安全生产状况，减少工伤事故和职业危害的发生。

第五，强制定期检查，更换工作岗位。新工人要进行劳动健康检查；特殊工种的工人必须定期进行检查；对可疑职业病患者，雇主有责任为其更换工作岗位。对健康已受到一定损害的人员，雇主要承担对其进行转业培训的费用。劳动健康检查费用由雇主承担。

第六，面向雇主、雇员开展免费安全教育培训。行业工会设立了22个培训中心，在培训中心、流动培训车、企业内部及地方的培训中心，通过电视、微机等工具为雇主、雇员提供基础和劳动安全教育培训。技术监察员担任安全计划和大学里的讲师。参与培训的学员在培训期间的食、宿、培训、交通一律免费，经费由行业工会在工伤事故预防经费中列支。法律规定所有负责劳动安全的人员都必须参加培训。

第七，煤矿行业的职业病防治。德国煤矿企业均配备有先进的设备，采取了有效的预防火灾的措施，比如配备一氧化碳检测设备、井下自动灭火器，为保障生产安全投入了大量的人力、物力和财力；同时，专业的防尘技术措施也保障着矿工的健康。他们非常重视矿工自救，为矿工配备有自救器，每个矿业公司都有救护队。经过培训，煤炭员工兼职救护队工作，各种训练和救护设备非常完善。

在德国，煤矿工人在下井工作之前，必须接受至少三年的培训。如果煤矿出现任何违反安全生产规定的行为，煤矿警察有权中止一切煤矿生产活动。先进的技术装置和人员培训防止了生产事故的发生。

第八，职业病诊断。德国的职业病防治具有层级制的特点。劳动卫生主管部门诊断后向职业协会提供诊断意见，职业协会若提不出否定证据，则同意劳动卫生主管部门的意见。

意大利

第一，劳动者享有强制性职业伤害保险。意大利劳动者享有强制性职业伤害保险：全民基本医药保险与强制性职业伤害保险。

第二，国家统一管理职业病诊断与鉴定。劳动部所属的职业伤害保险局专门对职业病进行诊断；临床医生日常出诊过程中如发现疑似病例，则须依法上报。

第三，完善的职业安全监督管理。卫生局职业卫生安全监督兼具行政执法和刑事执法的职能，有权进行立案调查。

英国

第一，政府增加科研投入。英国安全与健康委员会和安全与健康执行局每年拥有500多项科研项目及大约3400万英镑科研费用，同时鼓励社会上其他科研部门与单位参与。

第二，颁布立法约束。1974年颁布了《职业安全与健康法》，从雇主的职责和权力、雇员的权利、生产安全与健康的管理体系和制度、科研框架、监督管理等方面叙述职业安全卫生监督管理工作。

第三，职业风险教育列入学校课程。普及风险意识教育，并从2000年开始修改苏格兰和威尔士全国学校课程，加入职业风险教育。

第四，以经济手段约束企业。通过英格兰新的"小企业服务"和苏格兰及威尔士的类似结构以及建立补偿方案，更有效地约束小企业。

第五，政府与民间机构、协会相结合。政府机构有安全与健康委员会和安全与健康执行局，安全与健康委员会负责监督安全与健康执行局。

执行局中的现场执行部门负责协调事故、医疗服务和法律援助。同时，民间组织、行业协会、商会、培训和地方企业委员会、工会和公民指导局（免费帮助个人履行其权利和义务）职能分工明确，使保障力度加大且更加全面。

日本

第一，定期体检。各市建立健康管理中心，一些企业有自己的健康管理会馆，不仅对职业病，而且开展成人病的定期检查。

第二，重视防治研究。在职业病的科研方面，开展人与机器、人与环境、劳动生理、劳动环境及成人多发病的研究。

第三，对尘肺人员完整的健康诊断与分类管理。企业职工有完整的健康诊断，包括就业时的健康状况诊断、定期的健康状况诊断、定期以外的健康状况诊断、离职时的健康状况诊断。

另外，职工离职时及离职后接受三次管理，及时公布健康管理手册，每年提供一次健康诊断的机会。

4.2 职业危害控制技术

控制化学品危害最直接、最有效的方法是工程技术，以此消除工作场所中化学品的危害或尽可能降低其危害程度。

职业危害的工程控制技术主要包括以下几种。

全面通风

全面通风就是用新鲜空气来冲淡车间内的污浊空气，以使车间工作地点空气中有害物质的含量不超出卫生标准所规定的最高容许浓度。为此，全面通风是车间内全面地进行通风换气，以维持整个车间工作地点范围以内空气环境的卫生条件。

全面通风用于有害物质的扩散不能控制在车间一定范围的场合，或是有害物质发源地的位置不能固定的场合。采用全面通风时，应不断向车间供应新鲜空气或符合一定要求的空气，同时从车间内排除污浊空气，以维持车间内良好的工作环境。首先要根据车间用途、生产工艺布置、有害物散发源位置及特点、人员操作岗位和其他有关因素合理地组织气流，然后根据计算和实际调查资料取得热、湿、有害气体散发量数据，以便确定合适的全面通风换气量，这些因素都在很大程度上影响全面通风效果。

工程控制

工程控制方法主要是采用接近危害物源的局部抽吸到半密闭式的局部通风。局部通风是在劳动环境局部地区建立良好的空气环境，或是从发生源抽出有害因素，以防其沿着整个车间扩散的通风系统。

在劳动环境中，局部通风比全面通风

投资小，效果好，很值得采用，是最常用的工程控制方式。适用于处理少量、适量到大量固体和液体的工作。在局部排风装置中，最为常用的是局部抽气罩。它的作用是将产生有毒气体或粉尘等的生产设备部分或全部密闭，并连接排风系统，利用机械动力将有害因素排出。

密闭控制

密闭是隔离的方法之一，主要是为了防止工人接触危险化学品而设置密闭设施，将加工生产化学品的设备完全封闭起来，限制其通过空气污染危害工人，并减小火灾爆炸发生的危险，这是最理想的隔离方法。

最好的生产工艺就是让工人最大限度地减少接触有害化学品的机会。例如，隔离整个机器，封闭加工过程中的扬尘点，可以有效地限制污染物扩散到作业环境中去。

隔离方法的另一种形式就是将危险的生产或操作过程通过屏障与其他生产操作过程分隔开，减小危害范围。例如，用隔板或墙把喷漆操作与其他操作分开；通过安全贮存危险化学品和严格控制危险化学品在工作场所中的存放量（满足一天或一个班工作所需要的量），也可以获得隔离效果。

4.3 职业性有害因素的控制

职业性有害因素的控制措施是多方面的，除了建立和完善涉及劳动卫生的法规之外，各国十分注意制定劳动卫生标准、车间空气中有毒物质最高容许浓度、职业卫生监督以及个人防护用品、作业场所健康促进等方面的工作。

制定劳动卫生标准

劳动卫生标准是以保护劳动者健康为目的的卫生标准，其主要内容是对劳动条件各种卫生要求所做的统一规定。劳动卫生标准是贯彻、实施劳动卫生法规的技术规范，是执行劳动卫生监督和管理的法定依据。劳动条件达到什么程度才算符合安全卫生要求，需要运用卫生标准来衡量。标准是具体尺度，属技术法规规范。卫生标准一经发布，各生产、建设、设计和企业必须贯彻执行。

制定车间空气中有毒物质最高容许浓度

制定车间空气中有毒物质最高容许浓度（Maximum Allowable Concentration，MAC）是衡量车间空气污染程度的卫生标准，也是制定防毒措施及鉴定其效果的依据。[①]

前苏联于 1930 年公布了 12 种化学物质的最高容许浓度，1954 年增加到 85 种，1977 年规定有 MAC 的物质总数达 530 余种。美国马萨诸塞州于 1937 年发表了容许浓度表。自 1947 年起，美国政府工业卫生医师会议（American Conference of Governmental Industrial Hygienist，ACGIH）每年颁布阈限值表。1978 年，由 ACGIH 公布了阈限值的物质总数已达 682 种。1938 年，德国发表了 25 种溶剂的最高容许浓

---

① 刚葆琪. 加速制定车间空气中有毒物质最高容许浓度的建议. 工业卫生与职业病，1981，1.

度。1975年，规定MAC的物质总数增加到326种，1977年发展到375种。日本产业卫生学会对车间空气中有害物质容许浓度的建议（1979）里公布了106种化学物质的MAC（生产性粉尘未计入）。之后，20多个国家制定了1000多种化学毒物的最高容许浓度值[1]。

中国第一个车间空气中有害物质最高容许浓度表载于《工业企业设计暂行卫生标准》（标准—101—56）。该标准对有毒气体、蒸汽、粉尘和无毒粉尘，共计85种物质规定了MAC。后经修订，在国标建（GBJ）1—62中规定MAC的物质总数增加到116种。又经修订，于1979年颁布的现行《工业企业设计卫生标准》（TJ36—79）中，列入车间空气中有毒物质最高容许浓度表的物质总数为134种。

世界卫生组织（WHO）提出"两步法"来制定容许浓度。第一步是制定以健康为基准的建议标准；第二步依据本国情况、工程技术、经济水平、工人接触时间等因素，制定出实用的卫生标准。

劳动卫生监督

劳动卫生监督是职业卫生行政部门依据国家有关法律、法规，运用行政管理手段和医学技术方法，对企（事）业单位的劳动卫生和职业病防治工作进行的监督检查。劳动卫生监督是国家行政监督的一部分，是保证劳动卫生和职业病法规贯彻实施的重要手段。

预防性劳动卫生监督是职业卫生行政部门依照有关法律、法规，对新建、改建、扩建和续建厂矿、企业的建设项目中的劳动卫生防护设施是否与主体工程同时设计、同时施工、同时投产所进行的卫生监督。其目的在于保证投产后的劳动环境符合工业企业设计卫生标准的要求。

经常性劳动卫生监督，是对现有厂矿、企业贯彻执行卫生法规和卫生标准的情况定期或随时进行的卫生监督。根据监督检查结果，对检查出的劳动卫生问题做出相应的处理，目的在于及时发现并消除职业性有害因素的影响，保证作业者的健康，促进生产力的发展。

进行健康检查。检查对接触有害因素的作业人员是否按规定进行了就业前和定期健康检查，职业病和职业禁忌证的发生情况，对检查出的职业禁忌证和职业病患者是否按规定进行了调离和治疗等。

---

[1] 伊松年，毕文芳，吕伯钦. 毒理学基础与进展. 北京：中国预防医学科学院卫生研究所，1986：183-184.

5

治理矿难与瓦斯事故的历史经验

5.1 美国煤矿矿难的治理

美国煤矿矿难百年史

19世纪末,美国的煤炭产量超过英国,开始位居世界首位。在当时还以煤炭作为主要能源的时代,丰富的煤炭资源为美国在工业上跃居世界首位提供了可能。纵观美国煤炭生产的历史,在20世纪前30年也曾矿难频发,每年死亡人数在两三千人,重大恶性矿难事故接连发生。到了20世纪后期,美国的煤炭产量始终维持在10亿吨左右,仅次于中国。在此期间,美国在生产大量煤炭的同时,从立法、机构设置和管理方面采取措施,使煤矿矿难死亡事故大为减少。到20世纪最后10年,平均每年死亡仅49人,真正实现了"安全与生产并不矛盾"的最佳状态。

美国治理矿难的有效路径

居安思危的防范理念[1]

在美国,矿工是"非常非常危险"的职业。所有煤矿一律被视为存在危险气体,必须接受检查和监测。尽管最近几十年美国矿山死亡5人以上的重大事故已经不多见,但在美国,采矿仍然是"非常非常危险"的工作。在矿区,到处可见历史上矿难事故的纪念碑。博物馆里,仍然在展出历史上的矿难事故,讲述着令人伤心的故事。联邦劳动部的官方网站上,有历年来矿难事故的专门展出,提醒每一个人,不要忘记此刻在地底下几百米深处工作的矿工们。

完善立法,依法监管[2]

1907年,美国西弗吉尼亚州发生了史上最大的一次矿难,夺走了362名矿工的生命。这一巨大灾难终于惊醒了美国各界人士,全国的民愤席卷而起,各方纷纷要求从根本上进行立法干预。于是在1910年,美国国会通过立法,设立了内务部矿山局,专门负责通过科研技术等手段来减少煤矿业的事故。这是美国首次成立独立机构,专门对煤矿安全进行科学研究和多方遏制。美国矿难的高发态势从此开始大幅度下降。

1968年,美国的西弗吉尼亚州明顿煤矿又发生了多年罕见的大矿难,78名矿工死亡。这场灾难再次刺痛全国,约翰逊总统决心大幅度地加强联邦政府对煤矿安全和矿工健康的管理和执法,但未获成功。1969年年底,美国通过了里程碑式的一个重大立法——《职业安全卫生法》,由尼克

---

[1] 治理矿难有效路径的探索. 红网(长沙), 2006-01-04.
[2] 马九器. 美国百年矿难斗争史. 华商报, 2010-04-10.

松总统在 1970 年签署生效。这部法律是美国历史上最严格、最全面的煤矿安全法规。根据这一法案，全国所有的地下煤矿，每年必须接受联邦机构四次检查，露天煤矿每年两次检查，违规者将受到罚款处罚和刑事起诉。联邦检察员获得授权，在紧急情况下有权当场关闭矿场。1977年，美国对《职业安全卫生法》进行重大修订，增加了金属和非金属矿山安全法规内容，并更名为《联邦矿山安全与健康法》。这个法案的执行明显减少了矿难数量。社会普遍认为，这一法律的出台标志着美国煤矿业生产从此走上事故低发率的新阶段。

2006 年，在煤矿事故死亡率已经大大降低的情况下，西弗吉尼亚州又发生了 12 人死亡的重大矿难。对矿难已经高度敏感的美国当年就迅速通过了《矿工法》，进一步完善了 1977 年的法律，使法律更注重从细节上保护矿工的生命。

强化矿工权益、灾难防护立法和逃生训练

按照美国法律，矿工们有权随时要求联邦机构派员检查矿场状况；煤矿的各项标准都大幅提高，确立了关于矿工健康的标准，保障了矿工因黑肺致病致残的福利。1973 年，美国建立了联邦矿山执法和安全管理局，专门负责给矿工们创造一个安全的工作环境，负责对矿工进行紧急情况下的逃生训练。1977 年，联邦矿山执法和安全管理局从内务部转交劳动部，改名为矿山安全和健康管理局。卡特总统任内强化了有关法律的执法，包括使事故伤亡者的抚恤和补偿得到保证。由于这一系列法律的完善、新技术的进展、监测和防范措施的加强、对矿工的教育和训练，以及工人们劳工权益意识的提高、工会力量的强大，种种因素相互叠加作用，致使近几十年美国矿山事故的数量和伤亡人数急剧下降，死亡 5 人以上的重大事故已经不多见了。

5.2 英国煤矿的"零死亡"管理

英国煤矿矿难百年史

在英国的国家煤炭博物馆资料室里珍藏着一组数据：19 世纪 60 年代，英国每年每 200 名煤矿矿工中有 1 人死亡；20 世纪初，每 600 人中有 1 人死亡；20 世纪 50 年代，每 1000 人中有 1 人死亡。进入 21 世纪，英国煤矿每年死亡的矿工人数为零；2003 年为零，2004 年为零，2005 年为零……[1]

英国严密的管理机制[2]

第一，实行严格的煤矿经理管理责任制。根据英国的煤矿安全规定，煤矿经理必须有煤矿井下工作经历，必须通过安全和相关知识考试。如果因忽略安全法规而造成人员伤亡，煤矿经理可能被逮捕入狱。曾经有一位煤矿经理就因为值班期间在家

---

[1] 马建国. 英国：煤矿基本是国有，矿长第一要务抓安全. 新华每日电讯，2006-01-24.
[2] 吴睿鹒. 从英国煤矿的零死亡谈起. 安全文化网，2010-07-06.

中聚会醉酒被告上法庭，最后入狱服刑。

第二，严密的监管制度。英国的全国煤矿委员会还制定了完整的"巡视员"制度。每个煤矿都有一名政府安全巡视员对安全法规的落实等进行监管。政府还向矿区派遣环境巡视员，环境巡视员对所在矿区煤矿的粉尘、排水、噪音、矸石以及交通进行管理。一旦巡视员认为某一煤矿有潜在的安全问题，或对矿区的环境造成危害，他们有权勒令煤矿停产整顿。

第三，充分发挥公众监督。一些民间机构对煤矿的监督也起到了积极的作用。有一个公司每年出版一本《英国煤矿指南》，详细描述英国煤矿的现状，还专门把政府负责安全和环境的部门和官员的名字、电话等列出，以便公众有效监督。

5.3 南非的矿山安全管理[①]

南非煤矿矿难简史

20世纪50—80年代，世界著名的矿业大国南非曾经历过严峻的矿山安全形势，当时每年矿井事故死亡人数都在千人以上。通过长期的严格依法治理安全隐患和大量采用科技手段提高矿山安保水平，如今南非在矿山安全管理、安全设备技术开发、矿井救援、瓦斯抑爆、百万吨死亡率等方面均居世界领先地位。2005年，南非煤矿事故死亡仅15人。

南非的矿山安全管理

1987年，南非组织专家对煤矿矿难的性质、特点、原因进行分析和评估，制定了控制煤矿事故发生的措施：一是对煤矿安全管理立法，依法管理煤矿安全。1996年通过的《矿山健康与安全法》和2002年通过的《矿山与石油资源开发法》是两部比较完善的法令。二是建立煤矿瓦斯治理实验室，对煤矿瓦斯进行研究和探索，加大瓦斯监控力度，制定治理瓦斯的规程和措施，强制煤矿企业严格执行。三是强化煤矿矿工的培训，提高他们的素质，增强他们遵章守纪的意识。四是加大对煤矿的投入，推广先进的管理方法和开采技术，大幅度提高煤矿开采的机械化程度，尽量减少井下从业人员。五是提高死亡人员的补偿标准，使矿主意识到发生事故难以赔偿。南非煤矿事故死亡1人，补偿标准为30万兰特（当时币值相当于人民币45万元左右）。

此外，南非矿产能源部规定，全国所有煤矿在距离每个工作面不超过750米的地方必须建立安全庇护所。在有编号的安全庇护所里，配有通风设备、救援电话、备用自救器和饮用水。在发生瓦斯爆炸、火灾以及其他事故时，矿工可以通过逃生指示装置的指引，在便携式自救器有效工作的时间内撤离到最近的安全庇护所，关上密封门，然后用电话向地面报告事故以及人员所在的安全庇护所的号码，等候救援。这样就保证了井下矿工在救援队员到达之前的安全。

[①] 李建民. 南非矿山安全管理值得借鉴. 新华网，2008-08-06.

目前，南非矿井开采深度接近5000米，在开采技术的经济性、安全性、有效性以及生命保障系统和地下矿石处理等方面均有独到之处，其矿山救援体系、救援装备系统、矿用安全器材的设计与材料运用等均居世界先进水平。其中，南非研制的高精度瓦斯分析仪、被困人员定位仪、井下救援通讯系统以及阻燃气体灭火系统、井下紧急呼吸机、便携式自救器等一系列矿井安全及救援产品均获国际上广泛好评。

5.4 德国防控瓦斯事故的措施

德国是世界上煤炭和褐煤储量最大的国家之一，煤炭的地质蕴藏量约2300亿吨，按照德国目前的开采规模，其煤炭储量可开采286年。德国不仅煤炭储量丰富，而且矿山安全在全球也名列前茅。

德国煤矿安全管理十分注重细节。以德国北部伊本布伦煤矿[①]为例，煤矿工人至今仍旧沿用传统的问候方式："祝你平安出井。"矿工在下井之前，安全装备必须齐全，包括矿工服、安全帽、探照灯、氧气袋，一个都不能少。每位矿工腰间皮带上扣有一个发射器，矿工在地下一旦出现危险，控制中心就会根据发射器的信号立即采取措施。

安全管理人员不许外来人员携带数码相机下井。在电池经严密安检之前，相机一概不能进入井下，只有德国最高煤矿安全管理当局才可以发放特别许可，但核查时间长达数周。

整个矿山装有一个自动断电的系统。当瓦斯浓度超过1.5%警戒线时，所有矿山用电就会自动脱闸。一旦发生瓦斯爆炸，矿工首先启用携带的氧气袋，而巷道每隔25米处安放的强力氧气呼吸装置，则供瓦斯浓度过大时使用。

除了矿山自身安全检查和国家安全生产部门检查之外，矿工投保的工伤事故保险公司的安全生产监督部门也不定期派员到井下进行巡查。在地下巷道安装瓦斯吸收装置，并用四天的时间把煤层深处300米的地方和附近区域的瓦斯处理干净，才可以开始采煤。所吸收的瓦斯通过巨大的管道通向地表，95%的瓦斯能被有效利用。

此外，所有矿工都必须经过至少三年的矿业学校以及矿山实际工作的培训。在正式成为矿山职工之前，必须通过矿山组织的集中的安全生产培训。

---

① 德国北部伊本布伦煤矿，是德国最北部的无烟煤矿，也是欧洲最深的煤矿，拥有员工2700人，年生产高级无烟煤170万吨。这里有欧洲最深的矿井，深入地下将近1500米。

6

国际组织与职业健康重大活动

6.1 国际劳工组织

国际劳工组织（International Labour Organization，ILO）是国际标准化组织（ISO）[①]确认并公布的国际组织，成立于1919年，其宗旨是通过制定国际劳工标准，保障人们享有国际公认的劳动权。该组织成员包括雇主和雇员的代表以及政府代表和该组织的与劳工界有关的各方面的专家，负责制定国际劳动标准。这些标准对于保护劳动者权益是至关重要的，遵守这些标准是实现人类福利的一项措施。

国际劳工组织为保护劳动者的健康制定了一系列国际标准，并以制定关于职业安全、健康和工作环境的公约和建议书的形式公布于世。

国际劳工组织从1960年以来通过的公约和建议书有100多项。其中有关职业健康安全的公约和建议书主要有：

公约

第115号《辐射防护公约》

第119号《机器防护公约》

第120号《商业和办公室卫生公约》

第126号《船员居住设施公约》

第129号《劳工监督（农工）公约》

第134号《事故预防（海员）公约》

第136号《预防苯中毒公约》

第139号《预防和控制致癌物和致癌制剂公约》

第148号《工作环境（空气污染、噪声和振动）公约》

第152号《港口装卸职业健康与安全公约》

第155号《职业健康安全与工作环境公约》

第162号《安全使用石棉公约》

第170号《作业场所安全使用化学品公约》

建议书

第114号《辐射防护建议书》

第117号《职业培训建议书》

第118号《机械安全防护建议书》

第141号《船员居住设施与工作场所有害噪声控制建议书》

第142号《事故预防（海员）建议书》

第144号《预防苯中毒建议书》

第147号《预防和监督致癌物和致癌

[①] 国际标准化组织，是一个由国家标准化机构组成的世界范围的联合会，现有140个成员国。ISO的前身是国际标准化协会，成立于1926年。根据该组织章程，每一个国家只能有一个最有代表性的标准化团体作为其成员，中国原国家质量技术监督局以CSBTS名义国参加ISO活动。ISO的技术活动是制定并出版国际标准（International Standards）。ISO建立了情报网（ISONET），已经有82个国家的标准信息中心向该网提供快速存取，网络已经收入500000件标准、技术法规和其他标准类出版物，有10750个国际标准和2700个国际标准草案的录入数据。

制剂建议书》

第 156 号《工作环境（空气污染、噪声和振动）建议书》

第 160 号《港口装卸职业健康安全建议书》

第 164 号《职业健康安全与工作环境建议书》

6.2　国际与区域组织开展的职业健康活动

职业健康一直是国际组织和世界各国关注的重点问题。2010 年 3 月，国际劳工组织通过了新版的国际职业病名单。2010 年 6 月，国际劳工组织通过了《艾滋病毒/艾滋病和劳动世界建议书》。国际劳工组织通过制定新的国际劳工标准，有力地推动了各成员国职业健康水平的不断提高。欧盟 2008 年和 2009 年在泛欧洲范围内开展了以"风险评估"为主题的"健康工作场所"活动。在成功举办该活动的基础上，2010 年和 2011 年，欧盟又开展了以"安全保持"为主题的"工作场所健康促进"活动。

国际劳工组织通过 2010 年版国际职业病名单

2010 年 3 月 25 日，国际劳工组织理事会第 307 届会议通过了 2010 年版国际职业病名单，正式取代《关于职业病名单及职业事故和职业病的登记与报告建议书》（2002 年，第 194 号）附件中的原名单。

2010 年版国际职业病名单作为国际劳工法规之一《关于职业病名单及职业事故和职业病的登记与报告建议书》的重要组成部分，对国际劳工组织的 183 个成员国的职业病发现、认定、预防、登记、报告和赔偿政策与实践产生了重要影响。最新版的职业病名单无论在制订依据、范围、前瞻性、包容性，乃至在具体疾病的列举与术语选用上，较以前各版本职业病名单都有明显变化和新突破。该名单的发布不仅对各国职业病名单的制订和修订提供了国际参照标准，也给各国职业病防治工作提出了更高的要求和新的挑战。

2010 年版国际职业病名单保持了 2002 年版名单的分类法，把职业病仍按四类列出：由物质和因素导致的疾病、靶器官系统疾病、职业癌、其他类疾病。2010 年版国际职业病名单除了单列的和世界卫生组织国际疾病分类名单相一致的 97 类（组、种）具体疾病外，每大类疾病单元里还有一个综合性条目。这些综合性条目使该名单成为一个全面开放性的名单，允许各大类单元里没有列举的疾病，只要有科学证据证明是工作原因所致，或由政府主管当局根据本国情况和实践确定是职业造成的疾病，都可以认定为职业病。2010 年版国际职业病名单还首次增设了精神和行为障碍栏目，并在栏目下具体列出了"创伤后应急障碍"和一个开放性题目。

欧盟开展"工作场所健康促进"活动

2010 年 4 月 28 日，欧洲职业安全健康局在纪念"世界职业安全卫生日"之际，正式启动了为期两年的泛欧洲"工作场所健康促进"活动，主题为"安全保持"。该活动主要是在欧盟及其 27 个成员国开展系列活动，目前已成为全世界最大的安全文化活动。知识和经验分享成为该活动的核心内容，欧洲许多公司制定了相应的"工作场所健康促进计划"，如鼓励工人改善饮食水平，为管理人员提供培训，帮助他们辨识员工的压力状况等。

2010 年 10 月 25 日至 29 日，欧洲 30 多个国家举办了"欧洲职业安全健康周"活动，"安全保持"成了各国活动关注的焦点。在活动期间，欧洲职业安全健康局组织了上百场会议、展览和培训活动。

6.3 世界安全生产与健康日活动

根据国际劳工组织统计，在建筑行业中，每年全世界建筑工地上至少发生 6 万起死亡事故。也就是说，该行业每 10 分钟就发生一起致命事故。在工业化国家，16%的建筑工人有一半的工作时间暴露在有毒有害化学品环境之下。

为纪念受伤和死亡的工人，国际劳工组织于 2001 年 4 月 24 日宣布，批准将每年 4 月 28 日定为"世界安全生产与健康日"，并将其作为联合国官方纪念日，同时建议联合国各成员国开展纪念活动。

2014 年 4 月 28 日，"世界安全生产与健康日"纪念活动暨企业安全标准化国际研讨会在北京举行。会议认为，中国历来高度重视安全生产及危险化学品的安全管理工作，通过采取一系列措施，全国安全事故起数和死亡人数连续多年双下降，职业病防治取得积极进展。会议指出，今后要继续以"世界安全生产与健康日"主题活动为契机，进一步深化安全生产领域改革，采取更加有力的措施，努力减少安全事故和职业病的发生，以更加卓有成效的实际行动来响应国际劳工组织的号召。要充分认识安全标准化对实现企业和本地区安全发展、推动全国安全生产形势持续稳定好转的重要作用。认真总结安全标准化创建经验，健全完善安全标准化法规标准体系，不断增强企业的自觉性和主动性，着力突出实效与质量，全面推进安全标准化创建工作，规范企业安全生产行为，提升安全保障能力，促进全国安全生产形势早日实现根本好转。同时，要继续强化深化与国际劳工组织的合作，特别是在国际标准制定、安全标准化推广等方面，合力推进中国安全标准化工作加快实现国际化，为促进中国乃至世界职业安全健康事业创新发展做出贡献。

十几年来，各国通过召开研讨会、现场会，举办论坛、展览，在报刊上开辟专栏等多形式，举办了各种形式的纪念活动，受到了各方面的好评。世界安全生产与健康日活动，以"安全发展"理念为指针，围绕"安全工作的必然性""安全管理经验与教训""企业主体责任和政府监管职责""企业工伤保险与事故预防""企业职工安全培训和劳动保护""事故应急救援能力建设""事故预防与处理经验"和"企业安全文化创建活动"等主题，开展了丰富多彩的讲演。

第75卷

环境毒物污染管理史

本卷主编 史志诚

卷首语

  历史上由于环境毒物的污染引发的诸多"公害"事件和毒性灾害，引起国际社会和各国政府的高度重视。从社会公众到政府部门，从自然科学到社会科学领域，特别是治理污染的技术专家和法学家，都在探索环境污染的治理与管理这个难题。

  20世纪70年代以来，在实践探索中，人们逐步认识到运用法律、经济、行政、技术和宣传教育等手段，限制人类损害环境质量的行为；通过全面规划和有效监督，使经济发展与环境协调，达到可持续发展的目标。于是，联合国开始制定了相关的国际公约，各国政府也在积极制定环境管理的法律法规，使有毒废物严重污染环境、危害人类健康的状况有所改善，"公害"事件和毒性灾害有所减少。但是，由于各国的工业化发展阶段不同，国情不同，加之民众环境保护意识的差异，环境管理的法律法规各有特色，执法的效果亦有差异。因此，应用行政手段管理环境毒物污染和应用法律手段解决环境问题仍然在探索之中。

  本卷记述了国际《防苯中毒危害公约》《水俣公约》《国际海上运输有毒有害物质损害责任及赔偿公约》，以及重要的环境协议；记述了反污染转嫁的《巴塞尔公约》、控制POPs的《关于持久性有机污染物的斯德哥尔摩公约》、国际组织——联合国环境规划署和环保非政府组织的积极作用；介绍了美国的水污染防治立法历程、日本环境刑法与公害犯罪处罚法、中国环境管理发展历程和毒物报告制度的探索、环境监测与环境影响评价制度以及21世纪一些国家建立的生态警察与环境法庭。

1

防控环境污染的国际规则与公约

1.1 《防苯中毒危害公约》

缔约经过

苯是致癌化学物,对职业工人和环境危害极大。国际劳工局理事会召集的国际劳工组织大会于1971年6月2日在日内瓦举行第56届会议,会议决定采纳会议议程第六项关于防苯中毒危害的某些提议,并确定这些提议应采取国际公约的形式,于1971年6月23日通过第136号公约——《防苯中毒危害公约》(简称《1971年苯公约》)。公约于1973年7月27日生效,故也称为《1973年苯公约》或《第136号公约》。

公约内容

《防苯中毒危害公约》共14条正文和一个附件。其核心内容是:

第一,含苯超过百分之一的产品称为含苯产品;

第二,鼓励使用苯替代品;

第三,苯不得作为溶剂使用;

第四,使用苯作为合成化学物的原料时,不得与人直接接触。

——公约适用于涉及工人暴露于下列物质的一切活动:

第一,芳烃苯(C_6H_6,以下提到时均称"苯");

第二,苯含量超过百分之一的产品(以下提到时均称"含苯产品")。

——国家法律或条例应规定在某些工作程序中禁止使用苯和含苯产品。此禁令应至少包括将苯和含苯产品用作溶剂或稀释剂,除非该工作程序在密封系统内进行或采用其他同等安全的工作方法。

——应采取职业卫生措施和技术措施,以保证对暴露于苯或含苯产品的工人进行有效保护。在制造、处理或使用苯或含苯产品的厂房里,应采取一切必要措施防止苯蒸气逸出进入工作场所的空气中。在工人暴露于苯或含苯产品的地方,雇主应保证工作场所的空气中苯的浓度低于由主管当局确定的、标准不超过百万分之二十五(80毫克/立方米)的最高限值。主管当局应颁发指示,对工作场所空气中苯的浓度进行测量。

——涉及使用苯或含苯产品的工作程序应在切实可行的情况下在密封系统中进行。当工作程序实际上不可能在密封系统中进行时,应在使用苯或含苯产品的工作场所安装有效设备,以保证将苯蒸气清除至足以保护工人健康的程度。

——对可能从皮肤接触液体苯或液体含苯产品的工人,应为其提供充足的个人保护用品,使其免遭通过皮肤吸入苯的危险。暴露的时间应尽可能地加以限制。

——将要从事涉及暴露于苯或含苯产品的工作程序的工人需经:

第一,一次包括验血在内的雇用前全

面体格检查，以判明是否适合雇用；

第二，由国家法律或条例确定的定期复查，这种复查应包括含验血在内的生物检查。

——体格检查应：

第一，由一位经主管当局批准的合格医生负责进行，并在适宜情况下由一个合格的实验室予以协助；

第二，用适当方式做出证明；

第三，上述体格检查不得由工人承担任何费用。

——经医生证明已经怀孕的妇女和哺乳期间的母亲不得从事涉及暴露于苯或含苯产品的工作程序。不满十八岁的年轻人不得从事涉及暴露于苯或含苯产品的工作程序；但对正在接受教育或培训并置于充分的技术和医务监督之下者，不需要实行此禁令。

——任何装有苯或含苯产品的容器均需标以醒目的"苯"字及必要的危险标识。

1.2 国际限汞公约：《水俣公约》

缔约经过

汞是一种有毒重金属，对环境和人类的健康造成了极大危害。汞伤害大脑和神经系统、肾功能和消化系统，受害者会出现记忆丧失和语言障碍的症状。

国际社会为限制汞排放与使用做出了积极努力。2009年召开的联合国环境规划署理事会会议上，各国同意启动政府间谈判，制定一项具有法律约束力的国际条约，降低各种来源的汞排放。2013年1月13日至18日在日内瓦召开的第五届谈判委员会会议上，147个成员国派代表参加，充分表明了各国对限汞的重视程度。会议经过艰难的磋商，最终于1月19日通过了旨在全球范围内控制和减少汞排放的国际公约《水俣公约》，就具体限排范围做出详细规定，以减少汞对环境和人类健康造成的损害[①]。

《水俣公约》于2013年10月9日至11日在日本熊本县水俣市举行的联合国环境规划署特别会议上开始签署。公约签署以后，各项禁止措施生效的日期是2017年。在2013年到2017年的过渡期，还要进行多次政府间的会议来协调具体的措施。各国政府将对汞排放清单进行调查。

公约内容

《水俣公约》主要从三个方面对汞进行控制：一是汞的产品贸易，二是汞产品的使用，三是汞的排放。公约中还开出了有关限制汞排放的清单。

首先，是对含汞类产品的限制。公约规定的2020年前禁止生产和进出口的含汞类产品有：电池，植入性医疗器械所使用的纽扣电池除外；开关和继电器；某些类型的荧光灯；肥皂和化妆品。2020年前应逐步淘汰某些非电子医疗设备，如温度计、血压计。与会代表还同意逐步减少汞合金牙齿填充物的使用。

---

① 刘素云. 全球首个汞排放公约获通过　让人类远离"水银"危害. 国际在线专稿，2013-01-20.

其次，关于工业排放，公约认为，小型金矿和燃煤电站是汞污染的最大来源。各国应制定国家战略，减少小型金矿的汞使用量，并在条约生效后三年内，减少甚至禁止这些企业在生产过程中使用汞。公约还要求，控制各种大型燃煤电站锅炉和工业锅炉的汞排放，并加强对垃圾焚烧处理、水泥加工设施的管控。

第三，公约在两方面控制汞矿：一是要禁止新的汞矿的建立，二是现有的汞矿应在 15 年内关闭。除了汞矿以外，氯碱行业由于需要催化剂和含汞产品，也是重要的汞污染源。公约要求，氯碱行业用的汞只能在行业内使用，不能够外流，不能够卖给其他行业。

此外，公约还针对高危人群的保护做出具体规定，如加强卫生保健专业人员的培训，提高医疗服务水平，更好地诊断和治疗与汞危害相关的疾病等。

1.3 《国际海上运输有毒有害物质损害责任及赔偿公约》

《国际海上运输有毒有害物质损害责任及赔偿公约》（International Convention on Liability and Compensation for Damage in Connection with the Carriage of Hazardous and Noxious Substances by Sea），亦称为《HNS 公约》。

缔约经过

1969 年，国际海事组织（International Maritime Organization，IMO）在协调解决散装货油所致污染的问题之后，又将注意力转向制定有毒有害物质所致污染损害的国际公约。1974 年，IMO 向各成员国发出询问单，调查是否有必要设立一项油污民事责任公约中尚未包括的物质在海运过程中的民事责任制度。1975 年 4 月，法律委员会会议对此进行了讨论。1975 年到 1981 年，对是否有必要制定新公约、新公约的适用范围等问题进行了多次讨论。1980 年 9 月，公约草案出台。自 1981 年至 1996 年，经过 15 年的修订，草案得到了进一步完善，最终提交 IMO 1996 年 4 月的外交大会讨论。与会的 73 国外交官员及政府间组织、非政府组织代表经过讨论协商，于 5 月 3 日表决通过了该公约。

《HNS 公约》是继《民事责任公约》《基金公约》之后又一采用严格责任制的责任赔偿公约，也是国际海事组织自 1990 年制定《港口经营人公约》之后的又一重要国际公约。该公约最基本的特点是采用了两层赔偿机制：第一层赔偿机制要求船舶所有人对承运有毒有害物质的船舶进行强制保险；第二层赔偿机制要求有毒有害物质的进口商或收货人分摊基金，设立国际有毒有害物质基金。当船舶所有人对产生的损失免除赔偿责任或因财务原因无力满足受损方的赔偿要求，或者损害超出船舶所有人的责任限额时，基金将对受损方予以补偿。

1.4 重要的环境协议

1985年,形成了《维也纳公约》。

1987年,联合国环境规划署通过了关于保护臭氧层的《蒙特利尔议定书》,1991年对其做了修改。

1989年,在荷兰就大气污染和全球气候变化发表了《诺德威克宣言》,发展到后来的《京都议定书》。

1992年,联合国环境规划署通过了控制危险废物越境转移及其处置的《巴塞尔公约》。

1992年,在巴西里约热内卢召开了联合国环境与发展大会。会议通过了《里约宣言》和《21世纪议程》,并签署了《森林问题原则声明》《气候变化公约》和《生物多样性保护公约》。

2
反污染转嫁的法律与国际公约

2.1 反污染转嫁的缔约背景

20世纪80年代初,世界上约4500万艘远洋船只和数目更庞大的军舰中,每年约有700艘退役,人们拆掉这些退役舰船,回收有价值的钢材。由于发达国家越来越重视环境保护,拆船业逐渐转移到贫穷的亚洲国家进行。一些船主为了提高利润,将退役船只送到印度、巴基斯坦、孟加拉国、菲律宾和越南等国家进行拆解,然后回收钢铁。因此,拆船成为一项高度机械化的工业。

20世纪80年代中期,许多有毒工业废料被不负责任的跨国企业遗弃到加勒比海、非洲、亚洲、太平洋岛国等地的沙滩上,一艘又一艘的"死亡之船"满载着有毒废料,自发达国家驶往发展中国家。随着全球经贸往来的密切,发达国家利用各种方式向发展中国家进行污染转嫁的问题日渐突出,甚至出现遭到严重抗议后被迫返航的事件①。

美国、德国、澳大利亚和英国把印度当成了有毒废物最大的接收国,1998—1999年,估计有10万吨有毒或者可能有毒的废物出口到印度。东南亚的印度尼西亚成为美国和德国等国出口有害物质的重要国家,到1993年,欧盟每年向印度尼西亚输出超过60万吨的有害物质和50万吨的普通垃圾。

由于污染转嫁问题在国际上尚未缔结国际法,也没有相应的规则可循,致使国际污染转嫁所导致的负面环境效应日渐突出。除了传统的污染物和污染源转移外,电子垃圾非法交易等新兴污染转嫁形式相继出现。

20世纪90年代,发展中国家纷纷开始反击,非洲、加勒比海、太平洋岛国等地区的100多个国家先后立法禁止输入有毒物质。尽管如此,发展中国家由于自身经济实力制约,在污染转嫁问题上一直处于被动地位。因此,如何建立一个有效的制止污染转嫁的规制体系显得十分紧迫和重要。正是在这个背景下,促使控制危险废料越境转移及其处置的《巴塞尔公约》出台。

---

① 1986年,美国宾夕法尼亚州费城垃圾填埋场已经没有空地来掩埋已被焚化成灰的1.5万吨垃圾,费城官员决定把垃圾运往巴哈马群岛一个船运公司所拥有的一个小岛。于是,一艘名为"希安海"号的货船载着垃圾出发了。然而,绿色和平组织得知此事后告知了巴哈马政府,巴哈马政府坚决不允许垃圾船靠岸。不得已,"希安海"号被迫围着加勒比海转悠,希望寻找到一个愿意接收这些垃圾的地方。环保组织又警告加勒比海沿岸国家,垃圾里可能含有有毒物质,结果没有一个地方欢迎"希安海"号靠岸。从洪都拉斯到巴哈马、多米尼加、海地,各国政府都不愿冒风险。有些地方还架起了枪,严禁这艘"垃圾船"接近自己的港口。就这样,1.5万吨垃圾经过16年的环球航行,途经14个国家,终于在2002年又回到美国。美国各州也拒绝接收这些垃圾。最后,他们只好把这些垃圾运回,掩埋在新的垃圾填埋场。

2.2 反污染转嫁的《巴塞尔公约》

控制危险废料越境转移及其处置的《巴塞尔公约》

1989年3月22日,联合国环境规划署在瑞士巴塞尔召开世界环境保护会议,会上通过了《控制危险废料越境转移及其处置巴塞尔公约》(Basel Convention on the Control of Transboundary Movements of Hazardous Wastes and Their Disposal),简称《巴塞尔公约》(Basel Convention),并于1992年5月正式生效。1995年,有115个国家在瑞士巴塞尔签署了《巴塞尔公约》。①

《巴塞尔公约》旨在防止和控制越境转移和处置废弃物的危险行为,将废弃物越境和越境造成的危害降到最低程度。在全球范围禁止有毒贸易,限制欧洲、美国、日本等经济合作发展组织成员国把有毒物质输出至其他非工业化国家。特别是遏止越境转移危险废料,向发展中国家出口和转移危险废料。

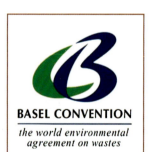

图19 巴塞尔公约标识

主要目标

《巴塞尔公约》的主要目标是通过以下措施,来实现环境的无害管理②,保护人类健康和环境:

第一,最大限度地减少有害废物的产生及其毒性;

第二,鼓励区内弃置有害废物和危险废物应当在离其生产点最近的地点进行处理;

第三,减少有害废物的转移。

主要内容

公约所涉及的危险废物包括毒性、爆炸性、辐射性、易燃性、生态毒性和传染性类别③。公约附件Ⅰ至附件Ⅲ确定了废物及其危险特性类别。附件Ⅶ和附件Ⅸ是特定危险废物和非危险废物清单。

公约要求各国把危险废料数量减到最低限度,用最有利于环境保护的方式尽可能就地储存和处理。

公约明确规定:如出于环保考虑确有必要越境转移废料,出口危险废料的国家必须事先向进口国和有关国家通报废料的数量及性质;越境转移危险废料时,出口

---

① 1991年9月4日,中国第七届全国人民代表大会常务委员会第二十一次会议决定:批准中华人民共和国常驻联合国代表李鹿野于1990年3月22日签署的《控制危险废料越境转移及其处置巴塞尔公约》。

② 环境无害管理,指通过从有害废物的产生到其储存、运输、处理、再利用、再循环、回收和最后处置整个过程中予以控制,减少危险废物对人类健康和环境产生潜在威胁。

③ 危险废物类别,包括毒性、爆炸性、辐射性、易燃性、生态毒性和传染性等特性中一种或几种特性的生产性垃圾和生活性垃圾,前者包括废料、废渣、废水和废气等,后者包括废食、废纸、废瓶罐、废塑料和废旧日用品等,这些垃圾给环境和人类健康带来危害。据国际环境保护组织的估计,目前,全世界每年产生的垃圾有100多亿吨,其中三分之二以上产生于工业发达国家,这些废料只有极少部分能够回收利用。

国必须持有进口国政府的书面批准书。

公约的一个组成部分是通过培训和技术转让来加强管理和处置危险废物的能力，从而使发展中国家获得适当管理其危险废物所必需的技能和手段。缔约方大会建立了自愿技术合作信托基金。它还建立了13个培训和技术转让区域中心，帮助各国实施公约。

公约还呼吁发达国家与发展中国家通过技术转让、交流情报和培训技术人员等多种途径，在处理危险废料领域中加强国际合作。

《巴塞尔公约》修订案

为了进一步控制有害废物的转移问题，1995年9月22日，100多个国家的代表在日内瓦通过了《巴塞尔公约》的修正案，又称《巴塞尔禁令》。修正案禁止发达国家以最终处置为目的向发展中国家出口危险废料，并规定发达国家在1997年年底以前停止向发展中国家出口用于回收利用的危险废料。

社会评价与影响

《巴塞尔公约》是有效控制和遏止危险废料越境转移及其处置的重要国际公约，具有国际法的效力。

发展中国家受经济条件和技术水平等限制，是危险废料越境活动的最大受害者。广大发展中国家强烈谴责发达国家以邻为壑、转嫁污染的恶劣行径，已经有100多个发展中国家都明令禁止进口危险废料。1991年，非洲统一组织环境部长会议做出决定，禁止非洲各国进口危险废料，并决定堵截经过非洲转运的任何危险废料。

在《巴塞尔公约》的管制下，所有有害废物的越境转移都必须得到进口国及出口国的同意才能进行。尽管《巴塞尔公约》修订案（即《巴塞尔禁令》）禁止发达国家向发展中国家输出有害废物，但不少分析家都担心，《巴塞尔公约》因不符合世贸组织的一些条款，很可能设下贸易壁垒，或对某些参与有害废物贸易的国家出现不公平的待遇，因此受到挑战，甚至削弱其效力。

2003年11月12日，一艘拖船将前美国海军报废油轮"卡卢萨哈奇"号牵入英格兰东北部哈特尔普尔港。"卡卢萨哈奇"号是美国海军第二次世界大战时使用过的油轮，已报废，被环保人士称为"鬼船"。根据一项总金额为1670万美元的合同，英国埃布尔公司计划拆解被称为"幽灵舰队"的13艘美国海军报废油轮。"卡卢萨哈奇"号是其中抵达英国的第一艘。但近百名英国环保人士手举标语，在港口抗议英公司对该船进行拆解。

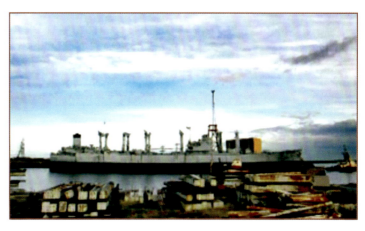

图20 停靠在英格兰东北部哈特尔普尔港的"卡卢萨哈奇"号油轮
（据新华社）

3

POPs①的控制管理与国际公约

3.1 国际社会对POPs的关注

有机氯农药与环保意识的觉醒

20世纪30—60年代为有机氯农药与环保意识的觉醒阶段。自从1938年发现了滴滴涕惊人的杀虫效果以来，有机氯农药在粮食生产和病害防治方面做出了积极的贡献。但1962年《寂静的春天》一书出版，阐述了有机氯农药对环境的污染，用生态学的原理分析了这些化学杀虫剂对人类赖以生存的生态系统带来的危害，人们的环保意识逐渐增强。

POPs危害日益显现

20世纪60—90年代初为POPs危害的日益显现阶段。这一时期发生了一些重大的环境污染事件，例如1968年在日本发生的米糠油事件，1976年7月在意大利发生的二噁英泄漏事件，1979年在中国台湾发生的因食用受多氯联苯污染的米糠油而导致上千人中毒的台湾"毒油"事件，以及在欧洲二噁英引起鸡肉污染的事件。

针对越来越多的污染事件，国际社会开始建立信息交换和风险评价的方法，从此，POPs引起了国际上的广泛关注，国际社会号召全球行动起来减少和消除这些物质向环境中的排放。鉴于POPs中很多种类属于农药，1985年，联合国粮农组织制定了《国际农药销售和使用的行为规则》，开始关注农药生产和使用给环境带来的危害。1987年，联合国环境规划署制定了《化学品国际贸易信息交换伦敦准则》，规定了国际贸易中对化学品信息的披露。1992年，联合国环境发展大会上通过了《21世纪议程》，其第19章包括"防止有毒和危险品非法国际贩运的有毒化学品的环境危害无害化管理"，号召成立政府间化学品安全论坛（Inter Governmental Forum on Chemical Safety，IFCS），为各国有毒化学品管理及防止环境污染提供一个政府信息交换平台。

这一时期的重要历史意义在于，人们认识到POPs具有四个重要特性。

第一，能在环境中持久地存在。对生物降解、光解、化学分解作用有较高抵抗能力，一旦排放到环境中，它们难于被分解，可以在水体、土壤和底泥等环境中存留数年时间。

第二，能蓄积在食物链中。POPs具有低水溶性、高脂溶性特性，能够从周围媒介物质中生物富集到生物体内，并通过食物链的生物放大作用达到中毒浓度，对人类、动物和水生生物造成危害。

第三，能够经过长距离迁移到偏远的极地地区。POPs所具有的半挥发性使得它

---

① POPs是持久性有机污染物（Persistent Organic Pollutants）的简称。

们能够以蒸气形式存在或者吸附在大气颗粒物上，便于在大气环境中做远距离迁移，同时这一适度挥发性又使得它们不会永久停留在大气中，能重新沉降到地球上。

第四，在一定的浓度下会对接触该物质的生物造成有害或有毒影响。POPs 大多具有"三致"（致癌、致畸、致突变）效应，对人类和动物的生殖、遗传、免疫、神经、内分泌系统等具有强烈的危害作用。

对 POPs 的定义

20 世纪 90 年代中期为提出 POPs 问题并开始制定公约阶段。1995 年 5 月召开的联合国环境规划署理事会通过了关于 POPs 的 18/32 号决议，强调了减少或消除首批 12 种 POPs 的必要性。会议提出了 POPs 的定义：一组具有毒性、持久性、易于在生物体内富集和进行长距离迁移及沉积、对源头附近或远处的环境和人体产生损害的有机化合物。在这次会议之后，POPs 的概念正式得到国际社会的认可。

3.2 控制POPs的国际公约历程

全球行动削减淘汰 POPs

在 20 世纪 60 年代至 70 年代，POPs 的化学药品引起了国际上的广泛关注，国际社会号召全球都行动起来减少和消除这些物质向环境中的排放。

1995 年 3 月，联合国环境规划署理事会（UNEPGC）邀请组织间化学品无害管理方案（IOMC）、政府间化学品安全论坛（IFCS）以及国际化学品安全计划署对 12 种 POPs 进行评估。作为回应，IFCS 成立了一个 POPs 特别工作组制订相关工作计划，对这 12 种 POPs 的化学性质、来源、毒性、环境分布以及对社会经济的影响进行研究。

1996 年 6 月，这个特别工作组又在菲律宾马尼拉召开了专家会议，根据当时掌握的信息和证据，表明开展国际行动从而使得这 12 种 POPs 的环境风险达到最小化是非常有必要的。

1997 年 2 月，UNEPGC 通过了 19/13C 决议，对 IFCS 的结论和建议表示认可。UNEPGC 请求 UNEP 与相关的国际组织一起成立政府间谈判委员会（INC）。

政府间谈判委员会第一次到第五次会议

INC-1 于 1998 年 6 月 29 日至 7 月 3 日在加拿大的蒙特利尔举行，要求秘书处为制定在全球范围内具有法律约束力的文件做准备。INC-2 于 1999 年 1 月 25 日至 29 日在肯尼亚的内罗毕举行，与会者对秘书处准备的文本草案进行了讨论。INC-3 于 1999 年 9 月 6 日至 11 日在瑞士的日内瓦举行，代表们对修改过的文本草案进行了讨论，并建立了审查委员会对被提议的物质开展风险预测和风险管理评估，作为进一步谈判的基础。INC-4 于 2000 年 3 月 20 日至 25 日在德国的波恩举行，主要就技术援助、资金来源和机制等问题起草了相关条款，并在无意产生的 POPs 术语方面取得了一些进展。INC-5 于 2000 年 12 月 4 日至 10 日在南非的约翰内斯堡举行，在 12 月 10 日星期六早晨，代表们最后做出了关于形成公约文本的决定。

《关于持久性有机污染物的斯德哥尔摩公约》

全权代表大会于 2001 年 5 月 22 日至 23 日在瑞典的斯德哥尔摩举行，通过了《关于持久性有机污染物的斯德哥尔摩公约》（以下简称《POPs 公约》）、临时资金安排以及与《控制危险废物越境转移及其处置的巴塞尔公约》相关的问题。在本次大会上，包括中国政府在内的 92 个国家签署了《POPs 公约》。

政府间谈判委员会第六次和第七次会议

INC-6 于 2002 年 6 月 17 日至 21 日在瑞士的日内瓦举行，讨论了关于滴滴涕及特定豁免登记，持久性有机污染物审查委员会（POPRC），BAT/BEP 专家组、信息交换所，技术援助，资金来源以及临时资金机制，区域和次区域中心的能力建设以及技术转让，成效评估，以及不遵约等议题。INC-7 于 2003 年 7 月 14 日至 18 日在瑞士的日内瓦举行，讨论的议题有：设置公约秘书处，技术援助，全国实施计划，特定豁免，履约报告，滴滴涕，临时资金安排，确定、量化二噁英和呋喃排放源的标准化工具箱，减少或消除来自积蓄和废物的排放措施，成效评价等。

第一次缔约方大会

公约第一次缔约方大会于 2005 年 5 月 2 日至 6 日在乌拉圭的埃斯特角城举行，通过了对是否继续需要使用滴滴涕用于疾病传染媒介的控制进行评估，特定豁免登记审查条目，临时资金机制指导，履约报告进度安排，采用议事规则和财政规则，建立 POPRC 和 BAT/BEP 的专家组等决议。

第二次缔约方大会

公约第二次缔约方大会于 2006 年 5 月 1 日至 5 日在瑞士的日内瓦召开。随着履约工作进入实质性阶段，各方都在寻求各自利益的最大化，因此在一些重大议题的谈判上，发达国家与发展中国家分歧尖锐。经过激烈谈判，大会最终通过了关于滴滴涕、特定豁免、临时资金机制、实施计划、技术援助、协同增效以及成效评估等决议。

截至 2006 年 6 月底，已有 151 个国家或区域组织签署了《斯德哥尔摩公约》，其中 126 个已正式批准该公约。

公约内容

减少或消除持久性有机污染物的《斯德哥尔摩公约》也称《POPs 公约》，全称是《关于持久性有机污染物的斯德哥尔摩公约》。

《斯德哥尔摩公约》分前言、正文和附件三部分。

——公约的前言中声明：本公约缔约方，认识到持久性有机污染物具有毒性、难以降解、可产生生物积累，以及往往通过空气、水和迁徙物种做跨越国际边界的迁移，并沉积在远离其他排放地点的地区，随后在那里的陆地生态系统和水域生态系统中积累起来。公约特别关注在发展中国家中，人们接触持久性有机污染物而产生的健康问题，尤其是因此而使妇女以及通过妇女使子孙后代受到的不利影响。由于持久性有机污染物的生物放大作用，这些污染物能够沿食物链传播。这些污染物已经在土壤和水中残存了几十年，它们不仅难以进行生物降解，而且流动性很强，能够通过自然循环散布到世界各地，公约意识到必须在全球范围内对持久性有机污染物采取行动。

——公约的正文中明确规定：缔约国旨在减少或消除排放的措施、实施计划、信息交流、公众宣传认识和教育、研究开发和检测、汇报、责任和争端解决等，而且为了帮助发展中国家，该公约中还明确地规定了技术援助。

——公约附件中，对具体的POPs物质的限制进行了详细的规定。

——公约要求立即禁止在批准了该公约的国家生产和使用农药安特灵和毒杀芬。

——公约将农药滴滴涕的生产和使用限于控制疾病媒介如传播疟疾的蚊子。

——公约禁止工业化学品多氯联苯的生产，但要求各国在2025年之前采取行动逐渐结束含有多氯联苯的设备的使用。多氯联苯必须得到处理并在2028年之前消除。

——公约还寻求继续尽量减少以及在可能的情况下消除二噁英和呋喃、六氯苯和多氯联苯作为氧化或工业生产副产品排放。

社会评价与历史意义

《斯德哥尔摩公约》是在联合国环境规划署（UNEP）的主持下，为了推动POPs的淘汰和削减、保护人类健康和环境免受POPs的危害，于2001年5月23日在瑞典首都共同缔结的专门的环境公约。《斯德哥尔摩公约》的成功签署，被认为是继《巴塞尔公约》《鹿特丹公约》之后，国际社会在有毒化学品管理控制方面迈出的极为重要的一大步，因此，被誉为环境保护的第一个里程碑。

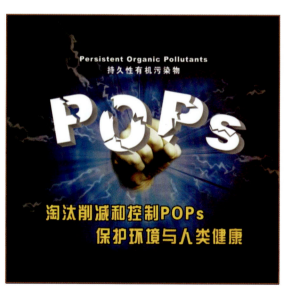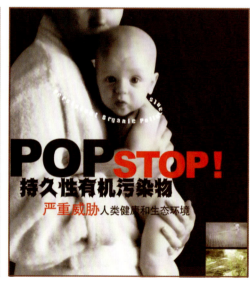

图21 《斯德哥尔摩公约》宣传画

4

环境保护国际组织与非政府组织

4.1 联合国环境规划署

联合国环境规划署（United Nations Environment Programme，UNEP），是联合国系统内负责规划、协调全球环境保护工作的专门机构，成立于1973年1月1日，总部设在瑞士日内瓦，后于同年10月迁至肯尼亚首都内罗毕。它设有一个环境规划理事会，一个以执行主任为首的秘书处，每年通过联合国经济和社会理事会向大会报告自己的活动。

联合国环境规划署的主要任务是：贯彻执行环境规划理事会的各项决定；根据理事会的政策，指导提出联合国环境活动中期和长期计划，制订、执行和协调各项环境方案的活动计划；向理事会提出审议的事项以及有关环境的报告；管理环境基金；向联合国系统内各政府提出有关环境方面的咨询意见；通过联合国新闻系统向全世界报道世界环境状况与发展趋势，以提高各国人民对环境可能产生的变化的警惕性。

所有联合国成员国、专门机构成员和国际原子能机构成员均可加入环境规划署。到2009年，已有100多个国家参加其活动。在国际社会和各国政府对全球环境状况及世界可持续发展前景愈加深切关注的21世纪，环境规划署越来越受到重视，并且正在发挥着不可替代的关键作用。

环境规划署成立以来，设立全球环境监测系统、全球资料查询系统、国际潜在有毒化学品中心等部门，积极开展环境评估；关注人类住区的环境规划和人类健康与环境卫生、陆地生态系统、海洋、能源、自然灾害、环境与发展和环境法的制定；支持环境教育、培训和环境情报的技术协助。通过其卓有成效的工作，有力地促进了全球环境保护事业的发展和环境保护的国际合作，并促成了一系列国际环境保护指导原则和国际环境保护公约与议定书的通过，为国际环境保护事业的发展做出了积极的贡献。

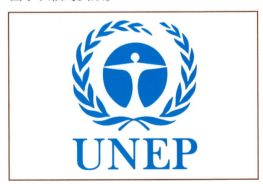

图22 联合国环境规划署标识

4.2 环境保护非政府组织

世界环境保护领域非政府组织的兴起

19世纪末和20世纪初，随着现代工业的发展，人与自然环境的关系发生了巨大的变化，环境问题迅速从地区性问题演变成为一种全球问题，对国际社会的生产方式、生活方式及思维方式均产生了深远的影响，给人类带来了威胁。由于环境问题的弥散性与超国界性和独立国家主权的有限性与政府能力的不足，促使环境保护非政府组织（简称"环保非政府组织"）[①]的兴起。特别是20世纪70年代以来，在全球环境保护中，非政府组织的作用和空间得到了前所未有的拓展。

世界环境非政府组织的发展经历了三个阶段。

环保非政府组织的产生

19世纪末，在英国、美国、加拿大和其他一些欧洲国家，地方性和全国性的环保非政府组织相继产生。如1889年在英国创立的"保护鸟类协会"，1892年在美国建立的"山岳会"[②]。之后，于1936年在美国成立了"国家野生生物联合会"环保组织，其核心成员是狩猎爱好者及业余运动爱好者。虽然这几个环保非政府组织的规模都很小，创立者都出于对自然和动物的爱好，但却是环保非政府组织产生的标志。

环保非政府组织的初步发展

20世纪60年代，受蕾切尔·卡逊著作《寂静的春天》的影响，公众对环境问题的关注有所提高，环保非政府组织也随之发展起来。1961年9月10日，以中国国宝大熊猫为标识的"世界自然保护基金"成立。1971年成立了世界上最大的国际民间组织——"世界绿色和平组织"。

环保非政府组织的进一步发展与完善

1972年斯德哥尔摩人类环境会议和1992年在里约热内卢举行的联合国环境与发展大会通过了反映非政府间国际组织主张的《里约环境与发展宣言》和《21世纪议程》，有力地推动了环保非政府组织的进一步发展，成为联合国与非政府间国际组织合作的一个里程碑。2002年9月在南非约翰内斯堡举行的世界可持续发展大会，为环保非政府组织的广泛参与提供了重要舞台。

这一时期，随着全球环境和生态问题

[①] 非政府组织（Non-Governmental Organization，NGO），是指在地方、国家或者国际级别上建立起来的非营利性的、自愿的公民组织。以保护环境为目的而成立的一种特殊的非政府组织，称为环保非政府组织。

[②] 山岳会（Sierra Club），亦称为山岳协会、山峦俱乐部和山脉社（与塞拉俱乐部是同义词），是美国的一个环境组织。著名的环保主义者约翰·缪尔（John Muir）于1892年5月28日在加利福尼亚州旧金山创办了该组织，并成为其首任会长。山岳会拥有百万会员，分会遍布美国。山岳会主张保护国家森林；反对建造新的核裂变、核聚变反应堆，直至保护性的政策和规定减轻了特有的内在安全风险，并且管理机构适当地执行那些规定；提倡对风能、太阳能和其他可再生能源的投资；反对建设不合适的水坝；支持限制移民，实现人口的稳定。

的日益突出，环保非政府组织的数量出现大幅度增长。1981年到1992年，"地球之友"的成员团体数目翻了2倍以上；在拉美地区和加勒比地区，20世纪90年代大约有6000个环保非政府组织；孟加拉和菲律宾分别约有1万个和1.8万个环保非政府组织。中国的环保非政府组织从1978年到2005年先后由政府发起成立，到大中专院校、环保志愿者发起设立，再到农民自己发起设立，并正在向理性化、合法化的方向发展①。

环保非政府组织在全球范围内持续不断地掀起环境运动的热潮，以自身的活动策略和直接行动深刻地影响着从地方到全球层次的环境决策。

世界自然保护联盟

世界自然保护联盟（International Union for Conservation of Nature，IUCN）成立于1948年。该组织为环保所做的努力有：编写并发表《世界自然资源保护大纲》，参与重要环境条约的起草并促成某些国家签署；帮助发展中国家进行国内环境立法；创立环境法中心，出版《环境政策与法》杂志并向全球发行；与联合国环境规划署（UNEP）、世界自然基金会（World Wide Fund for Nature）共同发起成立国际野生生物保护学会，后来又共同发表著名的《保护地球：可持续生存战略》。

世界自然基金会

世界自然基金会是1961年9月11日成立的在全球享有盛誉的、最大的独立性非政府环境保护组织之一。其目标是通过以下途径保护自然和生态环境：保存基因、物种和生态系统的多样性；确保对可再生资源的利用在目前和更长的时期内是可持续的；开展行动，减少污染及对能源和资源的浪费性开发和消费。世界自然基金会以前称世界野生动物基金会，目前在加拿大和美国继续沿用先前的名称。截至1999年1月，在26个国家和1个地区有国家级组织，有22个项目计划办事处，在5个国家中有准成员组织。目前在全世界拥有近520万支持者和一个在100多个国家活跃着的网络。世界自然基金会与政府、其他非政府组织、科学家、工商界、世界主要宗教和地方人士合作。在联合国经济及社会理事会享有Ⅰ类咨询地位。

绿色和平组织

绿色和平（Green Peace）组织是一个独立的、民间的、非营利的、以环保为目标的国际性非政府组织。1971年由加拿大工程师戴维·麦·格塔格发起并在加拿大成立，1972年在荷兰独立注册，总部位于荷兰的阿姆斯特丹。现总部在新西兰的奥克兰港。它在联合国经济及社会理事会享有咨询地位，为30多个处理环境问题的国际和地区组织所认可，并在世界各地设有办事处。

绿色和平组织的目标是：阻止地球化学化，以及有毒废物和肮脏技术的贸易；保护地球海洋与陆地的生物物种多样性；终止核武器、核武器试验、核力量及核废

---

① 中国的环保非政府组织主要有：1978年由政府发起设立的环保非政府组织——中国环境科学会；1991年北京大学成立的第一个环保组织——环境与发展协会；1994年3月31日，由北京市民政局注册成立的"自然之友"；2002年5月12日，在河南新乡成立的以农民为主体的环境保护志愿者协会；2005年4月22日成立的"中华环保联合会"等。

物的威胁；保护地球大气层，使之免受臭氧损耗和温室气体增多的危害，推动清洁和可替代的能源及制冷技术的发展。

绿色和平组织成立后，于1979年在英国，阻止倾倒有毒废料；1980年在法国，因抗议日本油轮运输核废料，遭到法国军舰撞击；1990年在美国西海岸，反核试验宣传；1991年在新西兰、澳大利亚、南太平洋，清除有毒物质、反战宣传；1992年在南太平洋，阻止法国在该区域的核试验，法国宣布中止核试验三年；1995年在南太平洋，抗议法国恢复在南太平洋的核试验，遭到法突击队袭击后被扣押，事后美、英、法、中、俄宣布中止核试验；1996年在南美洲，反核武器；1997年在太平洋地区，反核武器和遏制全球气候变化；1999年在地中海沿岸，清除有毒废料；2000年在亚洲太平洋沿岸、塞班岛，清除有毒废料。

30多年来，绿色和平组织以非暴力、建设性直接行动揭示全球环境破坏问题，致力于同全球环境污染做斗争，并在重要的国际环保问题的解决过程中起到了关键作用，如：禁止输出有毒物质到发展中国家；阻止商业性捕鲸；制定一项联合国公约，为世界渔业发展提供更好的环境；在南太平洋建立一个禁止捕鲸区；50年内禁止在南极洲开采矿物；禁止向海洋倾倒放射性物质、工业废物和废弃的采油设备；停止使用大型拖网捕鱼；全面禁止核试验。

2001年2月起，葛德·莱波尔德

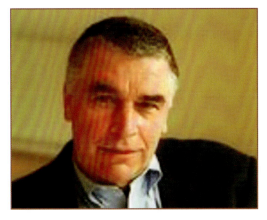

图23 葛德·莱波尔德博士

（Gerd Leipold）博士[①]担任国际绿色和平组织总干事。

绿色和平组织成员有50余万。在4大洲40多个国家中，拥有会员280多万名。进一步的工作主要致力于在全球开展以下环保工作：提倡生物安全与可持续农业；停止有毒物质污染，推动企业责任；倡导可再生能源，以停止气候变暖；保护原始森林；海洋生态保护；关注核能安全与核武器扩散；提倡符合生态原则的、公平的、可持续发展的贸易。

为了用翔实、权威的科学事实提出自己的看法，绿色和平组织在英国伦敦设有一个科学部，很多领域的科学家都任职于此。

根据科学调查得来的信息，绿色和平组织在人们未察觉时就发出了警告：如1983年在英国东海岸有大批海鸟死亡或丧失繁殖能力，是由于受到污染以及鱼类资源的衰竭；1990年德国所有捕捞到的鱼类中30%患有疾病，是倾倒在水域中的化学

---

① 葛德·莱波尔德博士，1951年出生于德国。1970年高中毕业后，进入慕尼克大学学习物理学，1976年在汉堡学习气象学和海洋物理学。1982—1990年，在德国绿色和平组织担任执行主管。1987年，他与国际绿色和平组织共同倡导裁军运动。30名来自绿色和平组织15个不同办公室的人士在他的领导下，进行了反对制造海洋核武器、核潜艇和进行核试验的运动。之后，先后成为多个绿色和平组织董事会的成员。

废弃物所引起的；1995年，由于污染，海豹在繁殖方面的病理变化导致了整个种群的危机；2002年，出具证据证明雀巢汤中有转基因等。随着绿色和平组织的活动范围越来越大，它的装备也越来越精良：船队、直升机、摩托快艇、随时随地可以监测环境的特殊汽车、装备齐全的活动实验室以及可以监测大气的热气球；特别是它的摄制组，可以潜水在南太平洋水下拍摄到流网伤害海洋生物的情景，并在世界各国的电视屏幕上播放这些录像。

不可否认，绿色和平组织采取的对抗、冒险、引人注目等做法也留下了一些消极的后果。

国际地球之友

国际地球之友（Friends of the Earth International，FoEI）成立于1971年，对联合国粮农组织、国际海事组织、1972年伦敦公约、国际石油污染赔偿基金、巴塞罗那公约、国际捕鲸委员会、拉姆萨尔公约和国际热带木材协议享有观察员地位。对联合国教科文组织、联合国经济及社会理事会以及欧洲经济委员会享有咨询地

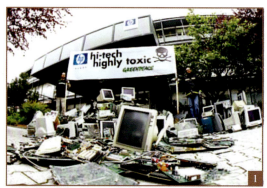
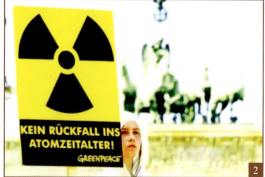
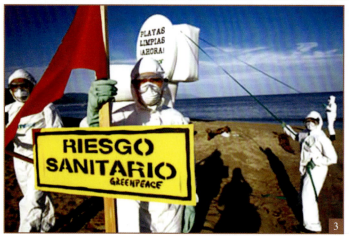
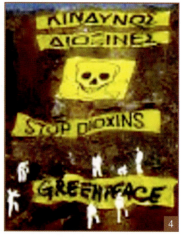

图24 绿色和平组织的一些抗议活动（1. 2005年5月，绿色和平组织为了号召电子厂商停止在产品中使用有毒化学元素，将一卡车有毒电子产品废物倾倒在惠普位于日内瓦的非洲总部门口；2. 2006年4月11日，在德国首都柏林的布兰登门前，一名绿色和平组织成员举着标语牌进行抗议示威，标语牌上写着"不要回到核时代"；3. 2007年8月1日，几名绿色和平组织的成员在墨西哥一片海滩上竖起了一个巨型充气马桶，上面写着"立即清理海滩"的字样，以此抗议用垃圾和废水污染沙滩与海洋；4. 希腊和其他国家的绿色和平组织在雅典海边的垃圾站张贴巨大标语，提醒人们关注二噁英的危害性）

位。参加国际原子能机构、政府间气候变化专业委员会、关于耗损臭氧层物质的蒙特利尔协议书及其他方面的会议，是环境联络中心国际组织和世界自然保护联盟的成员。成员包括国家成员及非政府组织，每个国家成员都是一个自治机构，有各自的资金和战略。它的目标是：保护地球，防止环境恶化，并恢复因人类活动和忽视造成的环境破坏；保护地球上生态、文化和民族的多样性；提高公众，首先是受到最直接影响的人们，对环境保护和自然资源管理的广泛参与和民主决策；在地方、国家和全球层次上，实现社会、经济和政治的公正，以及平等地获得资源和机会；在地方、国家和全球范围内，促进环境的可持续发展。

环保非政府组织的积极作用

环保非政府组织作为环保事业的重要参与者、组织者与监督者，对环境法的发展和实施起到了不可代替的作用。

一是发挥桥梁纽带作用。环保非政府组织通过建立环境信息网站、公开发布环境信息和广泛向公众做调查等形式，搭建起公众与政府相互沟通、相互对话的渠道，把环境的知情权、参与权、监督权还给公众。通过宣传引导，提高全社会的环境责任和环保意识。

二是起到团结凝聚作用。环保非政府组织可以通过各种形式的活动，广泛吸纳社会各界人士的广泛参与，凝聚社会各界的力量关心环保，为环保事业献计献策；动员社会的力量、组织以及更多的民众参与到环境治理的群体之中，从而为环保事业的发展注入新的活力、动力和生产力。

三是监督环境治理。环保非政府组织作为社会力量的主要代表，可以通过建立的环境监测网发挥重要的社会监督作用。

四是在应急处置环境事件中发挥作用。在印度的博帕尔事件中，绿色和平组织参与联合一些科研机构对当地的地下水和土壤进行抽样调查，证实该地下水中有毒物质的含量是美国食用水的 50 倍，完全不能食用。

5

环境管理的法律法规与制度

5.1 美国水污染防治立法历程

美国的《联邦水污染控制法》[①]

美国在水污染防治方面的全面性的联邦立法是1848年制定的《联邦水污染控制法》（The Federal Water Pollution Control Act）。该法与其若干个修正案共同构成了美国水污染防治的主要法律文件。1956年水污染控制修正案规定，当某个州的公众健康受到威胁时，在这个州的污染控制机构的要求下，联邦政府可以无需征得所有州的同意就制定免税的执行条款。

1965年修正案《联邦水质法》（Federal Water Quality Act）是美国水污染防治史上的一个重要里程碑。这一修正案首次采用直接以水质标准为依据进行水污染管理，规定了在州和联邦政府都可行的水环境质量标准，成为"州际水质量标准"的基础。该修正案规定的水质标准包括水体当前和未来的用途，按水体用途建立水质标准和为达到水质标准而制订的计划三个部分。其内容有预防措施、建设计划、执行行为、监督和监测。它要求各州在1967年前制定出"州际水体水质量标准"。同时，水质法也要求各州制定出废物排放的负荷分配，以保障排放的污染物负荷量不超过水环境质量的要求。

1966年的清洁水赔偿修正案要求给予违法的排污者每天100美元的罚款。1970年通过的水质改进法再次加强了联邦政府的权威，并且制订了"废物排放许可证计划"（Refuse Act Permit Program，RAPP）。

1972年，国会再次对《联邦水污染控制法》进行了修订。该修正案重新建构了水污染控制的机构，加强了行政机关在环境机构中的权威性，建立了一个由联邦政府制定基本政策和排放限值，并由州政府实施的管理体制。同时，继续维持了对水质控制的要求，增加了对技术和战略控制内容的要求。确定了禁止向通航水域排放污染物；向公共资源排放废水必须要获取排污许可证；不管受纳水体水质状况如何，废水在排放之前必须采取经济可行的最佳处理技术；废水排放限制以处理技术限制为基础的四项基本原则。但当技术限制不能满足受纳水体的水质标准要求时，则要求采取更为严格的限制措施。这样一来，使执法更有针对性、可行性和科学性，大大提高了该法在水污染控制方面的作用。

1977年，美国以《清洁水法》（Clean Water Act）的修正案对1972年《联邦水污染控制法》再次修订，制定了控制美国污水排放的基本法规。《清洁水法》授予美

[①] 仇永胜，黄环. 美国水污染防治立法研究. 中国环境法网，2007-10-12.

国联邦环保局建立工业污水排放的标准，并继续建立针对地表水中所有污染物的水质标准的权力。《清洁水法》使得任何人，除非根据该法获得污水排放的许可证，不得从点污染源向航行的水道中排放污水。

1977年的修正案集中针对有毒的污染物，1987年修正案重新给清洁水法案对有毒物质、公民适用条款和根据标准的建设计划资助污水处理设施等进行授权，使联邦环保局可以委托各州政府执行多种许可程序、行政管理和强制执法的各种任务。各州有权实施联邦水污染控制法案的各项计划的同时，联邦环保局仍然保留其监督的责任。此外，该法案还要求各州对其所辖范围内的水体进行识别，确定尚未达到有毒物质标准的水体。各州应对于此类水体确认负有责任的排污者，以制定针对每一水体的控制战略。

《联邦水污染控制法》的主要内容

《联邦水污染控制法》属于美国法典第33卷《航行与可航水域法律》中的第26章，共计137条。包括五个部分：直接向水体排放的许可证计划；非直接向水体排放的控制计划；当国家标准不能满足水体质量要求时，所制订的进一步控制污染物的计划；非点源污染的控制计划；保护湿地的许可证计划。

该法为实现立法目的，还规定了两项有时间限制的具体国家水质保护目标和五项国家政策。

管理体制

在联邦一级，联邦环保局内设有专司水污染防治职责的水部门，负责全国的水污染控制和水环境全面管理。其他联邦机构，如内政部、农业部、运输部、海岸警备队等也有部分的水污染控制和管理权。在各联邦机构中，联邦环保局居于最高位置，拥有优先权和终决权。环保局在制定有关规定时，要与其他有关机构充分协商。

调控机制

美国是"命令+控制"型的环境管理模式。命令控制型方法是指：有关行政当局根据相关的法律、规章条例和标准，直接规定活动者产生外部不经济性的允许数量及其方式。即运用行政和法律手段直接作用于政策对象，强制其执行环境标准的方法。美国建立了由联邦制定基本政策和排放标准，由州实施的强制性管理制度，采用了以污染控制技术为基础的排放限值和水质标准相结合的管理方法。同时，美国也注重经济刺激型方法，即地方政府可以以低利率向国家循环基金贷款来建设污水处理厂。此外，在环境行政决策程序中注重公民参与，既有相关污染管理决策的听证制度规定，又有保障自己环境权益的公民诉讼制度的规定，同时还特别规定了环境标准与信息的公布制度。

水环境标准的制定和实施

美国没有全国统一的水质标准，环保局只是负责建立各类水质基准，各州根据联邦环保局提供的水质基准并结合水体具体功能制定各州和流域的水质标准，即水环境质量标准。

美国排放限制准则是以技术为依据的，它根据不同工业行业的工艺技术、污染物产生量水平、处理技术等因素确定各种污染物排放限值。排放标准可分为三类：直接排放源执行的排放限值、公共处理设施执行的排放限值、间接排放源（排入城市污水处理厂）执行的预处理标准。

法律制度

一是国家污染物排放消减制度（National Pollutant Discharge Elimination System，NPDES），规定了对直接向水体排放污染物的工厂排放各种污染物的浓度限制。排放许可的限制包括联邦环保局颁布的对特种类工业污染物的排放标准，以及对国家水体的水质标准。二是排污权交易制度，在满足环境要求的条件下，建立合法的污染物排放权即排污权，并允许这种权利像商品那样被买入和卖出，以此来进行污染物的排放控制。三是知情权法律制度。规定企业必须定期向政府主管部门报告许可证的执行情况，呈报污染物排放清单，环保局有权依法进入工厂检查排污设施、进行记录和要求企业提供所需要的信息，公众可以依据《信息自由法》的规定获取这些环境信息。四是公民诉讼制度。为阻止违法行为，诉讼条款授权公民可以在联邦法院提起诉讼，在水污染防治中确立了公民讼诉制度。

法律责任

美国法律规定，超标排放污染物属于违犯《联邦水污染控制法》的行为，对违法者要课以行政的、民事的和刑事的制裁。行政制裁措施包括行政守法令和行政罚款；民事制裁是对违反许可证和行政守法令的，由法院做出强制令和处以民事罚款（赔偿金）。刑事制裁措施主要有罚金和监禁。对严重的违法行为可以处以高达25万美元以下的罚金，获15年以下的监禁，或二者并罚。刑事制裁对象不仅包括违法排污者，还包括故意伪造、谎报法律规定上报或保存的文件资料或故意伪造、破坏、篡改监测设施和方法的人。

美国《安全饮用水法》

1974年，美国国会制定了《安全饮用水法》，其目的是控制饮用水质和保护地下水源，以弥补《联邦水污染控制法》在地下水污染控制方面的不足。该法律于1986年和1996年进行修改，要求采取措施来保护饮用水及其水源——河流、湖泊、水库、泉水和地下水水源（《安全饮用水法》的规定不包括用水人数少于25人的井）。该法授权美国联邦环保局建立基于保证人体健康的国家饮用水标准，以防止饮用水中的自然的和人为的污染。美国联邦环保局、各州和供水系统共同努力，以确保饮用水符合标准。

《安全饮用水法》的主要内容是：

第一，保护饮用水。在《国家初级饮用水条例》和《国家二级饮用水条例》中规定了初级饮用水和二级饮用水中的各种污染物的最大水平，规定了饮用水质标准的变异和豁免以及水质标准的适用对象和执行。

第二，保护地下水源，其中包括地下灌注控制和单一含水岩层保护两方面。

第三，对水源保护区的规定。

第四，有关紧急情况下，联邦政府的紧急处置权。

5.2 日本环境刑法与公害犯罪处罚法

日本环境法制经历了从公害防止型到环境保全型的转换，在此过程中，刑法也随之发生了由公害刑法至环境刑法的转换。[①]

日本环境刑法的立法历程

20世纪60年代，日本在经济上获得高速增长的同时，也给环境带来了严重的负面影响。以震惊世界的四大公害事件为代表，公害事件在日本各地相继发生。在此种背景下，日本于1967年制定了《公害对策基本法》。该法规定了六大公害：大气污染、水质污染、噪音、振动、地面下沉、恶臭，并制定了为保护人体健康与保全生活环境为目的的环境标准。

为了实现更加有效的公害政策，日本于1970年召开第64届国会，对《公害对策基本法》进行了修订。在这届被称为"公害国会"的临时国会上，共制定与修订了14部与公害相关的法律[②]。对《公害对策基本法》修订的主要内容是：在立法目的中删除了"与经济相协调"的条款，即将"保护国民健康与保全生活环境"作为唯一目的，明确了环境优先的立法宗旨；追加规定了土壤污染作为公害之一种，由此形成典型的七大公害；新增加了保护自然环境的规定。在新制定与修订的与公害相关的14部法律中，《关于涉及人体健康的公害犯罪处罚的法律》（简称《公害犯罪处罚法》）以典型的"公害刑法"而著称，规定了公害犯罪，新设了因果关系的推定规定、行为人与法人的两罚规定。这一时期的环境保护法制，以针对公害的刑事规制为中心，由行政管制法规中的罚则与《公害犯罪处罚法》两部分构成。1971年，为了纠正公害对策中行政职能分割的弊端，综合推进环境保护行政管理，日本设立了环境厅。

在日本完善公害对策法制的同一时期，1970年3月，公害国际会议在日本召开并发表了《东京宣言》，该宣言明确提出环境权的要求。同年9月，日本律师联合会召开第13届人权拥护大会讨论公害问题，明确提出"环境权"的概念。

1992年召开的世界环境与发展大会通过了《里约环境与发展宣言》，提出可持续发展要求："人类处在普遍受关注的可持续发展问题的中心。"在这一背景下，日本于1993年废除了《公害对策基本法》，制定《环境基本法》取而代之。该基本法在第1条立法目的中明示：通过环境保全，"在确保现在及未来的国民享有健康的文化生活的同时，为造福人类做出贡献"。在第4条中明确提出保全地球环

[①] 曲阳. 日本的公害刑法与环境刑法. 华东政法大学学报，2005，40（3）.

[②] 新制定的法律有《水质污染防止法》《海洋污染及海上灾害防止法》《农用地的土壤污染防止法》《废弃物的处理及清扫法》《公害防止事业费事业者负担法》和《关于涉及人体健康的公害犯罪处罚的法律》。修订的法律除《公害对策基本法》外，还有《大气污染防止法》《噪声规制法》《自然公园法》《道路交通法》《下水道法》《农药取缔法》和《毒物及剧物取缔法》。

境的必要性:"发展环境负荷少的健康经济","构筑一个可持续发展的社会"。由此,日本环境法制发生了以下变化:从公害防止型转变为环境保全型;从事后治理转变为未然预防;从防止损害转变为风险管理。①

日本的《公害犯罪处罚法》

在公害案件中,确定个人的具体特定行为与结果之间的因果关系是极其困难的,刑法对此种现象常常丧失责任追及能力。倘若针对公害追究刑事责任,就要将公害犯罪从刑法中分离出来,通过修正刑法的一般性原理来实现。《公害犯罪处罚法》就是具有这样任务和性质的立法。②
在制定《公害犯罪处罚法》前后,日本刑法学界针对规范公害犯罪问题存在两种不同的思路。但立法者在二者中间的位置设定了作为"危险犯"的公害罪。③有关公害犯罪的单独立法草案纲要经过法制审议会审议之后,法律草案提交国会经过若干修改后,1970年,《公害犯罪处罚法》获得国会通过。

《公害犯罪处罚法》是专门规定有关环境污染犯罪及其刑罚的单行刑事立法。该法规定对实施下列行为者予以处罚。

第一,由于故意或过失,"伴随工厂或企业的业务活动而排放有害于人体健康的物质,对公众的生命或身体造成危险者"。法定刑规定:在故意的情况下,科处3年以下徒刑或300万日元以下的罚金(第3条第1款);在过失的情况下,科处2年以下徒刑或监禁,或者200万日元以下的罚金(第2条第1款)。

第二,对于触犯该法第2条第1款而致人死伤者,科处7年以下徒刑或500万日元的罚金刑。

第三,对于触犯该法第3条第1款而致人死伤者,科处5年以下徒刑或监禁,或者300万日元的罚金刑。这是被称为结果加重犯的犯罪类型,按照现在刑法上的通说,结果加重处罚需以过失为条件。

《公害犯罪处罚法》的特色体现在:
第一,伤害这一形式,即使不直接对人的健康产生实际伤害,在"发生危险"的阶段即可予以处罚(具体危险犯)。

第二,就发生危险而言,不仅追究个人责任,而且对法人也要加以处罚。

第三,在排放有害物质与具体发生危险状态之间,无需证明具体的因果关系,设定了因果关系推定规定。

5.3 中国环境管理发展历程

中国环境管理发展历程

中国环境管理发展历程大致可分为三个阶段。

实践与探索中国特色环境管理阶段

从1972年开始到1982年,中国开始实践和探索中国特色的环境管理。1972年,联合国人类环境会议之后,中国于

---

① 松村弓彦. 环境法. 成文堂, 1999:3-4.
② 西原春夫. 犯罪各论. 成文堂, 1991:74-75.
③ 中山研一. 公害犯罪:企业活动与刑事责任. 现代刑法讲座:第5卷. 成文堂, 1982.

1973年8月在北京召开了第一次全国环境保护会议，国务院批准国家计委《关于全国环境保护会议情况的报告》，以及其附件——关于保护和改善环境的若干规定（试行草案），提出了一个避免先污染后治理的原则，要求新建、改建和扩建项目的防治污染的措施必须同主体工程同时设计、同时施工、同时投产，即"三同时"原则。从此，环境管理逐渐被列入中国的重要议事日程。1979年9月，《中华人民共和国环境保护法（试行）》公布，该法规定："在新建、改建和扩建工程中，必须提出环境影响的报告书，经过环境保护部门和其他有关部门审查批准后才能进行设计。"在试行的环境法里规定：工业企业在生产过程中不排放超过国家标准的污染物，如超过标准就得缴纳排污费。从1979年开始，在全国各地陆续开展征收排污费的试点工作。1980年3月，在太原市召开了中国环境管理、环境经济与环境法学学会成立大会，提出把环境管理放在环境保护工作的首位。在学术界开始认识到环境管理是环境科学的一个重要分支学科，从而为创建环境管理体系奠定了基础。

确立三大环境政策体系阶段

从1982年到1988年，中国环境管理从实践探索阶段进入开拓创新阶段。明确提出中国环境管理的四大领域，即管理由生产和生活活动引起的环境污染问题，管理经济活动引起的海洋污染问题，管理由建设和开发活动引起的环境影响和破坏的问题，管理有特殊价值的自然环境。1983年全国第二次环境保护会议宣布了环境保护是中国的一项基本国策，并确立了同步发展的战略方针，即经济建设、城乡建设和环境建设同步发展，经济效益和环境效益相统一的方针。确立了"预防为主，防治结合""谁污染谁治理""强化环境管理"三大环境政策体系。

完善环境管理法律法规阶段

自1989年以来，中国进入逐步建立健全和完善环境管理法律法规阶段。1989年第三次全国环境保护会议提出了全面推行新老八项环境管理制度，这八项制度把不同的管理目标、不同的控制层面和不同的操作方式组成一个比较完整的体系，基本上把主要的环境问题置于这个管理体系的覆盖之下，努力建立一个充满活力而又灵活有效的环境管理机制。这一阶段很重要的一点，就是要强化政府在环境管理上的职能，更好地运用经济手段和法律手段保护环境。为了防治环境污染，保护和改善生活、生态环境，中国先后制定了《环境保护法》《大气污染防治法》《水污染防治法》《海洋环境保护法》《固体废物污染环境防治法》等法律，以及《放射防护条例》《工业"三废"排放试行标准》和《农药安全使用条例》等一系列专门法规。违反这些法律、法规的规定，构成犯罪的行为，就是侵犯国家对自然环境的保护和管理制度。

中国环境管理的基本制度

中国《环境保护法》第四章对中国长期以来实行的行之有效的环境管理制度进行了总结，并做出了11条规定。至此，中国环境管理的制度措施主要有8项，即：

第一，环境影响评价制度。1986年3月26日，全国保护委员会、国家计划委员会、国家经济委员会颁布了《建设项目环境保护管理办法》，共25条，附录为"项目环境影响报告书内容提要"。

第二，"三同时"制度。即新扩改项

目和技术改造项目的环保设施要与主体工程同时设计、同时施工、同时投产。

第三，排污收费制度。《环境保护法》第28条规定："排放污染物超过国家或者地方规定排放标准的企业事业单位，依照国家缴纳超标准排污费，并负责治理"，征收的超标排污费必须用于污染的防治，不得挪作他用。《水污染防治法》第15条又进一步规定："企业事业单位向水体排放污染物（不超标的污水）的，按照国家规定缴纳排污费。"

第四，环境保护目标责任制。

第五，城市环境综合整治定量考核制度。

第六，排污许可证制度。即以改善环境质量为目标，以污染物总量控制为基础，对排污的种类、数量、性质、去向、方式等做出的具体规定，是一项具有法律含义的行政管理制度。

第七，污染集中控制制度。

第八，污染源限期治理制度。

中国环境管理手段

行政手段

国家和地方各级行政管理机关，根据国家行政法规所赋予的组织和指挥权力，制定方针、政策，建立法规，颁布标准，进行监督协调，对环境资源保护工作实施行政决策和管理。

法律手段

法律手段是环境管理的一种强制性手段，依法管理环境是控制并消除污染、保障自然资源合理利用、维护生态平衡的重要措施。司法部门对违犯环境保护法律的犯罪行为提起公诉，甚至追究法律责任；依据环境法规，对危害人民健康、财产及污染和破坏环境的个人或单位给予批评、警告、罚款或责令赔偿损失。

经济手段

运用价格、税收、信贷等经济杠杆，控制生产者在资源开发中的违法行为，治理损害环境的社会经济活动，奖励积极治理污染的单位，促进节约和合理利用资源，充分发挥价值规律在环境管理中的杠杆作用。

技术手段

推广应用既能提高生产率，又能把对环境污染和生态破坏控制到最小限度的技术以及先进的污染治理技术，达到保护环境的目的，实现环境管理的科学化。

宣传教育手段

宣传教育是环境管理不可缺少的手段。环境宣传既是普及环境科学知识，又是一种思想动员。通过报纸、杂志、电影、电视、广播、展览、专题讲座、文艺演出等各种文化形式广泛宣传，使公众了解环境保护的重要意义和内容，提高全民族的环境意识，激发公民保护环境的热情和积极性，把保护环境、热爱大自然、保护大自然变成自觉行动，形成强大的社会舆论，从而制止浪费资源、破坏环境的行为。

5.4 毒物报告制度的探索

鉴于公共卫生的研究资料中缺乏所有工业化学品的排放及毒性信息，环境合作委员会（Commission for Environmental Cooperation，CEC）采取编制《资料汇编》的办法以填补这个空缺。该委员会整合北美地区的基础毒物资料，并于2009年6月10日发布了第12期调查报告——《资料汇编：2005年度北美污染物的排放与转移》（Taking Stock：2005 North American Pollutant Releases and Transfers）。该委员会负责监督北美环境合作协议（North American Agreement on Environment Cooperation），这一协议是北美自由贸易协议的环境补充条款。在《资料汇编》中，该委员会整合了加拿大、美国和墨西哥三个国家工业排放方面现有的最新数据，这些数据主要来自毒物排放和转移、常见空气污染物、非正常排放物和温室气体等方面的跟踪报道，并利用单个风险评分模型——等效潜在毒性这个单一指标，对这些跟踪的潜在危害进行相互比较。委员会认为石油工业的报告体系是最完整的，因此特别专注北美石油行业污染物的资料收集。[①]

TEP是从加利福尼亚大学伯克利分校发明的一种计算方法衍生出来的，它所描述的某一化学物的生殖发育毒性与致癌性是以甲苯和苯的相对量来定的。

环境合作委员会汇编的年度报告引用的资料来自每个国家登记的污染物排放和转移，包括美国排放毒性化学品目录、加拿大国家污染物排放目录和墨西哥污染物排放和转移登记方面的资料。PRTR监测了污染物企业可能直接排放的归宿地如空气、水、土壤和地下灌注，以及那些运出工厂后被用于回收、能量再利用、处理或通过其他管理的一些污染物。常见空气污染物是单独跟踪的，而温室气体则是通过另外一套数据来进行识别。

资料显示，2005年北美地区空气、水、地表及地下共吸收了至少84840亿千克温室气体、320亿千克的常见空气污染物和55亿千克潜在毒物的排放和转移。美国是主要的排放源，部分因为35023家按要求需要登记至少一种污染物的企业（整个北美有889000家这样的企业）中的82%位于美国，加拿大占12%，而墨西哥则占6%。由于目前无法获得基于每个企业的温室气体的排放数据，汇编报告仅提供这些污染物的总体情况，并包括那些非点污染源如交通、农业、火灾、商业及居民区等，这些来源的污染物不需要登记，但有时包括在常见污染物或温室气体目录中。

环境合作委员会汇编的年度报告所提供的帮助虽然有限，但总体上很受欢迎。报告对于识别和监测大规模及横跨整个大陆架的环境问题很有帮助。

---

① WEINHOLD B. 不断完善的毒物报告制度. 环境与健康展望（中文版），2010, 3.

6 环境监测与环境影响评价制度

6.1 环境监测与管理

发展历程

环境监测经历了以典型污染事故调查监测为主、以污染源监督性监测为主和以环境质量监测为主的三个阶段。

20世纪50年代,发达国家环境污染事故不断发生。例如,美国洛杉矶的光化学烟雾事件和英国伦敦的烟雾事件,日本的"水俣病"、痛痛病和哮喘病事件。由于当时这些事件发生的原因和机制不明,因此,政府部门有目的地组织技术人员进行调查监测,以查明事件真相。这个时期,环境监测工作的特点是以污染事故调查监测为主。

20世纪60年代末期,由于污染事件造成了较大的国际影响,污染危害造成了巨大的经济损失,加之民众的不断抗议,工业发达国家相继颁布了一些环境保护法律,有效地限制企业排放污染物。由于严格执法监控企业排污,大大地促进了污染源监测工作的开展,因此,这一时期监测工作的特点是以对污染源监督性监测为主。

20世纪70年代中期以来,由于对环境问题的认识不断深化,工业发达国家将监测工作的重点从对污染源的监控转移到对环境质量监控方面。同时,自动化技术的迅速发展和遥感技术的应用,使得对大区域环境质量系统监控成为现实。这一时期可称为以环境质量监测为主的发展阶段。

未来发展趋势

未来世界环境监测发展的趋势:一是在污染物分析项目上,将以监控有机污染物质为主,特别是对生物体有毒有害的"三致"物质,将之列为重点监控的目标。二是在监测分析精度上,将向痕量乃至超痕量分析的方向发展。实践表明,许多有毒有害物质,其浓度虽然很低,但对人体的危害极大,对这类污染物质实施有效控制,必须发展痕量及至超痕量分析技术。三是在监测分析方法上,将由国内标准化向国际统一化的方向发展,以便于环保的国际交流与合作。四是在环境监测手段上,将向实验室连续自动化和现场快速分析方向发展,地理信息系统、遥感和卫星定位系统等技术将应用于大区域环境质量监测工作之中。监测分析仪器将向小型化①和复合化②的方向发展。五是在监测质量控制

---

① 小型化,即便携式、操作简单、分析速度快的仪器设备,可以在现场实地即时监测,在突发性污染事故和污染纠纷的现场监测中得到广泛应用。

② 复合化,指大型仪器连接起来连续监测,并采用计算机控制,这样可集中不同大型仪器的优点,拓宽监测领域,提高分析水平。

和质量保证上，将向监测全过程系统化方向发展，这是提高监测信息的代表性、精密性、准确性、可比性和完整性的重要保证。六是在环境质量综合分析上，将更加注重全球性重大环境问题和区域环境质量变化规律研究的监测研究，实现区域环境质量变化趋势的预测预报。

6.2 环境影响评价制度

环境影响评价制度

环境影响评价制度（Environmental Impact Assessment，EIA 制度）是指在进行建设活动之前，对建设项目的选址、设计和建成投产使用后可能对周围环境产生的不良影响进行调查、预测和评定，提出防治措施，并按照法定程序进行报批的法律制度。

环境影响评价制度是实现经济建设、城乡建设和环境建设同步发展的主要法律手段。建设项目不但要进行经济评价，而且要进行环境影响评价，科学地分析开发建设活动可能产生的环境问题，并提出防治措施。通过环境影响评价，可以为建设项目合理选址提供依据，防止由于布局不合理给环境带来难以消除的损害；通过环境影响评价，可以调查清楚周围环境的现状，预测建设项目对环境影响的范围、程度和趋势，提出有针对性的环境保护措施；环境影响评价还可以为建设项目的环境管理提供科学依据。

环境影响评价的范围，一般是限于对环境质量有较大影响的各种规划、开发计划、建设工程等。美国《国家环境政策法》规定，对人类环境质量有重大影响的每一项建议或立法建议或联邦的重大行动，都要进行环境影响评价。在法国，除城市规划必须做环境影响评价外，其他项目根据规模和性质的不同分为三类：必须做正式影响评价的大型项目；需做简单影响说明的中型项目；可以免除影响评价的项目。法国政府在 1977 年公布的 1141 号政令附则中，详细列举了三类不同项目的名单。在立法上，这比使用"对环境有重大影响"这样笼统的概念明确得多。但有些国家或地方政府对适用环境影响评价的范围规定得较为广泛。瑞典的《环境保护法》规定，凡是产生污染的任何项目都必须事先得到批准，对其中使用较大不动产（土地、建筑物和设备）的项目，则要进行环境影响评价。美国加利福尼亚州 1970 年《环境质量法》规定，对所有建设项目都要做环境影响评价。

对于环境影响评价的内容，各国规定虽不一致，但一般都包括下述基本内容：

第一，建设方案的具体内容；

第二，建设地点的环境本底状况；

第三，方案实施后对自然环境（包括自然资源）和社会环境将产生哪些不可避免的影响；

第四，防治环境污染和破坏的措施和经济技术可行性论证意见。

环境影响评价的程序一般是：

第一，由开发者首先进行环境调查和综合预测（有的委托专门顾问机构或大学、科研单位进行），提出环境影响报告书。

第二，公布报告书，广泛听取公众和专家的意见。对于不同意见，有的国家规定要举行"公众意见听证会"。

第三，根据专家和公众意见，对方案进行必要的修改。

第四，主管当局最后审批。

环境影响评价制度的实施具有重大意义：可以防止一些建设项目对环境产生严重的不良影响；也可以通过对可行性方案的比较和筛选，把某些建设项目的环境影响降低到最低程度。因此，环境影响评价制度同国土利用规划一起被视为贯彻预见性环境政策的重要支柱和卓有成效的法律制度，在国际上越来越引起广泛的重视。

美国的环境影响评价制度[①]

1969年，美国经参议院和众议院协商通过，并由尼克松总统签署了《国家环境政策法》，这部法律所体现的核心制度就是"环境影响评价制度"，即EIA制度。《环境政策法》第102条（2）（C）款规定：在联邦政府的一切行政机关的立法提议或其他对人类环境质量有重大影响的重大的联邦行动的提议或报告中，必须由负有责任的官员准备一份关于下列各项内容的详细说明：

第一，所提议行动的环境影响；

第二，实施该提议将引起的任何不可避免的对环境不利的影响；

第三，提议行动的替代方案；

第四，地方上对人类环境的短期利用与维护和提高生产力之间的关系；

第五，实施该提议可能引起的任何对资源的不可扭转和不可复原的损耗。

之后，EIA制度不仅被美国超过25个州及全球超过80个国家效仿，而且被1992年的联合国环境与发展大会的《里约宣言》所确认，为世界银行和亚洲发展银行以及其他国际机构所采用。至此，EIA制度从一国走向多国，从比较法走向国际法，从环保部门走向多个专业部门，成为世界各国重要的环境保护与行政管理制度。

日本环境影响评价法

1997年6月13日，日本发布《日本环境影响评价法》（第81号法律），在不超过两年的范围内，自政令规定之日（1999年6月12日，1998年第170号政令）起施行。

该法共八章61条。在总则第1条中指出：鉴于建设者在实施土地形状的变更、新建建筑物等建设项目时预先进行环境影响评价对保护环境的极端重要性，为了明确国家等对环境影响评价的责任，并就大规模且环境影响程度严重的建设项目规定有关环境影响评价的程序及其他所需事项，以便妥善且圆满地实施环境影响评价；同时将通过评价程序等获得的环境影响评价结果反映到有关措施的制定或决策中去，以确保建设项目的环境保护问题得到人们的适当关心，从而有助于确保现在和未来的国民的健康和文化生活，特制定环境影响评价法。

该法规定"第一类建设项目"[②]和城

[①] 赵绘宇，姜琴琴. 美国环境影响评价制度40年纵览及评价. 当代法学，2010，139（1）.

[②] 第一类建设项目包括高速公路国道、普通公路国道和新建或改建道路项目；新建河川水库、新建或改建堤坝建设项目；轨道建设和改良的建设项目；空港及其他机场设施的新建或改建的建设项目；发电厂、发电设备的新建或改建的建设项目；一般废弃物最终处理场及产业废弃物最终处理场的新建，以及改变其结构或规模的建设项目；公有水面的填筑、拓干造地以及其他水面填筑与拓干造地的建设项目；土地规划整治项目；新住宅城市街道开发建设项目；工业开发区建设项目；新城市基础整治建设项目；流通业区建设项目；政令规定的其他建设项目。

市规划中的建设项目都必须对每个环境构成要素的项目实施调查、预测和评价；同时，在开展这些活动的过程中研究该建设项目的环境保护措施，并且在采取了有关措施的情况下，综合评价环境影响。在完成"环境影响评价"后将制作的方法书以及有关环境影响评价项目的文书，依照政令的规定，经主管部门进行审批。

中国环境影响评价法

中国在1979年颁布的《环境保护法(试行)》使环境影响评价制度化、法律化。1981年发布的《基本建设项目环境保护管理办法》专门对环境影响评价的基本内容和程序做了规定。后经修改，1986年颁布了《建设项目环境保护管理办法》，进一步明确了环境影响评价的范围、内容、管理权限和责任。1989年颁布正式《环境保护法》，该法第13条规定："建设污染环境的项目，必须遵守国家有关建设项目环境保护管理的规定。建设项目的环境影响报告书，必须对建设项目产生的污染和对环境的影响做出评价，规定防治措施，经项目主管部门预审并依照规定的程序报环境保护行政主管部门批准。环境影响报告书经批准后，计划部门方可批准建设项目设计任务书。"1998年，国务院颁布了《建设项目环境保护管理条例》，进一步提高了环境影响评价制度的立法规格，同时对环境影响评价的适用范围、评价时机、审批程序、法律责任等方面均做出了很大修改。1999年3月，中国环保主管部门颁布《建设项目环境影响评价资格证书管理办法》，使中国环境影响评价走上了专业化的道路。

2002年10月28日，为适应新形势发展的需要，中华人民共和国第九届全国人民代表大会常务委员会第三十次会议通过《中华人民共和国环境影响评价法》，自2003年9月1日起施行。

制定《环境影响评价法》的目的是为了实施可持续发展战略，预防因规划和建设项目实施后对环境造成不良影响，促进经济、社会和环境的协调发展。

环境影响评价是对规划和建设项目实施后可能造成的环境影响进行分析、预测和评估，提出预防或者减轻不良环境影响的对策和措施，进行跟踪监测的方法与制度。

7

生态警察与环境法庭

7.1 制止违法行为的生态警察

在俄罗斯、德国和法国都有一个独特的环保警察局,有着不同于行政执法的强制性权力,其主要责任是同环境污染做斗争。他们在街道、公园等公共场所巡逻,制止生态领域中的违法行为。

莫斯科的生态警察

1996年,莫斯科市政府与俄罗斯内务部商定,采用市政府出钱、内务部出人的办法,试建一支能直接介入环境保护的警察队伍,正式的名称为"莫斯科预防生态违法警察管理局",简称"生态警察"。根据协议,莫斯科市政府每年给俄罗斯内务部拨款4000万卢布,内务部则抽调出1100名警员,试建期到1999年12月31日止。

1996年10月,生态警察正式走上莫斯科街头。生态警察的警车上有一道写着"生态警察"字样的绿线,并配有武器,在市区巡逻的生态警察一般均佩带手枪,郊外巡逻的有时还带上冲锋枪,使其具有一定的震慑作用。

莫斯科市政府根据当地的环保法规,给生态警察确定了三项任务:预防生态犯罪和行政违法,为环境保护机关及工作人员的正常活动和安全提供保障,对城市和其他自然保护区实行监管。事实上,凡是有损人民健康的行为,都属生态警察的监管范围。

据统计,生态警察成立的前三年,共清理了40个大型垃圾堆积场,关闭非法垃圾倾倒点7万余个;查处破坏生态案件65万起,其中的477起被移交至生态检察院提起了刑事诉讼,100多人被追究了刑事责任;纠正一般性违章约60万起,制裁性罚款达2250万卢布,避免的经济损失约1亿卢布。此外,对值勤时遇到的刑事案件,生态警察也发挥了积极作用,三年来由生态警察破获的贩毒、抢劫、涉枪案达上百起之多。

随着生态警察在莫斯科工作的展开,这个新警种本身的一些缺陷和与其他相关权力部门的矛盾开始显露出来。一是警员本身的素质问题。他们来自普通的公安部门,对付街头的流氓恶棍是一把好手,但面对破坏生态、污染环境的案件,有时需要很强的专业知识,他们却有些力不从心。二是生态警察与其他部门的协调问题。生态警察执法时,必然会涉及环境保护、卫生监督、土地规划、基本建设,甚至其他警种等权力机关所管辖的范围,由于职能交叉,矛盾也因此而起。三是一些部门指出生态警察局的成立缺乏法律依据。鉴于上述情况,2000年8月3日,俄罗斯内务部单方面宣布,建立生态警察的试验失败,生态警察从即日起解散。

2000年11月,俄罗斯国家杜马召开了关于生态警察的听证会。大部分与会者一致认为,当用行政手段已无法制止生态环境遭破坏时，强力机关的介入显得尤为必要。会后，国家杜马向俄罗斯联邦政府发出了继续试建生态警察并向全国推广莫斯科经验的建议，同时决定将对俄联邦《民警法》的有关条文做出修改和补充，为生态警察的存在和执法制定法律依据。此举无疑使赞成建立生态警察的人士大受鼓舞，重建生态警察的呼声也日渐高涨。在这种情况下，莫斯科市政府与俄罗斯内务部再次达成了重建生态警察局的协议。生态警察在停办了一年零两个月后，于2001年10月再次出现在了莫斯科街头。

重建后的莫斯科生态警察局编制仍保持不变，但人员成分上有了较大的变化。在现有的1100人中，受过高等教育的占80%以上，10%的警员毕业于法律专业。另外，该局还专门招收了若干名生态专业的大学生来充实生态警察队伍。为使社会能对自身的工作进行监督，生态警察还建立了自己的网站，公布了生态警察的执法内容、执法依据、处罚权限、罚款数额及投诉程序和电话，进一步拉近了生态警察与公众的距离。警员成分的变化也一改生态警察只抓盗伐林木案件的"森林警察"形象，在"让天更蓝、水更清、草更绿"的口号下，生态警察加强了对水资源和空气质量的保护。为此，在生态警察的装备中，还新添了可以随时对水源和空气进行取样化验的便携式检测箱。人员和设备的更新拓宽了生态警察的工作范围。

德国的环保警察

德国于1972年通过了首部环保法，其环保法体系完善，内容详尽。根据法律规定，德国的环保警察隶属德国联邦内政部，长达18个月的专业训练是每名环保警察的必经培训环节，其职责主要体现在现场执法方面。同时，刑事警察、水上警察、森林警察也具备环保职责，只要在其职责范围内，都有行使环境执法的权力。

法国的绿色警察

法国的绿色警察机构全称为"打击环境违法行为中心局"，编制隶属法国内政部。该局由生物学家、医生、宪兵等较为专业的人员构成，上一级领导机构是法国相关各部，其性质是部际警察局，主要负责对环境破坏行为进行调查：设备质量、技术水平、工艺流程等出现问题而引发的环境污染和因过于自信等导致的环境破坏都包括在内。中心局下设若干专业检察院，其职责是对蓄意违犯《环境法》造成环境污染的个人或企业提起公诉。

7.2 世界环境法庭

环境法庭的兴起

为了从司法诉讼方面加强《环境法》的实施，及时处理日益增多的环境纠纷，提高处理环境资源纠纷的效率，各国纷纷成立了专门的环境法庭。

环境法庭是专门承担审理环境案件的组织机构。由于环境案件不同于一般的民事，多具有很强的技术性，因此，需要建立集中审理环境污染案件的机构。成立专门的环境法庭，是国际上许多国家为了强化环境保护所采取的一个通行做法。

20世纪70年代末，澳大利亚、瑞典、美国等国家开始了环境司法专门化的尝试，建立起专司环境案件的审判机构，这一趋势逐渐在世界范围内展开。这些审判机构在审理环境案件中都发挥了积极作用，同时不断完善了环境司法制度。实践中，环境法庭一般多聘请环保专家作为陪审员参加审理。如瑞典在1969年出台第一部《环境法》之后，随即成立了环境法庭，以快速有效地处罚环境破坏犯罪行为。韩国设有专门针对环境保护的特别司法警察，在检察官的指挥下，可以对任何有关环境破坏的线索展开调查。

20世纪80年代，美国国会通过法律，授予环保局以全面、永久的法律调查执行权。从此，通过司法手段保护环境，成为国际社会的一个潮流。

美国的土地与环境法院

1980年，作为一揽子复杂环境立法的中心而建立起来的新南威尔士土地与环境法院（Land and Environment Court）是美国设立环境法庭的先驱者，其主要目的是给普通公众一个参与环境许可的权利。该法院与州最高法院具有同等的诉权效力，同时根据超过20部不同的环境法律对已经形成的环境争端裁决具有排外管辖权。土地和环境法院的级别与新南威尔士州最高院等同，其管辖权非常广泛，涉及土地征用补偿、土地评估、环境保护及规划等诸多方面。法院既可以对上述领域的民事争议做出处理，也可以对相关的行政争议进行审查，另外还可以接受环境保护机构对严重违犯环境保护法律者的控诉。土地与环境法院很快取得了成功。

南非环境法庭

南非环境法庭设在西开普省的赫尔曼努斯市，它虽然为地区级法庭，却拥有较大的裁决权。环境法庭成立的目的是支持政府制止捕捞珍稀鲍鱼的行动，保证海洋资源可持续利用。南非环境部长穆萨在环境法庭的成立仪式上说，政府这样做是为了有效对付那些大肆捕捞鲍鱼的个人或集团。

孟加拉国环境法庭

孟加拉国是全球污染最严重的国家之一，尤其是河流污染，严重危害人民健康。孟加拉国有四条主要河流，提供民众饮用水和农田灌溉用水。但很多工厂将废水排放到河中，一些河道还有人类粪便，导致河水严重污染，鱼类死亡，河水也不能饮用。

2010年，孟加拉国内阁会议批准设立环境法庭。之后，经国会通过于2013年开始运行，任何人都可以检举制造污染的公司。罪名确定后，被告最高可判五年有期徒刑，或罚款7000美元。

建立国际环境法庭的建议

2004年9月，在巴西里约热内卢召开的第四届美洲绿色会议上，与会代表探讨了关于建立国际环境法庭的建议，目的是让其法庭评定和以国际标准处罚环境犯罪行为，寻求经济发展与环境保护的平衡。会后，关于建立国际环境法庭的建议作为"绿色信件"的内容之一，随信寄往100多个国家的行政机构征求意见。

7.3 中国环境法庭的探索

在中国,环境法庭是具有专司环境案件的机构,有专业处理环境案件的法官以及支撑环境案件审理的规章制度。

2007年11月20日,中国第一个环境法庭——贵阳市中级人民法院环境保护审判庭、清镇市人民法院环境保护法庭宣告挂牌成立。接着,2008年5月6日,江苏省无锡市中级人民法院环境保护审判庭也宣告成立,并在辖区内的五个基层法院设立了环境保护合议庭。2008年12月11日,云南省昆明市中级人民法院环保审判庭正式挂牌成立。2008年12月18日,云南省玉溪市中级人民法院成立环境资源保护审判庭。① 截至2012年,全国有12个省(直辖市)相继设立了95个环保法庭,这些环保法庭在处理环境案件中发挥了独特的作用。

海南省环保审判庭

2011年1月,海南省高级人民法院环保审判庭正式成立。随后,海南第一、第二中级人民法院,海口、三亚中级人民法院等相继设立环保审判庭。2012年6月,海口琼山又成立了海南首个基层法院环保法庭。② 根据四级二审终审制度规定,海南省高级人民法院环保审判庭的职责为:审理涉及水资源污染、空气污染、放射性污染、噪声污染和环境破坏、环境损害侵权有重大影响的一审案件,各类二审环境案件(含资源环境公益诉讼案件);审理涉及因环保方面不服行政机关做出具体行政行为而发生的二审行政诉讼案件;审理涉及环境资源保护方面的国家赔偿案件等。涉及初审的中级法院环保审判庭的职责是:审理辖区内含通海可航水域的水资源污染、空气污染、放射性污染、噪声污染和环境破坏等各类一审民商事案件(含资源环境公益诉讼案件)等。有的中级人民法院环保审判庭实行环境刑事、民事、行政案件三合一的管辖模式。

环境司法的探索与完善

中国一些地方设立的环境法庭是对环境司法进行的有益探索。环境法庭的初步实践表明,集中专门审理环境纠纷案件,提高了案件的审理效率,增强了政府和公众的环保意识,提高了对企业的震慑力,促进了环保执法效果的提升,一系列的成效逐步彰显。但是在实践中也显现出一些不够完善的问题。因此,进一步建立健全环保法庭制度,尚需制定相关的配套法律法规、认定原告的主体资格、确立明确的受案范围、完善科学的裁判规则、构建合理的审判程序。在此基础上,跟进环境公益诉讼制度、公众参与制度、专家证言采信制度、环境司法工作人员培训制度、环保法律意见书提前介入制度以及环保案件回访制度等配套机制,以保障中国环境法庭的建制。

---

① 黄莎. 我国环境法庭司法实践的困境及出路. 法律适用, 2010, 6.
② 曲洁. 环保法庭大门次第打开. 中国环境报, 2012-12-20.

第 76 卷

有毒生物安全管理史

本卷主编
史志诚
田西学

卷首语

　　世界各国或地区每一次引入新的外来物种，无疑都是在冒极大的风险。历史上曾经发生过一些重大的外来生物入侵事件，如紫茎泽兰、三裂叶豚草、毒麦、杀人蜂、海蟾蜍等外来生物的引进，不仅对一个国家的经济，特别是对当地的农业、畜牧业、林业、水产业、园艺业及其他相关产业产生负面影响，而且一些入侵物种还直接威胁人类健康。因此，外来有毒有害生物入侵问题引起了国际社会和科学家的普遍关注。

　　进入 21 世纪，在众多的国家加入世界贸易组织（WTO）的新形势下，尽管许多国家通过完善立法、强化海关检疫检验和研发新的防控技术对有毒有害生物严加防范，但经济的全球化使有毒有害生物入侵的可能性有所增加，人类面临的形势更加严峻。因此，防控外来有毒有害生物入侵成为当今国际贸易的一项技术壁垒。一些国际组织和区域组织在防范外来有毒有害生物方面召开相关会议，开展国际技术交流与合作，以保障各国乃至国际间的生物安全和生态安全。

　　本卷记述了世界上有毒有害生物入侵物种及其危害与入侵路径；列举了历史上重大有毒有害生物入侵事件，防控有毒有害生物的国际公约和防止生物入侵的国际关注状况；介绍了生物安全与生物安全标识，牧草引种的历史教训与安全管理以及美国、中国有关放牧地有毒植物的危害与防控技术，为进一步研究防范与控制有毒有害生物入侵的对策提供历史经验。

1

有毒有害生物入侵及其危害

1.1 有毒有害生物入侵物种

某种生物（包括动物、植物、真菌、细菌、病毒等）从外地自然传入或经人为引种后成为野生状态，并对本地生态系统造成一定危害的现象，被称为生物入侵。也叫外来物种入侵。

世界自然保护联盟（IUCN）公布的全球100种最具威胁的外来物种中，有毒有害入侵物种有50余种，其中最具威胁的物种见表76-1-1。

表 76-1-1 世界自然保护联盟（IUCN）公布的全球最具威胁的外来有毒有害入侵物种

生物界		外来物种	危害
真菌	长喙壳科	甘薯长喙壳菌 Black Spot（*Ceratocystis Fimbriata*）	有毒
植物	菊科	豚草 Ragweed（*Ambrosia Artemisiifolia*）	有害
		紫茎泽兰 Crofton Weed（*Eupatorium Adenophorum*）	有毒
		飞机草 Odor Eupatorium（*Eupatorium Odoratum*）	有害
		薇甘菊 South American Climber（*Mikania Micrantha*）	有害
		加拿大一枝黄花 Tall Goldenrod（*Solidago Altissima*）	有害
		矢车菊 Corntfower（*Centaurea Cyanus*）	有害
		三裂蟛蜞菊 Trilobe Wedelia（*Wedelia Trilobata*）	有害
	禾本科	毒麦 Darnel Ryegrass（*Lolium Temulentum*）	有毒
		节节草 Ramose Scouring Rush（*Equisetum Ramosissimum*）	有害
		苇状羊茅 Tall Fescue（*Festuca Arundinacea*）	有害
	雨久花科	凤眼莲（又名水葫芦）Water Hyacinth（*Eichhornia Crassipes*）	有害
	大麻科	大麻 Hemp（*Cannabis Indica*）	有毒
	马鞭草科	马缨丹 Common Lantana（*Lantana Camara*）	有毒
	大戟科	蓖麻 Castor-oil Plant（*Ricinus Communis*）	有毒
动物	蚁科	红火蚁 Solenopsis Invicta Buren（*Solenopsis Invicta*）	有毒

1.2 中国外来入侵物种及其危害

根据对中国陆生、水生和海洋生态系统中外来入侵微生物、无脊椎动物、两栖爬行类、鱼类、鸟类、哺乳类、杂草、树木、海洋生物等采用文献调研、实地考察、专家咨询相结合的方式进行调研，共查明外来入侵物种283种，其中外来入侵微生物19种，如马铃薯癌肿病、烟草环斑病毒等；外来入侵水生植物18种，如水葫芦、互花米草等；外来入侵陆生植物170种，如紫茎泽兰、豚草等；外来入侵水生无脊椎动物25种，如福寿螺、苔藓虫等；外来入侵陆生无脊椎动物33种，如日本松干蚧、豌豆象等；外来入侵两栖爬行类3种，如牛蛙等；外来入侵鱼类10种，如大口黑鲈等；外来入侵哺乳类5种，如褐家鼠、麝鼠等。从调查结果分析，外来入侵物种中，一半以上是陆生植物，其次是陆生无脊椎动物、水生无脊椎动物和微生物，外来入侵水生植物位居第五。

2003年1月10日，中国国家环保总局和中国科学院联合发布了"中国第一批外来入侵物种名单"。其中，有毒有害植物包括紫茎泽兰、薇甘菊、空心莲子草、豚草、毒麦、互花米草、飞机草、凤眼莲、假高粱等9种，入侵动物包括蔗扁蛾（*Opogona Sacchari*）、湿地松粉蚧（*Oracella Acuta*）、强大小蠹（*Dendroctonus Valens*）、美国白蛾（*Hyphantria Cunea*）、非洲大蜗牛（*Achating Fulica*）、福寿螺（*Pomacea Caniculata*）、牛蛙（*Rana Catesbeiana*）等7种。这些外来动植物威胁着中国的农业生态系统、畜牧和鱼类的栖息环境，影响着人们的健康。

紫茎泽兰

紫茎泽兰（*Eupatorium Adenophorum*），英文名：Crofton Weed，中文异名：解放草、破坏草。广泛分布于中美洲等世界热带地区。中国分布于云南、广西、贵州、四川（西南部）、台湾等地，垂直分布上限为2500米。

1935年在云南南部发现，经缅甸传入。在其发生地区常形成单种优群落，排挤本地植物，影响天然林的恢复；侵入经济林地和农田，影响栽培植物生长；堵塞水渠，阻碍交通，全株有毒性，危害畜牧业。

薇甘菊

薇甘菊（*Mikaina Micrantha*），英文名：South American Climber, Mile-a-minute Weed。广泛分布于香港、澳门和广东珠江三角洲地区。

1919年曾在香港出现，1984年在深圳被发现。薇甘菊是一种具有超强繁殖能力的藤本植物，攀上灌木和乔木后，能迅速形成整株覆盖之势，使植物因光合作用受到破坏窒息而死。薇甘菊也可通过产生化感物质来抑制其他植物的生长。对6~8米以下林木，尤其对一些郁密度小的次生林、风景林的危害最为严重，可造成成片树木枯萎死亡而形成灾难性后果。控制方法：目前尚无有效的防治方法，国内外正在开展化学和生物防治的研究。

空心莲子草

空心莲子草（*Alternanthera Philoxeroides*），英文名：Alligator Weed，中文异名：水花生、喜旱莲子草。原产南美洲，广泛分布在世界温带及亚热带地区。中国分布在黄河流域以南地区。

1892年在上海附近的岛屿出现，20世纪50年代作为猪饲料推广栽培，此后逸生导致草灾。其危害主要是：堵塞航道，影响水上交通；排挤其他植物，使群落物种单一化；覆盖水面，影响鱼类生长和捕捞；在农田危害作物，使产量受损；田间沟渠大量繁殖，影响农田排灌；入侵湿地、草坪，破坏景观；滋生蚊蝇，危害人类健康。

豚草

豚草（*Ambrosia Artemisiifolia*），英文名：Ragweed，Bitterweed，原产北美洲。中国分布在东北、华北、华中和华东等地约15个省、直辖市。

1935年发现于杭州，为一种恶性杂草。其危害性表现在：花粉是人类花粉病的主要病原之一；侵入农田，导致作物减产；释放多种化感物质，对禾木科、菊科等植物有抑制、排斥作用。

毒麦

毒麦（*Lolium Temulentum*），英文名：Darnel Ryegrass，Poison Darnel。原产欧洲地中海地区，现广布世界各地。中国除西藏和台湾外，各省（区）都曾有过报道。

毒麦随麦种传播。1954年在从保加利亚进口的小麦中发现。可造成麦类作物严重减产。麦种受真菌侵染产生毒麦碱（Temuline），能麻痹中枢神经。人食用含4%毒麦的面粉就能引起中毒。毒麦用作饲料时，也可导致家畜、家禽中毒。

互花米草

互花米草（*Spartina Alterniflora*），英文名：Smooth Cord-Grass。原产美国东南部海岸，在美国西部和欧洲海岸归化。中国分布于上海（崇明岛）、浙江、福建、广东、香港等地。

1979年引入，曾取得了一定的经济效益。但近年来在一些地方变成了害草，表现在：破坏近海生物栖息环境，影响滩涂养殖；堵塞航道，影响船只出港；影响海水交换能力，导致水质下降，并诱发赤潮；威胁本土海岸生态系统，致使大片红树林消失。

飞机草

飞机草（*Eupatorium Odoratum*），英文名：Fragrant Eupatorium Herb。中文异名：香泽兰。原产中美洲，在南美洲、亚洲、非洲热带地区广泛分布。中国分布在台湾、广东、香港、澳门、海南、广西、云南、贵州等地。

飞机草在20世纪20年代早期曾作为一种香料植物引种到泰国栽培，1934年在中国云南南部被发现。危害多种作物，并侵犯牧场。当高度达15厘米或更高时，就能明显地影响其他草本植物的生长，能产生化感物质，抑制邻近植物的生长，还能使昆虫拒食。叶有毒，含香豆素。用叶擦皮肤会引起红肿、起疱，误食嫩叶会引起头晕、呕吐，还能引起家畜和鱼类中毒。

凤眼莲

凤眼莲（*Eichhornia Crassipes*），英文名：Water Hyacinth，中文异名：凤眼蓝、

水葫芦。原产巴西东北部，现分布于全世界温暖地区。中国辽宁南部、华北、华东、华中和华南的 19 个省（自治区、直辖市）有栽培，在长江流域及其以南地区逸生为杂草。

1901 年从日本引入中国台湾地区作花卉，20 世纪 50 年代作为猪饲料推广后大量逸生，堵塞河道，影响航运、排灌和水产品养殖；破坏水生生态系统，威胁本地生物多样性；吸附重金属等有毒物质，死亡后沉入水底，构成对水质的二次污染；覆盖水面，影响生活用水；滋生蚊蝇。

假高粱

假高粱（*Sorghum Halepense*），英文名：Johnson Grass，中文异名：石茅、阿拉伯高粱。原产地中海地区，现广布于世界热带和亚热带地区，以及加拿大、阿根廷等高纬度国家。中国分布于台湾、广东、广西、海南、香港、福建、湖南、安徽、江苏、上海、辽宁、北京、河北、四川、重庆、云南等地。

20 世纪初曾从日本引到中国台湾南部栽培，同一时期在香港和广东北部发现归化，种子常混在进口作物种子中引进和扩散，是高粱、玉米、小麦、棉花、大豆、甘蔗、黄麻、洋麻、苜蓿等 30 多种作物地里的杂草。混入后，不仅通过生态位竞争使作物减产，可能成为多种致病微生物和害虫的寄主，而且它的花粉容易与高粱属作物杂交，致使品种纯度下降。特别是假高粱的幼苗和嫩芽含有氰苷，经酶解产生氢氰酸，家畜误食会中毒死亡。

1.3 有毒有害生物入侵路径

外来入侵物种是从自然分布区通过有意或无意的人类活动而被引入，在异地的自然或半自然生态系统中形成了自我再生能力，对原有生态系统景观产生影响并造成严重经济损失的物种。

外来入侵物种的引入路径：一是有意引进，包括用于养殖、种植、花卉等目的的引种，用于生物防治、绿化、水土保持、环境保护等目的的引进；二是无意引进，包括随航空、陆路、水路运输工具和压舱水的引入，随进出口货物和包装材料的引入，旅客无意引入等；三是自然入侵，是指物种随风媒、虫媒和鸟等媒介自然传播。

在中国，改革开放之前，由于交通的相对不发达，外来物种主要是通过植物自身的扩散传播力或借助自然力量传入。后来，随着交通发达了，不同地域的交往变得越来越方便，有一些植物作为牧草、饲料、蔬菜、观赏植物、药用植物、绿化植物等被有意引进，例如大米草、空心莲子草的入侵。还有，在贸易、运输等过程中一些有害植物也乘虚而入，例如假高粱的入侵。

2

历史上重大有毒有害生物入侵事件

2.1 有毒有害植物入侵事件

历史上，一些国家由于自然传入和人为引进灌草种苗不慎，造成有毒有害灌草入侵和蔓延①。

"刺梨"入侵

1840年，阿根廷的一位医生移居澳大利亚时带去一盆原产美洲的"刺梨"（仙人掌的一种）。澳大利亚半干旱的草原气候正适合其生长，于是"刺梨"从花盆到花圃，从露天花圃钻出围篱奔向大草原。到1925年，"刺梨"成了草原和荒漠带的优势植物，盘踞在昆士兰州和新南威尔士州24万平方千米的土地上，挤走了本土植物，侵入农牧场，招致了骇人听闻的"绿怪"事件。

凤眼莲入侵

1884年，参加美国新奥尔良市举行的国际棉花博览会的客商中，有人将当地小城中美丽的"凤眼莲"（即水葫芦、水浮莲）带回自己的国家养殖。100年后，这种植物遍布于全球热带、亚热带、暖温带地区，成为暖地水域的常见植物。"凤眼莲"的繁殖力惊人，在脏水中植株成几何级数疯长，一株凤眼莲就能分化出几万到10万棵新株，在水面纵横交叉，连成一片，在水下扎根河床，盘根错节，窒息水族，妨碍航行，影响灌溉，滋生蚊虫。

葛藤入侵

日本从国外引进葛藤用于环境绿化。1930年，美国又从日本引种，栽培在南方的沙荒地带。到20世纪50年代，全美繁衍葛藤7000万株，大片荒瘠地绿化了，光秃的土壤被葛藤替代了。就在人们夸耀葛藤功绩的时候，有人发现葛藤将当地的植物挤死挤光了。20世纪70年代，葛藤占领了佐治亚、密西西比、亚拉巴马等州2.83万平方千米的土地，演变成预想不到的"公害"。

紫茎泽兰入侵

紫茎泽兰（*Eupatorium Adenophorum*），是菊科多年生草本植物或亚灌木，原产美洲的墨西哥至哥斯达黎加一带。从1860年开始，先后被引进或传入美国、英国、澳大利亚、印度尼西亚、牙买加、菲律宾、印度、中国等30多个国家。

紫茎泽兰传入后，不断竞争、取代本地植物资源，破坏生物多样性，致使当地农业、林业、畜牧业和社会经济发展受到影响。特别是紫茎泽兰全株有毒，除引起人的接触性皮炎外，还引起马的"哮喘病"，成为世界上有毒有害生物入

---

① 史志诚. 外来有毒有害灌草入侵的历史教训. 西北大学学报：增刊，2003（33）：14-16.

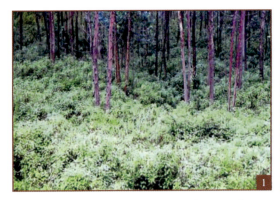
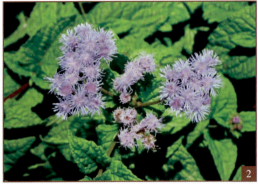

图25 紫茎泽兰（1.紫茎泽兰在林下形成的群落；2.紫茎泽兰鲜艳的花朵）

侵的典型事例。

豚草入侵

菊科豚草属的豚草（*Ambrosia Artemisiifolia*），是直立一年生草本植物，原产北美洲，为一种国际公认的恶性杂草。豚草多生于荒地、路边、沟旁或农田中，适应性广，种子产量高，每株可产种子300~62000粒。主要靠水、鸟和人为携带传播。豚草种子具二次休眠特性，抗逆力极强。

豚草的花粉能引起人的花粉过敏症，是人类"枯草热"（Hay Fever，又称"花粉病"）的主要病源。人吸入花粉后出现咳嗽、流鼻涕、全身发痒、头痛、胸闷、呼吸困难等症状，严重的可导致肺心病等，是世界公认的难以根除的"植物杀手"。豚草侵入农田可导致作物减产，同时，它释放多种化感物质，对禾木科、菊科等植物有抑制、排斥作用，危害极大。

毒麦入侵

禾本科黑麦草属（*Lolium*）的毒麦（*L. Temulentum*），是一年生或越年生草本植物，原产欧洲地中海地区，现广布世界各地。近半个世纪前传入中国，成为小麦田中常见的有毒杂草。

毒麦系"拟态杂草"①，主要混于麦类作物田中生长，难以清除。毒麦常与小麦一同被收获和加工，威胁人畜安全。

毒麦的种子中含有毒麦碱（Temulen-

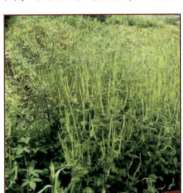
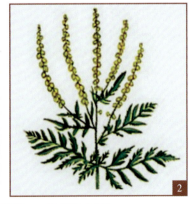
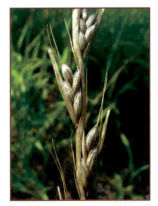

图26 豚草（1.豚草群落；2.豚草标本图）　　图27 麦田里入侵的毒麦的穗子

---

① 一种生物模拟另一种生物或模拟环境中的其他物体从而获得好处的现象称为拟态，或称生物学拟态。

tine），人、畜食后都能中毒，尤其是未成熟的毒麦或在多雨季节收获时混入收获物中的毒麦毒力最大。因此，毒麦不仅会直接造成麦类减产，而且威胁人、畜安全。人食用含4%以上毒麦的面粉即可引起急性中毒，表现为眩晕、恶心、呕吐、腹痛、腹泻、疲乏无力、发热、眼球肿胀，重者嗜睡、昏迷、发抖、痉挛等，终因中枢神经系统麻痹而死亡。

大豕草入侵

伞形科独活属（*Heracleum*）的大豕草（Giant Hogweed，*H. Mantegazzianum*），是生存在阿尔卑斯山脉的一种既有毒又有害的入侵杂草。目前，大豕草已从它的原生地扩散到欧洲，排挤和取代当地植物，减少野生动物，导致了严重的生物入侵问题。

大豕草高达5米，夏天会飘着雪白色的花絮，冬天能忍耐-40℃的寒冷。19世纪作为一种装饰性植物被格鲁吉亚大量引进之后，不断入侵，占领更多、更适宜、更温暖的地方，然后逐步侵占整片土地。

19世纪，大豕草作为观赏用途被引入英国，现在在整个英伦三岛，特别是沿河岸广泛生长。由于植物学家和养蜂人的赞赏，大豕草于19世纪引入法国，之后，这种有害的外来入侵物种在德国、法国和比利时迅速蔓延，与当地植物形成竞争的局面。此外，大豕草在美国东北部、西北部和中部以及加拿大东部也有蔓延。

大豕草是一种光敏性有毒植物，具有光敏毒性（Phototoxicity）。大豕草分泌的有毒物质不仅造成对土壤结构的破坏，而且危害人类的健康。①

大豕草的叶子、根、茎、花和种子中含有呋喃香豆素（Furocoumarin），当皮肤接触其汁液之后，又暴露在阳光或紫外线下照射即可引起严重的皮肤炎症。最初皮肤呈红色，并开始瘙痒；然后在48小时内形成水疱；最后形成黑色或紫色的伤痕，并持续数年。如果微量的汁液落入眼睛，可导致暂时甚至是永久失明。2003年，仅德国就有大约16000名受害者受到大豕草的滋扰。

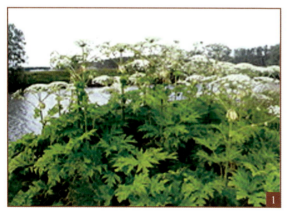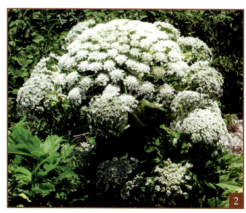

图28 大豕草（1. 大豕草群落；2. 大豕草植株）

---

① 生存在阿尔卑斯山脉的有毒植物. 杨旭，译. 大连翻译学院法语学院06级毕业译文选登，大连翻译职业学院，2009.

2.2 有毒有害动物入侵事件

火蚁入侵

蚁科火蚁属（*Solenopsis*）火蚁（Fire Ant）有红火蚁（*S. Invicta*）及黑火蚁（*S. Richteri*）之分，身材很小，身长2~6毫米，通体呈现棕红色，是一种凶猛异常的生物。火蚁原产于南美洲巴拉那河（Parana）流域（包括巴西、巴拉圭与阿根廷），20世纪30年代因为偶然的机会被引入美国境内，并迅速扩展到美国的13个州。据12个州的统计，约有1万平方千米的土地被入侵火蚁所占据，对于美国南部受侵害地区造成的经济上的损失，每年估计有约数十亿美元。20世纪80年代以来，火蚁入侵中国、澳大利亚和新西兰[①]。据科学家对遭到火蚁入侵的国家的火蚁基因检测结果表明，这些火蚁来自美国而非南美洲。

红火蚁是世界自然保护联盟（IUCN）收录的最具有破坏力的入侵生物之一。它是一种农业及医学害虫。火蚁毒液的特点是不含毒蛋白的过敏原，只含类碱性毒素——哌啶（Piperidine）[②]，能引起局部组织坏死及溶血。这一特点与其他有毒的昆虫不同。火蚁不仅危害人类，有时候还会攻击青蛙、蜥蜴或是其他小型哺乳动物。

火蚁攻击的方式是用其有力的下巴啃咬人的皮肤，然后弯曲身体，以其腹部的毒针注射毒液到人的皮肤里。火蚁的蜇咬会带来火烧般的疼痛，局部红肿，随后数小时会有非常痒的无菌性脓包出现，2~3周才会恢复。如果脓包被抓破，则易转变为蜂窝组织炎及败血症，严重的可危及生命。在美国，每年都有数以百万计的人被火蚁蜇伤，对于儿童而言尤其危险，甚至还有不少火蚁咬死人的事件。特别是一些疗养院，成为火蚁的最新掠食地，老

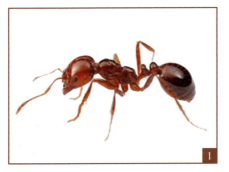
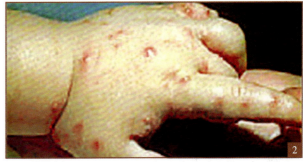

图29 火蚁（1. 火蚁；2. 被火蚁咬伤的人）

---

① 另有报道，2001年及2002年，红火蚁通过货柜箱及草皮从美国蔓延至澳大利亚及中国台湾省的桃园、嘉义和台北，然后又透过家具从台湾再传入广东省吴川市，继而蔓延至省内其他城市及香港、澳门等地。

② 有的文献为 Piperadines。

年人因行动慢，成为火蚁攻击的最大受害者。

此外，火蚁对电流有浓厚的"兴趣"，它们有组织地啃食它们遇到的所有电器设施的绝缘层，使道路上的红绿灯出现故障，带来灾难性的后果。

杀人蜂入侵

昆虫纲膜翅目的杀人蜂（Killer Bees），学名：非洲劲蜂，别称：非洲杀人蜂。

杀人蜂是美洲的外来物种，是一种因为人为事故而繁育出的杂交蜂种，也是人类在无意间改变了生态环境的一个范例、一项重大的科学失误。1956年，在巴西的一个小实验室里，科学家为了改良本地蜜蜂的品质，提高其抗病力、产蜜率，从遥远的非洲引进强壮的、勤劳的非洲劲蜂，准备做物种改良研究。但由于疏忽导致个别非洲劲蜂逃逸并与当地蜂杂交产生新的蜂种。此种杂交不但继承了非洲劲蜂抗病力强、产蜜率高的优良品质，还将非洲蜂的脾气狂暴、毒性大、野性难驯、一遇挑战就群起而攻之等特性也继承了下来，于是在美洲大陆上原本温驯的蜜蜂，就逐步都变成了极具攻击性的"杀人蜂"。后来"杀人蜂"从南美洲蔓延到北美洲，肆虐整个美洲。多年来，美洲因杀人蜂袭击致死事件不下300起，而牛马等牲畜的损失更是难以计算。杀人蜂毒性剧烈，可以短时间内致人死亡，每年都有成千上万人因此受害。

但是，后来人们发现杀人蜂在带来灾难的同时，也给巴西带来了巨大的经济效益。杀人蜂有惊人的产蜜能力，巴西的养蜂人因此摆脱了贫困，巴西从而一跃成为世界四大产蜜国之一。令人意想不到的是，由杀人蜂授粉的咖啡，格外地香浓可口。巴西咖啡的品质也随之得以大大提升。非洲杀人蜂的到来，让巴西人长久地处在幸福和不安之中。

海蟾蜍入侵

海蟾蜍（蔗蟾蜍，俗称毒蟾蜍），是世界上体格最大的蟾蜍。野生状态下，雌蟾蜍的重量可超过1000克。海蟾蜍体态丰满，模样丑陋，皮肤里的液腺能产生剧毒，可以毒死鳄鱼、蛇以及其他一些食肉动物。对于大多数动物来说，如果吞吃了它的卵、蝌蚪或者成体，就会立刻引起心力衰竭。

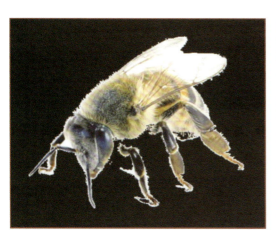 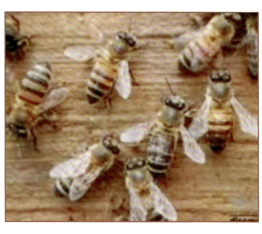

图30 杀人蜂

1932年8月18日，有102只海蟾蜍从夏威夷群岛引进并放养到澳大利亚昆士兰州北部的甘蔗种植园内，用来"以毒攻毒"，捕食甘蔗地里的害虫，控制当地甘蔗甲虫的危害。不料，这种海蟾蜍漂洋过海来到澳大利亚后，不仅胃口大而且繁殖速度快，用它消灭害虫的目的非但没有达到，反而演变成一场生态灾难。20世纪40—60年代，海蟾蜍每年的活动范围仅仅扩展了10千米。如今它们正以每年50多千米的速度扩展地盘，遍布北部地区，并在向西推进。70年后的今天，海蟾蜍数量达到2亿多只，踪迹遍布澳大利亚热带和亚热带地区100多万平方千米的土地，成为澳大利亚一大生物灾害。

海蟾蜍造成的危害：一是海蟾蜍在同一生态位的动物竞争中处明显优势，挤压本地物种的生存空间；二是海蟾蜍背部长满毒囊，其中含有剧毒的毒液，其卵有剧毒，变成的蝌蚪也有剧毒。海蟾蜍对水生鱼类和陆生生物都有危害，可以毒死鳄鱼、蛇等食肉动物，造成蛇和小鳄鱼的大量死亡，使得生态系统受到严重破坏。据报道，澳大利亚北部被称为世界自然遗产保护地之一的卡卡杜湿地，2001年以来也遭受到海蟾蜍的侵袭，当地蜥蜴和袋狸的生存受到严重挑战[①]。2005年以来，澳大利亚大约有77%的淡水鳄相继死亡。

特别值得一提的是，许多动物对海蟾蜍的毒性产生了耐力，尤其是甘蔗甲虫在澳大利亚一些地区的数量比1935年引进海蟾蜍之前的数量还要多，因此造成新的生态问题。

为了遏制海蟾蜍的泛滥，在澳大利亚西部沿海一带曾经采用驾车巡游办法将它们碾死。也有的地方组织缉捕队在夜间袭击海蟾蜍聚集的水塘，在效率最高的一周内可以消灭4万多只。澳大利亚政府甚至动用了军队和搜寻犬来搜捕海蟾蜍。目前，海蟾蜍的活动范围仍然在澳大利亚热带和亚热带地区，无情地挤压当地物种的生存空间。

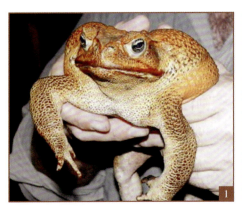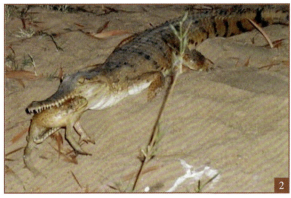

图31 海蟾蜍入侵事件 (1.澳大利亚捕获的巨型海蟾蜍，腿长达40厘米；2.海蟾蜍成为澳洲鳄鱼杀手)

---

① 文君.毒蟾蜍肆虐动物乐园.中国环境报，2001-03-24.

3

有毒有害生物入侵的国际关注

3.1 防控有毒有害生物的国际公约

联合国《生物多样性公约》

《生物多样性公约》（Convention on Biological Diversity，CBD），是一项保护地球生物资源的国际性公约，于1992年6月1日由联合国环境规划署发起的政府间谈判委员会第七次会议在内罗毕通过；1992年6月5日，由签约国在巴西里约热内卢举行的联合国环境与发展大会上签署。公约于1993年12月29日正式生效。常设秘书处设在加拿大的蒙特利尔。2004年2月，已有188个国家签约。①

该公约规定：

——采取保护措施，保护生物多样性以及生物资源的可持续性利用。

——缔约国应通过政策倾斜等措施，保证基因资源流入该国渠道的畅通，以使优势可以公平、合理地得到分配。

——生物技术被认为是保护生物多样性的一项重要技术。它的存在对于生物多样性不构成任何潜在威胁。

——技术转让应在保护和利用原产地资源的基础上有所发展。

该公约的其他义务包括：

防止引进威胁生态系统、栖息地和物种的外来物种，并予以控制和消灭；控制现代生物技术改变的生物体引起的风险；教育公众，提高公众有关生物多样性的重要性和保护必要性的认识。

在成员国履行的义务中，特别强调了："防止引进威胁生态系统、栖息地和物种的外来物种，并予以控制和消灭。"

联合国《卡塔赫纳生物安全议定书》

联合国《卡塔赫纳生物安全议定书》是在《生物多样性公约》下，为保护生物多样性和人体健康而控制和管理"生物技术改性活生物体"（Living Modified Organism，LMO；或称"转基因生物"，Genetically Modified Organism，GMO）越境转移的国际法律文件。该议定书于2000年1月29日达成谈判文本。根据其第36条，该议定书于2000年5月15日至26日在联合国内罗毕办公室对国家和经济一体化组织开放签署，之后于2000年6月5日至2001年6月4日在纽约联合国总部继续供各国签署。该议定书于2003年9月11日生效。到2005年5月18日，共有119个国家和经济一体化组织（欧盟）已批准加入或核准该议定书，成为它的缔约方。中国于2000年8月8日签署该议定书。

该议定书的核心内容是：

第一，关于提前知情同意程序。该议

---

① 中国于1992年6月11日签署该公约，1992年11月7日批准，1993年1月5日交存加入书。

定书第 7 条规定，对于拟有意向进口缔约方的环境中引入转基因生物，在其首次有意越境转移之前，适用"提前知情同意程序"。

第二，关于同意进口的决定程序。该议定书第 9 条规定，进口缔约方应确认收到通知，并告知是否该国将依据国内法规来处理此项进口申请。

第三，关于列明资料。该议定书第 8 条第 1 款规定，出口转基因生物的缔约方在其发给进口方的通知中需要列有附件一所列明的资料，出口缔约方应确保对出口者提供资料的准确性做出法规规定。

第四，关于进口拟作食物或饲料或加工之用 LMOs 的程序。该议定书第 11（4）条规定，缔约方可根据符合本议定书目标的国内规章条例，就进口拟作食物或饲料或加工之用的转基因生物做出决定。

第五，关于风险评估。该议定书第 15（2）条规定，进口缔约方应确保对拟进口的转基因生物进行风险评估，进口方可要求出口方进行此种风险评估。

第六，关于运输、包装和标识。该议定书第 18（2）条规定，每一缔约方应采取措施，至少以文件方式：明确说明该转基因生物是有意转移直接用作食物或饲料或加工，而不是有意引入环境，并标明其特征和任何特有标识；明确说明该转移的转基因生物是预定用作封闭性使用，并具体说明任何有关安全装卸、贮存、运输和使用的要求；明确说明其他转基因生物是有意引入进口国的环境中，并具体说明其特征和相关的特性和（或）特点，以及任何有关安全装卸、贮存、运输和使用的要求。

第七，关于赔偿责任和补救。该议定书第 27 条提出，将在该议定书缔约方大会的第一次会议上就适当拟定因转基因生物的越境转移而造成损害的赔偿责任和补救方法的国际规则和程序，并努力在四年内完成这一进程。

3.2 世界自然保护联盟

世界自然保护联盟

世界自然保护联盟（International Union for Conservation of Nature，IUCN），亦简称自保联盟（World Conservation Union），是一个专职于世界的自然环境保护的国际组织。该联盟于 1948 年在瑞士格兰德（Gland）成立。由全球 81 个国家、120 位政府组织、超过 800 个非政府组织、10000 个专家及科学家组成，共有 181 个成员国。IUCN 是一个独特的世界性联盟，是政府及非政府机构都能参与合作的少数几个国际组织之一。共有国家的、政府机构的以及非政府组织（NGO）的会

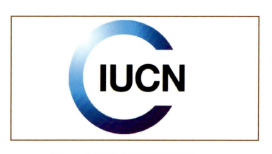

图 32 世界自然保护联盟标识

员 915 个，遍及 133 个国家。联盟的 6 个专家委员会及其他志愿者网络的各成员都以个人名义加入联盟，目前的总人数已超过 8500 名。

IUCN 公布的全球 100 种最具威胁的外来物种中，有毒有害物种有 50 余种（第 193 页表 76-1-1）。

联盟所保护的环境包括陆地环境与海洋环境。联盟集中精力为森林、湿地、海岸及海洋资源的保护与管理制定出各种策略及方案。联盟在促进生物多样性概念的完善方面所起的先锋作用已使其在推动《生物多样性公约》在各国乃至全球的实施中成为重要角色。

IUCN 设立的 6 个科学委员会由 1 万名来自不同范畴的义务专家组成，负责评估世界自然资源，并提供咨询服务。

3.3 防止生物入侵的国际关注

预防和控制生物入侵问题已成为当今全球性的环境经济问题。外来有害生物入侵不仅能给当地生态系统的平衡带来灾难性影响，造成重大经济损失，而且严重危害国家生物安全、生态安全、环境安全，因此引起国际社会的高度关注。

国际社会高度重视外来植物检疫

在国际上，防止生物入侵的贸易限制条款正被一些国家用作国际贸易的技术壁垒。美国、澳大利亚、丹麦、芬兰、挪威和瑞典等国家先后制定了相关的法律法规。

据报道，WTO 143 个缔约方，联合国粮食及农业组织 187 个成员国，不论是发达国家，还是发展中国家，绝大多数国家都把植物检疫作为一种国家需要和国家利益，给予高度重视。每年国家财政预算中均安排专项经费，用于外来植物有害生物风险分析、疫情调查、监测和封锁控制扑灭工作。

特别是加入 WTO 后，许多国家为防止外来有害生物入侵，对进口农产品制定了严格的植物检疫标准；同时，为保护本国农业和贸易，还以"疫情"为由，限制进口别国农产品，植物检疫服务本国贸易的宗旨非常明确。当今世界贸易中，植物检疫是各国尤其是发达国家最常用、最为有效的非关税技术贸易壁垒。由于外来有害生物入侵蔓延的灾难性和持久性，世界各国均致力于外来植物有害生物预防与管理的国家能力建设，建立健全植物检疫隔离、疫情监测预警和封锁控制体系，以确保本国农业生产安全，保护生态环境。

中国为了防止危害植物的危险性病、虫、杂草传播蔓延，保护农业、林业生产安全，国务院于 1983 年 1 月 3 日发布中华人民共和国国务院《植物检疫条例》。条例规定：农牧渔业部、林业部主管全国的植物检疫工作，各省（自治区、直辖市）农业、林业行政部门主管本地区的植物检疫工作。县级以上地方各级农业、林业行政部门所属的植物检疫机构，负责执行国家的植物检疫任务。从国外引进、可能潜伏有危险性病、虫的种子、苗木和其他繁殖材料，必须隔离试种，植物检疫机构应进行调查、观察和检疫，证明确实不带危险性病、虫的，方可分散种植。

第一届国家海洋生物入侵会议

1999年1月24日至27日，在美国举行了"第一届海洋生物入侵国家会议"，会议强调消除或缩小生物入侵后果的重要性，强调海洋生物入侵物种的来源，并提出了防止和控制新外来物种的途径。会议指出，海洋外来物种的入侵后果可能比海上石油溢漏的后果更为严重。外来物种由全球贸易途径的转移，反映出外来物种转移的高频度和多样性。管理工作着重在减少和消除外来物种的引入，并号召国际合作，共同努力。

会后，美国总统签发了一项总统命令，要求不同的有关部门合作，预算拨款2800万美元，成立一个入侵物种理事会以对协调工作计划进行监督。

中国举办防止外来有害生物入侵研讨会

2001年11月18日，新华社报道了中国农学会副会长、农业部科技委员会委员史志诚教授提出的中国"加入WTO防止外来有害生物入侵"的意见和建议。中国毒理学会、农业部全国农业技术推广中心和陕西省科学技术协会于2002年11月19日至21日，在西安联合召开了"加入WTO防止外来有害生物入侵研讨会"。会议建议：

第一，确定新的工作思路。以WTO规则为依据，以与国际接轨为目标，以公益性、区域性、层次性为原则，建立适合中国国情的现代植物检疫防疫体系。

第二，制定《生物安全法》，实现依法管理。

第三，加强外来物种入侵的科学研究。对外来生物进行危害风险评估，建立应对"生物入侵"的预警体系，加强生物入侵防治技术研究。

第四，对典型案例进行生态调查。了解生物入侵在中国的基本情况、分布、危害。

第五，完善管理体制。完善农业植物检疫服务体系，国家检验检疫人员要严守国门、恪尽职守。

第六，加强公众教育，提高公众意识。广泛宣传防治外来入侵物种的相关知识，提高全民防范意识，减少对外来入侵物种的有意或无意引进。

会议形成的建议有力地推动了预防和控制外来有害生物入侵的各项工作。①

2002年3月，在全国人民代表大会上，上海市人大代表郑重提出议案，建议科研专家倾力研究、政府部门严把国门关，关注和抵御"生物入侵"。

2006年8月15日至19日，中国国家林业局、中国科学院、中国林学会在乌鲁木齐召开"防控外来有害生物高级论坛"，会议围绕"如何应对外来有害生物，建立长效防控机制"进行了研讨。

国际生物入侵大会

国际生物入侵大会（International Congress on Biological Invasions），是以"生物入侵研究"为主题的大型学术会议，每四年举办一次。

首届国际生物入侵大会于2009年11月6日在中国福州召开，为期三天。会议

---

① 史志诚. 关于切实加强预防与控制有害生物入侵的建议. 中国加入WTO与防止有害生物入侵研讨会，2002-11-21.

综合议题包括全球变化下的生物入侵，生物入侵和粮食安全，入侵物种的科学研究在国际政策制定中的作用，入侵途径，入侵性和入侵特点，生物入侵中的种间协同互作作用，生物入侵对生态系统服务功能的影响，外来入侵物种的生物防治、遗传控制和生态调控，农业外来入侵物种的区域性治理，林业外来入侵物种的可持续治理，淡水/海洋生物入侵。特别议题包括发展中国家的生物入侵研究，异色瓢虫问题，红火蚁问题。全球44个国家的500多名代表发表宣言，呼吁国际社会积极联手应对生物入侵给人类带来的前所未有的挑战。宣言指出，入侵物种每年对全球造成1.4万亿美元的损失，这种巨大威胁的加剧需要全球决策者更多关注，如生物入侵、生物多样性丧失和生态系统功能退化的关系，气候变化与生物入侵的相互关系，入侵物种威胁生物多样性、食物安全、贸易、人类健康与经济发展等。[1]

第二届国际生物入侵大会于2013年10月24日在中国青岛召开，大会主题是"生物入侵、生态安全、粮食安全"，来自美国、英国、丹麦、加拿大、肯尼亚、马来西亚、澳大利亚等23个国家和地区的近1000位专家和代表参加了会议，深入探讨了生物入侵对生态安全和粮食安全的影响。

在21世纪全球变化加剧的新形势下，国际贸易、旅游和交通的迅速发展为外来物种的入侵、传播与扩散创造了条件，外来有害生物入侵的危险性日益增加。

---

[1] 孙贤迅. 生物入侵国际大会呼吁全球联手应对生物入侵. 中国新闻网, 2009-11-07.

4

生物安全与生物安全标识

4.1 生物安全

生物安全概念的提出

生物技术或基因工程产品已经进入了人们的日常生活,如吃的转基因食品、氨基酸、维生素、药物,穿的转基因棉花,用的各种各样的基因工程酶制剂、增稠剂、有机酸、乳化剂、表面活性剂、食用色素、食用香精及调味料、合成靛蓝、限制性内切酶等都无不渗透着基因工程的作用。

基于生物技术发展有可能带来的不利影响,人们提出了生物安全的概念。所谓生物安全,一般指由现代生物技术开发和应用所能造成的对生态环境和人体健康产生的潜在威胁,及对其所采取的一系列有效预防和控制措施。

基因工程安全性争议

有关基因工程改造过的生物产品的生物安全性问题的争论由来已久,就像核技术开始应用一样,有人坚决反对,也有人认为只要使用得当它就能为人类造福。

鉴于转基因食品安全性评价的各项原则及需要考虑的各种健康相关因素,转基因食品的安全性问题主要涉及以下几个方面:

第一,致敏性风险。以农业上应用的基因工程为例,迄今为止,只发现有一例改造有明显的副作用。这个例子就是:巴西坚果中有一种基因,它制造一种被称为清蛋白的蛋白质,科学家们把这种基因转到农作物中,以期提高农产品中的蛋白质含量从而提高品质。结果发现,蛋白质含量是提高了,但有些人对这种新加入的蛋白质过敏,因此,这种基因后来就不再用于基因工程提高蛋白质的工作了。

基于转基因食品是富含蛋白质的新物种,因此,对它的致敏性评价的研究引起关注。国际食品生物技术委员会和国际生命科学研究所(IFBC/ILSI)于1996年发展了树形判定法,联合国数粮食及农业组织/世界卫生组织(FAO/WHO)先后于2000年和2001年发布了改进后的判定树。国际食品法典委员会发布的转基因食品安全性评价指南中也包含了评价潜在致敏性的附件。评价内容包括:新表达蛋白是否来源于致敏原基因,新表达蛋白与已知致敏原氨基酸序列的同源性,新表达蛋白对热、消化和加工过程的稳定性,特异性血清学实验等。ILSI健康和环境科学学会组织的研讨会上还提出了从五项新的领域进行外源基因表达蛋白的致敏性评价,即蛋白结构/活性、血清筛检、动物模型、定量蛋白质组学和机制学。

第二,毒性风险。毒性评价方面,科学家已经注意到外源基因的供体、受体、载体以及基因重组过程是否存在可能影响健康的有害因素,如供体/受体生物是否含有毒素、过敏原或抗营养素,重组DNA结构是否含有病毒活动序列,是否会编码病原体、毒素、致敏原或引起生长调节紊乱的物质等。

对于蛋白质类表达产物，需要进行其与已知毒性蛋白和抗营养素在氨基酸序列及蛋白构象方面的相似性分析，以及对热、加工过程的稳定性及消化稳定性分析。若外源基因表达产物为某种新蛋白质，即找不到有安全食用史的非转基因对照物时，还需要进行经口毒理学实验。对于非蛋白质类表达产物，若无安全食用史，可根据其分子结构特征、生物学作用及膳食暴露情况等按照传统毒理学方法进行食用安全性评价，如代谢物分析、毒代动力学、亚慢性毒性试验、慢性毒性试验、繁殖试验和致畸试验等。

第三，生态风险。2009年，孟山都公司和陶氏化学公司收到美国和加拿大监管部门对玉米新品种"Smart Stax"的批准，该玉米新品种含八个外源基因。2010年，这两家公司将开始销售Smart Stax玉米种子给农民。由于Smart Stax转基因玉米品种具有抗虫和耐除草剂特性，通过更好地控制玉米根虫、棉铃虫、秋夜蛾和其他害虫，农民可实现增产2%至4%。而另外还有3%至6%的增产量将会由减少昆虫"避难所"的种植面积而产生。因此，美国环境保护局和加拿大食品检验局要求农民在种植Smart Stax转基因玉米时，要将作为昆虫"避难所"的普通玉米的种植比例由原先占转基因作物种植面积的20%下调到5%。农民被要求种植普通玉米作为害虫的"避难所"，以阻止昆虫群体对转基因玉米产生的Bt毒素产生抗性[1]。由此可见，生态风险问题是一个不可回避的问题，尚需继续研究。

第四，信仰冲突。

生物安全的国际关注

基因工程有着巨大的应用前景，目前世界各国对基因工程研究及其产品的应用已有了高度的重视，实际上就是涉及"生物安全性"问题。生物安全性，简单说，就是生物体对人体及生态系统是否安全，一般特指生物体经过基因工程改造后对人和生态系统是否还依然安全。

生物安全问题引起国际上的广泛注意是在20世纪80年代中期。1985年由联合国环境规划署（UNEP）、世界卫生组织（WHO）、联合国工业发展组织（UNIDO）及联合国粮食及农业组织（FAO）联合组成了一个非正式的关于生物技术安全的特设工作小组，开始关注生物安全问题。国际上对生物安全立法工作引起特别重视是在1992年召开联合国环境与发展大会后，此次大会签署的两个纲领性文件《21世纪议程》和《生物多样性公约》均专门提到了生物技术安全问题。从1994年开始，联合国环境规划署（UNEP）和《生物多样性公约》（CBD）秘书处共组织了10轮工作会议和政府间谈判，为制定一个全面的《生物安全议定书》做准备。经过多次讨论和修改，《〈生物多样性公约〉卡塔赫纳生物安全议定书》终于在2000年5月15日至26日在内罗毕开放签署，其后从2000年6月5日至2001年6月4日在纽约联合国总部开放签署。

基因工程虽然有众多争议，但基因工

---

[1] Jack Kaskey. 孟山都、陶氏化学公司的转基因玉米获得批准. Bloomberg, 2009-07-27.

程的发展仍然日新月异，在有些国家，基因工程农产品已经上市。应该说，只要完善基因工程操作和适当的法律法规，就能把基因工程的危险性降至最低，使它更好地为人类造福。

4.2 生物安全实验室

生物安全实验室是具有一级防护设施的、可实现二级防护的生物实验室。凡进行微生物学、生物医学、功能实验及基因重组等领域的科学实验均需要生物安全实验室。

生物安全实验室的核心是安全，依据生物学危险程度划分为 P1、P2、P3、P4 四个等级。

P1 实验室适用于非常熟悉的病源，该病源不会经常引发健康成人疾病，对实验人员和环境潜在危险小。实验中门应关闭，按普通微生物实验进行操作。

P2 实验室适用于对人和环境有中度潜在危险的病源。限制进入实验区域，可能发生气溶胶的实验应在 II 级生物安全柜中进行，同时应备有高压灭菌器。

P3 实验室应用于临床、诊断、教学或者生产设施，在该级别中开展有关内源性和外源性病源的工作，若暴露而吸入该病源会引发严重的可能致死的疾病。实验室设双重门或气闸室和外部隔离的实验区域，非本处工作人员禁止入内。实验室内全负压，使用 II 级生物安全柜进行实验，以高效过滤器把室内空气过滤后排到室外。

P4 实验室比 P3 实验室要求更严。有些危险的外源性病源，具备因气溶胶传播而致实验室感染和导致生命危险疾病的高度个体风险，有关工作应在 P4 实验室中进行。采用独立的建筑物内隔离区和外部隔断的构造，室内保持负压，使用 III 级生物安全柜进行实验，设置空气隔断装置、淋浴室，操作工作人员应穿防护服，非本处工作人员禁止入内。生物安全实验室设计上的核心是动态隔离，排风措施是重点，强调就地消毒，重视洁污分流，防止意外扩散，需要适度洁净。

4.3 生物安全标识

生物危险标识（Biohazard Symbol），是由一位退休的环境健康工程师查尔斯·鲍德温（Charles Baldwin）发明的。

1966 年，他在陶氏（Dow）化工公司工作时，为国立健康研究中心的肿瘤研究所开发一种遏制系统。在他参观的各种各样的实验室，他看到很多不同的所谓的"警告标识"，但却没有标准化。他认为生物危险标识应当标准化，而且必须是独特的，给人印象深刻，不会忘记。于是，陶氏化工公司市场部通过调查，对 24 个不同标识进行了辨认，然后，设计了"生物危险标识"，并得到疾病控制中心、职业安全健康管理局、国立健康研究中心的采用和接受。于是就有了今天的"生物危险标识"（图33）。之后，生物危险警告标识在不同的实验室和相关的机构以及包装运输部门得到了广泛的应用（图34）。

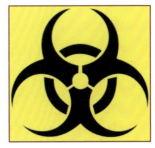

图33 生物危险标识

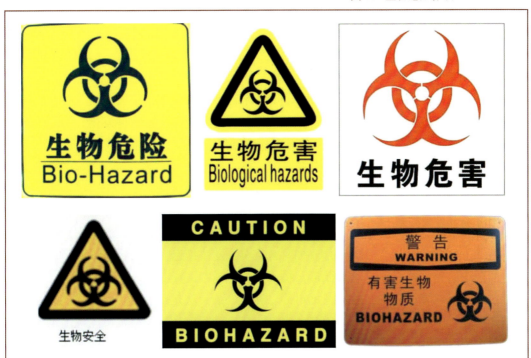

图34 生物危险警告标识的应用

5

牧草引种的历史教训与安全管理

5.1 牧草引种的历史教训

早在 1939—1945 年第二次世界大战期间，欧洲一些国家曾用石蒜科的郁金属（*Tulip*），百合科的风信子属（*Hyacinth*）、水仙属（*Narcissus*）植物的鳞茎及唐菖蒲（*Gladiolus*）的地下茎喂牛，发生过严重的中毒和死亡事件。

1954 年，美国引入藜科的盐生草（*Halogeton Glomeratus*），栽培面积达 4047 平方千米，由于该草含有 34.5% 的草酸盐，致使绵羊和牛遭受极大损失。

英国生长的杜鹃花科植物没有一种有毒，而引进的外来栽培杜鹃花都很毒，特别是对绵羊很危险，英国许多地区每年都有中毒事件发生。因此，Bolton（1955）指出，在山地养羊区不应当盲目种植杜鹃花属的灌木。

一些国家曾经将山黧豆属的栽培山黧豆（*Lathyrus Sativus*）等七个种在贫困地区作为食品和家畜的重要饲料而大量种植。但当家畜长期食用或用籽实饲喂后，出现了山黧豆中毒的情况。马是主要的受害家畜，表现突然性的喉麻痹，常常在挣扎中窒息死亡。1967 年，中国甘肃省某研究所将山黧豆引入甘谷县，到 1973 年种植面积达 40 平方千米，总产达 3000 多吨。由于未能控制人对山黧豆每天的食入量，结果许多人发生了以下肢瘫痪为特征的中毒病。为了不使类似事件发生，中国政府有关部门已通报各地停止栽培山黧豆。

紫葳科角蒿属（*Incarvillea*）的穗花角蒿，是一种豆科牧草，1955 年古凯（Gooke）报道，当将其推广到夏威夷岛后，才发现它能引起牛的中毒，表现为食欲丧失、淡漠、发情延迟，有的小母牛流产。小鸡吃后引起生长减慢。

银合欢是热带地区的一种豆科灌木，具抗旱能力，生长在贫瘠土壤上，含蛋白质也高，是牛、绵羊有价值的饲料。但它含有含羞草碱（Mimosine），可引起马匹脱毛，母猪致死。由于世界各地栽培的银合欢毒性不同，因此危害情况也不一样。在刚果有绵羊中毒的报道，在澳大利亚的昆士兰有牛中毒的报道。

美国南部引种田菁属（*Sesbania*）的一些种后，发现其对绵羊和鸡有毒。100 克植物或几粒种子即可使家畜致死。

5.2 牧草引种的安全管理

强化牧草引种的安全管理至关重要。在介绍或宣传某种含毒的牧草品种时，一定要全面了解其营养价值、栽培技术、饲喂方法和除毒或减小毒性的具体办法。

引种栽培含有某种毒素，但其营养价值高，适于在某个国家或地区栽培且效益很高的品种必须慎重考虑，可先集中在某一地区试验栽培，以便观察效果。对那些国际上已有畜禽中毒报道的有毒牧草品种，在需要引进时必须由国家统一的组织科研部门和推广部门进行实验研究，在引种、栽培、饲喂效果、毒性观察等方面取得大量科学资料之后，经过科学鉴定和安全评价，再在一定范围内推广，切不可自行引进，盲目引进，避免重犯历史的错误。

制定牧草品种科学管理和合理引进利用的技术规程。有关技术鉴定和推广单位应加强种子鉴定和家畜中毒病的检验、防治工作，以便更好地克服含毒牧草的缺点，发挥其优势。

依法加强进出口检验，严防有毒有害草种入侵。对已经引进的有毒有害的品种，必须加强安全管理，并采取有效措施消除其隐患。

6

放牧地有毒植物的危害与防控

6.1 美国放牧地有毒植物的危害与防控

有毒植物造成的经济损失和危害[1]

1873—1940年，美国西部先后暴发多次疯草（Locoweed）中毒事件，怀俄明州、犹他州、新墨西哥州等地农户每家损失超过3万美元。1920年，温哥华州因狗舌草（Senecio Jacobaea）造成的损失达400万美元，并导致大量乳制品公司关闭。1956年，犹他州的东部因疯草中毒死亡的绵羊达6000只。1964年，某牧场疯草中毒经济损失超过24.5万美元。1979年，美国29个毒物管理中心收到与植物中毒相关的咨询共18236起，占总咨询的9%。1980年在俄勒冈州，由狗舌草引起的牛羊中毒损失为450万美元。此后，在1983—1998年，美国再次暴发了三起大规模的疯草中毒事件，给当地畜牧业造成了巨大损失。1988年报道，美国因松针引起家畜流产造成的损失每年高达600万~2000万美元。据报道，俄勒冈州每年因有毒杂草造成的经济损失有4000万美元，用于治理狗舌草的花费超过8300万美元，而全国农业因有毒杂草造成的损失则高达240亿美元，用于有毒杂草的控制、防除每年花费也要50亿美元。在大草原北部，乳浆大戟（Euphorbia Esula L.）中的抗营养因子每年造成的损失有20亿美元。美国农业部于1984年和1992年分别对西部17个州有毒植物中毒造成的损失进行了统计，有毒植物中毒死亡牛约占总数的1%，繁育牛中毒后导致的胎儿畸形占出生幼畜的1%，羊中毒死亡占羊群的3.5%[2]，造成严重的经济损失。

有毒植物造成的灾害损失分为直接损失和间接损失两部分。直接损失包括动物死亡、体重降低、繁殖能力下降（不孕、流产、先天性畸形、发情周期紊乱、精液品质下降）、机体免疫系统损害，以及其他慢性病等。间接损失包括围栏、放牧环境的改变，额外的饲料和药物支出，增加的兽医人员支出及牧场的使用价值降低。

美国有毒植物防控对策

强化研究，立法防控

1862年，美国农业部正式成立，并在联邦政府的资助下开展了相关的有毒植物研究。1862年、1873年、1877年，美国

---

[1] 荣杰, 路浩, 吴晨晨, 等. 美国有毒植物研究概况及其对畜牧业生产的影响. 中国农业科学, 2010, 43 (17): 3633–3644.

[2] The USDA ARS Poisonous Plant Research Laboratory. Rangeland plants poisonous to livestock. http://www.ars.usda.gov/SP2UserFiles/Place/54282000/PPClassPPSlides/1–10–08RalphsHistory%20Plant%20Animal%20Interactions.pdf, 2010-03-05/2010-06-08.

先后颁布《宅地法》《育林法》《荒地法》，以约束人们对土地的滥用和随意使用。1894年，七叶树（*Aesculus Glabra*）造成的大量动物中毒事件正式拉开了有毒植物研究的帷幕。1915年，在萨莱纳和犹他州正式建立有毒植物研究所。面对土地的过度使用和草场的退化，1934年，颁布了《Taylor放牧法》，以应对草场的退化和合理利用。1954年，美国农业科学院有毒植物开放研究实验室在犹他州立农学院正式成立。1955年，萨莱纳有毒植物研究所合并入犹他州有毒植物研究实验室。2004年，美国投资85万美元在犹他州立大学建立了新的有毒植物研究机构。

从化学防除转为生态防除

19世纪末，科罗拉多州就采取过人工挖除的方法治理有毒植物，但人工挖除费时费力，有时还会引起人的中毒；虽然采用2,4-滴丁酯、二氯吡啶酸、毒莠定、草甘膦、使它隆等化学除草剂灭杀效果比较明显，但易造成环境污染。之后，采用生态的方法进行治理，主要是利用物种竞争进行生物控制。1960—1990年，美国用朱砂蛾等专门采食千里光的昆虫来防治千里光的蔓延；利用鳞翅目夜蛾科的 *Spodoptea Pectinicornis* 控制水葫芦的滋生蔓延；利用飞燕草盲蝽象降低高飞燕草中有毒生物碱的含量，进而降低家畜采食高飞燕草中毒的风险。美国有毒植物研究实验室的研究表明，冷季型草能与虮草、早雀麦（*Bromus Tectorum*）、禾本科野草形成竞争，抑制其疯长；墨西哥象鼻虫对绢毛棘豆和密柔毛黄芪具有专嗜性，可以有效控制疯草蔓延。

采用避免动物中毒技术

为了预防动物有毒植物中毒，采用药物防治、避食训练、生物脱毒利用和毒素疫苗免疫方法。氯化锂是最常用的避食剂，用添加有氯化锂的疯草饲喂牛，成功避食绢毛棘豆（*O. Sericea*）超过3年。给马胃管投服氯化锂，190毫克/千克体重，大部分马对疯草产生强烈而持续的避食。利用瘤胃微生物降解单宁，可以有效防止动物中毒。另外，通过生物发酵，使部分豆科有毒植物有毒成分降解，转变成可用饲草。利用免疫学原理将疯草毒素苦马豆素与大分子载体蛋白结合成为免疫原接种动物，诱导机体产生出抗苦马豆素的抗体，进而使动物获得对疯草的免疫力。

采取轮牧、隔离管理方式

动物有毒植物中毒多发生在过度放牧、生态环境遭到破坏的牧场，动物被迫采食有毒植物而引起中毒，因此，美国比较推行的是利用物种对不同有毒植物的敏感性差异来放养、圈养、交替间歇轮养、调节放牧时期等综合措施来预防动物对有毒植物中毒。一是合理放牧、控制放牧期、及时隔离饲养，其核心是设计合理的管理和放牧措施，减少草场放牧压力和环境压力，使动物尽可能地少接触有毒植物。二是在有毒植物危害较严重的地区采用围栏轮牧，建立有毒植物低密度区域，通过轮牧减少或消除动物接触有毒植物的概率。有毒植物在不同时期有毒成分含量不同，控制放牧时期，在有毒成分含量低时放牧还能使有毒植物得到利用。三是一旦发现放牧动物中毒应及时隔离，以免引发大面积中毒，同时还有利于动物个体的恢复。

6.2 中国放牧地有毒植物的危害与防控

中国的有毒植物的危害

中国 333 万多平方千米天然草原上分布着 1300 多种有毒有害植物，其中有严重危害的达 60 多种。20 世纪 70 年代以来，主要分布于西北、西南、华北的主要牧区的棘豆属（*Oxtropis*）和黄芪属（*Astragalus*）有毒植物，面积达 4 万多平方千米，较密集生长区有 3 万多平方千米，致使放牧家畜采食引起中毒、死亡和流产，一直阻碍着当地畜牧业的发展，经济损失巨大。云南、贵州及四川南部的紫茎泽兰入侵，使原有的植被受到"侵扰""排挤"，牧场遭受破坏，马、牛中毒死亡。分布在中国东西部接合部的农牧交错地区松栎混交林带的栎属（*Quercus*）植物，由于发展多种经营致使栎林砍伐严重，栎树嫩叶引起黄牛、水牛中毒。仅贵州、四川、陕西、河南、吉林、辽宁等 14 个省、市、自治区统计，有 100 多个县（旗）发生该类事件，中毒死亡十分惨重。上述牧区草原发生的棘豆中毒，农区草地外来毒害草紫茎泽兰引起的中毒和危害，林区草地栎树叶引起的中毒，构成中国草地的"三大毒草灾害"（图 35）。

进入 21 世纪，中国牧区草地的棘豆中毒、黄芪中毒、禾本科醉马芨芨草中毒、乌头中毒，农区草地的紫茎泽兰危害，农牧交错的林区草地发生的牛栎树叶中毒，以及其他毒草灾害，不仅给畜牧业

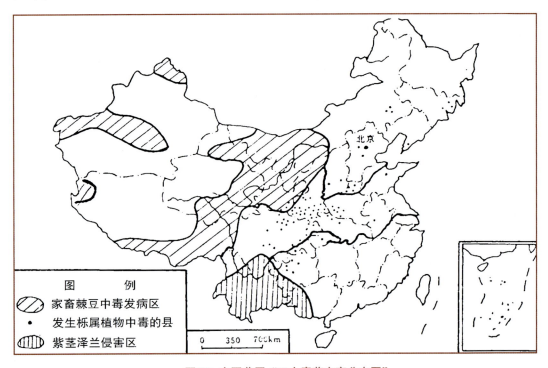

图 35 中国草原"三大毒草灾害分布图"

生产带来重大经济损失，而且对草原生态系统的稳定造成严重后果，因此，治理毒草灾害成为各级政府和科研院校关注的问题之一。据2007年7月20个省、区统计，全国毒草危害面积约39万平方千米，其中严重危害面积20万平方千米；草原毒害草引起161万头(只、匹) 家畜中毒，11.8万头（只、匹）家畜死亡；毒草灾害造成经济损失101.6亿元（其中直接经济损失9亿元，间接经济损失92.6亿元），如果加上治理费用150亿元，每年的经济损失达251亿元。这些都严重影响了当地畜牧业的发展和农牧民的收入。[①]

中国有毒植物防控对策

立法管理

2002年12月28日，第九届全国人民代表大会常务委员会第三十一次会议对《中华人民共和国草原法》进行了修订，将第五十四条修订为："县级以上地方人民政府应当做好草原鼠害、病虫害和毒害草防治的组织管理工作。县级以上地方人民政府草原行政主管部门应当采取措施，加强草原鼠害、病虫害和毒害草监测预警、调查以及防治工作，组织研究和推广综合防治的办法。"自2003年3月1日起施行。从此草原防控毒害草的工作有法可依。

组织调查研究

国家农业部畜牧司在"八五"期间于1995—1997年组织完成"中国草地重要有毒植物"的资料收集与调查；2005年，又组织专家制定放牧地毒害草调查技术、测报技术和防控技术等一系列技术规程（草案）；2012年，西北大学生态毒理研究所承担农业部"十二五"公益性行业（农业）科研专项——"草原主要毒害草发生规律与防控技术研究"。此外，西北农林科技大学、西藏自治区农科院、青海大学和内蒙古自治区阿拉善左旗动物卫生监督所也开展了相关研究，为中国西部放牧地家畜毒草中毒的防控提供了科学依据。

人工机械清除

利用人工或机具清除放牧地的有毒植物。一般在有毒植物结实前进行，防止成熟种子散落，次年再生。在清除后需要及时补播牧草。

化学防除

2,4-滴丁酯和使它隆对茎直黄芪和毛瓣棘豆有较好的灭除效果。"灭棘豆""灭狼毒"对棘豆和瑞香狼毒有较好的防除效果。但化学防除特异性低，影响牧草正常生长，药物残留在土壤中，影响牧草再生、人畜安全和畜产品质量；重复施药易产生抗药性，防除效果下降。

日粮控制法

日粮控制法是将有毒植物在日粮中的比例控制在非中毒量以下，从而使家畜既能有条件地利用天然含毒牧草（树叶），又不能使体内功能受到损失，此法为一些特定地区低毒植物中毒的预防开辟了新途径。根据牛采食栎树叶占日粮的50%，并连续7日发生中毒的特点，在发病季节采取半日舍饲（上午）、半日放牧（下午在栎林放牧）将牛采食栎树叶占日粮的比例降低为40%以下，结果取得成功。

药物防控

在放牧前给家畜喂食一定量解毒药，避免家畜采食特定种类的有毒植物，以预

[①] 史志诚. 西部草原毒草灾害造成100亿元经济损失. 农业部"十二五"公益性行业（农业）科研专项——"草原主要毒害草发生规律与防控技术研究"论文集，2012.

防家畜中毒。研究表明，"疯草灵"缓释解毒丸对预防家畜棘豆属和黄芪属有毒植物草中毒具有显著效果。

生态控制

轮牧作为一种常见生态控制方法，在毒草防控中发挥了巨大作用。2008 年，阿里地区改则县建设疯草生态控制基地，控制效果非常明显。新疆维吾尔自治区的阿合奇县利用毒麦的发生程度受海拔、无霜期和中耕作物所制约和毒麦是春麦的伴生杂草等特点，采用生态控制法获得成功。阿合奇县是 1962 年划定的毒麦区，该县毒麦的分布具有明显的地带性生态分布特点。县城和县城以东的库蓝萨日克，海拔较低，历史上以种植春麦为主，1963 年毒麦普遍发生，之后推广冬麦。1982 年冬麦比例 85.13%。因毒麦不能随冬麦越冬，改春麦为冬麦的耕作制度就控制了毒麦。库蓝萨日克和县城可通过扩大冬麦和中耕作物面积进行轮歇倒茬，改变毒麦生态环境，抑制毒麦的生存蔓延，达到防除的目的。

脱毒利用

有毒植物粗蛋白质含量一般在 10% 以上，有的高达 20% 以上，且含有丰富的碳水化合物、粗脂肪、多种氨基酸、矿质元素，在经过青贮处理后可以成为优良饲草。紫茎泽兰预处理后经厌氧发酵，既产沼气又可成为无毒饲料。

6.3 放牧地有毒植物防控技术的交流

美国农业部研究局所属的有毒植物研究实验室从 1984 年开始，每四年组织召开一次"国际有毒植物大会"，交流研究成果。"国际有毒植物大会"除第 1、3、5、7 届在美国盐湖城召开外，第 2 届在澳大利亚昆士兰、第 4 届在澳大利亚皮尔斯、第 6 届在英国苏格兰、第 8 届在巴西、第 9 届于 2013 年在中国呼和浩特召开。

此外，美国有毒植物研究实验室还与新墨西哥州立大学、华盛顿州立大学合作，开展重要的研究项目。中美专家也曾经互访交流。

在国际合作研究中，科学家主要关注低毒品种的选育和生物控制技术的探索。在选育优质低毒牧草和饲料作物方面，为了降低一些优质高产牧草和饲料作物所含的有毒成分，育种学家通过选育的方法使高毒品种变为低毒，甚至无毒，并取得了一系列成果：先后选育出低皂素苜蓿品种、低毒羽扇豆品种和山黧豆中 BOAA（β-草酰氨

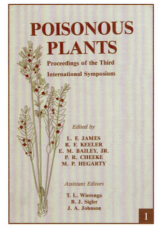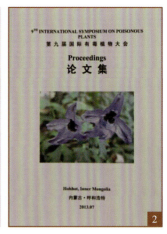

图 36 国际有毒植物会议论文集（1.《第 3 届国际有毒植物会议论文集》，1988，L. F. James 和 R. F. Keeler 等编，1992 年出版；2.《第 9 届国际有毒植物会议论文集》，中国呼和浩特，2013）

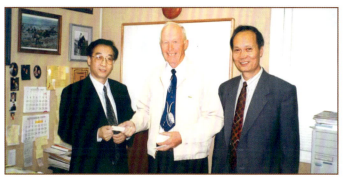

图37 中美专家访问交流（西北农林科技大学刘光华〔右〕、史志诚教授〔左〕访问美国农业部有毒植物研究实验室时与詹姆斯〔James〕主任〔中〕合影，1997，犹他州）

基丙氨酸）的含量在0.2%以下的低毒品种印度山黧豆和肉色扁荚山黧豆。

在生物控制方面，从1966年开始，前苏联、美国和加拿大三国学者合作，在北美洲和南美洲寻找豚草天敌，在17种豚草属植物上共找到450种天敌。到20世纪70年代末，前苏联从美国和加拿大引进30多种，并驯化了多种昆虫，有食叶类的夜蛾、卷叶蛾、叶甲、象甲，有使花芽叶芽长虫瘿的两种瘿蝇科昆虫，有危害豚草雄花的长角象甲，还有危害豚草种子的实蝇。其中应用豚草条纹叶甲（*Zygogramma Suturalis*）防治豚草取得成功。

在豚草天敌调查中还发现一些使豚草生病的微生物。其中白锈菌对豚草有较大的控制效果，成为以病菌防治豚草的一大科学成果。

第77卷

突发毒性事件应急处置

本卷主编 史志诚

卷首语

在现代社会条件下，突发中毒事件乃至由毒物引发的毒性灾害时有发生。美国"9·11"事件之后，反恐怖与非传统安全问题突显；2003年"非典"之后，应急管理得到重视；日本"3·11"福岛核事故的发生，使得核安全问题继前苏联切尔诺贝利核电站事故之后又一次引起世人关注，从此预防和应急处置突发毒性事件成为国际反恐斗争和各国维持社会稳定的重要组成部分。

当今时代，突发毒性事件对人类正常活动和国际社会正常交往构成威胁。尽管各国政府依法建立了应急处置突发毒性事件的管理体系，但总体上仍然处于起始阶段，如何科学处置和应对突发中毒事件和毒性灾害尚需进一步研究和完善。

本卷在回顾历史上发生的中毒事件和毒性灾害的同时，重点记述了突发事件应急管理的国际比较、国际突发环保事件应急立法比较和中国突发毒性事件应急立法管理；并以中国为例，介绍了毒性事件应急处置的一般原则以及一些国家突发毒性事件的危机处置案例；记述了一些国家发生恐怖毒性事件的应对策略、核生化事件的安全处置办法，以及国际应急管理社团组织和应急产业与救助中心。

进入21世纪，人类与毒性灾害的斗争将更加多样和复杂。特别是随着经济的全球化，核事故、恐怖事件、环境污染、药物与食品安全问题所造成的经济损失和政治影响不可低估。从历史事件中汲取经验教训，强化应急处置能力，采取果断有力的措施，减少毒性灾害的发生，减轻毒性灾害造成的损失，具有重要的历史意义和现实意义。

1

突发中毒事件与毒性灾害

1.1 非传统安全与突发中毒事件

20世纪80年代,《增长的极限》①等著作根据两极对抗格局终结的新形势,率先提出了"可持续发展"的思想,预警了人类社会面临的某些非军事性灾难(如生态退化带来的灾变)。然而,这种新安全威胁未能得到应有的重视。美国"9·11"事件之后,国际上开始重视非传统安全问题。

非传统安全(Non-Traditional Security,NTS),又称"新的安全威胁"(New Security Threats,NST),指的是人类社会过去没有遇到或很少见过的安全威胁。特别是逐渐突显的发生在战场之外的安全威胁,如恐怖主义、生态污染、危险化学品爆炸、突发性重大中毒事件以及毒物引发的毒性灾害、大规模杀伤性武器的扩散等,对人类正常活动和国际社会正常交往构成威胁,有的威胁日益严重,甚至到了失控的边缘。

非传统安全与突发中毒事件之所以受到重视,其原因是,在新的国际环境和时代条件下,"人的安全"获得了更多的重视,公民个体的权利和民众表达自身权利的意愿,也得到越来越多制度性安排(包括不同领域的国际法和国内法)的保护。以往,人们在看待传统安全时,更多考虑的是国家整体的安危,现在,公民个体的政治权利、少数利益集团的表达意愿甚至国家内部不同区域的权利要求(如文化特色的保护),都在全球化条件下得到更充分的表现。站在人类进步史的角度观察,以人为本的新安全观的出现,昭示着全球发展的新动向。

突发性重大中毒事件以及毒物引发的毒性灾害,作为非传统安全威胁的一个重要组成部分,具有非传统安全问题的一般的新的特征:

一是突发性。与传统的国家安全威胁相比,它们好似"蒙面杀手",多半"来无影去无踪",杀伤力强大且带有突发性,有时事态看上去相当孤立,有时又"牵一发而动全身",其形态、边界和活动规律往往难以确定,使追踪和应对它们的努力变得相当困难。因此,非传统安全威胁需要有新的思考和应对方法。

二是复杂性。与传统的国家安全威胁相比,它们发生的形态及蔓延的层次更加复杂多样,既可能针对国家和政府,也可能瞄准社会和个人,还可能带来邻国区域的动荡和全球性的不安。为了对付这些威胁,不得不更多地借助于多边机制的努力和国际社会的参与,包括多种非政府组织和跨领域、跨学科力量的加入。

三是国际性。与传统的国家安全威胁

---

① 梅多斯,兰德斯,等. 增长的极限. 李涛,王智勇,译. 北京:机械工业出版社,2013.

相比，非传统安全威胁多半不是发生在国家之间，而是更多地植根于社会体制、发作于国家内部，有着深刻的体制性、结构性根源。某些非传统安全的肆虐，不仅引发社会危机和政府失信，危及民众生命财产和国家间贸易，而且孕育出一些新的冲突源和导致某种国际关系新的紧张。

在全球化新的条件下，旧式的安全观必须加以调整和充实。新安全观应当是一种"立体安全"的观念，不仅把安全从传统的军事领域扩大到经济安全、金融安全和生态安全等非军事领域，而且应当包含政治开明与民主程度、民族融合与团结程度、社会安定与稳定程度、经济发展与开放程度等"健康指数"。

1.2 历史上的突发中毒事件

来自全球的调查报告表明：中毒是常见疾病，因为急性病而住院的病例中，1/20是由于中毒，尤其是药物中毒。中毒多发生于18—25岁，男女发病率相同。中毒的诊断主要靠证言、证据，特异性的证象很少。大约只有2%的中毒种类有特异性解毒药。

在1901—1939年间，化学品的使用大大增加，而意外中毒率却下降很多。在后来的30年间，由固态及液态化学品造成的意外中毒死亡率保持着相对稳定，但造成这个死亡率的不同物质的相对重要性却有了明显的变化。如砷和毒鼠碱（Strychnine）的重要性逐渐下降，而巴比妥类作为致死性意外中毒原因的重要性却大为增加，但其波动性十分明显。

据美国公共卫生局1946—1951年的调查，一年中每1000个居民中的中毒数为：毒常春藤和毒槲树中毒，2.49；食物中毒，0.2；有毒动物和昆虫所致中毒，1.17；气体意外中毒，1.4；铅中毒，0.01；其他意外急性中毒，0.4①。

据1971年美国毒物控制中心收到的136051个个案报告中，有6446例接触过农药，占4.7%。5岁以下儿童的报告病例总数为84370例，其中4531例与农药有关，占5.3%。另外有49名企图用农药自杀者，有19名"佯装自杀"及102名动机不明的中毒者。同一时期，阿司匹林中毒病例数从16887例稳步下降到8529例，即从报告总数的23.2%降到10.1%。农药中毒病例数从1967年的4087例稍稍下降一点之后，又上升到1971年的4513例。据统计，美国每年铅中毒的儿童在40万以上。

在中国，根据国家卫生部组织全国各地具代表性的25家综合医院急诊科进行的健康疾病谱和中毒与伤害情况调查的结果，2001至2002年间，中国疾病谱的顺位排列为：心血管病；脑血管病；肿瘤；中毒和伤害。

据2001至2002年间11121名中毒病例统计，中毒种类的顺位排列依次为：化学物中毒；药物中毒；农药中毒；其他中毒。

---

① 泰恩斯，哈莱. 临床毒理学. 谭炳德，等译. 上海：上海科技出版社，1959：1-2.

99.58%的中毒患者需要医疗干预；60.07%的中毒为意外事故所致；化学物中毒中，以有毒气体的中毒为首位①。据中国室内环境中心公布的一项统计显示，中国每年因建筑涂料引起的急性中毒事件约400起，中毒人数达1.5万余人。②

据1954年世界卫生组织统计，全世界被毒蛇咬伤死亡的人数为4万人。印度次大陆蛇毒中毒死亡人数占全世界的一半。而在美国，被蜂蜇致死的人数比蛇毒中毒死亡的人数高三倍多。墨西哥每年有7万人被蝎子蜇伤，其中有1200人死亡。在巴西，每年874例蝎子蜇伤者中有100人死亡。在法国，钳蝎是无毒的；而在西北非洲，同种蝎子是极危险的有毒动物，占蝎子蜇伤人总数的80%，其中死亡率高达95%。澳大利亚集中了世界上一些最毒的特殊有毒动物，所以澳大利亚有毒动物中毒伤亡的情况远比其他地区严重。

全世界每年被海洋有毒动物伤害的人，约有5万人。在海滩行走的人，会被身体埋在沙穴内、仅将毒棘露出沙面的毒鲉扎伤；拾贝壳的人容易被织棉芋螺、地纹芋螺或幻芋螺的有毒弓舌戳伤。在海里游泳的人和捕捞渔民会被刺胞动物如水母（海胡蜂、海荨麻、僧帽水母）、海葵、珊瑚等刺伤；而海刺猬（长刺海胆）使渔民和潜水者畏惧，它会主动攻击侵入领域的入侵者；灰怪参、刺参、海星、海盘车、刺尾鱼也常刺伤捕捞者。被海洋有毒动物伤害的5万人中，有2万人是因为吃有毒鱼类（毒腺鱼）和麻痹性贝类而中毒的。有些有毒动物一年内只在某个季节有毒，主要是在有毒甲藻（如钩藤藻、岗比甲藻等）繁殖季节，当这类动物吃了有毒甲藻后，体内产生了次生性毒，通过食物链而使人中毒。

食物中毒③

食物中毒是人进食有毒有害的食物引起的一类急性食源性疾病的总称。包括细菌性食物中毒、天然毒素食物中毒、化学性食物中毒和真菌毒素食物中毒。

联合国粮食及农业组织（FAO）指出："食源性疾病是一组重要的传染病和中毒性疾病。"④ 统计数字表明，全球每年约有180万人死于食物中毒，有5万人食用珊瑚礁鱼类中毒。2003年，德国共发生有统计在案的食物中毒事故约20万起⑤。

根据美国疾病控制和预防中心估计，美国每年有约7600万名民众因食物致病，其中32.5万人需住院治疗，5000人死于食物中毒。但调查显示，只有18%的人知道自己曾因食用受污染食品而致病。

据中国国家食源性疾病监测网从1992—2001年对北京、重庆、福建等13个省、自治区、直辖市（覆盖人口6.43亿，占中国人口50.8%）的监测，10年间上报的食源性疾病暴发事件有5770起，患者人数162995人，其中微生物引起的

---

① 李奇林，田育红.急性中毒事件应急救援探讨.岭南急诊医学杂志，2007，12（2）.
② 敖娟.扼住"苯杀手".中华建筑报，2002-06-15.
③ 美国疾病防治中心定义：两人或两人以上在吃了相同食物后出现相同病症，经流行病学分析，此疾病病原来自患者所吃的食物，则称为食物中毒事件。若是肉毒杆菌中毒，或是化学性食物中毒，则只要有一人中毒，即可称为食物中毒事件。
④ 其中的中毒性疾病指食物中毒。
⑤ 德国食品风险评估研究所.BFR，2004。

食源性疾病事件和涉及的人数最多，分别占总体的 38.5% 和 50.9%，患者数约为化学物引起的 2 倍。

另据中国广东省食物中毒统计报表及个案调查资料统计，1984—1995 年，广东省共发生食物中毒 2224 起，中毒 51761 人，死亡 251 人；年平均 185.3 起，4313 人，死亡 21 人；中毒原因依次是农药、细菌、自然毒。主要的引起中毒的食品依次是蔬菜、肉及肉制品、鱼贝类、谷类制品等；家庭食物中毒有下降趋势，集体食堂上升；总体上季节差异不大。因此，预防食物中毒的重点场所是集体食堂，关键食品是受农药污染的蔬菜，特别是加强对集体食堂的卫生监督及从业人员的食品卫生知识培训，加强对蔬菜农药残留量的监测。①

根据食源性疾病暴发的统计，1991—2000 年美国食物中毒的发生有逐渐增加的趋势。（图 38）

针对卫生防疫方面的公共卫生业务指导，美国出版了《美国食物中毒诊断与处理》一书。书中将细菌性、病毒性、寄生虫性、非传染病及不明原因的食源性疾病按症状、潜伏期、实验室检验、诊断、主要治疗方法、采样、样品保存等表格化进行分类归纳，强化医师在进行现场流行病学调查、实验室检验和现场处理食物中毒时的能力。

药品不良反应与药物中毒

药品不良反应（Adeverse Drug Reaction，ADR）是一个不可回避的问题。在美国，住院患者中有 28% 发生了药品不良反应。儿童住院患者中，17% 发生了与药品相关的不良事件。1995 年，美国报道，全美一年用于不良反应的花费竟达 766 亿美元。据美国 1998 年对 150 家医院的调查，美国每年有 200 多万名患者因药品不良反应导致病情恶化，其中 10.6 万名患者因药品不良反应死亡。发展中国家的调查资料表明：住院患者住院期间药品不良反应发生率为 10%~20%，以药品不良反应为入院病因的住院患者占 5%。

药物能防治疾病，也有可能引起疾病。由药物直接或间接引起的疾病称为药源性疾病。历史上的药害事件，出现了许多药源性疾病。

根据世界卫生组织统计，20 世纪 70 年代，全球死亡患者中有三分之一并不是死于自然疾病本身，而是死于不合理用药。仅 1922 年至 1979 年，重大药害事件就有 20 多起，累计死亡万余人，伤残数万人。

1933 年问世的抗阿米巴虫药——氯碘喹啉，20 世纪 60 年代应用广泛。至 20 世纪 60 年代末，日本出现一种"斯蒙病"，症状为剧烈腹痛、视功能障碍、运动麻痹。患者达 7800 人，死亡 350 人。曾被

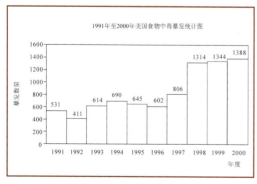

图 38 1991—2000 年美国食物中毒暴发统计图

---

① 邱建锋，邓峰，姜吉芳. 1984—1995 年广东省食物中毒流行病学分析及预防对策. 广东省食品卫生监督检验所.

误认为是传染病，后找出原因，是氯碘喹啉所致，该药物对脊髓和视神经系统损伤极大，停止使用后该病发病率降为零。

1935—1937年，美国曾用二硝基酚作为减肥药，造成白内障等一系列神经症状和骨髓抑制症状，报告177例，死亡9例。与此同时，欧洲国家、巴西等国许多妇女也使用二硝基酚作为减肥药，白内障的发生率在1%左右。

1937—1938年，美国田纳西州有一位药剂师用工业二甘醇作溶媒配制磺胺药用于消炎。由于甜味剂二甘醇在体内被氧化成草酸，因此引起肾衰竭和尿毒症358例，死亡197例。

1939—1950年，美国发现有600多名女婴的外生殖器男性化，经追查分析是母亲在孕期为防治先天性流产曾用过黄体酮。此为激素类药物致畸的早期事件。

1954年，法国一些疖疮患者服用二碘二乙基锡，结果引起视力障碍、中毒性脑炎等神经毒病症270例，110例死亡。

1956—1961年，欧洲国家、澳大利亚、加拿大、拉丁美洲、日本和非洲等国家和地区发生"反应停"（沙利度胺）药物灾难。因致畸作用，使原西德出现畸胎数6000~8000例，日本1000例，还有许多国家报道了数以百计的畸胎病例，全世界超过1万例。

1960—1966年，澳大利亚及美国利用异丙肾上腺素气雾剂治疗哮喘，引起心动过速和心律失常，死亡3500多人。

1972年，法国儿童使用的爽身粉因含6.3%六氯酚而引起中毒，中毒204人，死亡36人。

上述所举仅仅是众多报道的一部分，实际情况较此更多，大部分未经报道，而且未经查明和发现的药害事件所造成的药源性疾病尚难估量。导致药源性疾病的原因很多，如药物种类的繁多、名称混乱、宣传广告的不实、不成熟的新药或伪劣药物上市等，所以药源性疾病已发展成为一个严重的社会问题。

职业中毒

在欧洲的工业化国家，劳动卫生状况的实际情形是：在职业病[①]方面，化学工业占第五位。然而，法律承认的职业病只有12%~15%是中毒。尽管这些国家有成熟的医疗急救和处理办法，但是，在死因统计上，中毒在工业死亡事故中仍然占到2%~3%。

根据世界中毒统计数据，在工业化国家的重度急性中毒事故中，化学技术产品（包括家庭化学品和农业化学产品）引起的中毒占重度急性中毒的13%~14%。世界卫生组织调查表明，癌症的70%~80%归因于环境中的有害因素。

据中国卫生部统计，2000年接到慢性职业中毒报告共1166例，主要是铅及其化合物、苯和锰及其化合物中毒。2001年接到职业中毒报告222起756例，死亡110例。其中，急性职业中毒的主要化学毒物为苯、硫化氢和一氧化碳等[②]。

据中国台湾统计资料，在局限空间[③]职业灾害死亡案例中，火灾爆炸占34%，缺氧窒息占32%，中毒占31%。

---

① 职业病包括职业性放射性疾病和职业中毒。
② 职业中毒出现新特征. 三九健康网，2008-04-02.
③ 局限空间，指密闭空间或部分开放且自然通风不足的空间，如储槽、地窖、谷仓、烤漆炉、锅炉、下水道、消化池、温泉储槽等。

农药中毒

应用农药防治农作物虫害的效果明显，但农药中毒问题亦十分突出。在全世界范围内，每年的急性重度农药中毒患者约为 300 万人，死亡人数达 22 万人左右。发展中国家农药中毒的发生率，比消费全世界农药总量 85% 的发达国家高 13 倍。这可能与一些发展中国家对农药进口、登记和出售的法规不够健全、对安全使用缺乏经验、缺乏培训和合适的个人防护用具有关。1983 年，泰国每 10 万农民中就有 117 名因农药中毒，入院治疗者多达 10000~13000 人，死亡人数达 1000 人。1992—1996 年，中国共发生农药中毒事故 247349 例，死亡人数 24612 人；中毒原因和途径多种多样，有生产性中毒和投毒、自杀、误服、误触中毒。

气体和蒸气毒物中毒

从 1945 年起，气体和蒸气毒物所致的死亡率显著下降，大约到 1955 年始趋于稳定。这种死亡率下降的情况与第二次世界大战后的 10 年间越来越多地采用天然气代替煤气有关。一氧化碳是引起严重中毒事故的一个极为重要的原因。任何含碳物质（包括天然气）的不完全燃烧都可生成一氧化碳。然而，天然气不同于人造燃料气体，它不含原生的一氧化碳，因此，单纯由于天然气漏气而引起中毒的危险性极小。一氧化碳作为致死性中毒的直接原因仅次于酒精。

1.3 历史上毒物引发的毒性灾害

历史上将那些发生突然、伤亡人和动物的数量惊人、经济损失惨重、政治影响深远的重大中毒事件，称为毒性灾害。从恐龙灭绝到现代核泄漏，从古罗马铅的危害到 20 世纪的环境污染事件，化学品泄漏和有毒生物引发的毒性灾害震惊世界，毒性灾害发生了历史性的演变。

20 世纪 40 年代以前，世界人口有 20 亿，资源利用与生态环境状况大体平衡，重大毒性灾害事件主要有：1900 年英国发生的含砷啤酒中毒案，死亡 1000 人；第一次世界大战期间，1915 年发生在比利时的化学毒气战争，死亡 5000 人；1921 年卡介苗用于治疗结核病后，由于误将有毒结核杆菌作为卡介苗注射进人体，发生了震惊世界的吕贝克市灾难，207 人发病，72 人死亡；1930 年，欧洲各国近 100 万喜欢苗条的妇女服用减肥药中毒，1 万多人因此失明。

进入 20 世纪 40 年代，由于爆发了第二次世界大战，化学武器、核武器在战争中使用。特别是 1939 年滴滴涕等有机氯杀虫剂问世之后，杀虫剂中毒屡见不鲜。有的发展中国家进口浸泡过杀虫剂的小麦、玉米种子改为食用，结果酿成大祸。仅 1972 年伊拉克发生的甲基汞中毒事件就有 5 万余人中毒，8000 余人死亡。1945 年，美国科学家蕾切尔·卡逊发现了滴滴涕的毒副作用，她提出滴滴涕破坏生态系统就是对人类自身的破坏，但这一观点并未引起人们的重视，反遭攻击；直到 1962 年她的《寂静的春天》一书面世之后，才揭开了癌症与杀虫剂之谜。但是在拥有30亿人口的地球上，许多国家为了生存，仍然依赖于更多的新的化学品和杀虫剂，全球农药和化学品、危险品引起的毒性灾害与日俱增，经济损失和对人们健康的危害越来越大。

20世纪50年代，尤其是1954年前苏联启用首座民用核电厂以后，一些国家核电站的核泄漏和核辐射事故屡有发生。1986年4月26日发生的切尔诺贝利核电站事故，死亡237人，13.5万人撤离家园，损失120亿美元。

20世纪70年代到20世纪末，世界人口由40亿增至65亿。1972年，联合国《人类环境宣言》表明，人类与环境矛盾突出，政治、经济和社会矛盾加剧。特别是20世纪90年代冷战结束后，由于国际贸易的繁荣和经济的全球化发展趋势使得传统的毒性灾害的发生有增无减，新的毒性灾害出现（例如酸雨、赤潮、药害、有毒生物入侵事件的频繁发生，污染转嫁酿成国际争端等）。毒性灾害已经成为一个严肃的政治问题和经济问题，摆在世界各国政府的面前。

毒性灾害不仅具有自然灾害的一般特征，而且有其特殊的毒性特点。

第一，恶性突发与群发性。毒性灾害发生突然，有的是十年、百年一遇，一旦发生，来势凶猛，超出人的承受能力。发生地点多在城市、工矿企业、市场、餐厅、河流、公路、铁路、机场、旅游点等人口集中和流动频繁的地方。一次中毒或由毒物引起的伤害人数惊人。20世纪一次死亡人数达200人以上的毒性灾害见表77-1-1。

第二，毒性与次生性。毒性灾害最重要的特征就是灾害由有毒物质引起。有毒物质包括有毒植物、有毒动物和有毒化学品（有毒杀虫剂、有毒矿物、有毒气体、放射性物质等）。据20世纪200起毒性灾害的统计：核泄漏与核辐射10起，食品中毒32起，药物中毒7起，化学品泄漏、污染42起，毒气泄漏及煤矿瓦斯爆炸60起，有毒生物引发的29起，地球化学灾害4起，利用毒物制造恐怖事件8起，邪教利用毒物自杀或施放毒气伤害他人的8起。

毒性灾害的又一特征是毒性的次生性。毒物存在于生态系统，必然会对生态

表77-1-1　20世纪世界一次死亡200人以上的毒性灾害

时间	地点	灾害类别	死亡人数	灾情
1900	英国曼彻斯特	饮料中毒	1000	饮用含砷啤酒
1915.4.22	比利时伊普雷	毒气战	5000	德国向英法联军施放氯气弹,1.5万人丧失战斗力
1942.4.26	中国本溪	煤矿瓦斯爆炸	1549	日本帝国主义统治下,本溪湖煤矿瓦斯煤尘大爆炸
1943	美国洛杉矶	光化学烟雾事件	400	刺激性光化学烟雾经久不散,75%市民患红眼病,大片树木枯死,郊区葡萄减产60%
1943.12.2	意大利巴里港	毒气爆炸	1000	德机轰炸一艘装芥子毒气的美国船,引起大爆炸

续表

时间	地点	灾害类别	死亡人数	灾情
1952.12.4	英国伦敦	毒雾事件	4000	大气中二氧化硫等污染,8000人患病
1957.9.29	前苏联乌拉尔	核污染	1000	核废料存储罐爆炸
1971	伊拉克	甲基汞中毒事件	8000	误将浸泡农药的玉米、小麦种子食用,中毒8万人
1981	西班牙	食物中毒	600	菜籽油中毒案,中毒致残2.5万人
1984.11.19	墨西哥城	煤气厂爆炸	450	煤气厂连锁爆炸,4250人严重受伤
1984.12.3	印度博帕尔	农药厂毒剂泄漏事件	2500	含有异氰酸甲酯的烟雾逸入空气并扩散到附近村庄,中毒20万人,受害者67万人,公司赔款4亿美元
1986.8.21	喀麦隆尼奥斯	火山喷泄毒气	2000	湖底火山喷出毒气硫化氢,死亡牲畜3000多头
1986.4.26	前苏联(今乌克兰境内)	切尔诺贝利核电站事故	237	核堆熔化外泄,13.5万人撤离,损失120亿美元
1989.10	尼日利亚	药物中毒	300	出售假胰岛素致糖尿病人死亡

系统产生不同程度的影响。如核泄漏带来的核辐射毒害,是一个难以消除的隐患。印度博帕尔事件带来的后遗症使活着的受害人在晚年丧失生存能力,一次性赔偿远不足以安置他们的一生。有的毒性作用将影响到后代的健康。因此,一些毒性灾害引起的法律问题将没完没了。

毒性与次生性构成毒性灾害的特殊性,这就决定了防治毒性灾害的跨学科、跨行业、跨部门性质,同时也是控制毒性灾害的难点所在。

第三,社会性与世界性。毒性灾害不仅造成了重大的经济损失,而且其破坏性常引起社会不安。发生重大毒性灾害的国家往往由于舆论压力而陷入政治危机和社会混乱,有的可能引起地区性的政治争端。比如,比利时的二噁英事件中,先是卫生部长和农业部长的辞职,接着是首相和政府内阁的集体辞职,世界各国调整相关产品的进出口政策。仅比利时就有1000家农牧场关闭,进出口贸易受阻,经济损失达3000亿比利时法郎(合6.67亿美元)。前苏联切尔诺贝利核电站事故中,联合国出面干预。罗马尼亚巴亚马雷镇矿区氰化物废水污染蒂萨河流域事故中,匈牙利、南联盟提出责任问题。

值得指出的是,工业化时代,人类活动对地球生态环境的破坏和污染往往超越国界。因此,毒性灾害的国际性、世界性特点提醒人们,必须从全球的立场出发,为了人类的共同利益,建立理想的生存与发展环境,开展战略性、全球性毒性灾害的宏观研究已迫在眉睫。

2

突发事件与毒性事件的应急管理

2.1 突发事件应急管理的国际比较

进入 21 世纪，突发事件的频繁发生使应急管理成为全球关注的一个焦点，突发事件应急管理已经成为世界各国面临的重要课题。历史文化背景、经济发展水平、自然环境、政治体制等的巨大差异，使不同国家在政府应急管理体系的目标、理念、模式和成效等方面各有特点。[1][2]

美国大协调模式：总统领导、安全部门处理、地方配合

美国处理突发事件已基本形成了总统领导、联邦紧急事态管理局指挥下的体系完整、各部门协调充分、信息传递迅速的事前预警、事中反应快速、事后救助及时的国家应急系统。这套纵向指导协调、横向相互沟通交流，调度指挥灵活，信息资源和社会资源充分共享，组织机构完备且覆盖全国范围的应急管理系统，为有效预防和处理各类突发公共事件发挥了重要作用。

大协调模式突出预防的理念。美国政府应急事务管理实行的是总统领导下的国土安全部联邦紧急事态管理局统一指挥协调的体制。对于国家大部分突发公共事件决策的执行，一般由国土安全部配合相应各州城市应急执行系统共同执行；而对一般单一的突发公共事件，则由各州专业部门和城市应急系统完成。

国土安全部将应急管理扩展为准备、阻止、回应、重建和舒缓五个阶段。其中，舒缓贯穿于应急管理的整个过程。其追求目标就是始终将突发灾难危害降到最低。

联邦紧急事态管理局（Federal Emergency Management Agency，FEMA）已经建立起一套"综合应急系统"，应对各种类型和规模的天灾人祸。美国应急管理注重效率和安全，所有的隐患和突发事件，从小的零散的事件到最高紧急状态的战争，从指导、控制、预警等多个方面建立了处置预案。

应急管理科技服务体系与法律体系是政府应急的必要手段。"9·11"事件之后，美国的应急指挥联动系统得到加强，从突发事件的上报、相关数据的采集、紧急程度的判断、联动指挥到应急现场支持、领导辅助决策，采用统一的指挥调度平台，借助网络、可视电话、无线接入、语音系统等各种高科技通信手段，在最短时间内调动公安、消防、环保、急救、交警等不同部门、不同警区的警力协同作战，对突发事件做出有序、快速、高效的反应。

协调美国庞大应急管理体系的是法制。美国政府应急法律包括：《国家安全

---

[1] 王德迅. 突发事件与政府应急管理体系——国际比较. 中国社会科学报, 2010-11-08.
[2] 顾桂兰. 国外应急管理注重完善机制健全法律. 安全文化网, 2010-07-06.

法》《全国紧急状态法》《反恐怖主义法》《灾害救助和紧急援助法》和《联邦应急计划》《使用军事力量授权法》《航空运输安全法》等相关法律。法律体系和法制化手段，为应急管理提供了可靠、高效的保障。

美国重要的危机反应机构包括：联邦紧急事务管理局、美国国土安全部、美国陆军工程兵团、美国联邦调查局、美国中央情报局、美国国家安全委员会、美国疾病控制与预防中心等。它们行使了一系列专门的职权。此外，美国州与地方的应急机构及其职权行使也都各有特点。

在应急管理组织体系方面，经过多年的改进和加强，形成了联邦、州、市、县、社区五个层次的应急管理与响应机构，比较全面地覆盖了美国本土和各个领域。

此外，除了联邦和州政府两级应对主体外，志愿者组织、私人机构、国际资源也在应急体系中发挥着重要的作用。

俄罗斯大安全模式：总统率领、决策和执行机构综合处理

前苏联解体后，俄罗斯的政治结构、经济形态和社会都发生了重大变化，正是在应对危机的过程中，俄罗斯形成了与美国有所不同的应急管理体系，形成了以总统为总指挥、以联邦安全会议为决策中心、应急管理支援和保障体系全面协调执行、各部门和地方全面配合的既有分工又相互协调的综合性应急管理体系。

俄罗斯总统在应急管理体系中拥有比美国总统更为广泛的权力。总统不仅作为国家首脑执行立法机构的决策，而且成为整个应急管理的核心主体，任何重大的应急管理方案与行动都必须由总统来决定，从而直接拥有了应急管理的决策权和执行权。

所谓"大安全"模式，是指从中央到地方，逐步建立了不同级别的、专职专人的、具有综合性和协同性的管理职能机构，即俄联邦、联邦主体（州、直辖市、共和国、边疆区等）、城市和基层村镇四级垂直领导的紧急状态机构。而且俄罗斯设有专职国家安全战略的重要机构——联邦安全会议，该机构常设宪法安全、国际安全、信息安全、经济安全、生态安全、社会安全、国防工业安全、独联体安全、边防政策、居民保健、动员与动员准备和科学委员会等12个跨部委的委员会，囊括了国家安全的所有方面，组织功能周密完备。

联邦安全会议既是俄罗斯国家安全决策的最高机构，也是俄罗斯总统的"权杖"。这一强有力的中枢决策机构是俄罗斯应急管理体系的一大特色。

英国分级处理模式：中央政府主导、地方政府属地管理

英国是一个多民族的国家，不同的文化背景和宗教信仰也容易引发社会冲突。加之英国经济的发展高度依赖国际贸易，大量的人口流动和国际交往增加了发生公共卫生与恐怖袭击的风险。为此，英国政府以强化中央层面协调和各部门协同为重点，着力改变应对紧急状态的方式，整合各方面的应急管理资源，实行公共突发事件的分级处理模式，构建了适合本国国情的政府应急管理体系。

英国的分级处理模式注重能力建设，提出从"水平、垂直、理念、系统"四个方面整合应急管理体系。中央政府确定了三大类18项能力建设。

事件一旦发生，英国就采取"金、银、铜"三级处置方式。"铜级"处置人

员首先到达现场,指挥官需立即对情况进行评估,如果事件超出本部门的处置能力,需要其他部门的协调时,需立即向上级报告,按照预案立即启动"银级"处置机制;如果事件影响范围较大,需要启动"金级"处置机制。三个层级的组成人员和职责分工各不相同,通过逐级下达命令的方式共同构成一个高效的应急处置工作系统。同时,三级处置机制有效保证了处置命令在战略、战术以及操作层面都能得到有效的贯彻实施,形成分工明确、协调有序的工作局面。

英国危机应对的法律包括:1920年的《应急权力法案》、1948年的《民防法案》、1972年的地方政府法案、2004年的《非军事应急法案》。在地方应急法制设置方面,英格兰和威尔士地区有应急规划的制度,以伦敦为代表的英国大都市有城市应急法律制度。

注重能力建设的理念使得英国政府的应急管理体系与众不同,专业化水平高,应急救援队伍反应快速、应急高效。

加拿大:应急管理注重预防和缓解①

加拿大是一个土地广袤、地理环境复杂、自然灾害多发的国家,同时还面临着事故灾难和流行病肆虐等威胁。为确保各方在应急行动中能协调一致,形成合力,加拿大政府出台了《加拿大应急管理框架》(An Emergency Management Framework for Canada),指导全国应急管理事务。

面对不断变化的风险环境,加拿大的应急管理由注重准备和响应转为重视预防和缓解,强调政府和社会各方的责任,注重应急管理的全面性。对突发事件的处置,加拿大一般遵循基层可以处理的事件不上交、对类似事件采用相似的处理原则和方法、利用现有机构处理突发事件的原则。

在联邦范围内,《联邦政府紧急事件法案》和《联邦政府紧急救援手册》对应急管理事务做出了明确规定。各级政府还根据实际情况,制定了各自的减灾管理法规。与此同时,加拿大通过立法的形式,建立专门机构,健全各类法规,培训救援队伍,划拨必要经费,以此来保证应急减灾工作的开展。

在组织机构方面,加拿大的应急管理体制分为联邦、省和市镇(社区)三级。联邦政府设置紧急事务办公室,隶属国防部。省和市镇(社区)两级管理机构视情况灵活设置。加拿大组建了专门的应急救援队伍,救援人员属于国家公务员编制。救援人员专业划分很细,涉及消防救援、水(冰)上救援、建筑物倒塌救援、狭窄空间救援、高空救援及生化救援等。

在工作机制方面,加拿大政府设立了覆盖全国的紧急事件接警中心,平时由警察负责管理。各地的紧急事件管理中心都与接警中心相通。接到报警后,距报警位置最近的警车、消防车、救护车从各自的值班位置同时出动去现场,由最先到达的人员负责指挥处理。

在管理体制方面,加拿大形成了以家庭和企业自救为核心,市镇(社区)、省、联邦政府为后援的应急管理体制。省和市镇(社区)有一个由政府官员和专家组成的事件评估小组,负责对紧急事件的危害程度做出评估。

在预防措施方面,加拿大强调应急减灾的全过程管理,把减灾工作分为预防及

---

① 姚国章. 加拿大应急管理框架. 中国应急管理,2009-02-15.

减少灾害发生、灾前准备、救灾反应、灾后恢复四部分，更加重视预防及减少灾害发生这种基础性工作，基本形成了预防为主、防救并重的减灾工作格局。结合各地实际，加拿大各级政府针对可能发生的灾害制订了应急方案和实施计划，为处置紧急事件做了较充分的准备。政府通过宣传，强化民众的应急救灾意识。

加拿大应急管理的另一个重要特点是动员和吸收非政府组织参与。加拿大灾害损失减轻协会是一个不以赢利为目的的社会公共组织，使命是开展各类预防灾害发生、减轻灾害损失的学术研究和工程建设，并向公众和单位提供咨询和教育。非政府组织协助政府做了大量减灾管理工作。

2008年1月9日，经过近七年的筹备，加拿大出台了《国家减灾战略》，目标是将减少灾难风险作为一种生活方式来保护生命和建设可持续的社区。

意大利：时刻备战应急救援

意大利政府非常重视突发公共事件的应对工作。1992年，在内政部成立了国家民事救援办。2001年，国家民事救援办从内政部脱离，由总理直接领导，负责全国范围的应急指挥协调和救援工作。2002年，成立国家应急委员会，负责重大应急事件救援决策的协商。2004年，建成了新的指挥中心大楼，建立了应对突发公共事件决策指挥系统、应急救援信息共享系统、资源配置体系和联合办公机制等。

实时监控，注重协商。意大利国家民事救援办非常注重平时的信息收集工作。民事救援办新建的指挥中心大楼内部建有监控和情况分析中心，利用网络信息通信技术与各机构的灾害监测系统相连，实时获得各种可能的突发公共事件信息。

重视演习，时刻备战。为保证救援工作的顺利开展，国家民事救援办非常重视救援演习的工作。2004年印度洋海啸地震发生后，意大利为应对以后可能发生的类似事件，进行了类似的演习。

协调一致，应急救援。为成功应对突发公共事件，建立完善的协调机制，当有突发公共事件发生时，国家民事救援办立即对发生事件的损失和严重程度进行评估，再决定是由市政府、省政府、大区政府、中央政府中的哪一级来组织应对和救援。必要时申请宣布"紧急状态"，并在国家民事救援办的协助下，由政府将各部门协调起来，联合应对各种突发公共事件。在整个应对过程中，国家民事救援办主任直接向总理负责。2003年，意大利总理签署法令：在紧急状态下，国家民事救援办主任作为总理特派员全权处理除内政部长权力以外的其他一切活动。

科学评估，减少损失。为准确判断灾害的形势，国家民事救援办非常重视灾害评估的工作。国家民事救援办内设地理监控和情况分析中心和制图中心，可以综合处理不同类型的矢量和向量数据。国家民事救援办与国家研究委员会等研究机构密切合作，应用各种最先进的灾害评估数学模型，建立了自己的灾害评估系统，为判断灾害走势、预测结果及救援决策提供了科学的依据。

德国：分级管理全民防灾

德国是一个联邦制国家，人口近8200万，由16个州（市）组成。德国的应急机构任务分工明确，内政部负责日常的应急管理，也是应急管理的责任部门。现场处置工作以各地消防局和红十字会、约翰尼特救援组织和德国工人救助联合会等民间机构负责。

德国联邦内政部内设的联邦民众保护与灾害救助局是专门负责民事安全、参与民众保护和重大灾害救援的指挥中枢机构。这个机构组建的"共同报告和形势中心"和开发的"德国紧急预防信息系统"成为德国危机管理的两大武器。

2002年成立的"共同报告和形势中心"是危机管理的核心，负责优化跨州和跨组织的信息和资源管理，加强联邦各部门之间、联邦与各州之间以及德国与各国际组织间在灾害预防领域的协调。

日本：综合性防灾减灾对策机制

日本地处欧亚板块、菲律宾板块、太平洋板块交接处，处于太平洋环火山带，台风、地震、海啸、暴雨等各种灾害极为常见，是世界易遭自然灾害破坏的国家之一。在长期与灾难的对抗中，日本形成了一套较为完善的综合性防灾减灾对策机制。

在应急管理法律体系方面，《灾害对策基本法》中明确规定了国家、中央政府、社会团体、全体公民等不同群体的防灾责任，除了这一基本法之外，还有各类防灾减灾法50多部，建立了围绕灾害周期而设置的法律体系，即基本法、灾害预防和防灾规划相关法、灾害应急法、灾后重建与恢复法、灾害管理组织法五个部分，使日本在应对自然灾害类突发事件时有法可依。

在良好的应急教育和防灾演练方面，日本政府和国民极为重视应急教育工作，从中小学教育抓起，培养公民的防灾意识；将每年的9月1日定为"灾害管理日"，8月30日至9月5日定为"灾害管理周"，通过各种方式进行防灾宣传活动；政府和相关灾害管理组织机构协同进行全国范围内的大规模灾害演练，检验决策人员和组织的应急能力，使公众能训练有素地应对各类突发事件。

在巨灾风险管理体系方面，日本建立了由政府主导和财政支持的巨灾风险管理体系，政府为地震保险提供后备金和政府再保险。巨灾保险制度在应急管理中起到了重要作用，为灾民正常的生产生活和灾后恢复重建提供了保障。

在灾害救援体系方面，日本建成了由消防、警察、自卫队和医疗机构组成的较为完善的灾害救援体系。消防机构是灾害救援的主要机构，同时负责收集、整理、发布灾害信息；警察的应对体制由情报应对体系和灾区现场活动两部分组成，主要包括灾区情报收集和传递、各种救灾抢险、灾区治安维持等；日本的自卫队属于国家行政机关，根据《灾害对策基本法》和《自卫队法》的规定，灾害发生时，自卫队长官可以根据实际情况向灾区派遣灾害救援部队，参与抗险救灾。

澳大利亚：具有地区特色的应急管理

澳大利亚位于南半球的大洋洲，地广人稀，人口主要集中在悉尼这样的中心城市和沿海地区。由于周围都是大海，在战略上一直是一个处于低威胁的国家，其突发事件主要是自然灾害，因此应急管理也带有自己的鲜明特色。

在应急管理方面层次分明。澳大利亚设立了一套三个层面、承担不同职责的政府应急管理体系。联邦政府层面，隶属澳大利亚国防部的应急管理局是联邦政府主要的应急管理部门，负责管理和协调全国性的紧急事件管理；在州和地区政府层面，已经有六个州和两个地区通过立法，建立委员会机构以及提升警务、消防、救护、应急服务、健康福利机构等各方面的能力来保护生命、财产和环境安全；社区层面，澳大利亚全国范围内约有 700 个社区，它们虽然不直接控制灾害响应机构，但在灾难预防、缓解以及为救灾进行协调等方面承担责任。

在森林火灾防控方面，澳大利亚经多年试验研制出了以火灭火的办法，采取计划火烧措施防治森林火灾，并采用气象遥感、图像信息传输和计算机处理等技术，实现了实时、快速、准确地预测预报森林火灾。此外，社会民众还成立了森林防火站、"火灾管理委员会"等民间组织应对火灾。

在以志愿者为特色的广泛社会参与方面，在澳大利亚，应急响应志愿者是抗灾的生力军，他们来自社区，服务社区，积极参与社区的减灾和备灾活动。州应急服务中心是志愿者抗灾组织中比较普遍的一种形式，帮助社区处理洪灾和暴雨等灾害，而且志愿者并不是业余的，他们都参加培训且达到职业标准，并能熟练操作各种复杂的救灾设备。

2.2 国际突发环保事件应急立法比较

20 世纪 40 年代至 70 年代，比利时、英国、美国和日本先后发生了震惊中外的世界八大公害事件，1986 年印度发生了博帕尔毒气泄漏事件，1989 年前苏联发生了切尔诺贝利核电站泄漏事件。在防控突发公害的事件中，这些国家逐步建立和发展了自己的应急法律体系。世界各国突发环保事件应急立法可以归纳为五种模式。

一是在宪法或宪法性法律的指导下，制定一部涵盖突发环保事件应急处理在内的紧急状态法，再在专门的环境立法中规定应急法律问题。如美国制定了《全国紧急状态法》，土耳其、加拿大、日本等国制定了对付各种危机的《紧急状态法》，前苏联制定了《紧急状态法律制度法》，英国制定了《紧急状态权力法》，这些立法均可适用于突发环保事件的应急处理领域。

二是在环境基本法或综合性的环境保护法之中设置一些原则性的应急处理规定，然后再制定专门的突发环保事件应急法律，如日本在 1967 年制定《公害对策基本法》之后，于 1976 年制定了《海洋污染和海上灾害防治法》。

三是在环境基本法或综合的环境保护法之中设置具有一定可操作性的应急章节，再在单行环境立法中分散设置各自的应急规定，如加拿大既在 1999 年修正的《环境保护法》中设立了第 8 章——涉及紧急情况的环保事件，又在渔业法令等法律、法规或法令中规定了环境部长的应急职权；荷兰既在 1990 年的《环境管理法》中设立了第 17 章——特殊情况下的措施，又在《空气污染法》《海域污染法》《地表水污染法》等法律、法规或法令中规定了环境应急处理的内容。

四是在环境基本法或综合性环境保护法之中规定一些原则性的应急处理规定，然后在相关的单行环境保护立法中规定一些特殊领域的应急处理机制；一些国家或地区甚至还在专门的行政法规或规章中规定可操作性非常强的应急处理措施。

五是无专门的紧急状态法或突发环保

事件应急法律，但在环境保护基本法或综合性环境保护法、环境单行法的通用规定和应急处理规定的框架内制定一部综合性、全局性的突发环保事件应急行政法规或法令，但这样的国家并不多见。

以上模式的列举并不意味着一个国家只能采取一种立法模式，事实上，一些国家结合自己的实际情况采取了混合立法模式。如日本采取了第一种和第二种模式结合的混合模式。

2.3 中国突发毒性事件应急立法管理

突发公共卫生事件应急与立法

为了有效预防、及时控制和消除突发公共卫生事件的危害，保障公众身体健康与生命安全，维护正常的社会秩序，中国国务院第七次常务会议于2003年5月5日通过《突发公共卫生事件应急条例》（以下简称《条例》），自公布之日起施行。

《条例》所称突发公共卫生事件（简称突发事件），是指突然发生，造成或者可能造成社会公众健康严重损害的重大传染病疫情、群体性不明原因疾病、重大食物和职业中毒以及其他严重影响公众健康的事件。

《条例》规定突发事件发生后，国务院设立全国突发事件应急处理指挥部，由国务院有关部门和军队有关部门组成，国务院主管领导人担任总指挥，负责对全国突发事件应急处理的统一领导、统一指挥。国务院卫生行政主管部门和其他有关部门，在各自的职责范围内做好突发事件应急处理的有关工作。

制定突发中毒事件卫生应急预案及相关法规

为进一步做好突发中毒事件卫生应急工作，中华人民共和国卫生部于2011年5月12日颁发了《卫生部突发中毒事件卫生应急预案》（以下简称《预案》）。《预案》根据突发中毒事件危害程度和涉及范围等因素，将突发中毒事件分为特别重大（Ⅰ级）、重大（Ⅱ级）、较大（Ⅲ级）和一般（Ⅳ级）突发中毒事件四级。食物中毒及急性职业中毒事件按照《国家突发公共卫生事件应急预案》的分级标准执行。

卫生部于2000年颁发了《食物中毒事故处理办法》。

该办法自2000年1月1日起施行。1981年12月1日发布的《食物中毒调查报告办法》同时废止。

2011年7月6日，卫生部办公厅印发了《突发中毒事件卫生应急处置15个技术方案》。该方案包括氨、氯气、硫化氢、砷化氢、一氧化碳、单纯窒息性气体、苯及苯系物、甲醇、氰化物、亚硝酸盐、盐酸克仑特罗、有机磷酸酯类杀虫剂、抗凝血类杀鼠剂、致痉挛性杀鼠剂等14类常见毒物急性中毒事件卫生应急处置技术方案和《突发中毒事件卫生应急处置人员防护导则》。

2003年，卫生部颁布了《卫生部处置核和辐射恐怖袭击事件医学应急预案》《卫生部处置核和辐射恐怖袭击事件医学实施方案》等法规性文件，明确了应急和防范措施，以加强中国应对核恐怖袭击事件的应急反应能力。①

2006年8月30日，卫生部、公安部等部门共同制定了《非职业性一氧化碳中毒事件应急预案》，印发各地实施。

中国毒理学会毒理学史专业委员会于1994年召开了"全国第一届毒理学史与毒性灾害研讨会"，出版了《毒性灾害》（陕西科学技术出版社，1996）一书。2002年，承担国家科技部"毒物数据库及中毒伤害谱"子课题"重大中毒事件数据库"。2004年在西北大学举办了"全国突发中毒事件及其处置研讨会"；2005年为西安市公安局化学与危险品讲习班组织了毒性灾害以及处置的专场讲座；2006年与陕西省卫生厅联合举办了"突发中毒事件应急技术研讨会与毒性灾害应急处置培训班"，该培训班被列为国家继续医学教育项目，取得社会好评。

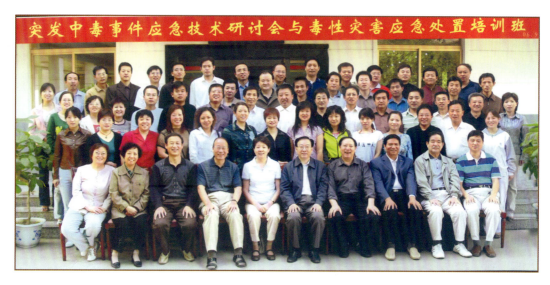

图39 中国毒理学会毒理学史专业委员会召开毒性灾害应急培训（2006）

---

① 曾伟. 为防止"核恐怖"袭击 中国制定应急预案. 人民网，2003-04-15.

3

突发毒性事件的应急处置：以中国为例

3.1 毒性事件应急处置一般原则

突发毒性事件与毒性灾害应急处置，包括预防、预备、响应和恢复四个阶段。尽管在实际情况中，这些阶段往往是重叠的，但每一部分都有自己单独的目标，并且成为下一个阶段组织实施工作的一部分。

应急处置的一般原则是：

第一，建立应急的预警系统。在突发毒性事件暴发之前能够提前识别各种突发毒性事件，对可能发生的危险信息、情报及时处理，并做出科学的预测和判断，分析毒性事件发生的概率，以及对毒性事件暴发的后果加以正确的估计和准备。

第二，建立制度化的组织决策和快速反应系统。强化毒性事件发生后政府处理危机的能力，特别是在指挥、协调方面，需要果断、及时地处理各方事务的能力，从经济和社会、国际和国内等各方面减少毒性事件的负面影响。

第三，建立信息传输和处理系统。完善公共信息和信息披露制度，通过新闻发布和舆论宣传引导社会，以提高公众对毒性事件的心理承受能力，增强他们对控制毒性事件的信心和决心。在毒性事件控制中，必须让广大人民享有知情权。

第四，建立物资准备和调度系统。在毒性事件处理过程中，解毒药品的储备至关重要，没有必要的物质准备和调度系统是很难从根本上遏制毒性事件的扩展的。因为突发毒性事件的处理，不仅本身需要物质保障，而且因此而引起的公众对某些特殊的防毒、除毒、解毒、消毒物品的需求也会在短时间内大大增加。

第五，建立人员培训和技术储备系统。社会力量和技术装备的介入，不仅可以缓解毒性事件在公众中产生的负面作用，使公众了解真相，增强信心，而且还可以降低政府救治工作的成本，发挥人力、物质的综合效应。

3.2 应急处置机构与职责

政府：负责法规、制度上的界定，事件处理中的指挥、调度、协调，事件责任确定以及对规则的修订。其职能发挥分散在各政府部门，并依据具体事件由政府指定具体执行方式。

政府应急处置的机构分别为：国家协调机构，省级协调处理机构，地区级协调部门和具体人员的落实，处置事件队伍准备，公众的宣传培训。

公安：总体协调政府有关部门的行动。负责事件现场的布控、保卫，刑事事件的调查，事件处理中的保障。

消防：直接处理事故现场，协助或抢救接触者、中毒者脱离接触，处理泄漏物。

卫生医疗：现场对人员的医学抢救，对中毒患者的救治。事后对事件的卫生学评价。

交通：协助人员疏散、中毒人员转移，救援物品的运送，危险物的处理。

环境保护机构：对化学事故对环境的影响做出评价，提出处理措施。

工商、经贸、农业：提供与中毒有关的物质的流通、市场情况。

武警部队：协助完成现场隔离、保卫、中毒人员抢救转运等任务，协助现场处理。配备专业齐全，具有能够全面处理重大毒性事件的能力。

3.3 报告与响应

报告与响应

报告人与报告内容：发现可疑中毒事件线索者均为报告人。报告内容包括：报告人的身份、联系方式、事件发生地点、事件发生时间、周围状况、人员接触情况、有无中毒死亡发生、救援情况等。

报告责任人：中毒事件发生地的政府卫生行政部门领导、事件发生单位的法人及首先发现可疑中毒事件线索的医疗、卫生、疾病控制工作专业人员。以上类别人员有义务将发现的线索上报至规定的卫生监督部门。如隐瞒不报，按有关法律法规处理。

响应责任部门和责任：各级疾病预防控制机构和卫生监督所及中毒控制中心有责任接受各方有关可疑化学事件的报告的责任，并详细了解具体细节，加以初步核实；按规定向上级政府及业务主管部门报告，并向有关单位通报。

报告与响应时限：中毒事件责任响应部门在接到事件发生并初步核实后，根据实际情况初步判定事件潜在的危害程度和涉及的范围大小，对可能造成大规模人员伤亡或造成较大范围扩散可能的事件应于4小时内上报省级卫生行政部门和同级政府；对事件造成3人以上死亡或30人以上中毒的，或事件波及2个以上区县的，或在中心城市内造成2个以上街区污染并有人中毒发生的要在6小时内上报卫生部。

突发中毒事件的求救

110

对使用有毒有害物进行威胁、谋杀、恐怖的事件及化学事故、中毒事件，应对现场进行控制隔离、对嫌疑人进行控制调查、组织人员疏散等。公安人员有依法强制处理现场各类情况的权力。在有些城市，110有协调各方联运的机制。

119

对已经出现的化学事故、中毒事件，均可通过119热线获得帮助。消防队员能够协助处理危险源、控制毒物泄漏、从中毒现场转移危重中毒人员、抢救有毒现场的重要设备等。中国消防系统是一个功能完备的灾害应急机构，有专业的化学事故救援队伍，配备有快速毒物检测、危险源控制装备，以及快速交通工具、完善的个体防护装置及其他救援设备，人员接受过救援专业培训，是有毒现场救援的主要力量。

120

在化学事故、中毒事件中有人员接触有毒有害物质或已经出现人员中毒、死亡时，急救中心能够迅速地组织医务人员到现场开展中毒人员现场抢救治疗、中毒人员疏散。急救中心有专业的现场危重患者抢救能力，具备快速转运患者的工具，配备现场患者急救及心肺复苏设备。在大多数城市中，要求急救的医务人员在 5~15 分钟到达现场开展抢救工作。

中毒控制中心

中毒控制中心是国家及部分省级疾病预防控制机构设立的专门处理中毒事件的机构。这些机构均开通有 24 小时热线服务电话；可提供有关物质的毒性、患者诊断治疗的信息，同时配备有相关的解毒药物；对重大中毒事件能够开展事件现场卫生学影响评价和制定现场处理方案及进行事件长期对健康影响的监测。中心配备有毒物个体防护装置、毒物现场测定设备，装备有毒物鉴定检测实验室，能给事件对健康影响的处置提供全面的技术支持。

医学应急响应的技术准备

一是信息网络和毒物数据库。收集国内优先控制毒物种类，建立化学物、药物、有毒动植物、产品毒性及中毒救治数据库，并建立起各地中毒控制机构对数据分享的机制。

二是特效解毒剂信息、储备。收集国内特效解毒剂生产、储备信息，组织协调特效解毒剂生产流通，各级政府在经费上给以支持。国家与省级政府要拨专款建立一定规模的特效解毒剂的储备，并建立储备、调运、使用制度。

三是毒物检测。省级卫生行政部门应在具备一定技术条件的单位装备至少具有原子吸收、气相色谱、高压液相色谱、气质联机等大型设备，使其具备较全面的毒物检测和鉴定工作。此机构应保证正常运转，随时接受化学事件应急样本的检测任务。

四是个人防护用品。公安、环保、卫生等相关部门也要配备一定量的个体防护装置，以备需要现场调查采样时使用。中国人民解放军的编制中有防化部队，这支部队装备了数量较多的个体防护装置，其人员也都受过有关训练。卫生防疫机构及中毒控制中心应装备不同防护等级的个体防护装置及现场有毒气体检测设备。医疗单位应装备基本防护服和呼吸防护器。

3.4 现场救援

现场反应

根据危害范围、性质、危害源所处的位置、地理环境状况、气候条件、生态条件、敏感部门的分布等，进行现场隔离。现场隔离，划分为红线、黄线、绿线。人员疏散在上风向、上水源地带。

事故现场分区

热区（Hot Zone，红区），是紧邻事故污染现场的地域，一般用红线将其与其外的区域分隔开来。在此区域，救援人员必须装备防护装置，以避免被污染或受到物理损害。严防出现救援人员中毒的事件。

温区（Warm Zone，黄区），是围绕热区以外的区域。在此区域的人员，要穿戴适当的防护装置避免二次污染的危害。一般以黄色线将其与其外的区域分隔开来，此线也称为洗消线，所有出此区域的人必须在此线上进行洗消处理。

冷区（Cold Zone，绿区），在洗消线外。中毒人员的抢救治疗、支持指挥机构设在此区。

事故处理中也要控制进入事故现场的人员。如公众、新闻记者、观光者和当地居民可能试图进入现场，这会给他们本人和其他人带来危险。所以，首先要建立的分离线是冷线（绿线），控制进入人员。

现场调查

现场调查的目的是提出对公众健康最有利的处理方案，确定造成危害的物质，对危险性进行评价，向现场救援者提供救援建议，对公众、媒体和决策者提供建议，对事件对健康的危害进行评测，提供对事件发生区域恢复的建议。因此，要根据事件发生情况，由下列人员组成现场调查组。一是中毒控制专业人员，负责对事件性质的判定、信息支持、控制策略的制定。二是临床救治专业人员，负责患者的分拣与处理原则的制定、健康危害程度的判定。三是现场流行病专业人员，负责现场调查方案的制订、原因分析、控制措施的制定。四是毒物鉴定检测专业人员，负责现场样本采集、毒物鉴定分析。五是毒理学专业人员，负责毒性评价。

现场救治

位于热区的中毒人员、死亡人员一般要由消防人员救出，并通过特定的通道将其转移出热线（红区），交给位于温区的救护人员，救护人员要避免受到污染。被污染的中毒、死亡人员要在被洗消后转移出温区。最好能够建立洗消区，洗消区分为两种：一种处理中毒、死亡人员，另一种处理穿戴防护服的救援人员。在中毒人员运转到医疗机构前，要将中毒人员分类，

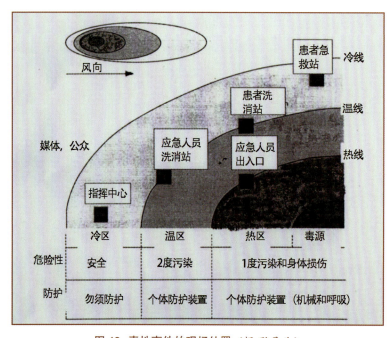

图40 毒性事件的现场处置（据 孙承业）

以便使中毒人员得到最有效的救治。

现场抢救和临床救治专家要根据现场调查、毒物分析鉴定和临床诊断结果，制定救治处理方案，并根据个体情况进行恰当的治疗。

对涉及人员众多的事件，可专门在温区内设立污染伤员紧急救助和分拣分类区域，伤员在此区域得到初步救助和分拣后，通过伤员洗消通道处理后送安全区的伤员抢救处，这样可以减轻伤员抢救站的压力，提高救助效率。

伤员分拣分类应由资深的急诊科医生来执行。患者分为：需紧急处理的，轻微伤员，可延迟处理或需医学观察的。按分拣分类医生的判断，在患者的胸前做一标识（也可在其他部位），抢救站的医务工作者根据提示对患者进行分类救助、护理，必要时将患者转运到指定医院进行救治。

3.5 样本采集与分析

化学恐怖事件发生后，可供采集的样品有现场样品（环境、食品、化学品及其他用品等）及患者的生物材料（血、尿、胃内容物、组织）。采样时机可以选在事发现场救助时、医院抢救和治疗时、患者恢复时，某些中毒甚至可在事件发生后数十天仍有可能采集到有价值的样品。现场遗留的食物、化学品、盛装的容器是首先应采集的样品。此外，还应考虑采集空气、水和土壤样品。

患者的生物材料测定结果可直接指示中毒原因和中毒程度，是事件应对中必采的样品。胃内容物是确定摄入中毒的最好检体。尿是分析非挥发性毒物的较好检体。血液是最重要的毒物检测样品，尤其是在中毒发生后的 72 小时内，意义较大。它可用于分析挥发及非挥发性毒物，且是分析一氧化碳中毒的唯一检体。肝、肾是分析急性金属中毒的较好检材，头发则反映了金属类毒物的较长期接触。采样时要结合毒物性质，中毒发生的时间，毒物在体内的代谢、分布情况等来确定采样方案。

一般中毒检测多是未知物分析，所以对毒物的种类难以肯定，故应采集与中毒可能有关的所有样品。样品应密封，并贴上载明样品名称、来源、数量、采样时间与地点、采样人、对样品的处理等信息的标签。

采得的样品应低温保存，以减缓样品的降解和变质，并应尽快分析测定。样品一般在 2℃下可保存 2 周，在 -20℃下可保存 2 个月。

采样人员应注意自身防护。除必备的乳胶手套、口罩和适用的采样工具外，在有气体毒物或不明原因危害的情形下，应考虑配置防化学和生物危害的服装和器具。

3.6 中毒事故的后期处置

中毒现场废物的处置

气体泄漏处置

对有毒气体泄漏,要及时切断气源。钢瓶泄漏要及时关闭阀门,并转移到安全的地方。同时,尽快向上风向或上侧风向疏散人群。

陆地上有毒固体废物和毒物泄漏的处置

首先要切断泄漏源,阻止更多的有毒物质释放到环境中造成更多的人员中毒、死亡。同时,采取挖掘沟槽、修筑围堤、应用土壤密封剂防止泄漏的毒物污染土壤和地下水系。对已经渗入土壤深部、部分污染地下水系的,可抽取被污染的地下水,阻断污染的扩大。

泄漏物污染水体的处置

对已经污染了陆地水系或海洋的毒物,可通过水下挖掘沟槽、应用表面水栅或密封水栅拦截等措施,也可采取撇取、抽取等方法,还可应用泡沫覆盖阻止挥发、吸附泄漏物、低温冷却等方法。此外,还可对毒物进行固化处理、中和处理等。

毒性事件的后期处置

毒性事件的后期处置主要是继续加强检测与报告,为及时采取相应措施提供科学依据;继续对中毒病员进行治疗,促其康复;对出院的中毒患者要制定随访方案,并加以实施;完成发生事件现场环境的清理和患者废弃物的处置;维护公共设施,包括当地居民生活物资的供应,饮用水供应,水利、交通、农业灾害的防备、抢修,铁路、公路、公用气体、油料与电气管线以及电力、电信、自来水的抢修等。毒性灾害的善后恢复,还包括救灾器材的整修,救灾借用校舍损毁整修,灾区儿童及学生的科普教育,环境清理、消毒工作及灾区清除整治检测。

凡涉及事件的责任人因投毒犯罪构成刑事案件的,必须按照法律程序处置。

突发毒性事件处理完毕后,写出完整的调查处理报告。

3.7 关注公众与媒体的反应

突发中毒事件与毒性灾害往往引起社会和公众的关注和不安,因此,及时准确、公开透明的新闻发布极为重要。政府发言人和应急管理部门要快速收集情况,核实事件真相,科学分析事件发生的前因后果,准确汇总事件经过的机制,并且在事件发生的第一时间做出反应,把握新闻发布的时效性。新闻媒体应当积极配合,适时传递正确信息,及时纠正谎言和谣言,平息社会焦虑情绪,确保社会稳定。

4

突发毒性事件的危机处置案例

4.1 城市化学灾害激发因素的启示

城市化学灾害的激发因素

化学事故是由于危险化学品在生产、排放、储存和运输的某个环节中失控而引起的泄漏并引发燃爆、中毒和腐蚀，一般影响工厂车间、仓库或车辆等局部小环境，造成厂区或周围居民少数人员的伤亡。倘若危险化学品大量泄漏形成毒气带，并向周围几千米、几十千米以外区域扩散，严重影响到城市环境和居民的生命和健康，或者遭遇火源，发生强烈爆炸着火，将直接造成人员的大量伤亡和建筑的严重破坏，事故就演变为灾害。从定量的角度看，能造成特大事故后果的城市化学事故，被称为城市化学灾害。[①]

化学灾害事故的形成由多方面因素造成，并随着城市的发展不断出现新的激发因素，主要是：

第一，城市扩张，包围化工生产企业。随着城市的发展，一些原来在城郊的化工厂渐渐被城市所吞没，成为城市体内的一个个"恶性肿瘤"，一旦化工厂出现毒气泄漏或者发生爆炸，就极易引发化学灾害。而且，人口密度越大，建筑物越高、越密集，灾害的后果越严重。1984年印度博帕尔的毒气泄漏事故就最为典型，一座具备年产5000吨高效杀虫剂能力的大型农药厂建在人口稠密的博帕尔市郊，周围都是贫民区。事故发生的第一个星期里，2500人死亡，20多万人受伤需要治疗，50多万人受到伤害，数千头牲畜被毒死，成为世界上最严重的工业灾难。

第二，液化石油气、汽油等民用危险化学品的用量剧增。随着人民生活水平的提高，液化石油气、液化天然气等清洁能源被广泛使用，这就使得政府部门不得不建设一个个庞大的储气站。这些庞大的储气站若发生不可控的泄漏爆炸，就可能导致化学灾害事故。1989年3月5日，中国西安煤气公司液化气站发生泄漏着火，引起储罐爆炸，造成11人死亡，33人受伤。同时，汽车拥有量的增加，使得城市加油站、加气站遍布城市，其中有一些规模相当大，其能量也足以引发城市灾害事故。

第三，危险化学品的大型化运输。公路规格的提高、大型运输车辆的生产，为危险化学品的大型化运输提供了可能。荷载数十吨汽油、液化气、甲醇等的危险化学品罐车已经司空见惯。这些大型危险化学品运输车辆成为一个个流动的城市化学灾害源，而且由这些流动灾害源引起的化学灾害比工厂事故引发的灾害更难控制。1998年6月15日3时20分，一辆解放平头柴油大货车从山东海化集团溴素厂装运

[①] 赵正宏. 城市化学灾害与应急救援体系. 安全管理网，2009-08-24.

9吨液溴运往湖南长沙,在途经湖北咸宁市贺胜桥正街12号与14号地段时翻倒,液溴泄漏,形成10余米高、1000立方米的有毒烟雾。虽然2名司机及时叫醒附近的居民逃离,并去当地医院治疗,还是造成26人中毒。

第四,战争。战争常使非军用化工厂、危险化学品仓库等成为攻击目标。一旦炼油厂、化肥厂、氯碱厂、大型油库等被击中,就可能引发城市灾害。1999年的科索沃战争中,北约空袭前南联盟炼油厂、农药厂,引爆化工装置或化学品罐区,而引发了城市灾害。

第五,恐怖主义行为。一旦恐怖分子使用化学武器袭击得逞,一场城市化学灾害就难以避免。1995年3月20日,日本奥姆真理教在东京地铁三条线路的5节车厢,同时施放沙林毒气。这次恐怖袭击,造成12人死亡,5000多人中毒。

积极防控城市化学灾害的启示

通过上述对城市化学灾害的激发因素、危险物质及其毒性、影响城市化学灾害外部条件的分析,对防控城市化学灾害的重要启示是:

第一,按照"间距最大化"原则进行城市规划。将灾害源与居民区、建筑群进行隔离,新建化工厂、危险化学品仓库远离城区,大型加油站、储气站的选址要远离人口、建筑稠密区,环抱于城内的老化工厂、化学品储运企业应迁出市区。

第二,严格危险化学品运输管理。一是不准大型、剧毒危险化学品运输车辆运输途中进入市区;二是必须进城的危险化学品运输车辆,要避开上下班的高峰期,以免给市民逃生及救援抢险等带来困难,加重事故后果;三是提高储罐、包装容器本身的安全可靠性,使其即便在发生倾翻的情况下,也能确保不泄漏。

第三,严格对化工厂、储运企业的安全管理。通过防范这些企业的化工事故,减少城市化学灾害的发生概率。

第四,提高相关居民的防护意识、辨识能力及自救互救技能。在遇到化学事故时,周围居民能够准确辨识、及时自救、果断处理,减少不良后果。

第五,严格危险化学品特殊剧毒化学品的管理,建立科学系统的城市化学灾害应急救援预案。一是对化工厂、加油站、储气站等固定灾害源进行科学评估,对爆炸、中毒的最大影响空间和对人员、建筑等的损害程度进行定量计算,从中筛选出需要控制的对象。二是对危险化学品运输车辆等流动灾害源的车载重量、所载化学品理化特性进行统计分析,对可能发生的泄漏中毒、爆炸、着火,以及行人、居民、建筑等的破坏程度进行定量计算,从而筛选出需要控制的对象。三是对城市的气温、降雨、地势等地理信息进行考察,辨识化学灾害事故的激发因素,以完善对固定、流动灾害源的控制措施。四是根据交通密度、建筑物价值、机构(企业)的社会重要性,对城市各区域的承灾能力进行评估,筛选出需要保护的对象,制定相应的保护措施。五是建立化学灾害事故数据库,为应急救援体系的建立提供技术上的支持。六是确定消防机构灭火抢险、中毒急救所需的人员、装备。七是确定医疗机构抢险救灾所需的人员、装备。八是确定在化学灾害事故情形下需要配合的通讯、公安保卫等其他相关部门。九是根据情况需要,考察是否把化学武器袭击、战争袭击作为控制对象。十是在确定了化学灾害事故源、保护对象、辨识出各种事故激发因素之后，按照"科学、实用、迅速、有效"的原则，成立应急救援组织，制定应急救援体系，并集中人力、物力、财力，将救援体系付诸运行，加以演练，确保化学灾害发生时能迅速及时救援。

4.2 基层突发毒性事件的应急要点

在中国，基层政府应急管理能力是政府执政能力建设的重要方面，基层突发毒性事件的应急管理指乡镇、社区和村民委员会所在地的防护，以及这些地区群体的个人防护。

基层突发毒性事件的表现形式主要是：生活中接触毒物引发的食物中毒、化学中毒，环境污染引发的中毒事件，投毒犯罪，职业中毒事件，生化恐怖事件，以及地震、水灾、火灾引起的次生毒性事件等。因此，必须提高基层科学处置突发毒性事件的实际能力。

食物中毒的应急要点

食物中毒可分为细菌性食物中毒、真菌性食物中毒、化学性食物中毒等。其应急要点：

第一，立即停止食用可疑食品。大量喝水，稀释毒素。

第二，催吐。用筷子或手指压舌根部，轻轻刺激咽喉引起呕吐。

第三，在中毒者意识不清时，需由他人帮助催吐，并及时就医。

第四，误食强酸、强碱后，及时服用稠米汤、鸡蛋清、豆浆、牛奶，以保护胃黏膜。

第五，了解与患者一同进餐的人有无异常，并告知医生。

第六，用塑料袋留好可疑食物、呕吐物或排泄物，供化验使用。

第七，抢救食物中毒患者，时间是最宝贵的。应尽早把患者送往医院诊治。并向所在地卫生防疫部门反映情况。

农药中毒的应急要点

第一，迅速把患者转移至有毒环境的上风方向通风处。

第二，立即脱去被污染的衣物，用微温（忌用热水）的肥皂水、稀释碱水反复冲洗体表10分钟以上（美曲膦酯〔敌百虫〕中毒用清水冲洗）。

第三，眼部被污染的，立即用清水冲洗，至少冲洗10分钟。

第四，口服农药后神志清醒的中毒者，立即催吐、洗胃，越早越彻底越好。

第五，昏迷的中毒者出现频繁呕吐时，救护者要将他的头放低，并偏向一侧，以防止呕吐物阻塞呼吸道引起窒息。

第六，中毒者呼吸、心跳停止时，立即在现场施行人工呼吸和胸外心脏按压，待恢复呼吸、心跳后，再送医院治疗。

有机溶剂中毒的应急要点

有机溶剂中毒，主要是苯、甲苯、二甲苯、汽油、正己烷、氯仿、氯乙烷、甲醇、乙醚、丙酮、二硫化碳等引起的人体中毒。其应急要点：

第一，立即将中毒者转移到空气新鲜

的地方，脱去被污染衣物，迅速用大量清水或肥皂水清洗被污染的皮肤，同时注意保暖。眼部被污染的，立即用清水冲洗，至少冲洗 10 分钟。

第二，若中毒者昏迷，施救者可根据现场情况及中毒物质种类，采用拇指按压人中、十宣、涌泉等穴位的办法施救。

第三，发生中毒事故区域（特别是下风向）的人员应尽快撤离或就地躲避在建筑物内。

第四，施救者需做好自身防护后，方可进入现场。

第五，对呼吸、心跳停止者，应立即施行人工呼吸和胸外心脏按压，有条件的可采取心肺复苏措施，待呼吸、心跳恢复后送医院。

第六，与毒物密切接触者，应卧床休息，接受严密的医学观察。

炭疽的应急要点

发现不明原因突然死亡的牲畜，特别是尸僵不全的，禁止随意扒皮食用，并需立即向当地动物防疫部门报告，等待专业人员进行处理，防止人感染和人为传播本病。对畜舍、畜栏及用具和地面进行消毒。

邮寄病原体恐怖行为

邮寄病原体行为是指将病原体夹在信件、包裹之中并通过邮寄信件、包裹等方式将病原体扩散到寄送单位、寄送环境或收件人，引起寄送环境污染、寄送单位或收件人受害的行为。如美国炭疽邮件恐怖事件。

应急要点：

第一，加强公共卫生体系，包括增加资金和资源，提高公共卫生体系的能力。

第二，设计实施一个广泛的监视疾病暴发的网络。

第三，将所有医疗机构在因特网上联网，建立提供疾病信息的网上资料库，使卫生官员得以监督公共卫生状况，及时发现事态的重大变化，从而避免局面失控。

第四，提高实验室能力，从而使更多实验室具备用标准程序确定病原体的能力。

第五，向所有医疗保健人员提供培训和信息，使他们能够识别有可能是疾病暴发的迹象和症状。

第六，有关政府部门紧急安装炭疽菌探测器。

第七，迅速展开调查，缉拿犯罪嫌疑人。

4.3 "突发过激反应"的应急处置

核泄漏引发"抢盐风波"

2011 年 3 月 11 日 13 时 46 分，日本东部临近海域发生里氏 8.9 级地震，并引发 10 米高海啸。12 日，日本东京电力公司对外宣布，福岛县第一核电站 1 号机组发生氢气爆炸，很快确认发生核泄漏。

日本"3·11"福岛核事故发生后，欧美部分地区公众开始购买碘盐防止核辐射。韩国民众开始大量购买盐和海带等富含碘食品。4 月 1 日至 6 日，韩国市区十家易买得分店盐的销售量比去年同期增加了三倍，海带则比去年多卖了两倍以上。虽然大多数顾客都是直接去商店购买海带，但在网上订购海带的人也越来越多。特别是4月7日，韩国传闻全境下起了"辐射雨"，再度引起韩国民众的不安。大批韩国民众前往超市等地抢购碘盐及海带等物品，希望以此"抗辐射"①。

受日本"3·11"福岛核事故的影响，中国广东、浙江、江苏、安徽等地区于3月16日开始出现"抢盐风"。公众盲目抢购碘盐的动机主要是为了传言中说的防辐射，另外一个原因就是受传言影响担心海盐也遭受到污染。有的地方超市的食盐被抢购一空。浙江省慈溪市一男性市民为"防辐射"过量食用碘盐死亡②。

疯抢食盐的情况反映出人们在面对猝不及防的突发事件时产生的集体恐慌，从某种角度看，这是一种"突发过激反应"③。即指人们因自己认为的威胁或紧急情况而立即产生的强烈到无法抗拒但通常并不恰当的反应。

突发过激反应的应急处置

政府进行督查

中国出现食盐抢购现象之后，国家发展改革委员会发出紧急通知要求各地立即开展市场检查，坚决打击造谣惑众、恶意囤积、哄抬价格、扰乱市场等不法行为。据北京市发改委2011年3月23日统计，为期7天的市区两级价格检查部门共出动882人次，检查各类经营单位1277户，其中，市物价检查所对27家超市进行了重点检查，发现13家经营单位存在价格违法行为，并对已经查实的违法行为，依据《价格法》进行处理。至此，北京市食盐市场秩序恢复正常。④

社会组织进行心理辅导

世界卫生组织驻中国代表蓝睿明于3月18日表示，食用含碘食盐对防辐射没有太大作用，不当或过量食用反而会导致不良副作用。中国卫生部及地方卫生部门专家也明确表示，碘盐中的碘含量相对较低，起不到预防放射性碘的作用。盲目过量吃碘盐或碘片，对身体有害无益。南方医科大学第三附属医院肾内科邹和群教授表示，正常人每天吃5克盐是健康的标准，如果连续几天每天食用超过10克的盐，会导致高血压、脑梗死、心力衰竭等疾病，甚至导致死亡。

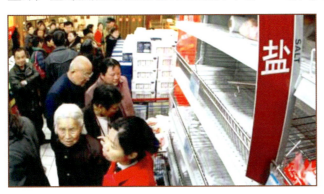

图41 核泄漏引发"抢盐风波"（2011年3月17日安徽省淮北市一家超市内货架上的食用盐全部脱销，据《时代周报》，2011年3月24日）

---

① 孟湘君. 日本核辐射危机引发韩国居民抢购盐和海带. 新华网，2011-04-11.
② 陈杨. 浙江一市民为"防辐射"过量食用碘盐死亡. 新快报，2011-03-18.
③ 突发过激反应（Amygdala Hijack），Amygdala 意为扁桃核，Hijack 意为劫持，比喻"面对巨大压力或重大危机时，扁桃核会在大脑中占据上风，令行为控制屈服于基本情绪反应，操纵人们的行为选择"。简言之，就是让人发了疯。
④ 张涵. 北京盐价检查13商家被处理 食盐市场秩序正常. 北京商报，2011-03-24.

个人：提高科学知识

突发过激反应是实现幸福感和创造力的一大障碍。每个人当遇到紧急情况和突发事件时，可尝试先做个深呼吸，提高大脑的清醒意识，避免一时冲动，要三思而后行。

4.4 可口可乐中毒事件的危机处置

比利时和法国可口可乐中毒事件处置经过

1999年6月9日，比利时120人（其中有40人是学生）在饮用可口可乐之后发生中毒，主要症状是恶心、头痛和发热，被送往医院治疗。比利时卫生部告诫民众不要饮用可口可乐及该公司的其他产品。同日，比利时政府宣布全面禁止可口可乐公司的所有产品在市场上销售，作为预防措施，卢森堡和荷兰随后也做出了禁止销售可口可乐的决定。与此同时，在法国北部有80多人因喝了可口可乐饮料而出现中度中毒症状，法国卫生和商业部门也于15号晚决定从全国市场上撤出500万罐装及听装的可口可乐饮料，并开始就中毒的原因进行深入调查。已经拥有113年历史的可口可乐公司遭遇了历史上罕见的重大危机。

事件发生后，可口可乐公司立即着手调查中毒原因、中毒人数，同时部分收回某些产品，包括可口可乐、芬达和雪碧。一周后中毒原因基本查清，比利时的中毒事件是在安特卫普的工厂发现了包装瓶内有二氧化碳，法国的中毒事件是因为敦克尔刻工厂的杀真菌剂洒在了储藏室的木托盘上而造成污染。

但问题是，这一事件一开始，仅仅是由美国亚特兰大的公司总部来负责对外沟通。近一个星期中，亚特兰大公司总部得到的消息都是因为气味不好而引起的呕吐及其他不良反应，公司认为这对公众健康没有任何危险，因而并没有启动危机管理方案，只是在公司网站上粘贴了一份相关报道，报道中充斥着没人看得懂的专业词汇，也没有任何一个公司高层管理人员出面表示对此事及中毒者的关切。

可口可乐公司此举触怒了公众。很快消费者不再购买可口可乐软饮料，而且比利时和法国政府还坚持要求可口可乐公司收回所有产品。公司这才意识到问题的严重性，然而遗憾的是，可口可乐公司只同意收回部分产品，拒绝收回全部产品。

可口可乐公司当时最大的失误是没有使比利时和法国的分公司管理层充分参与该事件的沟通并且及时做出反应。同时，事件发生的时机非常不巧。就在事发前几天，比利时刚好发生了在一系列肉类、蛋类及其他日常生活用品中发现致癌物质的事件，比利时政府因此受到公众的批评，正在诚惶诚恐地急于向国民表明政府对食品安全问题非常重视。可口可乐事件正好给了比利时政府一个立功的机会，如果迫使可口可乐收回全部产品，正好可以表明政府的立场，以获取民众的支持。

6月17日，深感事态严重的可口可乐公司，由首席执行官伊维斯特亲自出面，专程从美国赶到比利时首都布鲁塞尔，举行记者招待会。当日，会场的每个座位上都摆放着一瓶可口可乐。记者会上，伊维斯特反复强调，可口可乐公司尽管出现了目前的事件，但仍然是世界上一流的公司，它还要继续为消费者生产一流的饮料。但有趣的是，在危机的影响下，绝大多数记者都没有饮用那瓶赠送给会人员的可乐。

记者招待会的第二天，即6月18日，伊维斯特便在比利时的各家报纸上出现——由他签名的致消费者的公开信中仔细解释了事故的原因，做出种种保证，并提出要向比利时每户家庭赠送一瓶可乐，以表示可口可乐公司的歉意。

与此同时，可口可乐公司宣布，将比利时国内同期上市的可乐全部收回，尽快宣布调查化验结果，说明事故的影响范围，并向消费者退赔。可口可乐公司还表示要为所有中毒的顾客报销医疗费用。

6月22日，可口可乐行政总裁艾华士直飞比利时接受专访，公开向消费者道歉，并表示了可口可乐对于重塑消费者信心方面的举措。可口可乐的第一个也是最直接的举措是总裁当场喝了一瓶可口可乐。

可口可乐在其他地区的分支机构，也相继宣布其产品与比利时事件无关，市场销售正常，从而稳定了比利时以外的其他市场，控制了危机向世界蔓延。

此外，可口可乐公司还设立了危机处理专线电话，并在因特网上为比利时的消费者开设了专门网页，回答消费者提出的各种问题。比如，事故影响的范围有多大，如何鉴别新出厂的可乐和受污染的可乐，如何获得退赔等。在整个事件的处理过程中，可口可乐公司都牢牢地把握住信息的发布源，防止危机信息的错误扩散，将品牌的损失降低到最低限度。

6月23日，比利时卫生部决定，从24日起取消对可口可乐的禁销令，准许可口可乐系列产品在比利时重新上市。不久，比利时的一些居民陆续收到了可口可乐公司的赠券，上面写着："我们非常高兴地通知您，可口可乐又回到了市场。"孩子们拿着可口可乐公司发给每个家庭的赠券，高兴地从商场里领回免费的可乐。

从第一例中毒事故发生，到禁令的发布，仅仅10天时间，可口可乐公司的股票价格便下跌了6%。据初步估计，可口可乐公司共收回了14亿瓶可乐，中毒事件造成的直接经济损失高达6000多万美元。比利时的一家报纸评价说，可口可乐虽然为此付出了代价，却赢得了消费者的信任。

可口可乐中毒事件危机处置评述

可口可乐公司虽然渡过了危机，但是在这次事件中也暴露出一些不足之处。首先，面对危机，反应过于迟缓。当危机暴发时，可口可乐公司虽立即着手调查中毒的原因，但自认为这对公众健康没有任何危险，没有启动危机管理方案。最终，导致企业遭受了巨大的损失。这个事件说明，尽管可口可乐公司自认为是世界500强企业，但缺少危机意识。一般来说，企业处理此类危机正确的做法大体有三步：一是收回有问题的产品；二是向消费者及时讲明事态的发展情况；三是尽快进行道歉。这三步可口可乐公司都做了，但却迟了一个星期，而且是在比利时政府做出停售可口可乐的决定之后。

其次，可口可乐公司在此次危机中的另一个失误，是没有让比利时分公司的管理层充分参与该事件的沟通，并及时做出反应。一个庞大的国际公司就像章鱼一样，所有的运作都分布在各地的"触角"顶端。要使这样一个庞大而错综复杂的机制发挥效力，章鱼的中心必须训练并使触角顶端的管理层有效发挥作用，采取适当措施，做出正确的应对，因为他们最了解当地的情况。

第三，可口可乐公司没有综合运用多种形式的危机沟通渠道，只是在公司网站上粘贴了一份相关报道，同时使用没人看得懂的专业词汇，招致公众的反感与厌恶，使得公众对危机的实情有不正确的认识，加深了公众的误解，并触怒了公众。

有效的危机沟通渠道具有全方位的特点。一是通过大众媒体进行沟通。二是设立专门的接待人员。三是设立热线电话。四是企业网站澄清危机的有关事实，发布危机处理的最新进展，并就公众关注的各种问题予以明确的答复。在危机处理期间，网站上的有关内容要注意及时更新。

4.5 赤潮预报系统的开发

在某些有毒生物引发的突发事件的应急处置中，最为困难的是如何预报事件的发生。

进入 21 世纪，赤潮已成为世界沿海国家面临的十分紧迫的海洋环境问题之一，也是一种全球性的危害。赤潮的发生频率和影响及规模都在不断扩大，严重破坏了海洋生态系统，危及渔业资源和海产养殖业，同时赤潮毒素通过食物链的传递也严重威胁着人类的生命安全。据报道，海洋赤潮导致渔场和海滩关闭所产生的总费用每年至少达 8200 万美元；淡水赤潮能使水处理复杂化并减少娱乐业收入，造成数百万美元的损失。目前海洋赤潮的报告正在增多，但是研究人员缺乏长期的、能证明发生率的确上升所必需的数据集。商业化贝类养殖虽然对赤潮进行常规化的监测，但是要控制娱乐性的捕收则较难。有时"看得见的藻华可能是无害的，而有害的藻华可能几乎看不见"。使得管理更复杂的是，导致藻华产生毒素的条件在不同的生物体中可能千差万别。因此，研制实时、可靠的海洋环境在线监测系统，建

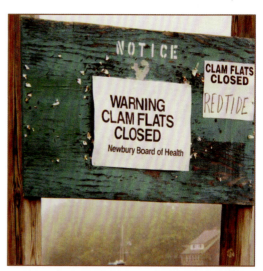

图 42 警示赤潮的标牌（马萨诸塞州的一块标牌，警示 2005 年袭击英格兰海岸的方氏亚历山大藻的历史性大暴发）

立准确、高效的赤潮预测预警系统，帮助地方公共卫生官员更好地监测并应对赤潮已经刻不容缓[1]。

由于赤潮所引起的越来越严峻的问题也促使人们对相应水域的物理、化学和生物参数进行了长期的观测、记录；这些观测所得到的数据中蕴含着相关水域生态行为的丰富信息，但这些信息还没有完全开发出来。因此，知识发现在赤潮早期预报中发挥了重要作用。

第一，知识发现依托日趋成熟的海洋监测技术，结合先进的计算机技术、网络通讯技术、控制理论、数据仓库技术和嵌入式系统，深入研究并提出了海洋环境在线监测及赤潮灾害智能预警系统的基本架构，设计了一套系统集成协议用于支持分布式、异构子系统之间的交互。

第二，根据赤潮发生的复杂机制和海洋环境数据资料的特点，采用先进的数据库技术及数据仓库建模方法，规划并设计了海洋环境数据仓库，为用户提供了丰富、可靠的数据源，使用户可以从不同层次、不同视角分析和使用海洋环境数据资料[2]。

第三，基于实例推理机制（Case Based Reasoning，CBR），综合运用人工神经网络、知识发现、模糊逻辑及赤潮生态动力学模型库，考虑了影响赤潮发生的因素的多样性与随机性，建立了一个基于实例推理的智能赤潮预测预警系统。[3]

美国国家海洋和大气管理局（National Oceanic and Atmospheric Administration, NOAA）领导的、由多部门研究人员组成的团队正在进行改进赤潮的预测和监测的研究。2004 年，NOAA 在墨西哥湾启动了短凯伦藻的预报系统，使用卫星图像、实地观测和浮标数据提供赤潮位置、程度以及规模与位置变化可能性的信息。由 NOAA 支持的伍兹霍尔海洋科学研究所（Woods Hole Oceanographic Institution, WHOI）带头使用计算机模型，成功预测了 2008 年在缅因湾（Gulf of Maine）发生的方氏亚历山大藻（*Alexandrium Fundyense*）赤潮。之后，NOAA 在伊利湖运行一个蓝藻赤潮的演示预报项目，并且协调开发切萨皮克湾（Chesapeake Bay）甲藻属剧毒卡尔藻（*Karlodinium Veneficum*）和华盛顿海岸拟菱形藻赤潮的预报系统。

---

[1] FREEMAN K S. 预报系统协助应对赤潮. 环境与健康展望，2012，4：35-36.
[2] 沈菲，王洪礼，等. 知识发现在赤潮预测预警系统研究中的应用. 海洋技术学报，2003，2.
[3] 冯剑丰，曲阳，等. 基于 CBR 的智能赤潮预测预警系统研究. 海洋技术，2005，2.

5 恐怖毒性事件的应对策略

5.1 历史上的毒物恐怖事件

毒物恐怖事件

恐怖主义[①]从 20 世纪 60 年代末逐渐发展成为一种世界性的政治瘟疫。在经济全球化的现代社会，企业在不断关注市场经济发展趋势变化动态的同时，不仅要面对外部人文环境、金融环境所引发的危机，而且要特别面对某些不知名凶徒的恶意攻击和恶意投毒的恐怖事件的发生。据统计，1987—2005 年，全球发生 24 起核及辐射恐怖事件；1945—2005 年，全球发生 121 起生物恐怖事件；1946—2005 年，全球发生 146 起化学恐怖事件。每年发生的核生化恐怖事件从 1995 年的约 60 起上升至 2001 年的 178 起。[②]

1982 年美国强生公司的"泰诺事件"是美国遭受到的首次化学恐怖袭击。然而自此案之后，类似的投毒案从星星之火演变成燎原之势。单是在泰诺案发生的 1982 年，美国食品药品监督管理局就发现了 270 起类似的食品、药品污染案，其中有 36 宗被确认为故意投毒。时不时有人喝到有毒的巧克力或含有杀虫剂的橘子汁。

1986 年 2 月，23 岁的戴安娜·艾尔斯卓在去纽约看望男朋友时，吃了两粒新包装的速效泰诺胶囊。不料，几分钟后她就死掉了，结果证实是氰化物中毒，调查人员在药瓶里还发现了另外三粒含有氰化物的泰诺。泰诺被迫再次召回自己的产品，昔日的恐慌卷土重来。一切都和四年前一样，数个州禁止出售泰诺产品，强生公司只好重启危机公关策略，以期渡过难关。

这次事件中受到影响的除了强生公司，还有它的同行百时美施贵宝公司。

1986 年 6 月 11 日早上 6 点，40 岁的华盛顿州立银行经理苏伊·斯诺起床后感到有些头痛，于是到厨房拿了两粒施贵宝生产的埃克塞德林速效镇痛胶囊吃下，之后便戴上发夹冲凉去了。40 分钟后，她的女儿哈丽发现她毫无知觉地倒在地板上。哈丽立即拨打了急救电话。虽然医生想尽各种办法抢救，几个小时后，苏伊还是死了。在验尸时，法医助理简娜闻到尸体上有微微的苦杏仁味，她怀疑是氰化物中毒。事实证明她的怀疑是对的。这次含毒的是那瓶埃克塞德林速效胶囊。百时美施贵宝

[①] 恐怖主义，是实施者对非武装人员有组织地使用暴力或以暴力相威胁，通过将一定的对象置于恐怖之中，来达到某种政治目的的行为。恐怖主义是反人类、反社会的，恐怖组织是人类共同的敌人。恐怖主义的性质和特征是：Ⅰ.使用或威胁使用暴力；Ⅱ.有明确的政治目的或社会目的；Ⅲ.制造恐怖气氛；Ⅳ.伤害对象的无辜性和随意性；Ⅴ.不对称性。恐怖主义的表现形式主要是暗杀、劫持人质、劫持交通工具、武装袭击和使用生化武器。

[②] 李陆平. 军队与非传统安全. 北京：时事出版社，2009：41.

立即像强生一样，在全国发布通告，召回产品。

1984年，日本发生了森永毒糖果敲诈恐怖事件。

1989年3月，美国驻智利大使馆得到情报，当地恐怖分子在出口美国的水果中放了剧毒。美国费城在从智利进口的葡萄中发现有两颗葡萄沾有氰化物，一时造成人们极大的惶恐和混乱。据此，美国、加拿大、日本等国没收了所有从智利进口的水果。一些国家纷纷暂时禁止各类智利水果进口，350万箱葡萄被销毁，两万葡萄园工人失业，给智利造成8亿~10亿美元的经济损失，占其国内生产总值的2%~5%，引起了一场严重的政治经济骚乱。

2005年，中国台湾保力达公司发生了"毒蛮牛事件"。

之后，随着恐怖主义活动的演变，较大规模的投毒恐怖事件发生了。1995年，日本东京地铁发生沙林毒气恐怖事件。"9·11"事件后，美国发生了多次炭疽邮件恐怖事件。

从技术角度看，恐怖分子几乎掌握了从低端到高端的所有技术。在技术低端，恐怖分子仍然沿用传统的刀砍、棒打、纵火等手段。在技术中端，恐怖分子能够轻易得到枪支、火箭筒甚至精确制导炸弹等制式武器。在技术高端，恐怖组织拥有发动化学恐怖袭击、生物恐怖袭击、放射性恐怖袭击和核恐怖袭击的技术。事实上，生化恐怖袭击事件早已发生过。据统计，

自1950年以来，至少已经发生了270起使用生化制剂的恐怖事件。如果说恐怖组织获取并利用核武器发动恐怖袭击具有相当的难度，那么利用放射性物质制造"脏弹"则是较易实现的。这种袭击方式不仅能在物理上摧毁一个目标，而且会给周围地区造成长期的污染，后果不堪设想。

造成恐惧就是造成损失。一起恐怖活动本身能够造成的人员伤亡和财产损失是有限的，但由其产生的恐慌心理容易导致"多米诺骨牌效应"，从而造成巨大的损失。特别是为了遏制事态继续扩散和恶化，政府会投入巨大的资源和精力。有关部门的专家积极参与事件的处置。如美国食品药品监督管理局（FDA）资深现场检查认证官欧文·西拉夫博士[①]先后参加并处理过强生"泰诺事件"和智利毒葡萄事件，使事件得到顺利处理。

上述事实表明：以投毒为手段的恐怖事件具有更大的攻击性、隐蔽性和致命性，成为20世纪80年代以来一种新的毒性灾难！

毒物恐怖行为

除了投毒恐怖事件之外，在20世纪80年代，人们把发达国家向非洲大量倾倒有毒废物的行为称为"毒物恐怖行为"。据德新社1988年的一则报道[②]，尼日利亚政府在一个港口发现了从意大利发出的装有3899吨有毒废物的集装箱。在几内亚，一艘挪威货轮把15000吨美国的有毒废物

[①] 欧文·西拉夫（Ervin Shroff）博士在马里兰大学获得了制药化学的博士学位，并在FDA工作了26年，获得了FDA资深现场检查认证官资格。他曾主要参加并处理了强生"泰诺事件"、智利葡萄中的氰化物事件和非专利药调查丑闻事件。1981—1985年，任现场科学部门的主管，主要负责指导现场的科学管理措施和方法研究。1985—1992年，任FDA地方行政局的副局长。1992—2000年，任执行管理局的副局长，并与首席顾问办公室、FDA认证中心管理办公室进行过紧密的合作。

[②] 李忠东."毒物恐怖行为"席卷非洲.中国环境报，1988-10-04.

倾倒在其首都科纳克里附近的一个岛上。刚果逮捕了5名高级官员，其罪名是谋划从欧洲进口100万吨化学废物。几内亚（比绍）准备每年进口有毒废物，以获得1.2亿美元的外汇。如果非洲成为发达国家倾倒有毒废物的场所的话，那么对非洲来说，这是继殖民主义和饥饿之后的又一大严重威胁。

在联合国环境规划署的关注下，1992年3月22日在瑞士巴塞尔召开的世界环境保护会议上通过了《巴塞尔公约》，并于1992年5月正式生效。从而在防止和控制越境转移和处置有毒废弃物的危险行为，禁止有毒贸易，限制欧洲、美国、日本等经济合作发展组织成员国把有毒物质输出至其他非工业化国家，保护人类健康和环境方面有了新的进展。

5.2 应对恐怖毒性事件的策略

国际上应对恐怖事件的主要方式：一是以谈判的方式解救被扣押的人质，政府真正的反恐怖武器是不向恐怖分子妥协、让步，决不能给恐怖分子提供食品或武器，不能让恐怖分子占据的地盘合法化。二是采取军事或准军事措施打击恐怖分子活动。三是保护重点目标。四是加强国际协调，一致反对恐怖主义。五是加强情报工作。反恐怖活动能否成功，取决于准确可靠的情报。在应对恐怖毒性事件方面有一些成功的案例，主要是迅速启动危机管理方案，警方依法科学处置。

迅速启动危机管理方案

1982年9月，美国"泰诺事件"发生后，强生高层认为不应对公众隐瞒这件事情的真相，应向全美公众公开这件不幸的事情。于是迅速启动公司的最高危机方案——"做最坏打算的危机管理方案"，把预警消息通过媒介发向全国。在公司董事长、首席执行官的领导下，强生立即抽调大批人马对所有药物进行检验。经过公司各部门的联合调查，在全部800万颗药物的检验中，发现所有受污染的药物只来源于一批药，总计不超过75颗。最终的死亡人数确定为7人，并且全部在芝加哥地区，不会对全美其他地区造成影响。此时，美国各电视网、地方电视台、电台和报纸广泛报道，使当时全国94%的消费者了解了有关情况，强生公司因此赢得了公众的信任。

当检验局从一批撤下来的泰诺速效胶囊中又发现了一瓶"毒药"时，强生公司当即悬赏1000美元，寻找破案线索。一个月之后，警方锁定了一个疑犯。

强生公司成功处理这一危机的做法，得到社会好评。社会舆论普遍认为，"泰诺事件"成功处置的关键是强生公司有一个"做最坏打算的危机管理方案"。这一危机管理方案的原则正是该公司的信条，即"公司首先考虑公众和消费者的利益"。这一信条在危机管理中发挥了很好的作用。如果强生公司当时竭力掩盖事故真相，将会犯很大的错误，不仅会影响自身在公众心目中的地位，而且会给自身带来不可挽回的损失。因此，在3个月后，泰诺胶囊就重返市场。

"泰诺事件"是美国20世纪80年代最佳的公关案例，也是成功处理危机的经典案例，曾获得美国公关协会授予的最高奖——银砧奖。

警方依法科学处置

1995年3月，东京地铁沙林毒气事件震动了日本社会朝野，也引起了世界各国政府的关注。当日本警方证实奥姆真理教教徒受其教祖麻原彰晃指使，在东京地铁内施放毒气，制造了举世震惊的沙林毒气惨案之后，日本警方采取如下处置措施：

一是毒气案件发生后，日本警方逮捕了该教创始人、教主麻原以及几百名被发现有参与犯罪嫌疑的信徒。该教团有192人被依法起诉。在政府、议会、司法机关以及民众中，曾围绕这一问题展开了激烈的争论。当时有不少人根据日本《破坏活动防止法》主张取缔奥姆真理教。但是，另有相当多的人认为动用该法要十分慎重。二是密切监视，不时敲山震虎。在警方和公众的严密监视之下。1996年11月，埼玉县警公安特技队出动多人，以"用假名片找人装修房屋属欺骗行为"为名，查抄了十多处奥姆真理教的设施，扣押了一千多台电脑及附属设备。三是对奥姆真理教这类邪教迷信团体，最有效的方法是通过媒体，强化关于反对迷信的宣传，让人们懂得其危害性，不仅减少信徒的来源，而且使奥姆真理教制造的沙林毒气杀人事件在日本乃至世界各地家喻户晓，妇孺皆知，使教徒感到社会对他们的强大压力。四是警惕死灰复燃。事件发生后，奥姆真理教重建的动向加剧，虽然人数减少，但曾因沙林毒气案而一度离开该教的人，因在社会遭另眼看待，又返回奥姆真理教。以各种罪名被当局抓起来的人刑满后也回到教团。五是依法惩处。针对被控犯有杀人罪的案犯，由检察机关要求判处其死刑。东京地方法院做出死刑判决。

曾亲自参加日本东京地铁沙林毒气事件调查的美国科罗拉多州大学教授杜祖健（Anthony T. Tu）著书指出：东京地铁毒气事件之后，人们才普遍认为沙林不仅在战场上使用，而且被恐怖主义者用来伤害手无寸铁的平民。化学恐怖主义虽然发生在日本，但化学和生物恐怖主义没有国界，人们必须有所警惕！

6 核生化事件的安全处置

6.1 日本放射事故与事件的应急处置

自第二次世界大战以来，日本面对放射事故与突发事件组织了多次医学应急。开始时，日本的医学应急经验不足，之后通过国际合作进行弥补，进一步建立和完善了日本的放射事故与放射事件医学应急机制和应急处置的法律法规。但20世纪80—90年代，其放射突发事件医学应急依然面临了许多初级和中级医院的医生和护士害怕放射性核素污染的患者，不愿护理他们的困难。[1]

20世纪90年代前的放射事故与突发事件医学应急

坚持长期流行病学调查

1945年广岛和长崎原子弹爆炸之后，广岛和长崎分别于1946年和1947年成立原子弹伤亡处理委员会（Atomic Bomb Casualty Commision，ABCC）。辐射影响研究基金会（Radiation Effects Research Foundation，RERF），其前身是原子弹伤亡处理委员会，它由美国能源部（Department of Energy，DOE）和日本健康、劳动和福利部（Ministry of Health, Labour and Welfare，MHLW）共同出资。ABCC/RERF一直在进行原爆幸存者的流行病学调查。

建立放射事故医学应急机制

1954年，"福龙丸5号商船"渔民受到了马绍尔群岛中比基尼珊瑚岛的核试验基地的照射，于是，日本政府于1957年成立了国立放射线医学综合研究所（National Institute of Radiological Sciences，NIRS），并由日本科学技术厅出资。NIRS的职责是负责事故受照人员的长期随访调查，并建立日本的放射事故医学应急机制。

发布《核设施周围灾难应急指南》

20世纪80年代，美国三哩岛核事故后，核安全委员会（Nudear Security Commission，NSC）的首相办公厅发布了《核设施周围灾难应急指南》，在指南中，NIRS被指定为三级医院。《核设施周围灾难应急指南》主要针对居住在核设施周围的人们，而没有提到核设施内的患者。1986年，NIRS派员到东京国际机场筛查切尔诺贝利事故后俄罗斯和乌克兰旅客的放射性污染水平。NIRS还为医生和一线响应人员提供放射医学的培训课程。通过多学科联合，NIRS加强了急诊医学、血液学专家和当地医生和保健物理师间的联系。

20世纪90年代核化突发事件应急处置的法律法规

1995年1月，日本发生的阪神大地震

---

[1] 付杰，雷翠萍. 日本的放射突发事件医学应急. 辐射与健康通讯，2010，169.

促使中央政府修改了国家灾难预警和应急体制；1995年3月，恐怖分子用神经毒气沙林袭击东京地铁；1995年12月，一快速增殖核反应堆文妹"MONJU"发生冷却剂钠的泄漏；1997年，东海村的核燃料回收设施的沥青凝固设施发生爆炸事故。于是，1997年，日本政府对灾难应急法做了修订，第10章中专门论述了核灾难。

1999年东海村临界事故①后，科学技术厅建立的放射医学应急机制与健康和劳动福利部建立的紧急医疗机制相结合；指定了应急计划区；建立了放射性核素扩散和装置处于正常状态的计算机模拟系统；建立了国家稳定性碘预防的详细计划；由当地政府指定核设施周围的初级和二级医院；NIRS和广岛大学被指定为东西部的三级医院；NIRS维持三个专家网络，分别是：放射突发事件医疗委员会网络、细胞剂量测定网络和NIRS物理剂量网络。

此外，日本于1997年成立了一个非营利性的科学组织——放射事故医疗管理协会（Japanese Association for Medical Management of Radiation Accident，JAMMRA）。经科学技术厅许可，核安全研究协会（Nuclear Safety Research Association，NSRA）成立了放射突发事件医疗委员会，组织现场演讲并培训当地核设施周围的医务人员，得到核工业的赞助。

6.2 接触芥子气的应急自救

历史背景

1822年，德斯普雷兹发现了芥子气。1860年，德国的弗雷德里克通过乙烯和氯气反应生成了芥子气，并在自己的皮肤上试验了毒性反应，观察到涂抹芥子气能使皮肤出现红肿、发热和水疱等。

1917年9月，芥子气首次在战争中被德军使用。随后，各交战国纷纷效仿。据统计，在第一次世界大战中伤亡的130万人中，有一半左右是芥子气中毒。

历史上最惨烈的一次芥子气伤害事件发生在意大利的巴里港。1936年，德军飞机击中了一艘停泊在这里的美军运输船，船上秘密存放着100吨芥子气。毒气泄漏之后，与油料混合污染了海面，毒雾笼罩在城市上空，造成近2000名不明真相的市民死亡。

第二次世界大战期间，除侵华日军外，其他战场均未使用化学武器。日军在中国18个省的战场上使用了毒气弹，造成中国军民大批伤亡。日本投降前，日军又将大量毒气弹隐藏，随时可能给中国公众带来危害。

应急自救

第一，当怀疑皮肤接触芥子气后，应立即使用事先配备的皮肤消毒包。皮肤消毒包分两种：一种是干性消毒包，内含活性白土；另一种是液体消毒包，内含氯胺

---

① 东海村临界事故，是指发生在1999年9月30日茨城县那珂郡东海村JCO核燃料制备厂（住友金属矿山的子公司）的一次核辐射事故。该事故中有666人被辐射污染，2名工作人员死亡。此事故被评级为国际原子能事故等级第四级。

化合物。

第二，立即让接触者脱离现场，往上风向转移。

第三，脱掉接触者所有的衣物，将衣物和个人财物放置到密封的双层密封袋中。

第四，尽量在1~2分钟内清除接触者皮肤上的芥子气蒸气和液体，用香波和温水反复清洗头部、全身至少三遍。在第一、第二遍清洗时，要用软布和中性肥皂清洗，用刷子清洗直接暴露部位的皮肤。第三遍要用大量温水冲洗。没有温水时，可用冷水清洗。

第五，眼接触者要用流动水冲洗，冲洗时间不得短于15分钟，处理后不要用绷带，而要用遮眼罩，以防光刺激。

第六，给呼吸困难者吸氧，对呼吸停止者，要立即给予复苏，在实施人工呼吸前先确认患者面部有无污染。

第七，口服者可给鲜牛奶，每次1小杯，不要催吐。

第八，如发现有奇异气味液体的铁桶或弹药，要及时向当地消防、环保部门报告，远离危险源。如果发生人员接触，要及时与当地的疾病控制机构求助，获取帮助信息。

第九，对泄漏的芥子气要尽快用蛭石、硅藻土、黏土或细砂子覆盖，铲除所有的污染物，并放入容器中密封，外面贴上标签。

第十，消解芥子气可用含氯漂白剂(次氯酸钠和次氯酸钙)。近年来，科学家又研究出硫黄胺法、单过氧钛酸镁法以及过氧酸法等更为有效的消解方法。

7

国际应急管理社团组织

7.1 国际应急管理学会

国际应急管理学会（International Emergency Management Society，TIEMS），于1993年在华盛顿成立，在美国得克萨斯州的达拉斯注册，是一个非营利组织。1996年，学会进行了改组，转到美国佛罗里达州注册；2003年，转移到瑞士苏黎世；2006年，又在比利时布鲁塞尔注册，成为一个国际性的、独立的、不以赢利为目的非政府组织。

学会的创始人是美国的吉姆·沙利文（Jim Sullivan），他任第一届主席（1993—1995）；第二届（1995—1996）主席是法国的让·吕克·默博（Jean Luc Wybo）；第三届（1996—1997）主席是丹麦的维尔纳·安徒生（Verner Andersen）；第四届（1997—2002）主席是美国的约翰·哈拉尔德（John Harrald）；第五届（2002— ）主席是挪威的克·哈拉尔·德尔格（K. Harald Drager）。

TIEMS致力于发展和给社会带来一个更安全的世界的现代应急管理的技术和良好的行业惯例，通过教育、培训、交换信息、方法创新和新技术，以避免、减轻、应对和恢复自然和人为灾害。

2003年，中国应急管理方面的多名专家、学者共同加入了"国际应急管理学会（TIEMS）"，成立了"TIEMS中国委员会"，并成功召开了2010年北京"第17届国际应急管理大会"，对开拓中国相关领域学者的国际化视野具有良好的推动作用。

2011年10月17日，国际应急管理学会主席克·哈拉尔·德尔格应邀在北京做报告，介绍了应急管理中灾难（Disaster）、突发事件（Emergency）、应急管理（Emergency Management）等概念的含义。介绍了国际应急管理学会，包括每年举行的国际大型会议和研讨会日程，在国际范围内的研究计划和资助情况，以及未来的规划事件等。其中，详细介绍了国际应急管理学会的国际组织和机构及其各地的分会的情况，以及目前世界上在应急管理研究方面的不同方法。

7.2 国际应急管理协会

国际应急管理协会（International Association of Emergency Managers，IAEM），成立于1952年。其前身是美国民防委员会（USCDC）；之后，USCDC改组为联邦危机管理协调委员会（National Coordinating Council on Emergency Management，NC-

CEM)。NCCEM 的主体在美国联邦危机管理署（FEMA）成立时并入其中。后来，NCCEM 脱离官方身份并改组成为国际组织，于 1996 年更名为 IAEM。现为非政府非营利性质的国际教育培训组织。总部设于美国弗吉尼亚州的福尔斯彻奇（Falls Church）[1]。

IAEM 致力于学术研究与交流合作、教育培训与认证、技术标准编制以及各类国际合作项目推广，以及如何在紧急情况下和灾害期间拯救生命和保护财产。目前，IAEM 已有 58 个国家和地区的 5000 多名成员，主要是各地政府应急管理官员、专业应急管理机构（如消防、警察、医疗、生化等）中的危机管理负责人、企业尤其是跨国公司的危机管理经理、大学及研究机构中的危机管理研究者、危机管理产业供应商以及学习危机管理专业的学生。在美洲、亚洲、欧洲、大洋洲等地区开展培训活动。此外，还组织行业认证的应急管理，设立奖学金和奖励计划。

IAEM 的使命是推行应急管理的原则，通过对国际组织认可的应急管理专业人员的培训，推进行业的突发事件的应急管理。其服务网络为其成员提供信息和专业发展机会。

IAEM 也积极支持中国危机管理发展。IAEM 于 2006 年在北京与中国民政部应急救援促进中心合作举办专业危机管理论坛与会展，2007 年参与在上海西郊迎宾馆召开的国家民防办主办、上海民防办承办的 21 世纪国际民防发展研讨会，2008 年与联合国合作参与在成都召开的地方政府减灾联盟第二次顾问会议。IAEM 在中国设立了上海联合减灾与应急管理促进中心，推动减灾与应急管理事业在中国的发展。

此外，IAEM 在新加坡举办了 IAEM 亚洲和大洋洲区联合年会与专业展览。

7.3 非政府应急管理组织的作用

在应急管理方面，各国的非政府应急管理组织发挥着作用。非政府应急管理组织是由从事应急管理领域理论研究与实践工作的专家、学者发起，依法登记的学术性、联合性、专业性、非营利性社会团体。其主要任务是搭建从事应急管理研究与实践的组织与个人的共享平台，促进应急管理领域的科学研究、人才培养、科学普及、社会服务和国际合作交流。

一些应急管理学会组织还针对应急管理理论与方法开展研究与咨询工作，如应急管理系统工程研究，应急管理决策理论与方法研究，组织应急管理体系、标准与评价理论方法研究，组织应急管理成熟度及评价方法研究，公共危机应急管理、企业应急管理研究，应急管理预案编制及评价方法研究，应急管理信息系统研究，案例推理的应急决策支持系统研究，应急组织与人力资源管理研究，应急产业研究，应急物流管理研究，危机管理研究，组织

---

[1] 福尔斯彻奇（Fulls Chuch），位于美国首都华盛顿特区市中心到机场的正中间。

风险管理研究，灾害管理研究，应急管理案例库以及应急管理系统仿真研究与平台建设研究等。

中国陕西省应急管理学会开展有继续教育和培训。学会开设的主要课程有：应急管理者/应急领导、应急管理概论、应急项目管理、典型应急事件及管理、应急决策、应急预案与演练、应急志愿者发展与管理、西方应急管理体系概论、中国应急管理体系概论、应急管理沟通与公关、应急管理组织与人力资源管理、应急管理信息系统概述、应急管理系统工程、应急产业概论、应急物流（资）管理、应急心理支援概论、应急典型案例分析、应急评估、风险管理、灾害管理、危机管理、安全管理、紧急救助、政府应急管理、企业应急管理、社区应急管理、城市应急管理、生活中的应急管理等。

在应急管理咨询服务工作方面，提供有不同类型组织的应急管理规划编制、应急管理系统诊断与应对对策、应急管理体系系统设计、应急管理预案编制与演练、应急管理领域战略与策略设计，以及企事业单位的应急管理、危机管理对策。

非政府应急管理组织与各界开展全方位应急管理领域的合作、交流，为促进应急管理学科领域的发展，提高科学研究、人才培养和社会服务水平做出了贡献。

8

应急产业与救助中心

8.1 应急产业及其类别

应急产业亦称为公共安全与应急产业，是为预防、处置突发事件提供产品、技术和服务的新兴产业。应急产业具有多行业交叉和服务公共安全的属性，因此，发展应急产业，有利于国家的防灾减灾和公共安全；有利于政府应急处置突发事件，特别是对毒性事件的应急处置；有利于基层的产业结构优化和社会和谐稳定；有利于企业的市场拓展和利润增长；有利于公众的安全和健康。由此可见，应急产业是从事研发、制造、生产、销售和提供各种相应服务活动的部门、单位和社会组织，特别是企业的总集合体①。

应急产业按类别划分为：救援处置装备与技术、监测预警诊断设备与技术、预防防护产品与技术和应急教育培训咨询服务。2009年9月4日，中国工信部将应急产业分为四类，即：感知和预警类、预防和防护类、救援和处置类及服务类。②

感知和预警类

第一，自然灾害监测产品，如气象雷达、对地遥感观测卫星等灾害天气监测装备，山体崩塌、泥石流等地质灾害监测设备，海啸、赤潮等海洋灾害监测仪器，蝗虫、稻飞虱等生物灾害监测仪器，地震、水旱、森林大火等灾害监测设备。

第二，事故灾难监测产品，如瓦斯、辐射、微波、静电、噪音、粉尘、毒物等安全隐患监测设备，河流、湖泊、水库及沿海水域污染物监测设备，交通运输装备防撞预警装备，核辐射、危险化学品（含剧毒品）泄漏监测仪器，感光、感温、感烟、可燃气体探测仪器等。

第三，公共卫生监测产品，如鼠疫、疟疾等传染性疾病监测设备，禽流感、甲型H1N1流感等疫情监测仪器，食品药品卫生安全检测设备，空气质量与环境检测仪器，土壤、化肥、农药、兽药残留物、污染物检测仪器，体温监测仪器等。

第四，社会安全监测产品，如群体性突发事件、金融突发事件、涉外突发事件监测系统，易燃、易爆、强腐蚀、放射性等危险物品监测仪器，人脸和声音识别设备，监视监控防范系统等。

预防和防护类

第一，个人防护产品，如阻燃、防静电、绝缘、拒水、防辐射、防油、防弹、防生化等防护产品，安全帽、目镜、面具等头部防护产品，绝缘、高温、低温、防砸等手足防护产品，安全网、安全带等防

---

① 闪淳昌. 大力发展应急产业. 中国应急管理，2011，3.
② 中国工信部. 关于印发加强工业应急管理工作指导意见的通知，2009-09-04.

坠落产品、眼睛、面部、手等护肤用品、疫苗等。

第二，生产防护产品，如交通、工矿安全设备，危险化学品安全设备，机械设备安全防护设备，建筑作业安全设备，电力作业安全防护设备，冶金工业安全设备，消防安全设备，危险材料存放、处理设备，高空作业防护及防坠设备，瓦斯监控设备，锅炉压力容器安全设备等。

第三，公共防护产品，如出入口控制系统、防雷产品、社区安全防范系统、网络安全系统与防护产品、电子报警安全装置、公共安全标识设备等。

第四，防护材料，如聚碳酸酯、凯夫拉纤维、有机芳香聚酰胺纤维、超高强度聚乙烯、耐燃耐火材料、阻火填塞材料、阻燃剂及阻燃材料、耐燃耐热电线电缆、防火建筑装饰材料等。

救援和处置类

第一，应急救援产品，如起重、挖掘、破拆、清除、支撑等工程装备及相关便携式设备，生命和物体探测装备，搜救救生设备，消防救援器材，道路、管道、桥梁、通信等基础设施修复装备，舟桥装备等。

第二，应急运输产品，如直升机、水上飞机、运输机等空中救援装备，搜救车辆、运输车辆等地面救援装备，搜救船只等水面救援运输装备，城市街道、高速公路及其他领域的除冰雪设备等。

第三，应急救护产品，如抢救医疗器械、医药用品、消杀用品、医疗急救车、卫生防疫车、呼吸器等。

第四，应急通信产品，如应急指挥调度平台、救援应急指挥系统、卫星通信设备、短波电台、移动应急通讯车等。

第五，应急电源产品，如移动应急电站车、应急电源配电车、应急发电设备、应急照明设备等。

第六，应急生活产品，如简易板房、帐篷、棉衣、棉被、食品等。

第七，反恐产品，如特种车辆，无人机，橡胶救生船，排爆设备及各种器材，定向爆破器材，反恐救援、作战和训练装备等。

第八，其他产品，如液体、气体和固体废弃物处理材料和设备等。

服务类

第一，社会救援服务，如为事故救助提供专业救援力量的各类社会机构和组织。

第二，咨询培训服务，如为政府、企业、个人提供应急管理咨询和培训的机构和组织。

第三，应急物流服务，如为应急工业产品提供仓储、运输等服务的各类组织。

8.2 国际SOS救援中心

国际 SOS 救援中心（International SOS Pte Ltd）的前身是 1985 年创立于新加坡的亚洲国际紧急救援中心。1998 年 7 月，亚洲国际紧急救援中心全面兼并国际 SOS 救助公司（International SOS Assistance），创建了世界上第一家国际医疗风险

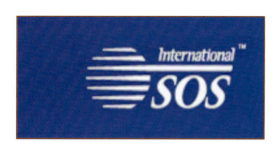

图 43 国际 SOS 救援中心标识

管理公司。

国际 SOS 救援中心是世界领先的提供医疗救援、国际医疗保健服务、安全服务和外包服务的机构，也是全球最具竞争力的国际紧急医疗救援公司之一。同时，也是全球偏远地区现场医疗服务的最主要提供者。

国际 SOS 救援中心具有专业的工作方式、应付突发事件的快速反应能力、全球网络的密切配合和国际保险的有效利用等优势，对国际救援活动发挥了重要的支持作用。特别是由政府包办的涉外救援形式转为国际化、标准化和商业化服务，不仅充分利用了保险服务，减少了政府的财务支出，而且还有效地避免了由非政治事件造成的不良政治影响和后果。

国际 SOS 救援中心拥有以具备丰富医疗救助经验的专家为主体的 3700 名员工，用 86 种工作语言昼夜为全球 65 个国家和地区的海外旅居和旅行者提供服务，包括医疗服务、健康保健、紧急救援及安全保障服务等。

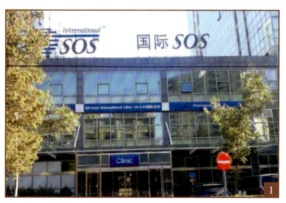
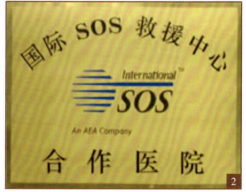

图 44 国际 SOS 救援中心开设的分支机构和合作医院（1. 北京国际 SOS 救援中心；2. 北京海军总医院成为国际 SOS 救援中心合作医院）

8.3 现代救援医学与应急处置

救援医学区别于单纯的急救医学，是以"大急救"（即救援）为中心，以急救医学、灾难医学、临床急诊学、危重症监护学为基础，融入通讯、运输、建筑、消防、生物医学工程等多学科扩展形成的一门综合性学科。

现代救援医学广泛涉及院外急救、医学及灾难条件下的监护运输、院内急诊、院内对各类灾害及应急事件的危重症监护救治、中毒救援学、交通事故救援学等方面。如机场救援医学即研究在飞机场内外发生航空器紧急情况，或不涉及航空器紧急情况，对人员的急救、治疗、护理等。因此，现代救援医学必须关注医学之外的灾害科学问题，必须了解机场应急计划，能及时、有序、高效率地从机场的正常活动转入紧急状态；特别还应掌握机场救援预案的基本框架及内容，这包括掌握遇险生存的方法，即寻求生存的场所和加以保护、寻求维持生命的水和食物、寻找求生之路；及时全面控制伤病、树立坚定求生希望之心。

自20世纪70年代以来，在救护车、直升机内有医学基本装备，如自动心脏除颤器、简易呼吸器、氧气瓶、负压担架、脊柱板、颈托等，以及有关的药品、敷料等。

急救社会化、结构网络化、抢救现场化、知识普及化必将成为21世纪国际救援医学发展的原则和大趋势。"医学救援专家"是灾害发生后，把灾害对人的生命、健康的伤害减少到最低程度的关键人物。中国著名的急救、复苏、灾害医学救援专家李宗浩①在处置重大急性中毒、有机磷杀虫药中毒、安眠药中毒、亚硝酸盐中毒、煤气中毒和食物中毒方面做出了突出贡献。

现代救援医学与应急处置密切相关。当今，我们没有完全预防更无法杜绝灾害发生的能力，但是把灾害所造成的危害减小到最低限度，不仅是必须的，而且是可能的。

---

① 李宗浩（1939— ），浙江湖州南浔人。主任医师、教授，长期从事急救事业，主持筹建并在北京急救中心担任领导工作。任中国武警医学院、武警总医院首席急救专家，中国灾害防御协会救援医学会会长，中国医师协会急救、复苏专业委员会主任委员，世界急救、灾害医学协会成员，《中国急救复苏与灾害》杂志总编。主编《现代急救医学》《现代灾害医学》等专著。曾被原西德授予空中救援总部荣誉会员。

第78卷

毒品管理与禁毒史

本卷主编 史志诚

卷首语

毒品问题主要包括毒品犯罪和吸毒以及由二者衍生出来的一些相关问题。作为当今全球三大公害之一，毒品问题受到国际社会的高度重视。关注毒品问题，下大力气解决毒品问题，联合起来扫除毒害，已成为各国政府的一项重要而艰巨的任务。

值得指出的是，尽管禁毒有国际法，各国也有相应的禁毒法律，但毒品犯罪形势依然十分严峻。

本卷阐述了当今世界毒品犯罪、毒品非法生产与贩运、毒品的走私犯罪、贩毒集团与肃毒战争的严峻形势以及联合国的全球禁毒战略。记述了近百年来国际社会的关注和国际禁毒公约不断完善的历程、一些国家根据本国实际制定的禁毒法律与管理措施以及国际禁毒组织机构。同时，记述了当代禁毒状况，主要是联合国的全球禁毒战略、各大洲缉毒战况、毒品防控与管制政策执行状况、禁毒的国际合作以及加强网上监管，防范"网络毒祸"的情况。此外，对毒品的非法滥用与戒毒、有关毒品管理与禁毒的历史专著做了介绍。

1

毒品犯罪与禁毒

1.1 毒品犯罪

《联合国禁止非法贩运麻醉药品和精神药物公约》中将毒品犯罪定义为：不仅指非法生产、提炼、配制、兜售、分销、出售、交付、经纪、发送、过境发送、运输、进口或出口麻醉药品和精神药品的行为，种植毒品原植物的行为，并且包括上述活动的预备行为以及与之有关的危害行为。

毒品犯罪是典型的具有跨国性质的国际犯罪。毒品犯罪在世界上泛滥的原因主要是巨大经济利益的驱使。据联合国调查，在20世纪80年代，全世界一年的毒品交易额高达5000亿美元，是仅次于军火而高于石油的世界第二大宗买卖，相当于国际贸易总额的13%。据联合国禁毒署1997年度报告，世界人口的10%卷入了毒品的生产和消费。

毒品犯罪的类型主要是：

第一，经营牟利型毒品犯罪（走私、贩卖、运输、制造毒品罪，非法种植毒品原植物罪，非法买卖、运输毒品原植物种子、幼苗罪，走私制毒物品罪，非法买卖制毒物品罪）。

第二，持有型毒品犯罪（非法持有毒品罪，非法携带、持有毒品原植物种子、幼苗罪）。

第三，妨害司法机关禁毒活动的犯罪（包庇毒品犯罪分子罪，窝藏、转移、隐瞒毒品、毒赃罪）。

第四，帮助毒品消费罪（引诱、教唆、欺骗他人吸食注射毒品罪，容留他人吸食、注射毒品罪，非法提供精神药品、麻醉药品罪）。

第五，相关的其他毒品犯罪。如：直接的获取性犯罪（潜入药店行窃，窜改和偷窃处方）、间接的获取性犯罪（为了购买毒品而偷窃财务）、后果性犯罪（指吸毒后，由毒品发生作用而造成的犯罪行为）。

1.2 毒品非法生产与贩运

毒品的非法生产

据1997年统计，除原产地居民可能吸食初级鸦片产品外，世界毒品市场上主要是提纯物。以罂粟为例，1997年其初级产品鸦片4861吨，1995—1996年截获没收鸦片210吨；生产国及邻国鸦片消费及流通中的损耗一般占原产地产量的30%，因此，可用鸦片约为3300吨。按"鸦片∶海洛因=10∶1"的提纯率，1997年的海洛因产量为330吨。如果减去没收的海洛因30吨,在世界消费市场上流通的海洛因约为300吨。此外,有700吨可卡因进入世界消费市场。

长期以来,"金三角"的非法鸦片产量一直位居榜首。1991—2000年的10年中,阿富汗与"金三角"地区的非法鸦片平均年产量分别为2761.7吨和1667.9吨,分别占全球平均年总产量4707.8吨的58.1%和35.4%。

海洛因的全球产量,在1990—2000年期间呈稳定增长态势,平均年增长462.1吨,年平均增长率为25%;20世纪90年代后半期的年均增长率高于前半期,分别为28%和23%。

野生大麻遍布全球,南非、加纳、阿尔巴尼亚、俄罗斯、荷兰、哥伦比亚、牙买加、巴拉圭、墨西哥、加拿大、美国、泰国和澳大利亚等103个国家为大麻主要来源国。全世界大麻产量约50万吨。

欧洲是非法制造"摇头丸"的主要基地。1991—2001年期间制造"摇头丸"的两种前体物质在欧洲地区的缉获量占全球总量的87%,相当于每年4.7吨的"摇头丸"产量。在此期间被侦破摧毁的地下实验室数量,荷兰居首位,第二位为比利时,分别占全球总量的75%和14%,其次为英国(6%)和德国(4%)。

毒品的非法转运路线

由于国际贩毒集团的大量存在及吸毒、贩毒活动的跨国界性,世界上许多国家都存在着秘密的毒品转运及交易地。

在亚洲,毒品转运中心主要有香港、新加坡、曼谷以及土耳其和黎巴嫩等国家和地区。菲律宾因与亚洲著名的毒品产地"金三角"地区隔海相望,南面和东面与澳大利亚和美国两个毒品消费大国经海路相通,因此成为国际贩毒集团的中转站。

欧洲的毒品贩运基地包括巴塞罗那、阿姆斯特丹、巴勒莫、卢森堡、列支敦士登以及罗马尼亚和保加利亚的一些城市。罗马尼亚和保加利亚是毒品从亚洲转运到欧洲的主要通道。

在拉美地区,特立尼达和多巴哥、巴哈马也是世界性的毒品转运中心。委内瑞拉—加勒比通道是哥伦比亚毒品运往美国和欧洲的主要路线。

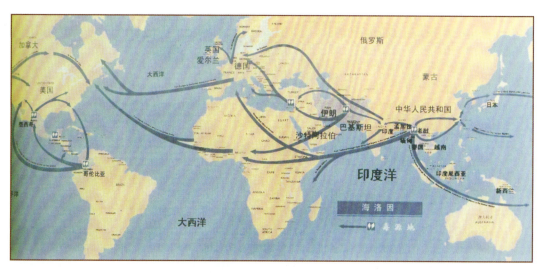

图45 国际毒品种植区域及贩运路线图(引自《为了一片净土》,云南民族出版社,1998)

在非洲，阿尔及利亚、南非以及西非的一些国家，如尼日利亚、塞内加尔等因其所处的地理位置也成了毒品的转运站。

毒品的海上运输线路主要是从印度洋沿岸港口，经越南、韩国、符拉迪沃斯托克(原海参崴)，然后再到墨西哥和哥伦比亚。毒品的空运线路是从西非绕经俄罗斯后再到欧洲。

毒品走私犯罪是以牟取暴利为目的，违犯国际法和国家毒品管理法规以及海关管理法规，逃避海关监管，非法运输、携带、邮寄进出境，并在境内贩运、贩卖的行为。

20 世纪 60 年代至 80 年代，世界上出现三大非法毒品产销基地，即位于东南亚的缅甸、泰国、老挝三国交界的"金三角"①，位于西南亚的阿富汗、巴基斯坦和伊朗三国交界的"金新月"②，地处拉丁美洲的哥伦比亚、玻利维亚、秘鲁、墨西哥交界的"银三角"③。这三个地区生产的毒品占全球毒品的 90% 以上。世界上已形成的两个主要毒品市场，一个是美国，另一个是欧洲。

1.3 毒品的走私犯罪

"金三角"地区的毒品走私犯罪

20 世纪 60 年代初，"金三角"是世界上最大的鸦片种植区。20 世纪 70 年代，其鸦片产量超过千吨，约占世界鸦片产量的 70%。20 世纪 90 年代中后期，随着称霸"金三角"地区的坤沙国际毒品集团的覆灭与国际社会的努力，作物种子交换鸦片种子计划获得很大成功，"金三角"地区的鸦片产量大幅度下降。据联合国禁毒署 2002 年年度报告，2002 年，"金三角"的鸦片产量已减至 800 多吨。但"金三角"仍然是世界毒品市场最受青睐的精制海洛因的主要供应地。

"金新月"地区的毒品走私犯罪

"金新月"是 20 世纪 80 年代以后发

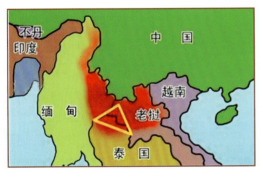

图 46 "金三角"地区

---

① "金三角"，是位于东南亚泰国、缅甸和老挝三国边境地区的一个三角形地带，包括泰国的清莱府、清迈府北部，缅甸北部的掸邦、克钦邦和老挝的琅南塔省、丰沙里、乌多姆塞省以及琅勃拉邦省西部。曾是缅甸的罗兴汉贩毒集团、坤沙贩毒集团及其他较大贩毒集团的根据地。

② "金新月"，位于阿富汗、巴基斯坦和伊朗三国的交界地带，包括巴基斯坦的西北边境省和俾路支省、伊朗的锡斯坦-俾路支斯坦省、阿富汗的雷吉斯坦和努里斯坦等地区。

③ 拉丁美洲地区的中心为哥伦比亚、厄瓜多尔、玻利维亚和秘鲁。其中厄瓜多尔和哥伦比亚共同接壤的亚马孙地区的 50 千米的地带，是哥伦比亚贩毒分子控制的中心地区。

展起来的新的鸦片产区。仅 10 年的时间，"金新月"的鸦片产量即达到上千吨。1996 年，鸦片产量更是高达 2250 吨，成为继"金三角"之后的世界第二大鸦片产区。20 世纪 90 年代末期，"金新月"取代了"金三角"在毒品生产中的霸主地位，成为世界头号鸦片产区。据联合国禁毒署 2002 年年度报告，2000 年"金新月"非法鸦片产量高达 3284 吨。目前，欧美毒品市场上的海洛因大部分来自"金新月"地区，欧洲市场的海洛因约 90%来自阿富汗。此外，"金新月"也生产大麻和可卡因。

"银三角"地区的毒品走私犯罪

拉丁美洲是全球唯一的古柯产地，大麻产量也居全球产量的 80%。"银三角"可谓是世界古柯、大麻生产的重要基地。全球毒品市场上 90%以上的可卡因来自"银三角"地区。

秘鲁是世界最大的古柯生产国。1990 年古柯叶产量为 19.69 万吨，1996 年为 17.47 万吨。玻利维亚的古柯产量次之，为世界第二。据玻利维亚官方统计，该国 600 万人口中约有 50 万人从事古柯种植和加工，10 万人从事毒品贸易，每年外销古柯叶的收入不下 10 亿美元。哥伦比亚的古柯产量位居世界第三。20 世纪 80 年代以来成为世界最大的可卡因精炼和输出中心。另外，哥伦比亚还是世界最主要的大麻生产国，近年来，其大麻产量已达 4.7 万吨。

1.4 毒品走私的新手法

用狗走私毒品

除了武装贩毒之外，贩毒集团采取了许多新手法进行贩毒。

美国纽约市海关人员曾发现一只身体看起来十分虚弱的牧羊犬。随后，海关人员对这只四岁的牧羊犬进行了 X 线检查，发现它的胃里竟然有 10 只装满可卡因的避孕套，而且已经引发感染。

2013 年 3 月，意大利警方捣毁一个贩毒团伙。为了走私毒品，该团伙成员迫使狗吞下成捆的重达 2.8 磅（约 1.3 千克）的可卡因，待狗将毒品运到目的地后，他们便会残忍地切开狗的腹部取出毒品包

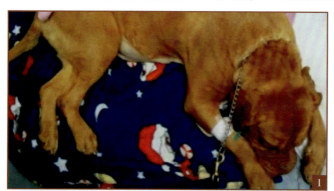
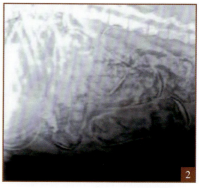

图 47 用狗走私毒品（1. 一只被解救的"贩毒狗"；2. X 线片显示贩毒狗胃内有大量毒品）

装。其间，至少有 50 只狗因此死亡。①

毒贩租用高级警官住宅当毒品工厂

2009 年，苏格兰和英格兰警方平均每天发现 20 家毒品工厂，没收价值 1.5 亿英镑（15 亿元人民币）的毒品。经济衰退让贩毒集团可以占据大量空旷的电影院、住宅、办公室、酒吧和商店等，并将这些地方改造成制毒工厂。

据英国《每日邮报》报道，英国伦敦警察厅助理警察总监罗德·贾曼通过网络出租机构出租了自己位于埃塞克斯郡的四居室。胆大的毒贩租用了这栋价值 40 万英镑（约 410 万元人民币）的住宅，并在住宅内办起了毒品工厂。②

2010 年 12 月初，贾曼的邻居告诉他，他们经常听到房子里传出奇怪的噪音。贾曼随即回去查看，发现他的住宅竟然变成了制毒中心，里面的设施都是生产 B 级毒品的设备。更令贾曼吃惊的是，这栋房子显然遭到其他贩毒团伙的洗劫，地板上发现弯刀，后窗也被打碎。犯罪分子给他造成了 4.8 万英镑（约 49 万元人民币）的损失，另有生产毒品欠下的 2 万英镑（约 20 万元人民币）电费账单。警方通过租房机构获得了租住人的身份和银行账户等资料，开始调查逮捕嫌犯。

阿富汗军人贩毒

2003 年 6 月 23 日，阿富汗库纳尔省警方从一名陆军中尉穆罕默德·多斯特的轿车中搜出了 167 千克粗制鸦片，价值 9.2 万美元。这个案子首次证明，那些在推翻塔利班政权战斗中英勇善战的指挥官中也有人陷入毒品交易的泥潭而不能自拔。③

球员因贩毒入狱

据英国媒体《太阳报》2012 年 10 月 14 日报道，至少有 126 名前球员因为贩毒入狱，其中 124 人不到 25 岁。为了追求大把金钱，这些球员铤而走险，走上贩毒之路。这个惊人的统计数字，成为英国职业足球的巨大耻辱。④

"毒骡"贩毒

"毒骡"（Drug Mules）⑤，就是越境偷运毒品的人，受金钱诱惑或谎言欺骗，他们被贩毒集团利用成为运毒工具。因此，"毒骡"并不是真正的毒贩（Drug Trafficker），而只是运输毒品的工具。

据菲律宾外交部 2013 年 7 月 11 日透露，有近 700 名菲律宾人因为贩运毒品被拘押在外国监狱中，其中大部分是妇女。截至 2013 年 6 月 30 日，羁押在英国监狱里的尼日利亚妇女有 151 名，其中 85 名是因持有毒品罪而被关押的"毒骡"。619 名南非"毒骡"在外国监狱服刑，其中几乎一半以上是在南美监狱。加上没有通知领事馆的数目，在外国监

---

① 戚易斌. 意大利破获利用狗走私毒品案 毒贩逼狗吞毒入腹. 中国新闻网，2013-03-21.
② 唐华. 英国大胆毒贩租用高级警官住宅当毒品工厂. 国际在线专稿，2010-12-28.
③ 赵俏. 阿富汗军人竟然贩毒. 世界新闻报，2003-09-08.
④ 126 名英伦前球员因贩毒入狱. 网易体育，2012-10-14.
⑤ Mule 指的是越境偷运物品的人。偷运的办法包括藏在运输工具、行李、衣服内，贴身携带和把身体作为容器。还有一种偷运毒品的方法是把身体作为容器，这样的走私者也叫 Swallower 或 Internal Carrier，这种行为被称为 Body Packing 或 Body Stuffing。

狱服刑的南非"毒骡"可能要超过1200名。① 此外，中国 2005—2011 年破获外籍人贩毒案 1399 起，抓获犯罪嫌疑人 1723 名，缴获毒品 3.9 吨。

据中国海关总署消息，越来越多的外国毒贩利用网络对中国妇女进行行骗，以感情为诱饵，在女方不知情的情况下为他们做"毒骡"。

"网络"贩毒

进入 21 世纪，不法分子利用互联网贩卖易制毒化学品②的形势日趋严峻，引起了国际社会的高度关注。联合国毒品和犯罪问题办公室、国际麻醉品管制局呼吁，各国要关注这一犯罪的新趋势，并采取相应的预防措施。2008 年，美国专门出台了《瑞恩·海特网上药房消费者保护法案》，禁止任何单位和个人利用互联网销售含有易制毒化学品的处方药。③

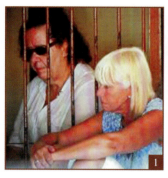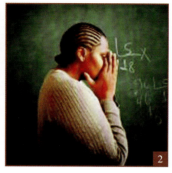

图 48 "毒骡"（1. 英国姐妹"毒骡"被关在印度尼西亚监狱；2. 西班牙监狱里的葡萄牙女"毒骡"）

1.5 联合国的全球禁毒战略

鉴于全球毒品犯罪呈现集团化、国际化、网络化，并对人类健康和各国政治、经济、社会治安的危害日趋严重的新情况，联合国于 1990 年 2 月 20 日在纽约召开了"国际合作取缔麻醉药品和精神药物非法生产、供应、需求、贩运和分销的联大特别会议"，会议通过了《政治宣言》和《全球行动纲领》，确立了"减少毒品非法供应"和"减少毒品非法需求"两大禁毒战略。同时，郑重宣布将 20 世纪最后 10 年（1991—2000）定为"国际禁毒十年"。要求各成员国立即开展有效而持续的禁毒斗争，促进《全球行动纲领》的实施。

全球毒品之所以泛滥，一方面是不法分子从事毒品的非法生产和贩卖，另一方面是有大量的瘾君子在滥用各种毒品。因此，毒品的控制必须在生产、流通、消费三个环节强化禁毒措施。禁毒斗争要取得成效，就必须"两减并行"，即减少非法供应与减少非法需求双管齐下。与此同时，要加强国际禁毒合作。

---

① 袁金会. "毒骡"之祸. 华商报，2013-07-11.
② 易制毒化学品，指的是国家规定管制的可用于制造麻醉药品或精神药品的化学原料和配剂。中国列入管制列表的有三大类 24 种。其中，第一类是可用来制造毒品的原料，有 13 种；第二类和第三类的绝大多数是可用来制造毒品的化学配剂，分别有 5 种和 6 种。
③ 邹伟，周英峰. 国家禁毒委员会副主任、公安部副部长张新枫谈互联网易制毒化学品信息监管. 新华网，2010-09-27.

减少毒品非法供应

减少毒品非法供应需通过国家立法，用国家法律重典制裁种毒、运毒、制毒和贩毒者，通过警方、海关等部门的共同努力，加强对毒品的种植、加工、生产、运输、销售等环节的控制，对麻醉药品严格管理、堵源截流，切断毒品来源。同时，控制毒品走私，控制毒品种植，促进替代物发展。

减少毒品非法需求

减少毒品需求的最好策略是清除毒品市场，而不仅是告诉人们毒品有害健康。一方面针对吸毒人群，通过早期诊断及有效的治疗和身心康复等综合性干预措施，使之尽早离开毒品；另一方面针对未吸毒人群特别是药物滥用的高危人群，采取宣传教育的手段，预防和减少新的吸毒者产生，从而降低社会对毒品的需求。

强化国际禁毒合作

国际禁毒合作主要是开展毒品犯罪情报信息的交流与合作，调查取证，送达刑事诉讼文书，移交物证、书证和视听资料及引渡。

在美洲，1990年2月，美国、哥伦比亚、玻利维亚、秘鲁四国签署了严厉控制毒品的生产加工、交易和消费的《卡塔赫纳声明》。这一声明表明，美洲国家反毒品斗争已从以往的各自为战走上了区域和国际合作的道路。

在亚洲，为加强区域禁毒的国际合作，2013年在MOU[①]合作框架下，中国、老挝、缅甸和泰国四国开展了"平安航道"联合扫毒行动，在2个月时间内破获毒品犯罪案件1784起，抓获犯罪嫌疑人2534名，缴获毒品9.7吨、易制毒化学品260吨。2014年，中越两国又开展了双边联合行动，在4个月内破获毒品案件3180起，抓获犯罪嫌疑人3820名，缴获毒品922千克。[②]

在欧洲，欧洲联盟成员国经常通过国际会议或双边会晤，就禁毒问题进行磋商。设在里昂的欧洲警察组织成为西欧与外界互通情报、共同缉毒的重要国际组织之一。

在非洲，1999年非洲统一组织和各区域组织特别是西非国家经济共同体和南部非洲发展共同体通过了一些区域行动计划来推进麻醉品管制的目标。

由于国际社会的禁毒努力，1998年6月8—10日，联合国召开第二十次特别会议，185个成员国的代表将就如何加强国际司法合作、控制兴奋剂、减少毒品需求、打击洗钱、根除非法毒品作物及执行替代发展战略等问题进行讨论。会议通过了《政治宣言》《减少毒品需求指导原则宣言》《在处理毒品问题上加强国际合作》等文件，为全世界建立一个"无毒品世界"制定了跨世纪战略。

[①] 东亚次区域禁毒谅解备忘录（Memorandum of Understanding，MOU），是世界上较早成立的次区域禁毒合作机制。

[②] 梁爽. 东亚次区域禁毒谅解备忘录签约方第一届缉毒执法会议在京召开. 中国公安部网站，2014-11-15.

2 国际禁毒公约历程

2.1 国际社会联合禁毒的最初努力——万国禁烟会

美国圣会教士勃伦脱的建议

1906年,时任菲律宾主教的美国圣会教士勃伦脱写信给美国总统西奥多·罗斯福,请他关注国际禁毒问题和美属菲律宾的鸦片问题,建议由中美两国共同发起国际性禁烟大会。罗斯福接受了这一建议,提议在远东地区发起召开一次国际禁烟会议。经过一年多的国际间磋商,各国定于1909年2月1日在上海举行万国禁烟会议。

第一次国际禁毒会议决议

1909年2月1日,根据美国总统罗斯福的建议,国际鸦片委员会会议在中国上海外滩汇中饭店(今和平饭店南楼)召开,史称"万国禁烟会",这次会议成为第一次国际性的禁毒会议。来自中国、美国、英国、法国、德国、俄国、日本、意大利、荷兰、葡萄牙和暹罗(今泰国)、波斯(今伊朗)等13个国家的41名代表参加了会议,共商禁烟大计。

1909年2月26日,会议就限制用于正当目的的鸦片数量、对鸦片的进口实行管制、逐渐取缔吸食鸦片等问题通过九项决议案:

第一,中国政府以禁除全国鸦片烟出产行销之事,视为重大,实力施行,且与舆情协助,得以日渐进步。故本会会员承认中国之坚诚,虽各处成效不一,然已获益不浅矣。

第二,因思中国政府实行禁阻吸烟之例,他国亦同有此举动。故本会敦请各代表,陈请各该政府,于其本境或属地内,体察各国情形,逐渐推行吸烟之禁令。

第三,本会查得鸦片烟之用,除作医药外,在会各国,均视为禁物,而颁行严密条例,使之逐渐消减。因此,本会承认各国情形虽有不同,唯应敦促各国政府,借鉴别国办理之经验者,订其取缔规则。

第四,查各国政府均有严厉法律,其宗旨或直接间接以禁止鸦片烟,暨鸦片质提制之品,私运入国。因此,本会会员声明凡与会各国,均有责任订立相当之规例,以禁止鸦片烟暨鸦片质提制之品,运往已颁行上开禁例之他国。

第五,查吗啡之制售流布,漫无限制,早酿成巨患。吗啡痼疾,已露蔓延之象。因此,本会甚愿力请各国政府,制定严厉规则,于其本境或属地内,以取缔此项药物之制售流布,及由鸦片中提制杂和之品,研究其质,倘若妄用别与吗啡毒害相同者,一律限禁。

第六,本会会员于组织上碍难按科学之理,研究鸦片烟及戒烟药品之性质功用,然深悉此项研究极为重要,故本会甚望各代表,将此项问题陈诸各该政府,酌定办法。

第七,本会极力敦促凡在中国有居留

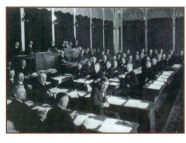
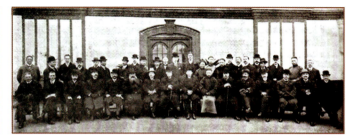

图49 第一次国际禁毒会议（中国上海，1909年2月1日。左图为会议会场，采自联合国《世界毒品报告》1997，162页；右图为与会成员的合影）

地及租界之各国政府，倘于各该居留地及租界之内尚未实行关闭鸦片烟馆者，须仿照他国政府已经施行之禁令，参酌情形，迅速举办。

第八，本会会员敦促凡在中国有居留地或租界之各国代表，须陈请各该国政府，与中国议定条例，禁止制造贩卖内含鸦片烟质，或鸦片提制品之戒烟丸药。

第九，本会会员劝勉各国代表，陈请各该国政府，凡在中国有居留地或租界者，施行药商专律，于领事裁判权限之内，俾该国之民，有所遵守。

历史意义

决议虽然属于建议性质，对签字国不具有约束力，但会议确定的原则催生了首部国际禁毒公约——1912年《海牙禁止鸦片公约》的缔结，有力地推动了世界禁毒斗争的开展，万国禁烟会在国际禁毒史上具有里程碑意义。

为纪念"万国禁烟会"这一在国际禁毒史上具有里程碑意义的重要事件，进一步推进禁毒国际合作，中国政府于2008年2月26日在上海主办了百年纪念活动。100年前参加万国禁烟会的中国、美国、德国、英国等13个国家和柬埔寨、老挝、缅甸、越南以及两个国际组织的代表等出席纪念活动。

2.2 国际禁毒公约

第一个国际禁毒公约——《海牙禁止鸦片公约》

1912年1月，由中国、美国、日本、英国、德国等国家在海牙召开禁毒国际会议，签订了第一个国际禁毒公约——《海牙禁止鸦片公约》。公约规定：缔约国应当制定法律管制"生鸦片"的生产、销售和进口，逐渐禁止"熟鸦片"的制造、贩卖和吸食，切实管理吗啡、海洛因、古柯等麻醉品。

《关于熟鸦片的制造、国内贸易及使用的协定》和《国际鸦片公约》

为了检验《海牙禁止鸦片公约》的实施情况以及解决禁止贩运毒品的问题，在国际毒品顾问委员会的提议下，各国召开了两次日内瓦国际禁毒会议，并于1924

年 12 月 11 日签订了《关于熟鸦片的制造、国内贸易及使用的协定》，后又于 1925 年 2 月 19 日签订了《国际鸦片公约》。

《限制制造及调节分配麻醉品公约》《远东管制吸食鸦片协定》和《禁止非法买卖麻醉品公约》

为了补充《海牙禁止鸦片公约》和《国际鸦片公约》的内容，更加严格地限制麻醉药品的制造，1931 年 7 月 13 日，各国在日内瓦签订了《限制制造及调节分配麻醉品公约》。1931 年 11 月 27 日，在曼谷签订了《远东管制吸食鸦片协定》。1936 年 6 月 26 日，在日内瓦签订了《禁止非法买卖麻醉品公约》。该公约第一次把非法制造、变造、提制、调制、持有、供给、兜售、分配、购买麻醉品等行为规定为国际犯罪，这是国际禁毒立法上的一项重大突破。

1946 年修正的《禁止非法买卖麻醉品公约》，不仅明确规定了非法制造、买卖、运输、进口和出口麻醉品的行为属于犯罪行为，同时还对这些罪行的刑事管辖权做了规定。该公约还规定，每一缔约国同意采取必要的立法措施适用刑事或其他剥夺自由的刑罚，严惩同毒品生产、制造、贩运等有关的犯罪行为，以及它们的同谋和未遂及预备行为。

联合国经修订的《1961 年麻醉品单一公约》

1961 年 6 月 30 日，联合国大会通过《1961 年麻醉品单一公约》（Single Convention on Narcotic Drugs）。该公约不仅对过去的公约和协定进行了合并和修订，还将管制范围扩大到了天然麻醉品原料的种植等方面，并对有关刑事管辖权的问题做了规定。其主要内容是：限定了麻醉品的范围，并分别列入四个表格，规定给予不同级别的管制；规定了缔约国的一般义务；规定联合国经济及社会理事会麻醉品委员会及国际麻醉品管制局执行公约分别被授予的职权和职能；规定了对各类麻醉品如鸦片、古柯与古柯叶、大麻等在生产、种植、制造、国际贸易、分配、持有、使用中的限制、管制、监察和检查的措施；规定了对违反公约规定应给予的处罚；规定了防止滥用麻醉品的措施。

《1961 年麻醉品单一公约》是反对违法麻醉品制造和走私的国际条约，它形成了全球药品控制制度的基础。以前的条约只控制鸦片、古柯和其衍生物（如吗啡和海洛因）；而 1961 年采用的这一单一公约巩固了以前的那些条约，拓宽了它们的范围（包括大麻），允许控制具有与条约中指定药品相似影响的任何药品。国际麻醉药管制委员会（International Narcotics Control Board，INCB）负责控制药品生产、国际贸易和分配。联合国药物管制与预防犯罪办事厅代表 INCB 进行日常工作，监督每个国家的状况，与国家当局协作，保证与该单一公约的一致性。

1972 年，联合国在日内瓦召开会议，对《1961 年麻醉品单一公约》进行了修订，于 3 月 25 日正式订立了《修正 1961 年麻醉品单一公约的议定书》，即 1972 年议定书，并以《经〈修正 1961 年麻醉品单一公约议定书〉修正的 1961 年麻醉品单一公约》为名，提交各国批准。

修正的《麻醉品单一公约》将管制范围扩大到天然麻醉原料的种植，包括鸦片、大麻和古柯。公约要求各缔约国制定国内立法，将非法种植、生产、制造、提炼、销售等行为规定为犯罪行为，予以刑事制裁。

联合国《1971年精神药物公约》

自从20世纪60年代以来，国际上滥用苯丙胺等兴奋剂、麦角副酸——乙酸胺等幻觉剂以及甲苯喹唑酮等安眠药的情况日趋严重，致使许多人吸毒成瘾，危及健康。在这种滥用精神药物的国际新背景下，1971年2月21日，联合国在维也纳签订了《1971年精神药物公约》，针对国际上精神药物滥用严重的情况，建议各国对精神药物实行管制。基于此，各国缔结了本公约，对32种迷幻剂实行严格的管制。①

《联合国禁止非法贩运麻醉药品和精神药品公约》

鉴于国际毒品犯罪十分猖獗，不仅在数量上呈上升趋势，而且日益与恐怖主义等有组织的国际犯罪相结合，威胁着国际社会的安定和人类健康的新形势，1984年联合国第39届大会通过了一项关于起草新禁毒公约的141号决定。经过联合国和各国政府历时四年的努力，于1988年12月19日通过了《联合国禁止非法贩运麻醉品和精神药物公约》（简称《88国际禁毒公约》）。截至1989年8月，已有70个国家在《88国际禁毒公约》上签字。

上述国际公约共同形成了当代世界管制麻醉品的国际法律制度，其主要内容是：

——麻醉品和精神药物仅限于医药和科学研究之用。

——各国政府须严格管制麻醉品和精神药物的合法种植、生产、制造、销售和使用。

——各缔约国应采取立法和行政措施，并设立一个专门的法定管理机构，以便执行公约的各项规定。

——为了确保麻醉品和精神药物用于合法目的，对它们的种植制造、销售和分配采取许可证或其他类似的管制措施。

——每个缔约国都必须建立检查制度，检查麻醉品和精神药物的制造商、进出口商、批发商及零售商的情况。

——在国际合法贸易中，实行估计制度、进出口批准制度和报告制度，以控制该类物品的国际贸易。

——各缔约国必须采取措施，预防和制止麻醉品和精神药物的非法贩运，并与有关国际组织密切合作。

——公约还规定了有关毒品犯罪的制裁措施：在一定的具体情况下，各缔约国应采取可能必要的措施对毒品犯罪确定本国的管辖权；没收毒品犯罪非法收益和财产，对毒品犯罪的引渡、缔约国间相互法律协助、移交诉讼、支援过境国、控制下交付以及国际合作等问题做出了具体规定；缔约国应向联合国经济及社会理事会麻醉药品委员会提供关于在其境内执行公约的情况等。

---

① 中国于1985年6月18日加入该公约。

3

世界禁毒法律与管理

3.1 世界禁毒立法历程

世界禁毒立法始于鸦片泛滥的近代。中国是世界上禁毒立法最早的国家。1729年,清朝雍正皇帝颁布的《关于禁止鸦片烟的条例》是中国最早的禁毒法规。1839年6月,道光皇帝颁布的《钦定严禁鸦片烟条例》共39条,是中国和世界上第一部比较完整的禁毒法规。1909年2月在上海召开的万国禁烟会成为国际禁毒领域的第一个多边会议,促成了1911年海牙国际禁毒会议的召开以及第一个国际禁毒公约《海牙禁止鸦片公约》的草签。此后,缔约的其他国家根据该公约的精神相继制定了禁毒法规,如美国1914年的《哈里森麻醉品法》,德国1920年的《鸦片管理法》等。

第二次世界大战以后,针对国际毒潮泛滥的情况,联合国先后制定了三个禁毒国际公约,即《1961年麻醉品单一公约》(《61公约》)、《1971年精神药物公约》(《71公约》)和《联合国禁止非法贩运麻醉药品和精神药品公约》(《88公约》)。其中,《61公约》和《71公约》的宗旨是关怀人类的健康和福利,防止滥用麻醉药品和精神药物危害人类。目前,世界上已有179个国家加入这两个公约。《88公约》的宗旨是促进缔约国之间的合作,以有效打击国际毒品犯罪。目前,世界上已有180个国家加入该公约,中国于1989年9月加入。

世界各国禁毒立法的主要形式和体例

各国禁毒立法主要有三种形式:

一是集刑事、行政、实体、程序等于一体的综合性禁毒法,如美国、德国、奥地利、瑞士、葡萄牙、加拿大、泰国、新加坡、日本、菲律宾、马耳他、赞比亚等国家的禁毒法。

二是刑事或行政、组织等专门性禁毒法,如英国针对刑罚和程序的《毒品交易法》、针对行政处罚的《滥用药物法》以及俄罗斯、吉尔吉斯、丹麦、芬兰、爱尔兰、澳大利亚、韩国、哥伦比亚、南非等国家的禁毒法。

三是个别国家的禁毒法律规定散见于有关法律中,如法国有关禁毒的法律规定散见于《刑事诉讼法典》《法国刑法典》《公共卫生法典》《道路法》等法律中。

关于禁毒立法的形式和体例,联合国禁毒立法专家主要有两种观点:多数专家主张禁毒法律应包括行政处罚、刑事处罚、诉讼、管理、戒毒、预防、教育和机构等,形成一个整体。理由是利用国际互联网进行毒品交易、贩毒与腐败的关系、加强国际合作、控制下交付、收缴毒品犯罪收益等带有禁毒工作特点的内容,难以在刑法等其他法律中做具体完整的规定,写在禁毒法中效果更好。少数专家强调,鉴于联合国禁毒公约、反腐败公约、打击有组织犯罪公约等都存在对同一行为做出法律规定的问题，禁毒立法应注意与各国已经制定的其他法律相衔接，不要对一个行为在多部法律里都做规定，专门的禁毒法只规定其他法律没有的内容。

国际禁毒立法主要规范的内容

各国禁毒立法普遍注重与本国批准加入的国际禁毒公约相衔接。20世纪70年代至80年代制定的禁毒法律主要依据联合国《61公约》和《71公约》精神，20世纪90年代以后制定的禁毒法律主要依据联合国《88公约》精神。联合国禁毒机构还根据国际禁毒公约和国际禁毒立法经验，组织专家编写了《联合国禁毒法律范本》，提供给各国禁毒立法时做参考。这套法律范本内容非常全面，包括对麻醉药品、精神药物和易制毒化学品的分类管制的法律范本，关于打击毒品犯罪的法律范本，关于戒毒的法律范本，关于打击贩运毒品和易制毒化学品的国际司法合作的法律范本，关于涉及毒品犯罪洗钱及收益没收的国际合作法律范本等。联合国专家建议各国在立法时要结合国情，不必照搬范本。但在专门的禁毒法律中，有几点是必须要有的：一是要涉及组织机构，明确协调跨部际、多部门活动的专门机构和职责，这是禁毒工作的保证；二是要有对麻醉药品和精神药物根据医疗使用价值和滥用危害性分类管制的规定；三是要对涉毒财产和资金的追缴做出具体规定，"让毒犯失去财产比失去自由更有效"；四是要有对药物滥用和戒毒的规定，应当为吸毒成瘾者提供必要的医疗康复服务；五是要有国际合作的规定。

多数国家的禁毒法律涵盖了毒品管制、戒毒、预防、机构、国际合作、刑事处罚、行政处罚等专项内容，有效保障了打击毒品违法犯罪的需要。比如泰国现行的禁毒法律有综合性的《禁毒法》，还有《精神药物法》《麻醉品法》《打击毒品犯罪措施法》《打击海上犯罪法》《反洗钱法》和《麻醉品成瘾康复法》等专门法律，并有大量关于禁毒事务的"总理令"作为立法补充，形成了完整的禁毒法律体系。《俄罗斯批准联邦国家禁毒委员会章程的总统令》中不仅规定了禁毒机构和组织形式，还批准了禁毒机构的4万名编制，其中中央机构编制1980名。

国际禁毒立法的主要特点

一是从本国国情、毒情出发，及时修订完善禁毒法律。多数国家根据毒情变化及时修订、补充、完善禁毒法律，如《联邦德国麻醉品交易法》是在1920年《鸦片管理法》的基础上多次修改并于1982年制定的，至今已多次修订，最近一次修订是在2004年。美国于1970年制定了联邦《全面预防和控制滥用毒品法》，又于1986年和1988年通过了《反毒品走私法》和《反毒品滥用条例》，进一步完善了对毒品犯罪惩罚的规定。1996年，美国在修改《全面预防和控制滥用毒品法》的基础上公布了《受控物质管制法》，该法集行政、刑事于一体，在《美国联邦法规大典》中自成体系，并规定各州禁毒立法可以制定比联邦立法更为严厉的处罚规定。

二是普遍规定将缉毒罚没及缴获毒资、毒贩财产全部用于禁毒工作。多数国家规定将没收的毒犯财产、毒资及收益全部用于禁毒；为保证上述资产专用于禁毒工作，不少国家还按照联合国的倡议，设立专项"禁毒基金"进行管理。如泰国《打击毒品犯罪的措施法》规定，除缴获的毒资和没收的毒犯财产及收益等全部投入禁毒基金外，还有政府专项补贴和社会各界捐助予以保障。

三是针对毒品案件的特殊性，对禁毒执法做了特别规定。联合国禁毒法范本和不少国家法律中就执法机关对侦查活动中使用控制下交付、卧底、监听等技术手段，对侦查员和证人的保护，以及对犯罪的推定等做了具体规定。如联合国关于控制与毒品有关的犯罪的法律范本对侦查毒品犯罪案件使用控制下交付、秘密行动、邮件监控、监控银行账户、监控电话和计算机系统等方面内容做了规定。美国、新加坡、马来西亚等国法律都规定在船只、汽车等运输工具中发现藏匿毒品，若无相反证据，则推定船长、车主或相关人员对此知情。

3.2 对待非法消费毒品的不同立法

鉴于国际禁毒公约没有明确将非法消费毒品的行为规定为犯罪。因此，世界范围内，对待非法消费毒品问题采取了不同的立法措施。

第一种：将吸毒行为规定为犯罪并以刑罚制裁，主要有美国、德国。

美国联邦禁毒法《哈里森麻醉品税法》规定，在无药方配制的情况下使用毒品为非法行为。1929年，美国国会又通过立法，建立专门的农场来禁闭和治疗吸毒人员。纽约州在1973年通过法律规定，凡被证明交易毒品或拥有毒品，将视情节而受到监禁，对于吸毒者可处1万美元以下罚款，法官有权利剥夺吸毒者享有联邦政府提供的大多数福利待遇。美国的《美国模范刑法典》规定了乱用药物罪，美国一些州也将吸毒列为犯罪。比如加利福尼亚州的《健康与安全法》就将吸毒规定为犯罪。

德国对吸毒行为采取严厉的惩治。德国刑法规定，凡非法持有毒品的行为，一律规定为犯罪，并处以刑罚，不问非法持有者的动机如何。凡吸食毒品者，酌情判处两年上下的徒刑；对吸毒成瘾人员，则判处监狱服刑或者强制治疗中心强制治疗。2000年以后，德国对待吸毒行为的态度有所变化，对吸毒行为表现得更加宽容。

第二种：将吸毒视为犯罪行为，但可用医疗措施代替刑罚执行，特别是针对吸毒成瘾者，应当尽最大可能以治疗性措施替代监禁，如英国、日本。

英国的《1971年滥用毒品法》将吸毒规定为犯罪行为。但是，英国的《拘留变更执行令》中规定，吸毒者可以选择拘留变更执行方式，到戒毒机构接受治疗。英国的《吸毒治疗与测试令》规定，将强制违法者进行为期6个月或者3年的戒毒治疗。

日本将吸毒规定为犯罪。日本《刑法》规定，对吸鸦片者处3年以下惩役。1991年日本颁布的《麻醉药品和精神药品控制取缔法》规定了一旦确认吸毒成瘾，必须送往麻醉药品中毒医治中心进行强制戒毒，医生负有将戒毒全过程向有关方面汇报的责任。戒毒人员出院后，地方行政官员有义务对其监督、管理和提供有益的帮助。

第三种：吸毒行为构成犯罪，但在一定条件下可以免予起诉和处罚，如芬兰、泰国。

芬兰的法律规定了"非法使用毒品罪"，规定凡是非法使用毒品或为个人使用而持有或企图获取少量毒品物质的，以非法使用毒品罪论处，处以罚金和6个月以下监禁。同时，芬兰的法律又规定，在某些情况下，比如根据使用毒品的数量、类型、环境等，如果综合评定该犯罪是轻微的，罪犯同意接受社会事务和卫生部批准的治疗，也可以不被起诉和处罚。

泰国《麻醉品法》规定，非法消费海洛因及其衍生物等一、二类毒品的，处6个月以上10年以下监禁，并处5000至10万铢罚金；非法消费除罂粟以外的第三类麻醉品的，处1个月以下监禁，并处1000铢以下罚金。如果非法消费毒品的罪犯在逮捕前已经进行治疗的，可不予刑事处罚。但犯罪3次以上，则罪犯要在封闭的健康机构中接受治疗。根据泰国的《精神药品法》，对于滥用精神药品的，不予刑事处罚。

此外，一些国家实行严格禁止（硬性毒品）与有限开放（软性毒品）相结合的两手策略。主要是以荷兰为先锋的一些欧盟国家为代表，他们对服用、持有甚至出售限量软性毒品的行为予以非犯罪化。

3.3 荷兰：唯一允许毒品合法的国家

20世纪初，荷兰已发展成了世界上最大的可卡因生产国，毒品生产与贸易日渐成为荷兰原始资本积累的重要途径。荷兰现行的毒品政策具有"独特性"，即以"公共卫生导向"和"咖啡馆体制"为主要特征，政府批准咖啡馆合法地出售允许个人使用的大麻。因此，荷兰是世界上唯一允许毒品合法的国家。

阿姆斯特丹是荷兰最大的城市，也是一个性开放的城市，随处可见的毒品店，闻名世界的红灯区，合法的同性恋者，每天到这里旅游的人充斥着这个城市的每一个角落。

3.4 乌拉圭：首个大麻合法化的国家

乌拉圭国会参议院于2013年12月10日以16票赞成、13票反对的投票比率通过了大麻合法化法案，使乌拉圭成为世界上第一个允许种植、销售与吸食大麻的国家。[①] 此前，在乌拉圭使用大麻是合法的，但种植和销售大麻则是违法的。

乌拉圭政府在新法生效后的120天内组建负责监管大麻栽培、制定大麻价格、

---

① 乌拉圭成全球首个大麻合法化国家. 国际在线，2013-12-11.

监控大麻购买使用的专门机构。按照规定，从 2014 年 4 月开始，任何年满 18 岁的乌拉圭居民只需要在政府数据库中注册，每月就可以从有执照的药剂师处购买最多 40 克大麻。此外，乌拉圭人每年最多可以在家中种植 6 棵大麻，还可以成立有 15 到 45 名成员的吸大麻俱乐部，俱乐部每年最多可以种植 99 棵大麻。

3.5 各国对"毒骡"的刑罚

一些国家对"毒骡"的刑罚有明确的规定。

委内瑞拉规定：一旦认罪，会被判 8 年监禁。

毛里求斯规定：会被判 10~60 年不等，没有上诉，不得假释。

泰国规定：最高可判处死刑，但外国人有时会被减刑至 100 年。

中国规定：最高可判死刑。

埃及规定：最高可判死刑。

4
中国禁毒的法律法规

鸦片来源于草本植物罂粟。在中国，罂粟壳作为一种中草药物被使用。最初，鸦片被人们用于镇痛。明代以前，鸦片作为药材合法输入中国。明代万历十七年（1589），鸦片被列入关税表内，作为药材被用于医疗，尚未造成灾祸，也就没有禁毒法律。

中国近代的屈辱历史同鸦片的毒害紧密相连。自鸦片出现以来，中国历届政府制定了相关的禁毒法律，对于毒品犯罪的立法经历了从自行立法到与国际接轨的过程。

4.1 古代惩禁烟毒犯罪的法律规范

中国人在明代时开始制造鸦片，并开始吸食。到了清代，人们吸食鸦片成风，不仅严重败坏了社会风尚，损害了官民的健康，而且因为大量进口鸦片，导致白银大量外流，给清政府的财政带来了巨大压力。因此，从雍正皇帝到道光皇帝都重视禁烟，并颁布了禁烟法律。

根据法律处罚对象的不同，可将古代惩禁烟毒犯罪的法律规范分为以下几类。

禁止贩卖鸦片的规定

清政府于1729年开始禁止鸦片，颁布了世界上第一个禁止鸦片的法令，其主要内容是：规定了对贩卖鸦片烟者的惩处，"兴贩鸦片烟者，照收买违禁货物例，枷号一月，发近边充军"。1730年，清政府还颁布了《流寓台湾人民与兴贩鸦片烟条例》，规定："台湾流寓之民……包揽偷渡及贩卖鸦片烟者，亦分别治罪。"乾隆年间，朝廷再次严律禁止贩运鸦片，并且加重了对违犯者的处罚，"国内商人贩卖者，枷一月，杖一百，遣边充戍卒三年"。嘉庆皇帝于1799年再次下令不准贩卖鸦片。1821年，道光皇帝即位，为阻止烟毒的泛滥，加大了对贩卖烟毒行为打击的力度。针对广州破获的16名烟贩贩卖鸦片案，道光帝重申了前朝禁令。1840年，颁布了《钦定严禁鸦片章程》，对于囤积鸦片烟、贩运鸦片烟的罪犯处以枭首刑。

禁止私开烟馆的规定

私开鸦片烟馆，为吸食者提供鸦片烟、吸食工具和场所，是一种严重的毒品犯罪行为。1729年，雍正皇帝颁布了第一道查禁鸦片的谕旨，并且制定了相关条例："若私开鸦片烟馆，引诱良家子弟者，照邪教惑众律，拟绞监候，为从杖一百，流三千里，船户、地保、邻右人等俱杖一百，徒二年。"由于这种行为较之一般的贩卖行为更具有稳定性、公开性，直接导致了吸食鸦片烟的大众化，因此法律对于这种犯罪行为的处罚也较为严厉。

道光即位当年，重申前朝禁令，其中包括开馆者议绞的规定。1840年的《钦定严禁鸦片章程》对于开烟馆者规定了更严厉的处罚，"开设鸦片烟馆，原议为首拟绞监候，为从拟满流。今拟私开鸦片烟馆，引诱良家子弟者，首犯拟绞立决"。

禁止吸食烟毒的规定

1802年的第一个禁烟令虽然对贩卖鸦片及开设烟馆者课以重罚，但是未对鸦片的吸食者做任何禁止，这是禁烟前期立法上的疏漏。直至1813年，宫中太监及御林军吸食鸦片现象严重，引起了皇帝的震怒，皇帝遂颁布了严禁吸食鸦片的法律，规定军中官员买食鸦片烟者革职，并且杖一百、枷号两个月，士兵、官员均杖一百、枷号一个月，太监枷号两个月并发往黑龙江为奴。此律首次将禁烟对象扩大到了吸食者。1831年，刑部复议了给事中刘光三所上奏的《酌加买食鸦片烟罪名折》，将原来规定的"军民人等买食者，俱杖一百、枷号一个月"改为"杖一百、枷号两个月，仍令买食者指出贩卖之人，查拿治罪"，若其不如实招供，除杖一百外，还要判三年徒刑；官员及在衙门当差的人买食，加一等治罪。道光年间，鸿胪侍卿黄爵滋认为"耗银之多，由于贩烟之盛，贩烟之盛，由于食烟之众"，他主张严禁鸦片要先重治吸食者，他的著名的《请严塞漏卮以培国本疏》引起了道光皇帝的重视。

1840年的《钦定严禁鸦片章程》规定了限期禁绝，即鸦片烟的吸食者必须在指定期限内戒食鸦片烟。否则，要受到严厉的处罚。

禁止种植罂粟的规定

嘉庆年间，开始下令严禁种植罂粟。1831年，公布了禁种条例，其主要内容是：种卖煮煎鸦片烟与贩卖鸦片烟同罪；地方官受贿与首犯同罪；所种烟苗拔毁，田地入官；各地官员春季须赴乡稽查；如有拔除不尽，流毒地方者，将予严惩。

1830年，道光皇帝就御史绍正笏上奏的《内地奸民种卖鸦片贻害民生请旨饬查严禁》一折发布上谕，令各省督抚严饬所属，对奸民种卖，立即查明究办。此后，伴随着禁烟运动的不断展开，破获了一系列的栽种罂粟的案件。

1839年的《钦定鸦片烟章程》加重了对种植罂粟者的处罚，"栽种鸦片烟原例……为首发边远充军，为从流二千里……今拟内地奸民人等，有栽种罂粟花……首犯拟绞监候，为从发极边烟瘴充军"。

惩罚官吏纵容毒品犯罪的措施

1823年，针对鸦片烟泛滥，地方查拿不利，制定了《失察鸦片烟条例》。该条例规定：以后如有洋船夹带鸦片烟进口，并奸民私种罂粟煎熬烟膏、开设烟馆，地方官及巡查委员如能自行拿获究办者，免其议处，其有得规故纵者，仍照旧例革职。

道光皇帝还重申了前朝禁令，并查办了徇隐夹带鸦片的行商伍敦元，并革去三品顶戴，下令等鸦片买卖禁绝后才能恢复。1822年，就御史黄中模所奏的《严禁海洋偷漏银两》谕两广总督和广东巡抚："著该督抚密访，海关监督有无收受黑烟重税，据实奏闻，并通饬各省关隘，一体严密查拿。"

《钦定严禁鸦片章程》责成主管禁烟的文武官员忠于职守，规定主管禁烟官员有得规故纵者革职，失于觉察者罚俸或降级。

4.2 新民主主义革命时期禁毒立法

第二次国内革命战争时期，中国共产党在根据地也制定了相关惩治鸦片犯罪的禁毒法律，主要有《赣东北特区苏维埃暂行刑律》《陕甘宁边区查获鸦片毒品暂行办法》《晋察冀边区行政委员会关于严禁播种罂粟的命令》《晋冀鲁豫边区毒品治罪暂行条例》《晋西北禁烟治罪暂行条例》。解放战争时期，革命根据地颁布的禁毒法令有《华北区禁烟禁毒暂行办法》《绥远省戒吸毒品暂行办法》《辽吉区禁烟禁毒条例》等。①

4.3 中华人民共和国成立以后的禁毒立法

20 世纪 50—80 年代初期

新中国成立，百废待兴。中国政府以彻底改造旧社会的信心和勇气，在全国范围内开展了前所未有的轰轰烈烈的群众性禁毒运动。

1950 年 2 月 24 日，中央人民政府政务院颁布了《关于严禁鸦片烟毒的通令》。通令要求各级人民政府同人民团体进行广泛的禁毒宣传，动员人民起来一致行动，禁绝种烟。

1950 年 9 月，内务部颁布了《关于贯彻严禁烟毒工作的指示》。

1952 年 4 月，中共中央发出了《关于肃清毒品流行的指示》，号召全国人民结合"三反"运动，在全国范围内开展一场群众性的肃毒运动。根据中共中央这个指示精神，中央人民政府政务院于 1952 年 5 月 21 日再次发布《严禁鸦片烟毒的通令》。

1963 年 5 月，中央颁布了《关于严禁鸦片、吗啡毒害的通知》。1973 年 1 月，国务院颁布了《关于严禁私种罂粟和贩卖、吸食鸦片等毒品的通知》。

这一时期，全国普遍成立了禁毒委员会，重灾区的省、地、州、市、县均成立了该组织，专门领导禁毒运动。各级人民代表会议把禁毒列为重要议题，制定切实可行的具体办法，限期禁绝。党政军、工青妇、人民团体和报纸、广播宣传密切配合，在全国范围内广泛动员人民，为了国家和人民的利益，地不分南北，田不计肥瘠，一概禁种，退烟还粮，收缴存烟，严禁贩运、制造、售卖。同时，各级公安机关依据法令，取缔烟馆，严惩贩毒分子，进行烟民登记，成立戒烟所，分期分批帮

---

① 逯艳光. 中国禁毒的法律法规. 北京法院网，2003-11-14.

助吸食者戒断。

20世纪50—80年代初，中国毒品问题出现了一个由滥到治的相对稳定时期，全国大范围内始终未形成毒品问题的气候，国际舆论也赞誉中国为"无毒国"。

20世纪80年代以来

20世纪80年代改革开放以来，在国际毒潮的侵袭下，中国的毒品问题死灰复燃，并日趋严重。这一现象刚露头，就引起中国政府的高度重视。

1979年7月1日，全国人民代表大会第五届二次会议审议通过了新中国第一部刑法典《中华人民共和国刑法》，该法第171条明确规定了制造、贩卖、运输毒品罪。1983年，全国人大常委会通过了对刑法第171条的补充规定：制造、贩卖、运输毒品情节特别严重者，可判处无期徒刑直至死刑。

1990年12月，国务院决定成立国家禁毒委员会。12月28日，全国人大常委会通过了《关于禁毒的决定》，这一法规成为中国第一部比较完善的规定毒品犯罪的单行法规，在确定的罪名、毒品的种类方面，均履行了国际禁毒公约所约定的国家在禁毒领域所应尽的义务。该法规明确规定：走私、贩卖、制造海洛因50克、鸦片1000克以上，依情节可判处无期徒刑直至死刑。

1995年1月12日，国务院发布了《强制戒毒办法》，对依法戒毒、遏制毒品消费起到了极其重要的作用。1997年3月14日修订的《中华人民共和国刑法》中增设了走私、贩卖、运输、制造毒品罪一节，对毒品犯罪定罪以及量刑进行了修订，进一步完善了禁毒立法工作。

1999年，国家禁毒委员会召开全国禁毒工作会议，针对一些地方制造冰毒和走私、贩卖、制造易制毒化学品犯罪突出的情况，及时调整制定了"禁吸、禁贩、禁种、禁制"四禁并举的工作方针。

2000年4月，最高人民法院颁布《关于审理毒品案件定罪量刑标准有关问题的解释》，对苯丙胺衍生物、哌替啶、大麻烟、大麻油、大麻脂、可卡因、吗啡、盐酸二氢埃托啡、罂粟壳、罂粟、大麻明确了定罪量刑标准，使得中国禁毒法律的立法更趋于完善。

但是，由于改革开放以来毗邻中国西南边陲的世界第一大毒源——"金三角"的毒枭利用中国对外开放，国门打开之机，建立了一条新的贩毒通道：缅甸——云南——广州——香港。因此，中国警方不仅发现了过境毒品，而且同时发现种植、贩卖、吸食毒品的现象也愈演愈烈。受外因和内因两方面的影响，境外毒品正对中国形成"南北夹击、四面包围、多头入境、全线渗透"的严重态势。中国已由毒品过境国转变为毒品过境与消费并存的毒品受害国。据统计，1998年全国登记在册的吸毒人员有59.6万人，累计涉毒县已达2033个，占全国县（市、区）总数的71%。其中，吸毒人员在千人以上的县有171个，吸毒人员在百人至千人的县有742个。毒品给社会造成的危害越来越大。

5 禁毒组织机构

5.1 联合国国际麻醉品管制署

联合国国际麻醉品管制署（United Nations International Drug Control Programme，UNDCP），简称联合国禁毒署，是根据联合国大会1990年12月12日第45/179号决议设立的。

联合国禁毒署是联合国秘书处中负责联合国所有药物管制活动的机构。联合国禁毒署执行主任为禁毒署负责人，他直接向秘书长报告。

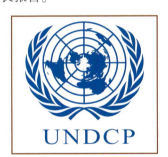

图50 联合国国际麻醉品管制署标识

禁毒署的结构框架

根据联合国大会第45/179号决议，禁毒署的结构框架是：条约实施，政策实施和研究，业务活动。禁毒署使前麻醉药品司、联合国麻醉品管制局秘书处和前联合国管制麻醉品滥用基金这三者的结构和职能完全一体化，其目的是根据联合国在此领域的职能任务，提高联合国药物管制机构的效能和效率。

禁毒署的职能

禁毒署的主要职责是协调各国的行动，向各国禁毒机构提出建议，进行禁毒执法培训等。

禁毒署负责与药物管制工作有关的许多职能，其中之一是作为麻醉药品委员会的秘书处和执行工具。因此，禁毒署协助各成员国实施各项药品制作条约，履行现有国际药物管制协定以及联合国大会、经济和社会理事会及麻醉药品委员会的授权所规定的职责。

5.2 联合国毒品和犯罪问题办公室

联合国毒品和犯罪问题办公室（The United Nations Office on Drugs and Crime，UNODC）[①]，简称禁毒办，成立于1997年11月，是由联合国禁毒署和联合国预

---

① 也称为：联合国毒品控制和犯罪预防办公室（United Nations Office for Drug Control and Crime Prevention，UNODCCP）。

防犯罪中心合并而成，总部设在奥地利维也纳。

禁毒办是全球在打击非法毒品和国际犯罪方面的领导者，其主要任务是预防恐怖主义，在全球进行反洗钱、反腐败、反有组织犯罪和反贩卖人口等活动。

禁毒办主要由两部分组成，即联合国国际麻醉品管制署和联合国国际犯罪预防中心。禁毒办还包括联合国麻醉品委员会、国际麻醉品管制局、联合国预防犯罪和刑事司法委员会等机构。办公室下设22个地区办公室，并在纽约和布鲁塞尔设有联络办公室。

禁毒办在拉美地区已有5个地区办事处，分别设在哥伦比亚、墨西哥、玻利维亚、秘鲁和巴西。2009年3月24日，禁毒办与巴拿马政府签署协议，决定在巴拿马设立地区办事处，以便更有效地打击中美洲及加勒比地区的贩毒和有组织犯罪活动。

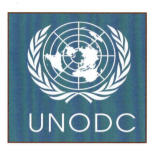

图51 联合国毒品和犯罪问题办公室标识

5.3 国际麻醉品管制局

国际麻醉品管制局（International Narcotics Control Board，INCB），简称麻管局，是一个相对独立的联合国机构。麻管局作为一个独立的准司法管制机构，其主要任务是与各国政府合作，对有关禁毒公约所涉及的管制药物进行严密监控，即监测联合国药物管制公约的执行情况。

建立国际麻醉品管制局是为了将药物的种植、生产、制造和作用限制在医疗和科研用途所需的适当数量上，并保证为医疗和科研用途供应这些药物。麻管局进行活动，以防止药物的非法种植、生产、制造、贩运和使用。麻管局在履行其职责时，与各国政府开展合作，并与各国政府保持不断的对话，以实现各项药物管制条约和宗旨。

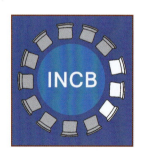

图52 国际麻醉品管制局标识

5.4 经济和社会理事会麻醉药品委员会

联合国下设的经济和社会理事会，简称经社理事会，负责制定联合国有关监督国际禁毒公约的执行、协调有关毒品管制方面的政策。其下属的麻醉药品委员会（Commision on Narcotic Drugs，CND）于1946年设立，是专门负责麻醉药品的工作机构。作为联合国在国际药物管制事项方面的主要决策机构。委员会由经社理事会选出的 40 名成员组成，后来增加到 53 个。下设中近东麻醉品非法贩运及有关事务小组委员会和亚太、非洲、欧洲和拉美及加勒比等四个地区性协调委员会。其职责是审查全球毒品状况，以加强国际药物管制。

5.5 国际刑事警察组织

国际刑事警察组织（ICPO），简称国际刑警组织，是独立于联合国的政府间组织。与之合作的原则是尊重国家主权。其主要任务是：站在国际反刑事犯罪斗争的前列，参加国际反劫机犯罪活动，反毒品。因为国际上的许多刑事犯罪案件都涉及毒品问题，所以，国际刑警组织就成为国际间打击毒品犯罪的一个重要组织。

6

当代禁毒状况

6.1 各大洲缉毒战况

毒品违法犯罪吞噬大量的社会财富，威胁着人类社会的生存和发展。面对日益泛滥的全球性毒害，世界反毒呼声越涨越高，各国政府纷纷行动起来，向毒品违法犯罪宣战，并取得了一定的成果。据联合国禁毒署《1997年度世界毒品问题报告》和《2002年度世界毒品问题报告》提供的全球缉获毒品的情况来看，1995年全球查获可卡因251吨，海洛因31吨，吗啡13吨；1996年全球查获大麻6147.5吨，可卡因329吨，海洛因28.5吨，吗啡11.9吨；2000年全球查获大麻7012.9吨，可卡因335吨，海洛因51吨，吗啡23.6吨。

北美洲

在美国，1986年，美国政府宣布在全国范围内开展一场声势浩大的反毒运动，司法部门动用了大量的警察并投资24亿美元以确保缉毒工作的顺利开展。1987年国会通过的一项反毒品法案中，对贩毒可判处5~10年有期徒刑，严重者可判处40年至无期徒刑。对在距学校约305米内贩毒的罪犯，要加倍判处刑罚，以保护青少年和儿童。对用其他犯罪手段或邮寄方法贩毒的从严打击。2001年5月，美国海岸警卫队在加利福尼亚州南部的圣迭戈沿海地区的一艘走私船上一次性缴获13吨可卡因，破获了一起罕见的海上毒品走私大案。

在加拿大，1992年缴获大麻脂15吨，1993年为72吨，1994年1月至4月为72吨，仅5月一个月就缴获了26.4吨。

墨西哥政府先后颁布了《有组织犯罪法》《预防和惩处洗钱特别法》《预防非法使用化学药物特别法》等有关法律，改组整顿缉毒机构，制定了《1995—2000年国家缉毒大纲》，具体指导、协调全国的扫毒斗争。1996年7月，墨西哥成立了国家公安署，全面负责协调全国的缉毒工作。随后又建立了危害健康罪特别检察院、反洗钱别动队和金融情报处等扫毒机构，分管药检、侦破和审理等工作。同时，积极开展以"让毒品离开生活"为主题的全国扫毒宣传运动，提高全民对毒品危害的认识，自觉抵制毒品。

哥斯达黎加虽然不是毒品生产国，但因地缘关系成为国际贩毒集团的毒品转运站。毒品主要来自哥伦比亚和巴拿马，然后运往危地马拉、墨西哥、美国和欧洲等国家和地区。为了控制毒品泛滥，打击毒品走私，哥斯达黎加政府加强边境地区的堵截。在边界地区，特别是在帕索卡诺阿斯通道增加警力，加强来往车辆的检查，以防止毒品入境，截断毒品流通渠道。1997年，仅在哥斯达黎加与巴拿马边境地区就没收了毒品6吨。

南美洲

哥伦比亚政府开展了一场陆海空三军

协同、军警探密切配合的现代化扫毒大战。1993年12月,国际毒枭埃斯科瓦尔被击毙;1995年,卡利集团的几个大头目相继落入法网,哥伦比亚两大毒品集团受到重创。2000年年底以来,哥伦比亚又多次展开了大规模的扫毒行动,共摧毁840平方千米古柯,捣毁720个秘密毒品加工场。

阿根廷是南美的主要毒品消费国之一。政府实行以教育为主,使全社会认识毒品、自觉抵制毒品的政策。1992年,设立了一个禁毒宣传教育机构,直属国家禁毒国务秘书处;并在全国建立了300多个分支机构,形成了覆盖面很宽很广的宣传教育网络,专门宣传毒品危害,提供戒毒咨询,培训工作人员,贯彻国家禁毒计划。政府还对反毒人员进行严格培训:要求缉毒人员必须学习毒品生产、储存、贩运和销售等方面的知识,以便更加有力地打击犯罪分子;要求司法人员必须以法律为武器,做好防毒禁毒工作;要求宣传人员既要掌握有关毒品的专业知识,又要具备良好的思想素质,做到严于律己,以身作则。陆续推出了名为"团结起来,建设无毒的阿根廷""为生命而战""以教育促预防"等行动计划,在全国开展广泛的反毒品宣传教育。有300多家私人机构致力于反毒活动。它们配合政府,独立举行有关防毒、禁毒、扫毒的研讨会、展览和街头演出,常年不断。各种媒体也进行广泛宣传。预防为主、教育当先的政策,使得阿根廷开始形成全民抵制毒品的社会环境。

巴西政府确定每年6月26日的国际禁毒日为"全国反毒日"。同时设立全国禁毒委员会和全国禁毒秘书处,由总统直接领导,负责协调司法部、联邦警察局、卫生部和教育部等政府机构的禁毒工作,并负责收集有关毒品走私的信息和制定反毒斗争的相关政策。政府还对全国1700家有能力生产化学试剂的企业进行监控,严防其产品作为生产毒品的原料。政府特别重视在全社会推广禁毒教育。各家电视台每天还在新闻联播和其他节目中,多次播放吸毒者毒瘾发作后的惨状,用活生生的例子告诫人们,吸毒就等于走向死亡。在多个学校任命了1000名学生,作为防止吸毒的督察员。巴西各大医院均设有戒毒病房,并对儿童实行免费戒毒。

亚洲

在亚洲,自1991年5月缅甸与泰国军队联合围剿盘踞在"金三角"的坤沙集团起,经过五年的努力,于1996年1月成功地解除了坤沙集团的武装,坤沙正式投降,取得了缉毒行动的一项重大胜利。菲律宾、巴基斯坦、伊朗等国政府在禁毒方面也取得了令人瞩目的成绩。

泰国政府的一贯政策是坚决肃毒,肃清毒源和减少毒品需求。自20世纪60年代末,泰国就开始整治北部主要毒源地区。首先清剿贩毒武装,摧毁毒品加工厂,铲除罂粟,同时大力推行山地开发计划。政府派专业人员到泰北地区推广先进耕作技术,兴修水利,提高农业产量,帮助当地人改变种植罂粟的恶习,改种其他经济作物,如咖啡、茶、烟草、果树等。苯丙胺和其他新毒品在泰国出现后,泰国政府修改法律,把苯丙胺类兴奋剂列入毒品,对制造和贩卖苯丙胺类兴奋剂的罪犯的处罚,上限定为死刑。在减少毒品需求方面,泰国政府在全国范围内开展多种形式的肃毒宣传活动,并加强了强制戒毒措施,全国各地设立了200多个戒毒中心，对毒品使用者采取强制封闭式戒毒。

缅甸政府采取双管齐下的战略。一方面，把禁毒作为政府工作的重要任务来抓；另一方面，通过提高边远山区少数民族的生活水平，逐步消除罂粟种植。据官方公布的材料，1997年缅甸军警和海关共缴获海洛因1400多千克，鸦片近8000千克，兴奋剂500多万片，捣毁33个海洛因提炼厂，铲除秘密种植的罂粟103.52平方千米；司法机关查处了3864起毒品案，对5361名犯罪分子追究了法律责任。缅甸政府十分重视边远山区少数民族的"替代罂粟工程"，努力使少数民族在经济上摆脱对种植罂粟的依赖，使其改种其他经济作物，或获得其他谋生手段。缅甸掸邦的孟腊地区已于1997年4月正式向世界宣布成为"无鸦片区"，果敢、瓦邦地区的"无鸦片区"工程也正在实施中。

巴基斯坦采取了一系列切实可行的措施，对该国与阿富汗边境地区的毒品生产和走私活动严加缉查。首先，成立了全国性的禁毒委员会，组建了由军方、警方和海关参与的"禁毒部队"，打击毒品走私。1998年，禁毒部队在巴基斯坦靠近阿富汗的边境城市白沙瓦破获多起重大毒品走私案，逮捕了几十名毒贩，缴获毒品10余吨。其次，采取强制性手段铲除本国境内种植的罂粟。罂粟种植面积从20世纪80年代中期的约324平方千米减少到1997年的约12平方千米。再次，重视与联合国及其他一些国际组织合作，支持和帮助这些地区的居民发展农业生产，以保障他们的经济收入。最后，加大舆论宣传力度，提高国民禁毒意识。建立近200家戒毒所。一些规模较大的医院也设立了戒毒服务中心。政府还鼓励非政府组织和家庭积极参与戒毒工作，并不定期地组织戒毒研讨会，交流经验。

越南政府成立了由一名副总理负责的国家禁毒委员会，协调和指导各项禁毒措施的落实。越南一些边远贫穷山区的少数民族素有种植罂粟、大麻的陋习。政府帮助当地群众改变经济结构，制止毒品种植。北部安沛省从1992年到1997年已累计铲除罂粟25平方千米，并将这些土地改种水稻、玉米、果树和药材等作物。公安、边防、海关等协同作战，破获了多起跨国贩毒大案，缴获大量海洛因、鸦片，摧毁了一些跨国贩毒的秘密通道。1997年5月，越南国会修改刑法，确定了13项毒品犯罪行为，其中包括种植毒品作物，非法生产、储存、运输、买卖和使用毒品，强制或引诱他人非法使用毒品等。修改后的刑法加重了对毒品犯罪的量刑，凡涉及1千克鸦片或100克海洛因或可卡因的毒品犯罪即可判处死刑。至1997年，越南法庭已对25名毒品犯罪首恶分子判处死刑，对19名毒犯判处无期徒刑。与此同时，加强对戒毒的宣传教育。政府建立了50多个戒毒中心，还大力提倡通过家庭和社区加强对吸毒者的管理、教育和监督。

伊朗因毗邻世界重要毒品生产基地"金新月"而处于世界缉毒战线的前沿，每年用于打击毒品走私活动的资金为4亿美元。在1979年后的19年中，伊朗共缴获1260多吨毒品，有2356名军人为缉毒献身。1979年后，伊朗发动了一场根除毒品的运动，颁布了一项禁止种植罂粟的法令。1989年1月，伊朗议会批准了严厉的禁毒法，规定任何携带30克以上海洛因或5000克以上鸦片的人都将被处以极刑。在全国范围内采取了"围追堵截"的措施。在伊朗东部与阿富汗和巴基斯坦交界地带加强了控制，以阻止毒品从阿富汗和巴基斯坦走私进入伊朗境内。在与阿富汗和巴基斯坦交界的地段修筑了600千米的围墙。伊朗安全部队还不断开展清剿活动，在交通要道设立关卡，实行严格检查，查缴已进入伊朗境内的毒品，平均每年查缴160吨。政府通过各种新闻媒体鼓励群众揭发、举报毒品走私活动。在全国各地设立戒毒所，帮助吸毒者弃毒从良。1997年，全国戒毒中心已达17所。

菲律宾为了打击毒品犯罪，于1994年恢复了死刑。政府、军方和警方、各宗教团体和民间组织都加入了禁毒行列。

欧洲

在欧洲，英国、法国、西班牙、德国、阿尔巴尼亚、俄罗斯等国都投入了大量的人力、财力来支持禁毒工作。在强有力的措施下，每年各国政府都缴获数以吨计的毒品，抓捕了许多毒贩。

英国的《1971年反毒品法案》将毒品分为三个不同等级，携带及贩卖这三类不同等级的毒品将获判不同罪行，最高可判处终身监禁。

德国与其他欧洲国家相比，有严重吸毒问题的人口比例较小。德国每1000人中有1.8人消费"成问题"的非法麻醉品，而欧洲其他国家最多的达6.9人。欧盟居民平均有0.2%~0.3%的人对海洛因有瘾，德国为0.15%左右，相当于12万人。德国的麻醉品政策主要是：预防和宣传教育，治疗和戒毒，与毒品犯罪做斗争。

在一切领域禁毒是德国政府的一个原则性目标。

俄罗斯于2002年组建了国家缉毒委员会，以协调全国的缉毒行动。

非洲

尼日利亚是非洲至欧美毒品走私的重要中转站之一。针对这种情况，从1994年起，尼日利亚政府首先对国家缉毒署进行整顿，以严明的军纪管理执行缉毒任务的准军事部队，并把缉毒署的任务区域从1989年年初的6个细分为目前的20个。在依法治毒方面，授予缉毒署搜查、拘捕毒贩的独立权力。政府1995年颁布的《反洗钱法》规定，任何人只要其财富涉及毒品都将受到严厉查处，在国外因贩毒被遣送回国者也将依法受到严惩。尼日利亚毒品犯罪最高可定为终身监禁。在加强边境、边防口岸缉毒的同时，把摧毁大麻种植作为打击毒品的首要任务来抓。1997年，尼日利亚缉毒署在全国范围内开展了"烧毁毒草行动"，共捣毁大麻种植场870处，收缴烧毁大麻133万千克，逮捕非法种植人员231人。

大洋洲

澳大利亚大学教预防毒品的知识，通过了《戒毒法》，为瘾君子康复提供机会。监狱里也提供有关治疗。但是，澳大利亚的一些专家认为把使用毒品定为犯罪是走错了方向，因此澳大利亚的瘾君子仍在采取一些高危方式吸毒。

6.2 毒品防控、管制政策执行状况

联合国

由于国际麻醉品滥用和非法贩运形势日益恶化，为增强联合国在国际麻醉品管制领域的中心作用、提高效率，1990年联合国大会决定将联合国原负责麻醉品工作的三个机构（联合国麻醉品司、国际麻醉品管制局秘书处和联合国麻醉品滥用管制基金）合并为一个统一的麻醉品管制机构，并于1991年1月根据联合国大会第45/179号决议正式成立了联合国国际麻醉品管制署（UNDCP），简称"联合国禁毒署"。

1997年11月，联合国成立了联合国毒品和犯罪问题办公室，成为全球在打击非法毒品和国际犯罪方面的领导者。该署基金由执行主任直接负责，来自自愿捐款，主要用于在发展中国家开展禁毒合作专案。

美国

1988年，美国成立白宫毒品政策管制办公室。同时，美国国会亦通过《白宫毒品政策管制办公室授权法案》（Office of National Drug Control Policy Authorization），法案期限为五年，期满后需再次经国会立法授权。最近一次获得授权为2003年，目前仍继续运作中。美国于1973年还成立了缉毒局。

美国反毒政策分为三类：

第一，禁止。美国对于查缉走私毒品不遗余力，但仍受挫于直线上升的走私数量。每年被查获的走私船数量呈现大幅增加的趋势，而走私失败对于毒品交易者来说仅是交易成本中的一环。但此问题不是通过美国对于拉丁美洲施压或是加派军队进行海岸查缉即可解决的，而是来自美国本身。很多邻近国家都好奇为何美国政府总是在供应面进行施压，而不考虑毒品需求方实际上源于美国。

第二，执行。美国大约有四成的被捕者都与毒品有关，判决书因为毒品交易而越来越长，监狱也因为与毒品相关的判决而越渐拥挤。而政府与私人就业上的毒品检测有增加的趋势，但由于不是随机的，因此不是很有用，而对个人的随机测试的障碍在于法院认为测试必须获得当事人的同意。

第三，教育。美国有许多口号和教育计划，但是难以评估其实际效果。

荷兰

从20世纪70年代开始，荷兰对毒品政策即采取实用的减害取向（Harm Reduction），导致毒品防治系统优先着重健康照护与预防；同时，强力扫荡组织犯罪，将毒品使用的风险与危害缩减到最小。荷兰的毒品政策并不讲求道德化，而是基于以务实的态度处理毒品被滥用的情形。因此，其毒品政策主要目的在于预防或限制使用毒品所产生的风险与危害。荷兰的毒品政策由该国卫生部负责协调。

澳大利亚

澳大利亚政府在1914年批准《海牙

公约》。1925年的《日内瓦鸦片公约》规定，禁止非医疗目的进口使用大麻种子。直至20世纪60年代末期，执法资源才被投注到管理监督毒品法规。20世纪70年代初期，使用大麻、海洛因非法药物的程度有所增加，非法药物市场的成长给犯罪组织与销售毒品获利创造了机会。20世纪70年代与80年代早期，澳大利亚的毒品政策反映了其对毒品严打的态度，仅需不高的证据证明即可定罪，并制定了财产没收的法律。澳大利亚的毒品政策在1985年因全国抗毒品滥用宣导方案而经历过一次重要的转变，其强调毒品问题应被视为健康议题，从处罚的取向转为着重公众健康与减害。该方案的毒品政策机关置于联邦政府的卫生部门，而非联邦的检察部门法务部。此一转变，部分原因是艾滋病问题的扩散。至1993年，新的全国毒品策略（The National Drug Strategy, NDS）更进一步的信条是：可信的资料、新的方法，以及评估。

全国毒品策略（NDS）持续强调减害计划的重要性。

该策略性计划有六个支持毒品政策发展与执行的特定概念，即：减少损害、社会正义、控制药物的供给、整合方案、国际合作和评估与责任。1999年6月，联邦政府州及行政区的卫生、执法首长同意在毒品转向的发展上全国采用1998年的全国毒品策略架构，非法药物的使用从刑事司法体系转向教育与治疗，但不适用于毒品交易的犯罪行为。

英国

英国内政部设立毒品政策理事会，负责研拟、指挥、执行毒品政策；研究发展与统计理事会，提供关于毒品的研究结果与统计资讯给内政部毒品行动组（Drug Action Teams, DATs）。毒品行动组是执行国家毒品策略的地方层级组织，由当地政府（教育、社会服务、住宅）、健康、监狱等跨部门合作。毒品行动组需对英国的内政大臣、内政部（Home Office）及毒品政策理事会负责。

日本

日本在中央内阁府设"药物乱用对策推进本部"，由内阁总理大臣兼任部长，内阁官房长官（幕僚工作、政策宣导）、国家公安委员会会长（警察机关负责广域组织犯罪防治、少年警察等工作）、法务大臣（刑事政策检察、更生保护等）、财务大臣（海关缉私）、厚生劳动大臣（麻醉药品、兴奋剂防治、反毒宣导、反毒合作、麻药取缔员制度、药物勒戒政策等）、国土交通大臣（海上保安）兼任副部长，金融担当大臣（洗钱防制）、总务大臣（邮政、资讯通信）、外务大臣（国际性组织犯罪相关的外交政策）、经济产业大臣（化学物资管制）兼任部员。此外，日本警察厅（National Police Agency, NPA）药物对策课作为日本缉毒专责指导单位，各都府县警察本部均有执行缉毒的工作。

韩国

韩国于2001年11月在首尔主持召开了"毒品管理和打击犯罪情况报告会"，会议决定成立由各政府部门组成的"国家毒品对策协议会"，综合协调打击毒品犯罪的对策，加大对毒品犯罪的打击力度。韩国毒品犯罪不多，在受毒害猖獗的亚洲国家之中实属特例，分析其原因可能为：

第一，查缉时程早、防制及时。韩国制作毒品的历史早于其他亚洲国家，而且制毒技术精良，但韩国检方在毒品尚未大规模蔓延扩散前就开展全力查缉扫荡；毒枭被迫逃往国外后，在国外制造毒品再输入韩国时，又遭检方的强力破获，因此毒品犯罪在韩国得到了有效控制。

第二，韩国保有深厚的儒家传统，家族凝聚力强，家族长者对年轻成员仍有相当控制力，其民族性及文化思考上普遍认为吸毒是不好的行为，且可以视为一种犯罪，所以排斥毒品的理念易于获得广泛的认同（行政院所属各机关因公出国人员报告书，2006）。

中国

在中国，禁毒工作由各级政府领导，公安禁毒部门主管，政府有关职能部门共管，中国政府成立由公安部、卫生部和海关总署等25个部门组成的国家禁毒委员会，统一领导全国的禁毒工作，负责禁毒国际合作，办事机构设在公安部。1998年，国务院批准公安部成立禁毒局，该局同时又是国家禁毒委员会的办事机构。目前，中国境内31个省、自治区、直辖市和大多数县（市、区）政府都建立了相应的禁毒领导机构，有24个省、自治区、直辖市及204个地（市、州）、735个县（市、区）的公安机关组织了缉毒警察队伍。人民武装警察部队、公安边防、司法、海关、药品监督管理、工商行政等部门，也承担相应的禁毒执法任务。

马来西亚

1952年的《危险药物法案》（Dangerous Drug Act）记载了多项违法项目，牵涉贩毒过程和证据的人将被判死刑，拥有5~15克的海洛因则处终身监禁，持有多于15克海洛因者亦判处死刑。马来西亚政府在禁毒方面主要采取了"双管齐下"的策略，即在努力控制吸毒的同时设法减少毒品的来源。控制吸毒方面，政府加强了禁毒宣传，使全体国民特别是青少年认清毒品的危害性；同时，设立反毒、戒毒等方面的咨询机构。在减少毒品来源方面，具体措施为：政府加大了禁毒拨款；增加缉毒人员；严格立法；设立禁毒专门机构。

泰国

泰国政府于1961年设立中央麻醉局（Central Narcotics Board，CNB），由警察局局长担任主席，成员由常务副秘书长、处长及各机关代表所组成。CNB在各地任命许多次级委员会以及地区委员会，并在警察局设立专责单位，负责执行毒品管制工作。1976年成立了毒品管制委员会及毒品管制委员会办公室，担任毒品防制的协调工作。

6.3 禁毒的国际合作

国际禁毒合作是国家之间享有刑事管辖权的一种机制；是在犯罪侦查领域互相给予支持、便利和援助的一种司法活动；是一国侦查机关根据外国当局委托，在国内代为请求国进行侦查的一种措施；是国际司法协助的重要组成部分。国际禁毒合作仅限于具有涉外因素的毒品犯罪案件，由请求国通过被请求国协助侦查来获取毒品犯罪情报和毒品犯罪线索，以帮助请求国顺利完成侦查任务。

国际禁毒合作的内容主要包括：毒品犯罪情报信息的交流与合作、调查取证、送达刑事诉讼文书、移交物证、书证和视听资料、引渡等。

自1980年以来，墨西哥政府加强了同联合国、美洲国家组织等国际组织的联系。在尊重国家主权、保证领土完整的前提下，墨西哥同美国签署了"墨美扫毒合作协议""引渡条约""司法互助条约"和"关于交换金融机构货币交易情报、打击违法活动的互助合作协定"。墨西哥还同拉丁美洲和加勒比各国签署了21项缉毒合作协定。从1994年到1998年3月，墨西哥先后重创五大贩毒集团，一批大毒枭相继被捕并绳之以法。在此期间，有关部门还逮捕贩毒分子近4万人，摧毁毒品作物1460平方千米，查缴各类毒品16万吨，缴获用于贩毒的武器和交通工具上万件。缉毒部门还和财政部门密切配合，查处贩毒"洗钱"案47起，收缴赃款共计6.2亿美元。

哥斯达黎加加强同美国、哥伦比亚、巴拿马、墨西哥和危地马拉等国的合作，互通情报。

尼日利亚加强同联合国有关机构、国际刑警组织等国际组织以及各国在禁毒方面的合作，共同打击国际毒品犯罪。1990—1997年，共抓获5660名毒犯，查获毒品共88923千克。

缅甸十分重视国际合作，与联合国、邻国和其他有关国家签订了双边或多边禁毒合作协议。美国也在1998年恢复了中断几年的对缅甸的禁毒援助。

伊朗政府还加强同阿富汗、巴基斯坦以及国际组织的合作，共同打击毒品走私活动。1995年1月，伊朗同巴基斯坦签署了一项协议，决定在此后3年里共同建立边境哨所，提高双方反毒机构的预警能力和交换边境地区有关毒品走私活动的信息。据报道，1993年伊朗共缴获各种毒品95吨，1994年增加到135吨，1997年则高达195吨。自1989年颁布禁毒法以来，伊朗已处决了4000多名毒贩。

菲律宾与东盟国家合作，与多国签署了禁毒协议，加入了国际公约，并主办打击跨国贩毒的国际会议。

中国与周边国家以及加拿大、澳大利亚、美国、智利等国在缉毒执法、情报交流等方面进行合作，成功破获了一批特大跨国走私毒品案。2002年，中国、泰国、美国、缅甸和中国香港特区警方联合破获"3·30"特大国际贩毒案，抓获犯罪嫌疑人20余人，缴获海洛因359.95千克。2004年2月12日，中国公安机关与菲律宾禁毒执法部门联合侦破了"9·2"特大跨国贩毒案，两国共抓获犯罪嫌疑人5名，在菲律宾首都马尼拉缴获冰毒296千克，缴获毒资人民币197万元。2005年9月10日，中国、缅甸、老挝、泰国四国警方联手成功破获"11·2"特大跨国贩毒案，摧毁韩永万跨国贩毒集团，铲除了涉及中国、缅甸、老挝三国多个地区的贩毒网络。

6.4 欧盟委员会发起"欧洲禁毒行动"

2009年6月26日,"国际禁毒日"之际,欧盟委员会副主席巴罗在布鲁塞尔举行的"欧洲禁毒行动"启动仪式上发表讲话,呼吁各成员国政府、非政府组织和社会各界加强合作,积极参与欧盟委员会发起的"欧洲禁毒行动",采取切实可行的措施,减少毒品给整个社会带来的危害,特别是给年轻人带来的伤害,以应对日益严重的毒品问题和由此给社会带来的严重后果。①

"欧洲禁毒行动"是欧盟"2009—2012禁毒行动计划"的一部分,其目的是提高公众对毒品危害的认识,加强有关各方在禁毒斗争中的协调与合作,进一步加强欧盟国家之间以及欧盟与国际社会之间的合作,抑制毒品蔓延,努力减少并大力打击毒品犯罪。

6.5 加强网上监管,防范"网络毒祸"

防止易制毒化学品被用来制毒,就必须加强对互联网的监管,规范网上发布易制毒化学品销售信息的行为,及时切断网上走私贩卖这个非法渠道。

中国政府颁布了《易制毒化学品管理条例》《易制毒化学品进出口管理规定》等10多部行政法规和部门规章,管理法律体系覆盖了所有环节、涵盖了所有行为。在各级禁毒委员会的组织协调下,各地的公安、商务、工商、安监和食品药品监管部门采取了多种措施,强化了日常监管,严格许可证、备案证明制度,组织开展了对乙酸酐、羟亚胺、麻黄碱以及复方制剂等重点品种的专项检查,积极探索信息系统、行业协会、信用等级等管理手段,加大打击力度,成功破获了一批特大制贩易制毒化学品的案件。据统计,2006年到2009年,中国共破获易制毒化学品案1554起,缴获易制毒化学品3814吨。与此同时,加强了国际合作,积极参加国际专项行动,签署了中荷、中欧合作文件,深入开展进出口国际核查。2006年到2009年,通过国际核查停止了2238吨易制毒化学品的出口。②

---

① 刘秀荣. 欧盟委员会发起"欧洲禁毒行动". 新华网, 2009-06-27.
② 邹伟,周英峰. 国家禁毒委员会副主任、公安部副部长张新枫谈互联网易制毒化学品信息监管. 新华网, 2010-09-27.

7 毒品的非法滥用与戒毒

7.1 毒品的非法滥用

非法毒品

毒品和毒物是两个概念，二者的区别在于：毒品能使人形成瘾癖，而毒物（如农药、砒霜、氰化钾等）只能使人中毒致死，却不能使人成瘾。

世界卫生组织把毒品分成八大类，即阿片类、可卡因类、大麻类、中枢神经兴奋药、酒及镇静催眠药、致幻剂、挥发性有机溶剂、烟草。

毒品的概念具有医学与法律双重属性。广义的毒品概念，是指所有的能使人成瘾的物质，这些物质既包括刑法中所规定的毒品；也包括具有医疗用途、尚未受到严格管制的麻醉药品和精神药品，如酒精、麻黄碱等；还包括一般嗜好品，如香烟、烈性酒等。人们通常所说的毒品指的狭义概念。狭义的毒品概念，在中国是指《中华人民共和国刑法》第357条的规定：毒品是指鸦片、海洛因、甲基苯丙胺（冰毒）、吗啡、大麻、可卡因，以及国家规定管制的其他能够使人形成瘾癖的麻醉药品和精神药品。

各国法律所管制的毒品分为非法毒品与合法毒品。对非法毒品（如鸦片、海洛因、甲基苯丙胺、吗啡、大麻、可卡因等），法律严令禁止生产、销售、贩卖和吸毒。对合法毒品（如烟草、酒精、咖啡因），实行专卖或实行严格的限量供应。

毒品的非法滥用

20世纪80年代中期，美国曾暴发可卡因滥用问题，经过多方努力，这一严峻形势得到控制，但滥用可卡因仍然是美洲和欧洲的严重毒品问题。可卡因滥用人数在美洲居首位（909万人，占全球滥用总人数的64.5%），其中将近70%在北美，约30%在南美；第二位为欧洲（372万人，占滥用总人数的26.4%），其中绝大多数(92.2%)在西欧，东欧只占少数(7.8%)。

进入21世纪，全球毒品的非法滥用达到十分严重的程度。联合国毒品和犯罪问题办公室曾向各国发出调查问卷表，要求各国政府对本国药物滥用状况做出总的评估。统计结果显示，2001年报告本国滥用状况增加的国家数占48%（明显增加11%+有所增加37%），滥用状况减少的国家数占15%（明显减少5%+有所减少10%），滥用状况持平的国家数占37%。特别是滥用阿片类毒品已在全世界泛滥成灾。全球滥用阿片类毒品的估计人数及在五大洲的分布状况为：亚洲的滥用人数最多（746万人，占全球滥用总人数的49.9%），欧洲居第二位（456万人，占总人数的30.5%）。被滥用的阿片类毒品中，将近2/3（65.2%）为海洛因，在全球海洛因滥用人数974万人中，亚洲359万人（占滥用总人数的36.9%），欧洲323万人

(占总人数的 33.2%)。

联合国毒品和犯罪问题办公室 2003 年的年度报告对四类主要毒品的全球滥用人数做出了估计。大麻的全球滥用人数达到 1.628 亿人，占全球 15 岁以上人口的 39%；兴奋剂（包括"摇头丸"在内）成为滥用人数剧增的毒品，达到 4200 万人，占全球 15 岁以上人口的 1%。

2012 年 6 月联合国毒品和犯罪问题办公室发表的《2012 年世界毒品报告》指出：可卡因的黄金时代已经结束，合成毒品和其他化学物质的时代已经到来。鸦片和古柯种植面积普遍减少，而合成毒品的产量不断增加。

报告还指出，每年造成大约 20 万人死亡的传统毒品处于稳定状态。大麻制品仍然是需求量最大的、使用最广泛的毒品。有 1.19 亿至 2.24 亿人去年至少消费一次大麻制品。苯丙胺和甲基苯丙胺次之，所占比例在 0.3%~1.2%。2011 年全球鸦片产量为 7000 吨，比 2007 高峰年的产量少五分之一，但比 2010 年有所增加。可卡因的产量和种植面积也比 2011 年有所减少，但打击可卡因的斗争仍在继续，因为全世界仍有 1300 万至 1900 万人在消费这种毒品，主要分布在美国和欧洲，还有一些南美洲的国家和地区。美国仍然是可卡因的最大需求国，大约有 500 万消费者。因此，全球禁毒面临新的形势和新的挑战。①

7.2 毒品滥用的严重危害

毒品犯罪与滥用毒品给人类自身及人类社会的安定与发展带来巨大的灾难。随着全球毒品犯罪活动的猖獗和吸毒人数的迅猛增长，毒品所带来的危害也在不断地扩大。毒品的危害一是毁灭自己，二是祸及家庭，三是危害社会。

毒品滥用损害吸毒者自身的健康

医学研究表明，毒品成瘾（即精神依赖性）是一种脑病。吸毒者对毒品产生无法控制的强烈渴求并处在一种内在的强制状态，迫使自己不断地去寻觅和不断使用毒品，构成了滥用毒品行为。这时，吸毒者陷入一种"吸毒→上冲感→飘感→破灭感→渴求感→再度寻觅和滥用毒品"的恶性循环而不能自拔，进而导致道德沦落，甚至走上犯罪道路。

除毒品精神依赖性的危害外，毒品的身体依赖性亦对健康产生损害。以海洛因为例，其急性戒断症状在自主神经系统方面的表现为流泪、流鼻涕、大汗淋漓、流涎、汗毛竖立、恶心、呕吐、腹痛、腹泻、血压上升、脉搏增加、性兴奋；在精神神经系统方面的表现为激动、焦虑、不安、惊恐、失眠、手颤抖、呼吸加快、强烈渴求用药；此外，肌肉、关节、背部等发生广泛性疼痛。反复发作的戒断症状必将摧残吸毒者的身心健康。

大麻滥用后会出现精神病症状，主要是焦虑、恐惧、无助感、情绪易冲动，兴

---

① 董小娇. 联合国最新禁毒报告称合成毒品成最严重危害. 新华国际，2012-06-29.

奋、失控、飞逝、幻觉、突然出现意识错乱、妄想、定向力障碍、人格解体、暂时性记忆力消失以及认知能力受损。

长期滥用毒品会破坏人的正常生理功能和免疫功能。据联合国统计，全世界每年约有 20 万人因吸毒而死亡，有 1000 多万人因吸毒而丧失劳动能力。

毒品滥用给社会造成巨大的经济损失

滥用毒品者（大多数为青、壮年）部分或完全丧失劳动能力，势必导致社会的生产力降低，直接损害国民经济。中毒程度较深的"瘾君子"无法承担重要工作，甚至完全无法工作。吸毒者不仅自己丧失劳动能力，还往往累及家庭和社会，尽管这类损失的价值尚无法估计，但其影响之深远是有目共睹的。面对吸毒蔓延的情况，国家不得不耗费大量人力、财力、物力来应付非法种毒、制毒、贩毒和吸毒等问题。

滥用毒品与毒品犯罪给世界各国带来了重大的经济损失。据 1992—2000 年统计，毒品问题给美国带来的经济损失平均每年为 1305.2 亿美元，其中生产力降低 899.5 亿美元，占总数的 68.9%；卫生开支 121.9 亿美元，占总数的 9.3%；治安开支 283.8 亿美元，占总数的 21.7%。美国为了应对毒品问题，每年需花费上千亿美元的费用。这里不包括贩毒集团利用所攫取到的巨额毒资严重破坏和干扰国民经济的正常调控管理与可持续发展所带来的经济损失。2001 年英国内政部公布的一份研究报告显示，英国每年有 300 万人总共花费 66 亿英镑用于吸食毒品。从各国实施禁毒政策所需经费的角度来看，每年用于打击毒品犯罪、惩办毒犯、治疗和矫正吸毒成病者、开展毒品预防教育、国际或区域禁毒合作等方面的费用是一笔不小的财政开支。

据联合国 1998 年统计，全球超过 1.9 亿人非法使用毒品，占全球人口比例的 3.3% 至 4.1%。其中，1300 万人使用可卡因，而使用其他各种致幻剂的人数高达 1.4 亿。每年非法毒品交易额达 4000 亿美元，贩毒洗钱活动渗透到一些国家社会和经济体内，对国家及全球金融贸易系统的稳定造成极大损害。

毒品滥用带来严重的公共卫生问题

以注射方式滥用毒品带来种种并发感染，主要是艾滋病、乙型和丙型肝炎、心内膜炎、结核病、性传播疾病及局部感染。

值得指出的是，艾滋病成为滥用毒品的次生灾难。截至 1990 年年底，已有 32 个国家（包括中国）报告在静脉滥用毒品者当中发现艾滋病患者；有 12 个城市报告在这类滥用者当中，艾滋病病毒（HIV）阳性者所占比例在近年迅速上升。HIV 感染在毒品滥用者当中所占比例在各国的差别很大，英国为 1%~5%，德国为 20%，荷兰 30%，意大利为 30%~80%，西班牙为 40%~60%，法国为 58%。

根据联合国艾滋病规划署 2002 年 7 月公布的数字，全球艾滋病患者已达 6 万人，其中 10% 是因注射毒品而感染的艾滋病。

中国艾滋病源于 146 名吸毒者。[1] 据中国疾病预防控制中心性病麻风病防治技术指导中心提供的情况，中国 HIV 感染者的

---

[1] 中国疾病预防控制中心. 中国艾滋病源于 146 名吸毒者. 华商报，2007-11-30.

感染途径仍以吸毒传播为主,占 61.6%[①],列为各种感染途径的首位。据估计,中国现有 HIV 感染者 84 万人,云南、新疆、广东、广西等部分地区的吸毒人群中感染率较高;在河南等省的部分地区的不规范采供血人群中,HIV 感染率也较高。

毒品滥用带来严重的社会治安问题

毒品滥用诱发违法犯罪,使社会犯罪率上升,社会治安恶化,官场腐败,社会原有的正常结构和秩序遭到严重破坏。20 世纪 80 年代,哥伦比亚被毒品恐怖分子杀害的公职人员有总统候选人 3 名,司法部长 1 名,首席检察官 1 名,法官 156 名,政治家 108 名,警察 1536 名,麻醉品官员 3491 名,记者 19 名。

滥用毒品还会引发攻击性与暴力行为,带来刑事犯罪;精神错乱、类偏执狂妄想、幻觉、定向力障碍、性欲亢进(强暴妇女)、自杀倾向(因断药后忧郁)以及体能调节失控,带来各种意外,对社会的危害极大。

滥用毒品能诱发其他违法犯罪,导致社会治安的恶化。由于吸毒耗资巨大,一些吸毒者在个人及家庭无力支付消费毒品所需的开销,且又无正当途径获取钱财的情况下,采取了盗窃、抢劫、诈骗、贪污、挪用、敲诈勒索、杀人、伤害、绑架、赌博、卖淫、零星贩毒等违法犯罪手段,从而导致社会刑事案件增多,严重扰乱了社会治安,破坏了社会的安定局面。

滥用毒品与毒品犯罪也助长了暴力、贿赂、洗钱、有组织犯罪活动。特别是随着吸毒现象的蔓延,毒品需求量增加,使得从事毒品业成为获利最大的行业。据联合国统计,全球至少有 100 万人在从事国际贩毒活动。为了使毒品犯罪畅行无阻,一些毒品犯罪集团不惜采取恐吓、伤害、绑架、爆炸、杀害等手段来对付反毒斗士。一些毒品犯罪集团通过贿赂手段来为自己的毒品犯罪活动寻求庇护,有的毒品犯罪集团则利用贩毒积聚的财富直接培植代言人,向政界渗透。毒犯们还通过各种途径与方式进行洗钱行为,使非法收入合法化,以逃避制裁。

7.3 世界通用的戒毒方法

自然戒断法

自然戒断法,又称干戒法,是指强制中断吸毒者的毒品供给,仅提供饮食与一般性照顾,使其戒断症状自然消退而达到脱毒目的的一种戒毒方法。其特点是不给药,缺点是较痛苦。当前社会大力提倡尊重人权,体现人道主义精神,着眼于以人为本,提倡关怀人、尊重人,因此,自然戒断法使用的范围越来越小。

药物戒断法

药物戒断法[①]的特点是使用药物脱毒。主要药物有:

---

① 据 2003 年 11 月 28 日中新网转大公报报道。

第一，美沙酮替代递减法。这是阿片类成瘾的常规戒毒方法之一。美沙酮是强效阿片类药物，与其他阿片类产生交叉依赖和耐受性，可替代任何一种阿片类药物。与其他戒毒药物比较，美沙酮对戒断症状的控制疗效显著，脱毒治疗成功率高；可以口服，一次用药可产生24小时的临床效应。

第二，丁丙诺非替代递减法。丁丙诺非替代法能有效地遏制中断阿片类药物时的戒断症状，其镇痛作用强，可缓解海洛因依赖者脱毒后期的戒断症状。对消除海洛因成瘾停药出现的戒断症状作用明显，具有美沙酮和纳曲酮合用的效果。

第三，纳曲酮防复吸法。纳曲酮是纯的阿片类拮抗剂，又具有长效作用。作为阿片类依赖者脱毒后保持不复吸状态的辅助用药，纳曲酮进入人体后即与阿片受体结合，它对脑内的阿片受体有很强的亲和力，可以阻断阿片类药物作用于这些受体，因此海洛因对于人的作用就无法发挥，其欣快感就消失了，从而达到保持不复吸的目的。对一些高度自觉接受此类治疗的积极合作者，在脱毒后应用纳曲酮作为预防复吸的辅助治疗，疗程应在半年以上，能坚持1~2年则比较理想，以求打断对阿片类毒品的追求。由于此法持续时间长，患者精神压力大，不易巩固效果，故不被广泛接纳。

非药物戒断法

非药物戒断法是指用针灸、理疗仪等减轻吸毒者戒断症状反应的一种戒毒方法。其特点是通过辅助手段和"心理暗示"的方法减轻吸毒者戒断症状的痛苦，以达到脱毒的目的。缺点是时间长，巩固不彻底。

7.4 美沙酮维持治疗的发展与演变

美沙酮又名美散痛，是人工合成麻醉性镇痛药，是由德国化学家在第二次世界大战期间针对当时吗啡短缺的情况而合成的。虽然美沙酮的化学结构与吗啡、海洛因不一样，但却与它们的药理作用非常相似。美沙酮具有镇痛作用，可用于创伤、外科手术及癌症晚期的止痛治疗。它的欣快感、耐受性、成瘾性及戒断症状等较吗啡轻，但药效时间却较吗啡长，一般为12~24小时。美沙酮主要用于止痛和阿片类成瘾治疗。

美沙酮维持疗法（Methadone Maintenance Treatment，MMT）从产生到现在，经历了兴衰起伏的演变与发展。在目前情况下，MMT是解决阿片类依赖者复吸和降低传播风险的有效方法。

劳莱斯顿理论的提出

1912年，美国开始有计划地对海洛因依赖者进行治疗。1920年，美国政府实施了一个"纽约计划"，由政府和专家制订实施方案和治疗方法，采用鸦片或海洛因递减疗法，在一年时间内对7500例海洛因依赖者进行了有计划的治疗。结果在完成脱毒治疗的六周后，所有患者全部复吸。

1921—1925年，英国对上万名海洛因依赖者重复了美国1920年的"纽约计划"试验，结果与美国当年的试验结果完全一样。因此，1926年，英国人劳莱斯顿（Rolleston）总结了欧美各国的试验结果，提出了著名的劳莱斯顿理论，他认为：

第一，药物依赖者每天必须有规律地使用一定剂量的"药物"（Drug），要让依赖者永远离开毒品是极其困难的。

第二，药物依赖是一个医学问题，法律应制裁的是违禁药品（Illicit Drug）的提供者而非滥用者，滥用者的一切不良行为是药物所致，应采用医疗方法解决滥用问题。

第三，滥用者通过非法渠道获得毒品将对患者的健康、经济、生活方式、犯罪行为等产生极为不利的影响，所以应允许医生长期地、合法地给依赖者提供维持量的毒品。

劳莱斯顿理论提出后，英国首先提出了以该理论为基础的"英国治疗模式"（British Treatment System，BTS）。BTS模式就是允许医生向滥用者长期合法地开毒品处方，向依赖者合法地提供鸦片、吗啡、海洛因、可待因、哌替啶、可卡因、苯丙胺等毒品，对他们实行长期维持治疗。随后，欧洲各国相继采纳了BTS的做法，一直持续了20多年。到了1940年，美国和欧洲部分国家的国会和法院相继否定了BTS模式，否定了劳莱斯顿理论的核心思想即药物依赖是一个医学问题，纷纷采用司法手段来解决药物滥用问题。

美沙酮维持疗法的产生

20世纪60年代是美国毒品滥用的一个高峰时期，当时的美国阿片类依赖人群上升，治疗后复发率极高。随之产生大批的失业和失学人员，盗贼四起，社会犯罪率增高，严重地影响了社会治安。在这种情况下，对短期治疗后出院的毒品依赖者，美国政府主张较长时期地对他们合法使用阿片类药物，以巩固疗效，解决与毒品滥用有关的社会问题。

经过了一段时期的戒毒实践与理论探讨之后，美国医生杜尔（Dole）和她的助手两人又重新提出了劳莱斯顿理论，在劳莱斯顿理论的基础上改良了BTS的做法，提出了美沙酮维持治疗法（MMT），用MMT模式取代了BTS模式的海洛因维持疗法、吗啡维持疗法以及鸦片维持疗法。以劳莱斯顿理论为基础而发展起来的杜尔理论的基本观点为：

第一，美沙酮较其他麻醉品毒性低，且作用时间长，用它代替海洛因是以小毒代大毒；

第二，每天规律地使用美沙酮可以维持患者体内已经建立起的异常平衡，不能中断，否则将破坏患者机体已建立的异常平衡；

第三，以口服方式代替注射以降低对身体的危害；

第四，MMT的目标不是戒断毒品，而是姑息治疗，足够剂量、长期维持是MMT成功的关键。

在杜尔提出MMT模式不久，美国科学家克里克（Kreek）也加入到研究队伍中，提出吸毒人员脑内会形成一种代谢性的功能障碍，吸毒是一种极易复发的慢性脑病。克里克的研究为MMT补充了若干理论基础，MMT由此进入了广泛的实践阶段。在之后十多年的探索中，MMT对于改善药物依赖带来的社会问题和公共卫生问题的效果得到了肯定。20世纪70年代，美国将MMT用于十余万海洛因依赖者，同时澳大利亚、加拿大、荷兰、意大利、瑞典、瑞士、英国、中国香港地区等也先后建立了 MMT 系统。

美沙酮维持疗法的发展

20 世纪 80 年代初艾滋病暴发，随着艾滋病感染率的上升，静脉吸毒成为传播艾滋病的主要渠道。针对这种情况，国际戒毒战略目标也随之发生了根本性转变，从让吸毒者永远离开毒品转移到将目标定位于控制艾滋病、保护正常人群。这种观点目前已经被国际上普遍接受，认为 MMT 是一种对海洛因依赖者可以足量长期使用的、安全有效的治疗措施，一些曾经对 MMT 有争议的国家也纷纷放下争议，接受了 MMT 的做法。在目前对毒品和艾滋病问题缺乏更加积极有效措施的前提下，MMT 是国际上公认的最有效地防止艾滋病在吸毒人群中传播的干预措施。MMT 是国际麻管局向世界各国首推的海洛因依赖者治疗模式。在美国，MMT 被写入最新版的有关教科书；1972 年，美国国会通过了有关 MMT 的决议案，并且得到了美国食品药品监督管理局（FDA）的批准，MMT 成为美国政府资助的正规治疗模式。目前，美国有 40 多个州建立了 750 多个 MMT 治疗中心开展工作，并且向其他地区扩展，约有 12 万人在接受 MMT 治疗。

MMT 模式从问世到现在，经历了从开始的减轻吸毒者自身的危害扩展到后来的降低对社会的危害，到现在的赋予"有效减低艾滋病传播"新内涵的发展和演变过程。因此，在一定意义上，艾滋病的传播推动了 MMT 的发展，它的现实意义不仅是控制艾滋病在吸毒人群中的传播流行，更为重要的是防止艾滋病从吸毒等高危人群向一般人群蔓延，保护更为广大的人民群众的生命安危，维护社会稳定，促进社会和谐。

防止步入误区

目前，欧洲一些国家如德国、瑞士、葡萄牙、挪威等仍在实施 BTS 模式，开设了一些毒品注射室，这种做法是违反国际药物管制公约的。因此，必须防止步入这种误区。一是在以科学的态度将药物成瘾看成是慢性脑疾病的同时，决不能走进"毒品合法化"的误区。二是在人类社会至今还没有找到可以治疗心理毒瘾和精神依赖有效治疗方法的情况下，MMT 是为了预防复吸和防止艾滋病病毒传播的一种降低毒品危害的措施。MMT 与 BTS 有本质不同，应加以区别对待。三是关于延长 MMT 治疗时限的问题。高剂量、长期维持是 MMT 获得成功的关键。国际上，MMT 的做法是让治疗者终身使用美沙酮，就像高血压患者、糖尿病患者需要终身服药一样，认为阿片类成瘾者是需要终身服药的脑病患者，所以需要终身服用美沙酮，不能终止。① 四是建立健全 MMT 综合治疗模式。在给药治疗的同时，还应开展社会的、心理的、医学的干预和帮教，建立一个完善的 MMT 综合治疗体系，以达到更有效的治疗效果。

---

① 中国采取让患者在使用一段时期的美沙酮后最终还是停止服药的做法，将 MMT 定位于 Drug Free（永远离开毒品），这与国际社会存在一定的认识差别。

8

有关毒品管理与禁毒的历史专著

8.1 《鸦片史》

马丁·布思[①]著的《鸦片史》（Opium: A History）（Simon & Schuster Ltd.，1998）是一部全面回顾鸦片历史的著作。作者以深入的笔触探视了这一非同一般的麻醉品的多种面孔，探讨了它的错综复杂的历史、种植、生产、传播、使用、贩卖、影响及其既甜蜜而又痛苦的后果。1999年，被任华梨译为中文版（海南出版社，1999）。

作者指出：早在有历史记载以前，鸦片就已广为人知，它是最古老、使用最广泛的麻醉剂。直到20世纪初，用于止痛的鸦片及其提炼品海洛因一直有着双重名声：一方面，令人上瘾，可以致命；另一方面，可以缓解肉体的痛苦。同时，它们也是许多第三世界种植罂粟的农民赖以生存的命脉。

鸦片对世界文化及经济的影响极其深远，上下几千年，纵横数万里。原始人认为鸦片具有重要意义，浪漫主义作家发现鸦片能激发想象力。从最早的医学研究到近代中英鸦片战争，再到今天国际间价值数十亿美元的毒品贸易，鸦片业已构成国际货币市场的一部分。

不管各国政府及执法部门多么强硬地反对毒品贸易，鸦片的生产加工与贩运仍随瘾君子数量的增加而稳步增长。鸦片与海洛因的受害者多达几百万，遍布全世界，从东南亚的贫民到纽约的毒品贩子，从城市的家庭主妇到外交官，无不与之密切相连。鸦片对现代社会而言，不啻是一根鞭子。

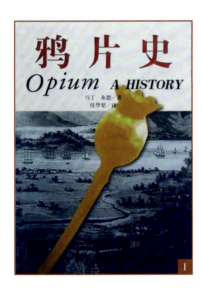
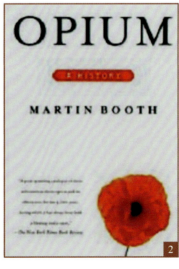

图53 《鸦片史》（1. 中译本封面；2. 原版封面）

[①] 马丁·布思（Martin Booth），著名作家、剧作家。他曾在亚洲生活多年，对鸦片的政治及社会历史、鸦片制品的生产、贩卖及使用的知识非常广博，并与国际麻醉品执法团体有密切的关系，是研究有关中国香港及远东英国人历史方面的专家。

8.2 《中国毒品史》

苏智良[①]著的《中国毒品史》（上海人民出版社，1997）记述了从鸦片传入中国到鸦片战争，从历代禁毒的"禁"弛交替到20世纪50年代中国实现了"无毒国"，20世纪80年代初在国际毒潮的侵袭下，毒品的非法滥用又蔓延而来的历史。

作者指出，在中国悠久、璀璨的文明史上，没有第二种商品像鸦片那样，震撼过这个古老国度的根基，并给她带来难以估量的灾难与耻辱。中国的鸦片与罂粟都是在唐初由阿拉伯商人朝贡献给中国皇帝而逐渐流传开来的。明朝是中国历史上国力强大的封建帝国，四野的朝贡、奇珍的献纳，再加上太平盛世的观念，吸食鸦片由贵族到民间、由宫廷到四野，社会上形成了一个吸食鸦片的阶层。清代中叶后，由于英国东印度公司确立向中国倾销鸦片的政策，使中国吸食者增加到200万人。中英之间关于鸦片与贸易的冲突，终于引发了1840年的鸦片战争。随着中国的失败，鸦片如潮水般地进入中国，被称为"洋烟"的外国鸦片在19世纪80年代达到了最高潮。

自毒品在中国泛滥成灾后，禁烟便成了中国政府治政的中心任务之一。1729年，雍正皇帝颁布了中国第一个禁烟法令。从此，禁烟之声缕缕不绝。1839年，在道光皇帝的推举信任之下，林则徐发动了中国历史上第一次大规模的禁烟运动。以虎门销烟为代表的禁烟壮举，有力地打击了外国殖民者的贩毒行动，向全世界表明了中国人民坚定的禁烟决心，这也是世界历史上第一次大规模的禁毒运动。清末民初，中国政府又发动了第二次禁烟运动。这场运动前后十年，在民众的踊跃参与下取得很大成果，罂粟种植锐减，烟馆大量封闭，吸毒者纷纷戒除；尤其是外交上，阻止了英国的印度鸦片的合法进口，在近代禁烟史上写下了浓墨重彩的一笔。自1917年军阀割据与混战后，毒祸再起。军阀们采取各种极其卑劣的手段，"禁"弛交替，只征不禁，遂使毒品更加泛滥。1949年中华人民共和国成立后，中央人民政府即以高度的责任感和周密的部署，凭借对社会的有效控制、强大的军事力量和高效的干部队伍，发动了第三次禁烟运动。仅仅用了三年时间，就帮助千百万烟

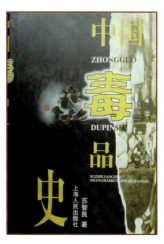

图54 《中国毒品史》封面

[①] 苏智良（1956— ），生于上海，祖籍浙江嵊州。上海师范大学教授、博士生导师。教育部人文社会科学基地上海师范大学都市文化研究中心副主任、人文与传播学院院长，兼任上海历史学会副会长、中国社会史学会常务理事、中国现代人物研究委员会主任、上海市初中历史教科书主编。著有《中国毒品史》，主编《禁毒全书》和《中国简史》等。

农改种作物，帮助2000万烟民脱瘾新生。危害中国百年的毒品问题被扫进了历史的"垃圾箱"，1953年中国政府庄严宣布，中国已是一个"无毒国"。

中国"无毒国"的称号保持了30年。自20世纪80年代初起，在国际毒潮的侵袭下，尤其是"金三角"贩毒集团实施毒品北上，建立"中国通道"后，毒品再度像瘟疫一样在中华大地上蔓延开来。一场关系中华民族生存与发展的制服毒魔的斗争，正在展开。

8.3 《美国禁毒史》

美国耶鲁大学医学院资深教授戴维·F.马斯托[①]著的《美国禁毒史》一书是一本美国百年禁毒录，1973年由英国牛津大学出版社出版，1987年出第二版，1999年出第三版。该书的原名为《美国的痼疾：麻醉品控制的由来》（The American Disease：Origins of Narcotic Control）。周云根据作者提供的第三版付印稿副本翻译为中文版，取名为《美国禁毒史》（北京大学出版社，1999）[②]。

马斯托在《美国禁毒史》一书中讲述了100多年来美国广泛使用麻醉品的原因、时期、人群以及法律控制等问题。美国不种植鸦片、大麻、古柯之类的麻醉品原料，却是世界上麻醉品消耗量最多的国家，也是麻醉品犯罪最严重的国家。

作者于1968年开始研究这一问题。书中不仅多处征引了书、报、刊物，而且大量引用了有关部门的档案及专家调查资料，其中包括相当数量的与联邦机构观点对立的资料。

19世纪晚期，麻醉品在美国被当作理想的补品而受到欢迎。不久，人们便开始怀疑它的作用。到1900年，它被列为最危险的东西。1914年，美国国会通过了严格管制麻醉品的《哈里森反麻醉品法》，规定买卖麻醉品都要登记，从服用者、医生、税收部门三方面加以限制。但是，医生，尤其是私人开业并且兼经营药品者，力求从中牟利；药业部门要增加盈利；

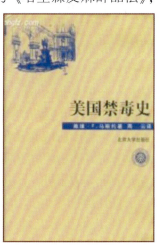

图55 《美国禁毒史》封面

[①] 戴维·F.马斯托（David F. Musto，1936—2010），1936年10月8日，生于华盛顿州的塔科马，毕业于华盛顿大学，获得了医学学位，随后进入宾夕法尼亚医院和耶鲁大学精神病学系实习。1961年获科学与医学史博士学位。他是美国耶鲁大学医学院资深教授，美国毒品政策专家，在吉米·卡特总统任期内曾担任毒品政策方面的政府顾问。著有《美国的痼疾：麻醉品控制的由来》（1973），与帕梅拉·考斯梅耶合著《质询毒品管控：毒品滥用增长时期的政治与联邦政策，1963—1981》（2002）。

[②] 译者周云女士在前言中指出，为了方便中国读者理解其内容，征得作者同意，书名改用《美国禁毒史》。周云女士还指出"成瘾性麻醉品"比"毒品"更为准确，不带任何色彩，便于人们从容地理解一些相关的历史问题。

税务部门要增加税收，因此，麻醉品服用者能否克服毒瘾，除了自身是否具备信念和决心，更多受制于外界因素，其中医生的影响很大。就这样，在美国开始了对麻醉品的控制与反控制的长期斗争。

国内税务局要求修改《哈里森反麻醉品法》，以扩大定罪及罚款范围，从而使人们认为《反麻醉品法》是一部税收法。但是形形色色的服用者反对，医生、药剂师反对，结果使《哈里森反麻醉品法》得不到贯彻。该法规定，没有登记的人得到或者拥有麻醉品为违法，除非是从医生那里得到。医生便采用治愈之前无限制的"维持成瘾"的办法对付，这样，医生和药剂师可以长期获利，却很少有"维持成瘾"诊所治愈的病例。于是，最高法院将"维持成瘾"定为非法。靠特权和政治背景建立起来的、获利很大的麻醉品成瘾治愈诊所一个个被取消。

就《哈里森反麻醉品法》而言，美国有联邦法，有州法。但各州州法有宽有严，与联邦法并不一致。所以，全国的控制麻醉品的状况极不平衡。相邻的州之间经常发生互钻法律空子的事。纽约州就批评新泽西州对麻醉品管制宽松，致使纽约州难以执行精心制定的法律。

就联邦法而言，法律本身和执行中的解释，也是时宽时严。在相当长的一个时期，联邦法把酒类也列入控制的麻醉品之列，控制效果自然不会好。第二次世界大战以后，美国对麻醉品曾经有过处罚很严厉的法律。20世纪60—70年代，限制放宽，认为吸毒成瘾是疾病，而不是罪犯，贩毒者才是罪犯。

此外，政出多门，也是美国治疗麻醉品成瘾这一社会"痼疾"中的机能痼疾。比如联邦麻醉品控制局，先设在财政部(难怪反麻醉品法被视为税收法)，后来调整到司法部；而卫生部又有管制麻醉品滥用局；此外，又有跨部的麻醉品和危险品局，如此等等。

一些美国人把麻醉品泛滥归因于外国，如土耳其和邻近的墨西哥等国用各种方式输入麻醉品，美国却对控制进口缺少有力的措施。

美国的国际麻醉品教育协会、世界防御麻醉品协会等非政府组织，《美国医学会杂志》等舆论以及"家长运动"等，都对反麻醉品起过重要作用。

作者认为，美国注重麻醉品，不只因为它是医学或法律问题，而且也是政治问题，"在建立国家的麻醉品政策时，政治性判断的价值，一直具有重要意义"。而最好的控制麻醉品的办法是传播科学和历史知识，根据更为理性的知识去影响社会。

8.4 《瘾君子自白》

托马斯·德·昆西[①]著的《瘾君子自白》一书，由刘重德译为中文版（凤凰出版传媒集团，江苏人民出版社，2006）。

《瘾君子自白》讲述了作者因病染上毒瘾，成了难以自拔的"瘾君子"的故事。托马斯·德·昆西7岁时父亲去世，由母亲抚养成人。16岁时逃离就读的文法学校，漫游威尔士，17岁时在伦敦流浪了一个严冬。早年风餐露宿的经历令他成为一个生活阴暗面的深刻洞察者，也使他罹患了终身未愈的胃病和牙痛。为缓解病痛，他按当时流行的疗法服用鸦片酊，成为终生的瘾君子。在鸦片瘾发作的时候，在戒食鸦片极端痛苦的时候，他就会做一些稀奇古怪、可怕的梦，这些虚无缥缈的幻梦又跟神奇的幻想世界交织在一起。在心灵与肉体的非同寻常的炼狱般折磨中，作者将毒品控制下的奇异经历和感受完整地记录下来，坦率地写作了这部真实而独特的忏悔录。具有非凡穿透力的思想与散文家的妙笔，使《瘾君子自白》一书成为英国近代文化史上罕见的奇书。

托马斯·德·昆西有生之年的大部分时间都被病魔纠缠，几乎无时不同踌躇、忧

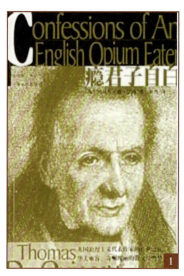 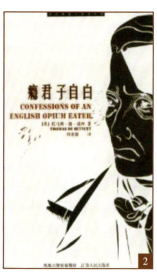

图56 《瘾君子自白》（1. 上海文艺出版社版本封面；2. 凤凰出版传媒集团，江苏人民出版社第1版封面，2006）

郁和毒瘾做斗争。社会评论认为，《瘾君子自白》华美与瑰奇兼具，激情与舒缓并蓄，是西方众多著名学府英语文学课经典必读书，也是英国浪漫主义文学中的代表性作品。

[①] 托马斯·德·昆西（Thomas De Quincey，1785—1859），生于曼彻斯特，英国著名散文家和批评家，被誉为"少有的英语文体大师"，作品受到 D. H. 劳伦斯及弗吉尼亚·伍尔芙等诸多后世文坛大家的赞誉。曾任英国威斯特摩兰郡《公报》编辑，由于《瘾君子自白》一书而闻名。

第79卷

烟草管理与控烟史

本卷主编 史志诚

卷首语

自从 1492 年哥伦布首次在美洲接触烟草，然后将之引进到欧洲并逐渐传布全世界的 500 多年来，那些没有种植烟草的国家曾经发起禁烟草运动，那些种植烟草的国家建立了适应不同社会制度的烟草专卖制度和自由竞争管理体制。然而，直到 19 世纪，人们才意识到 17 世纪开始的禁烟草运动与今天所说的健康没有多大关系，而主要是财富之争。

自 20 世纪 50 年代科学家陆续发现烟草对人体健康的危害以来，尽管各国政府采取了多种控烟对策措施，但始终未能收到理想的效果。不仅如此，人们对吸烟与健康的问题一直存在着不同的看法和争论。

在长期的实践与探索过程中，人们逐步认识到烟草是一种有争议的特殊消费品，"戒烟"应属于吸烟者（个人）的约束行为，以免危害个人；"禁烟"应属于公共场合的禁止行为，以减少个人吸烟，避免他人被动吸烟；"控烟"则是全面的对策，包括控制烟草生产、控制吸烟者、控制环境的无烟化。实践表明，科学处理三者的关系，对提升个人健康、维护环境安全和在一定范围严禁吸烟的立法与执法具有科学指导意义。于是，控烟理念的认同及其所具有的可操作性推动了全球控烟活动的深入开展，并取得初步成效。

本卷记述了历史上的烟草管理与烟草管理制度以及禁烟草运动，控烟理念的形成、联合国《烟草控制框架公约》的历程和各国的控烟对策措施与效果。此外，还介绍了控烟社团组织所发挥的作用及一些具有代表性的有关烟草控制的历史专著。

可以预见，以国际公约为依据开展全球控烟运动，以民间的力量加以推动，以签约国政府的严格执法，烟草的管理与控制一定能够达到预期的目标！

1

烟草管理与烟草管理制度

1.1 历史上的烟草专卖与立法

自从烟草被人类吸食以来,许多国家和地区都曾经发生过禁烟与反禁烟的斗争,但都未能行之有效地实现禁烟的目标。因此,烟草业自产生以来便一直受到世界各国政府的严格规制。

一些国家为限制吸烟,采取"寓禁于征"的政策,对烟草及其制品课以重税,并以此作为国家财政收入的重要来源。一些国家为防止财源流失,实行了烟草专卖制度。而且不同历史时期的烟草专卖呈现出不同的历史特征:重商主义时期是严格规制,自由放任时期是基本规制,福利国家时期是全面规制,新自由主义时期是有限规制。

专卖管理和垄断经营是国家实施规制的一种特殊的重要形式。近代以来,政府对市场实施规制的理论和实践直接影响并决定了烟草专卖法律制度的演进和变革。20世纪80年代以来,烟草专卖法律制度在世界各国发生着广泛而深刻的变革,烟草在经济领域内的规制逐步放松,在社会领域内的规制却逐步加强,烟草专卖民营化改革已经成为世界烟草产业发展的潮流趋势。

据不完全统计,目前世界上有70多个国家以立法的形式对烟草实行专卖。其他国家虽未冠以"专卖"之名,但实行的也是类似的严格的集中管理[1]。从实行烟草专卖制度的国家的经验看,严格的专卖管理制度对保证国家经济稳定起到了有益的作用,也有助于限制烟草及其制品的生产规模和流通范围。

法国

法国于1811年成立了烟草种植、加工和销售垄断公司。1860年在财政部下设立了国家烟草加工管理总局。1970年根据共同体的有关规定取消了对烟草种植的垄断。1976年对从共同体成员国进口和批发烟草制成品的业务不再实行国家垄断,但对非共同体成员国进行的这一业务,法国本土的烟草加工仍实行国家垄断的体制。1980年,法国又以新的法令宣布国家烟草工业开发公司的国家资本不得低于公司全部资本的三分之二。1984年又进而宣布该公司的资本百分之百属于国家。公司的章程由行政法院立法批准;公司成立的法令由总统和总理等共同签署,由参议院和国民议会审议通过并明确宣布将这一法令作为国法执行。

保加利亚

保加利亚于1940年开始对烟草及其制品的经营实行国家专卖制度。全国烟草

---

[1] 关宏梅,孙晓莹,等. 谈《烟草专卖法》. 中国烟草,1991,9.

行业的产供销、内外贸易业务由保加利亚烟草联合体负责。同年，国家颁布了对烟草实行专卖的法令，对烟草经营活动中的违法行为给予严厉制裁。

由于专卖管理体制比较健全，使得保加利亚不存在非烟草系统从事烟草及其制品生产经营活动的现象，也不存在计划外烟草生产企业及黑市卷烟倒卖等问题。

土耳其

土耳其于1969年5月颁布了《烟草和烟草垄断法》，规定政府烟草委员会有权减少、调整烟草种植区域、数量，以适应国家经济贸易发展需要；国家垄断烟草的范围包括烟叶、烟丝、卷烟、雪茄烟、鼻烟、嚼烟、烟斗丝、烟末等，这项工作由专卖局负责。土耳其法律还对违犯垄断法律的行为规定了详尽的惩罚办法。

1.2 中国的烟草专卖制度及其改革

20世纪初中国烟草的公卖制度

中国古代将专卖称为"榷酤"①。中国将烟草作为专卖对象始于1915年。当时的北京政府对烟酒实行"官督商销"的公卖制度，实际上是"商专卖制"。具体规定是：国家设立烟酒公卖局，下设各省公卖局及地区公卖分局；分局下设分栈、支栈，分栈和支栈是公卖制的业务营运机构，凡商民买卖烟酒必须通过公卖分栈和支栈。公卖局作为专卖管理机构，其主要职责是酌定公卖价格，检查经营情况和代征公卖费。专卖品必须印有公卖印照才能出售。公卖费、押款、罚款、私货变价等公卖收入上缴中央财政。

1927年，国民政府颁布《烟酒公卖暂行条例》。该条例实行两年后又做了修改，规定对烟酒实行公卖。1941年，国民政府通过颁布《烟酒类税暂行条例》，以统税制取代了专卖制。尽管如此，对烟酒的运销管理仍不同于一般商品，采取了特许经营、重征税率、加重罚私、包额推缴、监督产销等严格的管理措施。

1949年以来烟草专卖管理的历程

1949年以后，为了增加国家财政收入，调节、控制、引导消费，提高产品质量，减少烟草制品的有害成分，维护消费者健康，中国政府在不同的历史时期，结合具体的经济情况，对烟草及其制品采取了不同层次的专卖管理，逐步从不完全的专卖过渡到完全的专卖管理。

1952年，由于经济条件尚未成熟，中国政府只在部分大区和省、市设立了烟酒专卖公司，产销统一，企业隶属公司管理。在东北行政委员会设立东北公卖局，下设各省、市、县烟酒专卖局，并颁布了《东北解放区烟酒专卖暂行条例》。对烟草

---

① 榷（音què），原指一人通过不准他人并行的独木桥，即专的意思。酤者，卖也。榷酤指对某种商品的专营专卖。

制品的生产、销售和运输做了明确规定。

1953年，中国对卷烟实行统购包销政策，以促进计划生产，满足消费，并为专卖创造条件。

1963年7月，试办中国烟草工业公司(托拉斯)，实行高度集中统一的管理，卷烟生产和烟叶收购、复烤、调拨、分配统一经营，产供合一。

1981年，中国国务院决定对烟草实行专营，并组建中国烟草总公司。1982年，开始对烟草实行集中统一管理。1983年9月，中国国务院颁布《烟草专卖条例》，规定设立国家烟草专卖局，正式确立了烟草专卖制度，对烟草行业的产供销、人财物、内外贸实行高度集中统一的专卖管理。

1991年6月29日，第七届全国人大常务委员会第二十次会议审议通过了《中华人民共和国烟草专卖法》，成为中国加强烟草专卖法制建设的一个新的里程碑[①]。该法所称烟草专卖品指卷烟、雪茄烟、烟丝、复烤烟叶、烟叶、卷烟纸、滤嘴棒、烟用丝束、烟草专用机械。卷烟、雪茄烟、烟丝、复烤烟叶统称烟草制品。规定国家对烟草专卖品的生产、销售、进出口依法实行专卖管理，并实行烟草专卖许可证制度。国务院烟草专卖行政主管部门主管全国烟草专卖工作。同时宣布本法自1992年1月1日起施行。1983年9月23日国务院发布的《烟草专卖条例》同时废止。

1.3 日本从专卖转向部分专卖体制

日本属于先实行专卖制度，后取消专卖制度的国家，它确立了公社政企合一的部分专卖体制。

日本的完全专卖体制

早在1896年，日本便开始对烟叶实行国家垄断。1898年，为适应筹措军费的需要，日本颁布《烟草专卖法》，并于1904年正式施行。该法确立了生产专营制度、进口专营制度、烟叶许可和全部收购制度、烟草制品专营制度。1907年，又成立了专卖局，开始对烟叶实行国家专卖。之后，逐步把专卖范围扩大到烟草制品和盐业，1946年成立了专卖公司——日本烟盐专卖公社。1949年，日本颁布了《日本专卖公社法》，6月1日成立日本专卖公社。专卖公社在大藏省的管理下对全国的烟叶种植、卷烟生产、产品销售及全行业的人、财、物等实行高度集中统一管理。这种情况一直延续到1985年。80多年的专卖实践证明，高度集中的专卖管理必须在各种法律的保护下进行，如私耕者，隐瞒生产者，缴纳期内不缴烟叶者，倒卖种子、烟苗和烟叶者，私行制造与出售烟制品、机械、卷烟纸、代用品和私自从国外输入烟叶者，要受到法律的制裁。

公社政企合一制度的确立

20世纪80年代初期，随着经济形式的变化，特别是迫于美国要求日本放开烟

[①] 关宏梅，孙晓莹，等. 谈《烟草专卖法》. 中国烟草，1991，9.

草市场的外部压力,日本改变了长达80多年的完全专卖体制,开放了国内卷烟市场,改变了原来对国外产品采取的进口限制政策,逐步过渡到部分专卖体制。这一体制的转换是在废除《烟草专卖法》和《日本专卖公社法》的同时,通过1984年颁布《烟草事业法》和《日本烟草产业株式会社法》,于1985年4月1日正式实施得以确立的①。

根据新的法律规定,日本烟草专卖公社改组为日本烟草产业株式会社,烟草管理由日本烟草产业株式会社对国内烟叶收购和卷烟生产实行独家垄断,即烟叶只能由会社收购,烟草制品只能由会社生产。其中,烟叶收购实行合同制,会社与种植者按烟叶品种事先约定种植区域、种植面积和收购价格;烟草制品生产由会社自行决定,但"应考虑地区供求状况,努力达到供需平衡"。

法律规定烟草制品进出口实行自由化,但进口烟草制品必须向财务大臣注册登记。

此外,为适应战后经济民主化需要,新的法律还确立了公社政企合一制度、国家控制干预制度、公社董事会管理制度、烟叶许可与全额收购制度、烟草生产专营制度、烟草进出口专营管控制度、指定零售商制度、统一零售定价制度、进货渠道管控制度②。

日本烟草公司的管理体制

日本烟草公司的前身是1949年6月1日成立的日本专卖公社。到20世纪80年代中期,日本政府迫于欧美要求开放市场和国内行政改革的压力,于1985年决定废除专卖制度和专卖公社,逐步实现卷烟进口自由化。于当年4月1日成立了日本烟草产业株式会社,注册资金1000亿日元,开始基本上按照西方现代股份制公司的管理体制进行运作。经过12年的改革和发展,日本烟草公司进入了一个新的发展阶段。1996年度销售额为2.74兆日元,同比增加2.8%;经常利润1.4亿日元,同比增加17.5%;纯利润795亿日元,同比增加20.3%;国内共销售卷烟3483亿支,其中日本烟草占77.7%,总量为2706亿支,成为世界上第四大卷烟生产公司。

日本烟草公司管理体制的基本框架由1984年8月10日颁布的《日本烟草产业株式会社法》和《烟草事业法》决定。按照这些法律的规定,日本政府应一直保有日本烟草公司已发行股票总数的二分之一以上的股票(目前实际为三分之二),实行国家控股;公司要发行新股票时,应取得财务大臣的批准;选任或解任公司董事(取缔役)及监事(监查役)的决议,在取得财务大臣的批准后方可生效;公司章程的变更、利润分配、合并及解散的决议,每营业年度的事业计划,在取得财务大臣的批准后,方可生效;日本烟草公司要及时向财务大臣提出财务报表等;日本烟草公司应收购按国内合同生产的全部烟叶;要销售进口香烟的营业者、零售香烟的营业者,应取得财务大臣的许可;要批发香烟者,应暂时取得财务大臣的许可;日本烟草公司以外的人不得生产香烟。

日本烟草公司为股份制跨国企业,最大的股东为日本大藏省。1994年第一次发

---

① 李保江. 烟草管理体制比较分析. 东方烟草网,2013-02-20.
② 曹盛. 中国烟草专卖法律制度改革研究. 吉林大学,2012.

行股票，共发行 200 万股，政府持有日本烟草 50% 的股份。

为了保证决策的科学性和生产经营活动的廉洁、高效，日本烟草公司还设有监察体制。监事由股东大会从社会和日本烟草内部选举产生，共有 4 名，他们要站在保护股东利益的立场上，在对财务报表的证据和合理性进行调查、表明意见的同时，监督董事的业务执行情况。按照有关规定，公司董事、经理及职员在其业务活动上犯有行贿、受贿等罪行时，都要受到刑事、经济或行政上的严格处分。

1.4 美国的管制竞争体制

美国作为发达的市场经济国家，烟草管理体制在很长时期内一直是以促进市场自由竞争为导向的。按照《烟草检验法》的规定，美国烟草市场有严格的贸易秩序。这项法律赋予美国农业部长随时对烟草的分类、名称、状况、检验和销售进行审查、核实，并建立烟草的类型、等级、规格、状况或其他需要确认的特性标准的权力。这些标准是在建立正式的官方标准之前，部长可以发布的暂行标准。法律还规定了哪些行为是非法的、违法者应负的法律责任，并从法的高度明确了美国有关烟草所有内容的标准①。

进入 21 世纪，美国政府对烟草行业的管制越来越多，逐步形成了既有政府严格管制又有市场自由竞争的管制竞争体制。这一体制的主要特征是，政府有关部门按照各自分工，依法对烟草行业实行严格管制②。

——财政部下属的酒精烟草税收和贸易局（Alcohol and Tobacco Tax and Trade Bureau，TTB），负责向烟草企业征收烟草税收，确保烟草制品的标签、广告与营销符合法律规范，并以保护消费者与国家税收的方式实施法律监督和管理。凡是从事卷烟、雪茄烟、嚼烟、鼻烟、手卷烟丝等烟草制品以及卷烟纸的生产、销售以及进出口业务，必须向酒精烟草税收和贸易局提出申请并获得书面许可，酒精烟草税收和贸易局有权就所有从事烟草业务的企业和个人的从业资格、业务运营、缴税情况等进行监督检查。

——卫生与公众服务部下属的食品药品监督管理局（FDA）负责烟草制品的技术和标准管理，其职能主要包括管制烟草制品成分，制定烟草制品标准，限制烟草制品销售、分销和营销以及提出更加严格的烟草制品包装和广告健康警示③。

——司法部下属的酒烟和火器管理局（Bureau of Alcohol, Tobacco, Firearms, and Explosives，ATF）负责查处烟草制品非法贸易。

---

① 关宏梅，孙晓莹，等. 谈《烟草专卖法》. 中国烟草，1991，9.
② 李保江. 烟草管理体制比较分析——以中国、日本、美国、俄罗斯为例. 东方烟草网，2013-02-20.
③ 食品药品监督管理局是否应该拥有管制烟草制品的权力在美国存在多年的争论。2009 年，奥巴马总统签署了《家庭吸烟和预防控制法》，明确授予食品药品监督管理局全面管制烟草制品的权力。

——农业部在烟叶种植、商务部在烟草市场管理等方面也依法承担相应的管理职权。

——政府不参股烟草企业，也不直接参与烟草生产经营。烟草企业在严格遵守相关法律法规和管制条例的前提下，可自行决定烟草制品生产数量和销售价格，自由参与市场竞争。

1.5 俄罗斯的烟草自由竞争体制

俄罗斯在前苏联时代曾经实行烟草专卖体制。但在前苏联解体后，俄罗斯在推进向市场经济转轨和实行私有化改革进程中取消了烟草专卖体制，烟草市场全面开放，允许包括国外资本在内的各种资本在获得必要许可后自由进入国内市场。

目前，俄罗斯管理烟草行业的主要政府部门及其职责是：农业部负责烟叶和烟草制品的技术、质量监管，财政部负责烟草制品生产、流通和税收监管。俄罗斯政府对烟草企业（目前基本都是跨国烟草公司）生产经营行为干预很少，烟草制品生产数量、品种、牌号、价格等均由企业自主决定。

1.6 烟草管理体制比较分析[①]

烟草管理体制类型与评价指标

按照政府对烟草行业管制程度的强弱，世界烟草管理体制主要区分为完全专卖体制、部分专卖体制、管制竞争体制和自由竞争体制四种类型。而各国烟草管理体制也极不相同。

中国、俄罗斯、美国、日本是位居世界前四位的烟草生产和消费大国。2011年，四国合计卷烟销量达3.26万亿支，占世界总量的比重约为53%。上述四国烟草管理体制差异很大，恰好代表了世界上最典型的四种管理体制类型。

根据制度经济学原理，一个国家开始决定对烟草行业采取什么样的管理体制，主要受政府目标定位、烟草行业状况和基本经济制度的影响。某种管理体制确立之后能否得到维持和巩固，关键取决于该体制是否能带来良好的绩效并保持旺盛的生机和活力。因此，评价检验体制绩效的指标是多维度的。但对烟草行业管理体制的绩效重点应当体现在实现公共卫生目标、保证国家财政收入、维护消费者利益、提升民族企业竞争力四个方面。从实证角度分析，上述四类管理体制在四个国家中的绩效表现是极为不同的。

不同烟草管理体制的绩效比较

实现公共卫生目标比较

能否有效加强烟草控制以实现公共卫

[①] 李保江. 烟草管理体制比较分析. 东方烟草网，2013-02-20.

生目标,是评价检验烟草管理体制绩效的重要标准。同时,将降低人口吸烟率作为实现烟草控制公共卫生目标的主要标志。

根据有关统计数据,中国、俄罗斯、日本和美国四个国家中,2010年成年男性吸烟率俄罗斯最高(55.0%),美国最低(21.5%);成年女性吸烟率美国最高(17.3%),中国最低(2.4%)。男、女平均来看,成年人口吸烟率俄罗斯最高(33.8%),中国次之(28.1%),日本第三(23.4%),美国最低(19.3%)。①

保证国家财政收入比较

烟草是重税产品,它既是国家财政收入的重要来源,也容易诱发假冒、走私和违法生产等非法贸易行为,进而导致国家税收严重流失。因此,如何在征收烟草高税的同时有效地遏制各种非法烟草贸易的泛滥,是保证国家财政收入的关键所在。

据2011年的统计,中国、俄罗斯、日本和美国四个国家的烟草税负比其他一些欧美发达国家相对较低。烟草制品综合税负(各项税收占零售价格的比重)从高到低分别是日本(63.0%)、中国(54.0%)、美国(45.0%)和俄罗斯(33.0%);但从烟草税收占国家财政收入的比重分析,由高到低分别是中国(6.0%)、日本(2.5%)、俄罗斯(1.2%)和美国(0.7%)。②

维护消费者利益比较

虽然吸烟有害健康,但这是成年消费者的自主选择,而且烟草制品也是一种合法商品。因此,能否有效维护烟草消费者的合法利益,也是衡量一国烟草管理体制绩效的一个重要维度。

按照每支卷烟平均焦油量指标统计,中国从开始实施完全专卖体制的1982年到2011年,卷烟焦油量从28毫克/支下降到11.5毫克/支,年均下降0.57毫克/支。日本市场目前的卷烟焦油量平均为6.7毫克/支,其中2011年,1毫克/支以下卷烟所占比重达24.7%,2~3毫克/支卷烟所占比重为8.2%。美国政府虽然对卷烟焦油量没有明确的限制性规定,但一直在推进风险改良产品(Modified Risk Toba-cco Products)的研究和开发。据统计,2010年,美国12~15毫克/支卷烟所占比重为28.6%,9~12毫克/支卷烟所占比重为48.4%,6~9毫克/支卷烟所占比重为4.6%,3~6毫克/支卷烟所占比重为9.3%,总体平均水平小于12毫克/支。俄罗斯国家杜马2008年颁布的《烟草制品技术规范》规定每支卷烟焦油量不得超过10毫克,2011年平均焦油量为7.2毫克/支,其中1毫克/支卷烟所占比重为24.2%。

消费者支付的每盒卷烟市场零售价格,2011年中国为1.41美元,日本为5.42美元,美国为5.72美元,俄罗斯为1.70美元。

每百盒卷烟价格与人均国内生产总值这一国际通行指标的比例,中国为2.6%,俄罗斯为1.3%,美国和日本均为1.2%。③

提升民族烟草企业竞争力比较

长期以来,世界烟草市场始终处于激烈竞争的态势,几大跨国烟草公司凭借雄厚的竞争实力,逐步形成寡头垄断格局,

---

① 资料来源:中国、俄罗斯、日本数据来自各国向世界卫生组织《烟草控制框架公约》秘书处提交的国家履约报告,美国数据为美国卫生部公布数据。

② 资料来源:根据世界卫生组织和各政府公开数据整理,并参考了菲利普·莫里斯国际公司提供的相关数据。

③ 以上资料根据菲利普·莫里斯国际公司提供的数据和其他有关资料整理。

许多国家的民族烟草企业在激烈的市场竞争中被极大削弱甚至淘汰。

中国的烟草市场在历史上曾经被英美烟草公司等垄断[1]。2011年，中国民族卷烟企业和品牌控制了国内烟草市场，所占市场份额高达99%。外国烟草企业的市场份额仅占1%。

日本在实行完全专卖体制时期，民族烟草企业牢牢控制着国内市场；但取消完全专卖体制后，国内市场逐步被外国烟草所挤占。1985—2011年，外烟占日本市场的份额从2.4%逐步提高到44.4%；日本烟草公司所占份额为36.8%，帝国烟草公司所占份额为8.8%。

俄罗斯烟草市场过去也由民族烟草企业控制，但自20世纪80年代初期外国资本大规模进入以来，民族烟草企业基本都被兼并收购，国内市场也被外国烟草企业完全控制。2011年，四大跨国烟草公司占俄罗斯烟草市场的份额高达92.1%，其中菲利普·莫里斯国际公司所占份额为25.8%，英美烟草公司所占份额为20.7%。

美国卷烟工业起步很早，国内烟草企业从20世纪初就基本控制了本土市场，外国企业在进入美国烟草市场方面始终没有很大的进展。2011年，在美国卷烟市场上，奥驰亚集团下属的菲利普·莫里斯美国公司所占份额为49.0%，雷诺美国公司（英美烟草公司占其42%的股份）所占份额为27.3%，罗瑞拉德公司所占份额为14.0%。

---

[1] 高家龙. 中国的大企业——烟草工业中的中外竞争. 北京：商务印书馆，2001.

2

历史上的禁烟草运动

500多年来，人们嗜好烟草的同时，反烟的呼声也此起彼伏。一方面是烟草业的不断发展，另一方面是反烟运动一次次的高涨，吸烟与反烟的斗争持续了一个漫长的历史过程。

2.1 第一次控烟浪潮

第一次控烟浪潮发生在从人类吸烟开始到17世纪中叶，是因偏见、宗教信仰及集权而兴起的。

15世纪，禁烟运动最早的发起人是哥伦布[①]的伙伴罗德里戈·德赫雷斯，他认为吸烟是一种"恶魔习惯"。哥伦布的船员拉齐奥·吉雷兹因吸烟，被宗教法庭认为是魔鬼附身，投入了监狱。这是有史以来第一个寓禁于刑的案例，当时的烟草被人们形容得毛骨悚然。

整个17世纪，很多国家都严厉禁烟。第一个严厉禁烟的国家是英国。1600年，烟草与跳舞、骑马、打猎、玩牌一样，犹如狂风暴雨席卷英国，成了绅士们时髦生活的基本内容。甚至连高贵的女王伊丽莎白一世也从1601年开始吞云吐雾起来了。榜样的力量是巨大的，抽烟从此没有了等级界限，全社会都争相效仿。1603年，伊丽莎白一世去世，苏格兰国王詹姆斯六世登基，成为英国国王，即詹姆斯一世[②]。时隔仅一年后，他就发表了一篇轰动一时的匿名文章《对烟草的强烈抗议》（直到他去世约50年后，他的名字才被公示于1672年出版的《吸烟杂志》的扉页上）。在文中，他强烈谴责抽烟"不仅是一大恶习，也是对上帝的极大亵渎；上帝赐予人类的美好礼物都被这恶浊的烟草气息肆意践踏污染了"。他还言辞犀利地指责抽烟：看着恶心，闻着可恨，有害大脑，损伤肺腑，奇臭无比，使人如陷万丈深渊。然而，詹姆斯一世发现自己的观点竟无人响应，英国人还是烟不离嘴。1604年，詹姆斯一世以其强硬的态度取得反吸烟运动的坚强地位，并亲自起草和颁发了著名的"讨烟檄"——《坚决抵制烟草》。文中说："你应该毫无羞耻地抛弃这污秽玩意儿，接受它是不可饶恕的愚蠢，使用它是天大的过错。它是一种伤目、刺鼻、害脑、坏

[①] 克里斯托弗·哥伦布（Christopher Columbus，1451—1506），是意大利的著名航海家，是地理大发现的先驱者。他年轻时就是地圆说的信奉者，是曾经在热那亚坐过监狱的马可·波罗的崇拜者，立志要做一个航海家。

[②] 詹姆斯一世（James I，1566—1625），英国国王，1603年3月24日到1625年3月27日在位；同时也是苏格兰国王詹姆斯六世（英文名James VI），1567年7月24日到1625年3月27日在位。

肺的丑恶东西。"为配合禁烟运动，詹姆斯一世于1604年10月17日又发布命令，将烟草的进口税由原来的200%提高到4000%，每0.5千克烟草的关税从2便士提高到6先令8便士。同时，下令禁种、禁买烟草，禁止从西班牙、葡萄牙输入烟草，并派人捣毁了烟店和烟田。詹姆斯一世还处死了嗜烟的贵族沃尔特·罗利，随后又将贵族司徒雷德充军。

1588—1629年，波斯国王阿巴斯大帝①在位时决定，把烟草商贩和他的烟草制品一同烧掉。1615年，波斯法明确规定犯"吸烟者"的人被捕后要处以食骆驼粪的惩罚。几年后又规定，将熔解的铅水灌入烟草商人的嘴巴。

17世纪初，吸烟者遭受猛烈的攻击。俄国、奥地利等国国王都明令禁止吸烟。俄国沙皇发布命令，第一个犯有吸烟罪的人要挨鞭笞，第二个则要处死，而吸鼻烟者则要割掉鼻子。土耳其禁烟四年，处死者近万人。在印度，人们割他们的嘴唇；在君士坦丁堡，人们棒打他们；在波斯，人们以尖桩刑处死他们；在土耳其，君主曾下令，吸烟者一经发现即被处死刑；在瑞士，法律禁止饭店接待吸烟者，客栈也不得让他们留宿，此外，还用鞭打、火烙和放逐等刑罚严惩吸烟者。耶稣教徒在十诫上增加了禁止吸烟。

1617年，蒙古皇帝下令禁止使用烟草，触犯法律的人将面临死刑。

1620年，日本禁止使用烟草。

1621年，罗马教皇乌尔班八世（Urban Ⅷ）②把吸烟者逐出教会，理由是他们把自己的身体和灵魂都献给了同样低贱的

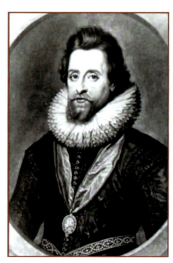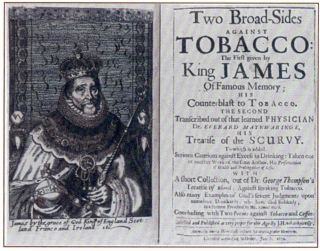

图57 詹姆斯一世和他写的《对烟草的强烈抗议》一文

---

① 阿巴斯国王（Abbas the Great, 1571—1629），在41年的统治中，由于他的勇敢、智慧和对伊朗文化生活的建树，被尊为阿巴斯大帝。他17岁即位时，伊朗遭遇了一场大屠杀，萨法威王朝成员都被刺瞎了双眼或在为权力的战斗中死亡。阿巴斯国王在混乱中开辟了自己的王朝。

② 乌尔班八世（1623—1644年在位），俗名马菲里奥·巴尔贝里尼（1568年4月至1644年7月29日在世），出身于意大利豪门巴尔贝里尼家族。格列高利十五世死后，他于1623年下半年登上教皇宗座，称乌尔班八世。乌尔班八世立志增强教廷财力、物力和防务，加固罗马圣安杰罗城堡。1626年改建的圣彼得大教堂完工，这项工程集中了文艺复兴时代大师的智慧，是成千上万能工巧匠之心血创造出的一件艺术珍品。

物质。

1629年，不丹的奠基人夏琼·阿旺·南嘉（Shabdrung Ngawang Namgyal，1594—1651）大师①禁止在政府建筑物内吸烟的同时，制定了公共场所禁烟法。不丹的精神之父仁波切（Rinpoche）大师认为，烟草来自一名女鬼的经血，女鬼想要用一种毒物来摧毁宗教。

1632年，美国马萨诸塞州第一个提出在公共场所吸烟的禁令。

1633年，土耳其苏丹·穆拉德四世（Murad Ⅳ）②宣布禁止吸烟，对于吸烟者一律公开处死，砍头、吊死、肢解。当时，每天至少有18人因不执行这项法律而被处罚。

1634年，俄国沙皇禁止吸烟。对初犯者施以鞭打、缝鼻子以及流放到西伯利亚的刑罚。

1635年，瑞士颁布禁烟法，规定：任何饭店、客栈禁止接待吸烟者，一旦发现将受到鞭笞、火烤和流放的严厉处罚，吸烟者被抓住则判死刑。

1639年和1643年，中国明代崇祯皇帝③两次下诏禁止种烟和吸烟。并规定：凡私种者或售于私人者，不论多寡，均斩首示众。

1647年，美国康涅狄格州规定只允许每天吸烟一次，在公共场所禁止吸烟。

1657年，瑞士规定在全国禁止吸烟。

1674年，法国国王路易十四在凡尔赛宫发布命令，鉴于烟草已经成为国家财政收入的主要来源，决定实行烟草专卖制度。烟草专卖制度的初衷是控烟，比如它限制烟草的种植、销售、进口、出口等；但同时，它又使烟草在合法的态势下稳定发展。

1679年4月5日，芬

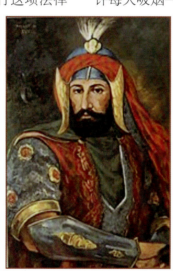

图58 罗马教皇乌尔班八世　　图59 苏丹·穆拉德四世

---

① 公元16世纪，不丹当地首领之间多年苦难的战争之后，夏琼·阿旺·南嘉的到来使不丹全国实现了统一。在他统治的35年间，全国各地兴建了很多宗堡和寺庙。他负责组建了全国性的行政机构，并制定了许多传统习俗。

② 穆拉德四世（Sultam Murad Ⅳ，1612—1640），是1623年至1640年间的奥斯曼帝国苏丹，以恢复国家权势及残忍而著名。1612年生于伊斯坦布尔，是艾哈迈德一世及希腊人苏丹皇太后克塞姆苏丹的儿子。他在宫内密谋下登基，继承患有精神病的叔叔穆斯塔法一世的皇位。他登基时年仅11岁。1640年死于肝硬化，终年28岁。

③ 明思宗朱由检（1611—1644），明朝第十六位皇帝。于1622年被册封为信王。1627—1644年在位，年号崇祯。即位后大力铲除阉党（明代依附于宦官权势的官僚所结成的政治派别），勤于政事，节俭朴素。在位期间农民起义猖獗，关外清军势大，已处于内忧外患交集的境地。1644年，李自成军攻破北京后，于煤山自缢身亡，终年35岁，在位17年，葬于十三陵思陵。

兰古都库尔总督约翰·长匕茨发表名为《对吸烟实行禁止》的文章。

1683年，美国马萨诸塞州法律首次规定禁止在室外吸烟。

1693年，英国禁止在议会两院的某些区域内吸烟。

1751年，中国清朝乾隆皇帝颁布的禁令中写道：民间不许种烟，商贾不得贩卖，违者与通敌同罪。清康熙帝①主张禁烟，并身体力行。他下令"境内沃壤，悉种嘉禾。凡民间向来种烟之地，应令改种蔬谷"。但他的禁烟令并不严厉，全国种烟、制烟、贩烟、吸烟日趋兴旺，禁烟只能是一种号召而已。到了雍正和乾隆年间，喜烟人数更多。雍正、乾隆虽不吸旱烟，但他们是鼻烟和鼻烟壶的爱好者，宫廷达官贵人也都吸烟，一些禁烟的呼声很快就被淹没了。后来至嘉庆年间，鸦片开始在中国泛滥，国人有识者力举的禁烟主要是指鸦片。

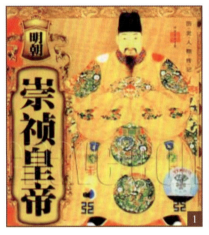 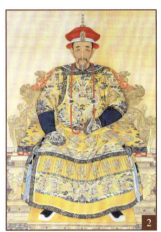

图60 中国禁烟帝王（1. 明代崇祯皇帝；2. 清代康熙帝）

2.2 第二次控烟浪潮

第二次控烟浪潮发生于1900—1969年，科学调查和立项研究得出了"吸烟有害健康"的结论，从而推动了全球的控烟行动。

1900年，美国反烟联盟②决定在15个州禁止出售香烟。

1900年，一些流行病学者根据人类流行疾病的研究，发现患肺癌的患者逐年有所增加，因此引起对吸烟与健康的关系问题的注意。

1934年，中国学者吕富华③在德国著名的医学杂志上发表了《关于家兔涂布烟

---

① 康熙帝，名爱新觉罗·玄烨（1654—1722），清朝第四位皇帝、清定都北京后第二位皇帝。年号康熙：康，安宁；熙，兴盛——取万民康宁、天下熙盛的意思。他8周岁登基，14岁亲政。在位61年，是中国历史上在位时间最长的皇帝。

② 美国反烟联盟（Anti-Cigarette League of America），成立于1890年，由露西·佩奇·加斯顿（Lucy Page Gaston）发起，由教师、作家、讲师和基督教妇女戒酒联合会的成员联合组成。加斯顿认为，吸烟是一个"危险的新的习惯"，特别是威胁到年轻人，可能导致他们酗酒和使用毒品，所以在19世纪90年代非常盛行。

③ 吕富华（1907—2004），药理学家、医学教育家。山东黄县（今龙口）人。1932年毕业于同济大学医学院。1933年留学德国，1934年获弗赖堡大学医学院医学博士学位。后从事药理学研究工作。1936年回国，任同济大学医学院、上海国防医学院教授。1949年后，历任武汉医学院教授、药理学教研室主任。编著有《医用药理学》《现代临床药理学》等。

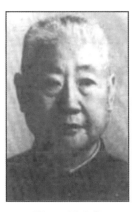

图61 吕富华

草焦油致癌性的研究》的报告，成为世界上最早通过实验揭示出烟草含有致癌物质秘密的人。

1962年，英国皇家内科医学院发表了人类历史上著名的医学报告，用大量的临床实例证明"吸烟是导致肺癌的主要原因"。这个报告的发表，使现代国际社会震惊不已，直接推动了现代反烟运动浪潮波澜壮阔地向前发展。

1967年，世界首次"吸烟与健康大会"在美国纽约举行，主旨是推动国际合作，加强吸烟与健康的宣传并交流开展戒烟的经验。此后每四年召开一次，从而使反烟运动纳入全球组织的统一行动。

2.3 第三次控烟浪潮

第三次控烟浪潮发生在1969—1998年，从舆论到国际会议，控烟成为全球重要议题，形成了全球反烟运动。

1969年，世界卫生组织所属欧、美委员会通过决议：吸烟严重危害人体健康，禁止在世界卫生组织开会的场所吸烟。

1978年11月，世界卫生组织确定每年的5月31日为"世界无烟日"。世界无烟日成为一个反吸烟运动最广大公众基础的标志。

1980年，世界卫生组织提出"要吸烟还是要健康，由你选择"的口号，并把1980年定为国际反吸烟运动年。

1983年，在加拿大召开的第五届"吸烟与健康"国际会议上规定，含有20毫克/支以上焦油的卷烟，在世界范围内停止生产与出口。所有卷烟及烟制品应注明"吸烟危害健康"，并明确标出焦油、烟碱、一氧化碳的含量。

1989年，《欧洲经济共同体关于卷烟焦油量的限制》草案明确规定："在欧洲共同体区域内销售的卷烟从1992年12月31日起，最高焦油量限制在15毫克/支以内。到1997年12月31日，最高焦油量限制在12毫克/支以内。"

1996年7月起，国际民航组织开始在国际航班禁止吸烟。

1997年8月，美国烟草商与佛罗里达州达成和解协议，赔偿113亿美元以弥补烟草造成的危害。

1997年8月，第十届"世界烟草或健康大会"在北京召开。大会围绕"烟草：不断蔓延的瘟疫"这一主题，全面、深入地交流了烟草的危害性等许多方面的情况。

2.4 第四次控烟浪潮

第四次控烟浪潮是以1998年缔结的《烟草控制框架公约》为标志,确立的以国际法为依据的全球控烟运动。

1999年11月,在日本神户召开的"世界卫生组织老年与健康专题研讨会——21世纪全球挑战"会议上,与会者发表了《神户宣言》。其中指出:烟草流行是一种无情的不分国家和社会的公共卫生灾难。在21世纪,随着家庭结构的变化以及老年人口的大幅度增加,为追求平等和人人享有卫生保健,建议确保男女平等成为控烟战略的一个内容,提倡就烟草使用及控制进行有效的健康教育,增加对研究和宣传"妇女和少女与烟草"活动的资助等。

2000年1月7日,在印度新德里召开了"世界卫生组织全球烟草控制国际会议",会上发表了《新德里宣言》,提出六点建议。世界卫生组织总干事长在会上发表讲话指出:全世界每8秒钟就有1人死于吸烟,但是,吸烟的危害依然没有引起足够的重视。如果发展中国家的政府不迅速采取得力措施对烟草进行控制,这些发展中国家将会因为烟草而付出惨重的代价。印度总理在开幕式上的讲话指出:印度烟民中17%是年轻人,这些人应该远离烟草。他强调,任何减少烟草消费的法律行动,都必须有相应的措施创造和保障烟草职工的工作岗位。烟草控制不仅是为了带来健康,同时也要带来健康的经济。①

2000年5月29日至31日,在中国北京召开了"中国21世纪控烟策略研讨会"。会议期间,最引人注目的是美国霍普金斯大学公共卫生学院流行病学系主任萨梅特(Jonathan M. Samet)所做的报告,他指出:根据1996年和1998年的调查表明,大多数中国烟民不打算戒烟,已戒烟者仅有10%。大多数吸烟者未获得卫生保健提供者的戒烟建议。他建议进一步开展控烟运动,减少社会对吸烟行为的认可;普及戒烟知识和方法。②

2003年5月21日,第56届世界卫生大会上,世界卫生组织的192个成员国一致通过了第一个限制烟草的全球性条约:《烟草控制框架公约》,成为世界控烟史上的一个里程碑。该公约明确指出了吸烟的危害,要求各成员国以法律禁止烟草广

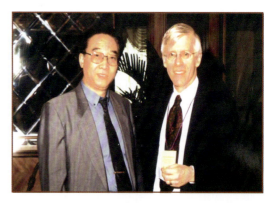

图62 史志诚教授与美国霍普金斯大学萨梅特教授在"中国21世纪控烟策略研讨会"上

---

① 中国21世纪控烟策略研讨会参考资料,2000:20-23.
② 萨梅特. 对中国有关戒烟调查结果的回顾. 中国21世纪控烟策略研讨会报告集,2001-05-31:98.

告，禁止或限制烟草商赞助国际活动和烟草促销活动，禁止向未成年人出售卷烟制品等。

2003年11月10日，中国政府签署了《烟草控制框架公约》。这是中国政府高度重视公共卫生及控烟工作的具体表现，对中国烟草经济将产生长远的、实质性的影响。

2.5　一些国家的禁烟法令

1970年新加坡禁烟法

新加坡在1970年通过了第一部禁烟法。禁烟法规定：

第一，凡在公共场所扔一个烟头者罚款500新元（约合245欧元，折合人民币2850元左右）或打四板子。打板子的是机器人，它不讲情面，一般前两板子打下来多数人会休克，立即送医院抢救，等屁股好了还得再来继续打后两板子。

第二，在任何禁烟区吸烟的人，初犯者罚款250新元，再犯者罚款500新元，第三次违反规定处罚1000新元。屡教不改者要做义工或接受最高达1年的有期徒刑。新加坡是世界上唯一禁止进口任何烟草产品的国家。新加坡460万人口中烟民所占比例不到20%。

1983年瑞典的禁烟令

瑞典国王下达禁烟令，从1983年5月1日起，任何人不得在公共场所（包括马路上和厕所里）吸烟，违者将视情节受到法律的惩处。

1989年意大利颁布《禁止吸烟法》

意大利是世界上肺癌发病率最高的国家。为了提高国民健康水平，于1989年颁布了《禁止吸烟法》。该法规定：

第一，所有公共场所应设有吸烟处（室），没有吸烟处（室）的地方坚决禁止吸烟。

第二，茶馆、饭店、电影院除必须设有吸烟处（室）外，还必须有齐全的空调设备，否则，禁止吸烟。

第三，国内航空班机机舱、火车车厢、轮船和公共汽车内严禁吸烟。

第四，凡向尚未满16周岁以下少年儿童出售或提供香烟者，罚款100万里拉（约合人民币750元）；凡在禁烟场所吸烟者，罚款1.5万~4.5万里拉。

2004年不丹宣布烟草非法

不丹在2004年8月认可世界卫生组织《烟草控制框架公约》的同时，其立法机构宣布，它将采取超出该条约建议的加税和广告限制，宣布烟草非法。在经历了3个月允许店主清库存的转化期之后，该禁令于2004年12月正式生效。政府当局焚烧了未售完的卷烟，并且在主要大街张贴标语，号召人们放弃吸烟的习惯。同时，宣布了对违法者实施的大量罚款。被抓获销售卷烟的店主有可能冒失去生意许可证的风险，而且，有可能被罚220美元。这在一个人均年收入只有660美元的国家是相当高的金额。在两个月之后，不丹在所有公众场所实施了禁烟令，唯一可以吸烟的地方是在家中。

目前，不丹是世界上唯一实施全国性烟草禁令和公共场所禁烟令的国家。

2006年肯尼亚颁布禁烟令

肯尼亚于2006年颁布禁烟令。法令规定任何在公共场所吸烟的人将被判处6个月监禁，或缴纳5万肯先令（相当于人民币5700元）的罚款；情节严重者，还将一罪数罚。

2008年法国实施禁烟令

1976年7月9日，时任法国卫生部长的西蒙娜·韦伊颁布了第一项禁烟令，要求所有香烟盒上必须印有警示语。

1991年，法国颁布《埃万法》[①]，全面禁止香烟广告。

根据法国2006年11月15日通过的法令，法国从2007年2月1日起禁止在企业、行政单位、商业中心、学校、医疗机构、剧院、火车站和飞机场等场所吸烟。

2008年1月1日起，禁止在酒吧、餐馆、夜总会、赌场吸烟的法令在法国正式生效。医院、机关、企业和商店等公共场所禁止吸烟[②]。同时，有17.5万名"香烟警察"在公共场所巡查。承担监督职责的宪兵和警察一旦发现有人在法令规定禁烟的公共场所吸烟，可对其处以68欧元的罚款，并对公共场所负责人处以135欧元的罚款。如在某一禁烟的公共场所屡次发现吸烟者，该公共场所负责人受到的处罚最高可达750欧元。

30多年过去了，禁烟行动取得了空前的成功。

2.6 英国禁烟法案与"藏烟令"

英国议会通过禁烟法案

2006年2月14日，英国议会以284票的多数票通过了在英格兰酒吧及私人俱乐部禁烟的法案。此法案于2007年夏正式生效。从此，英国将在大多数封闭的公共场所和工作场所禁止吸烟。

英国的"藏烟令"

英国根据《2009年卫生法》和其他相关规定，从2012年4月6日开始正式实施"藏烟令"。该法令规定大型商场和超市都必须把香烟放在隐蔽的位置，禁止在醒目位置陈列香烟，较小的商店也要从2015年4月起遵守相关法规，以此降低人们直接看见香烟的可能性。英国卫生官员认为这有助于降低年轻人的吸烟率[③]。

在伦敦的一些大型超市，常见做法是在过去陈列香烟的柜台上增加一个不透明的滑动门，其表面只有简单的"烟草"字样。如果有顾客希望购买香烟，则由工作人员拉开柜门拿取香烟。

[①] 法国《埃万法》（*Evin Law*），由前卫生部长克罗德·埃万提案，于1991年1月1日获议会审议通过，并于1993年1月1日开始实施。克罗德·埃万于1992—1993年任卫生部部长。

[②] 林晓轩. 法国公共场所开始全面禁烟. 新华网，2008-01-01.

[③] 黄堃，骆珺. 英国正式实施"藏烟令" 禁止在醒目位置陈列香烟. 新华网，2012-04-07.

英国依法控制吸烟的历程

英国是吸烟流行最早的国家，也是历史上因吸烟引起死亡人数最多的国家之一。曾经有报道，整个英国所有中年死亡的人中约有1/3是吸烟所致。因此英国也是最为重视控制吸烟的国家。

1965年，英国取缔了电视香烟广告。

1971年，开始在香烟盒上印有"吸烟有害健康"的警语。

1974年，又把香烟的价格提高了20%。

1984年，把每年3月13日定为"全国戒烟日"，使大约30万人放弃了吸烟。

英国政府与烟草工业界还达成一项协议，即烟草企业不得为焦油含量超过20毫克的卷烟做广告。

英国议院下院通过了一项法案，严禁向16岁以下儿童出售香烟，违者将被处以1万英镑的罚款。还规定采取措施大幅度限制香烟广告，禁止在火车、飞机和其他公共场所吸烟。

2007年，英国议会通过了在英格兰酒吧及私人俱乐部禁烟的法案。政府预计，大约60万人会因该法案的通过而戒烟。

根据研究显示，许多青少年到商店购买其他物品时无意间看到香烟，会增加他们吸烟的倾向。而对于一些希望戒烟的人来说，在商店中减少与香烟的"视觉接触"，有助他们戒烟。据英国卫生部统计，在英格兰地区有超过800万人吸烟，由此每年导致超过8万例本可避免的死亡。

2012年4月6日开始正式实施的"藏烟令"进一步显示了英国政府的控烟决心。

2.7 禁烟法与法律诉讼

禁烟法的实施引发了一些烟草的法律诉讼。特别是20世纪90年代以来，越来越多的国家展开了针对烟草公司的诉讼。

1997年，美国烟草商与佛罗里达州达成和解协议，愿意赔偿113亿美元，以弥补烟草所造成的危害。1998年5月，美国烟草商承认卷烟对健康有影响，同意向明尼苏达州的居民支付60多亿美元的赔偿。1998年，美国各烟草公司与50个州达成了在未来25年内赔偿2460亿美元的和解协议。1999年4月，俄勒冈州法院裁定菲利普·莫里斯公司需向一名患肺癌死亡的卷烟消费者家属赔偿8100万美元，这是历史上单一卷烟消费者所获得的最高金额的赔偿。2002年7月，佛罗里达州法院判决美国五大烟草公司（包括菲利普·莫里斯公司、雷诺公司和布朗·威廉姆森公司）向佛罗里达州数十万患病烟民赔付1450亿美元的巨额罚款，相当于五大烟草公司资产总额的10倍，成为美国历史上金额最高的赔偿案。但2003年5月21日，上诉法庭推翻了这项索赔案件。此外，美国某法院受理一起官司，原告是一名死于肺癌烟民的家属，控告烟草公司未在香烟盒上标明"吸烟有害人体"字样，法院判决烟草公司赔偿原告30万美元。

1999年4月，加拿大安大略省卫生部宣布，由于美国烟草商向安大略省的青少年进行"违法宣传",导致他们患上与吸烟有关的疾病,因此计划向美国法院提出诉讼,要求烟草商对此赔付400亿美元。

在澳大利亚悉尼赖特保健中心任医学顾问的一名女教授,因长期受被动吸烟的危害,使她的哮喘病加重,她指控该中心未实行禁烟措施,职责难逃,法院判决该中心赔偿8.5万澳元用于她的治疗。

法国巴黎一家娱乐业老板为活跃生意气氛,举办了一场吸烟比赛,有位"老烟鬼"以连吸60支香烟的成绩夺得冠军。三天后,这位"烟鬼"的家属向法院起诉,这个老板受到法院重罚。

沙特向本国和外国的烟草公司索取了27亿美元的健康赔偿。

巴西、爱尔兰、以色列等国家也相继发生过类似的诉讼。

"烟草案"的诉讼,涉及对烟草业管制的立法、征税问题,涉及吸烟者、烟草公司、烟草种植者等多方的利益,覆盖了国民健康、烟草工业的发展等多个领域的社会和法律问题。因此,烟草的法律诉讼才仅仅是个开头。

3

控烟理念的形成与国际公约

3.1 从禁烟到控烟理念的形成与认同

17世纪禁烟草运动与健康无缘

在评价17世纪流行的那次禁烟运动的过程中，人们发现17世纪的禁烟运动与今天所说的健康没有多大关系，而主要是财富之争。哥伦布在美洲发现烟草后，西班牙便做起了烟草生意。葡萄牙是第一个在欧洲引进烟草种植成功的国家。此后，法国、意大利、德国等都开始种植烟草。但是这些种植烟草的国家在17世纪的禁烟活动中都没什么举动，因为，烟草已经成为他们赚钱的手段。与之相反，以英国为首的国家发现，吸烟盛行将导致本国财富大量流失，所以，统治者不惜以死刑来阻止烟草在本国的蔓延。

中国、日本等亚洲国家在17世纪前后禁止烟草的原因与欧洲有所不同，主要是出于农业社会的传统观念。当时亚洲国家的统治者康熙皇帝认为：种植烟草占用耕地，减少粮食生产，且没有实际的好处，因此他要求将种植烟草的土地都改成种植蔬菜。而在原本就缺乏土地的日本，人们认为烟草不能当饭吃，因此不去种植。所以，当时欧洲利用烟草引发人们嗜好从而大赚其钱的观念，还没被亚洲人所接受。

17世纪的禁烟活动虽然在很多国家实行，但是没能延续很久。其中一个关键原因是，最早大力提倡禁烟的英国，率先改变了态度。17世纪后半叶，英国霍乱流行，烟草被用来作为预防和杀菌的药品，很快家家户户都有了烟草，甚至学校老师在课堂上教孩子们如何吸烟。英国人发现烟草可以作为接触性传染病的预防药，可以杀死霍乱杆菌和肺炎杆菌；对于其他一些传染病，例如伤寒、疟疾、流感等，烟草也有疗效。其间，法国人又发现烟草可以止痛。在医疗水平比较低下的17世纪的欧洲，对于饱受流行病困扰的欧洲人来说，烟草被当成了廉价的灵丹妙药。烟草进入中国，最初引人注意的也是它的治疗功能，中医有关文献中对此都有记载。

英国后来取消禁烟还有一个重要的原因是，英国在美洲的殖民地也开始大量生产烟草，财富流失的担忧没有了，利用烟草赚大钱变成了非常现实的利益。这个时候，原先具有药用价值的烟草开始真正成为没病的人用来满足嗜好的普通商品。于是，17世纪的严厉禁烟运动很快便烟消云散。当初首倡禁烟的英国，不久便成为全世界最大的烟草生产国。

禁烟草运动的失败

世界第一次和第二次禁烟高潮中，提倡禁烟的人来自宗教势力（认为抽烟是魔鬼的化身）、医学界（认为抽烟抢走了医生的生意，因为很多人认为烟草可以治病）和各国国王（认为吸烟导致财富流失）。由于动机与效果的不统一，禁烟终归失败。例如，1632 年，美国马萨诸塞州第一个提出禁止在公共场所吸烟的禁令。1647 年，美国康涅狄格州规定只允许每天吸烟一次，且禁止在公共场所吸烟。1683 年，美国马萨诸塞州法律首次规定禁止在室外吸烟。1840 年，波士顿禁止吸烟。1893 年，华盛顿州立法禁止出售香烟消费。1898 年，田纳西州全面禁止吸烟。1900 年，美国反烟联盟决定在 15 个州禁止出售香烟。19 世纪末，美国联邦各州都通过了严厉的反烟立法，包括禁止在公共场所吸烟，违者处以监禁、罚款，甚至剥夺在政府办公室及银行等体面部门工作的权利。实践证明，这个社会工程试验的失败，导致了许多灾难性的后果。于是，华盛顿、艾奥瓦州、田纳西州和北达科他州等州先后废除了关于禁止销售香烟的规定。1927 年，堪萨斯州最后一个废除禁令。1933 年，美国最终解除了禁令。

对戒烟、禁烟与控烟的正确理解①

人们普遍认为，尽管烟草是一种有争议的特殊消费品，但它在全世界范围内仍然是一种合法产品，应当有其合法存在的社会空间。对烟草进行适当控制是能够办到并能得到广泛支持的，但要在短时间内全面禁止烟草则缺乏科学依据和社会基础。因此，各国政府的管理者逐步认识到，"戒烟"应属于吸烟者（个人）约束行为，以免危害个人；"禁烟"应属于公共场合的禁止行为，以减少个人吸烟，避免他人被动吸烟；"控烟"则是全面的对策，包括控制烟草生产、控制吸烟者、控制环境的无烟化，既涉及宏观的法律法规，又涉及微观的场所规定乃至家庭、个人。实践表明，区别戒烟、禁烟与控烟的不同，科学处理三者的关系，对维护个人健康、维护环境安全和在一定范围内严禁吸烟的立法与执法具有科学的指导意义。控烟理念的认同具有可操作性，是使全球控烟活动取得显著成效的关键所在。

以 2003 年缔结的《烟草控制框架公约》为标志，世界各国确立了控烟目标并达成共识，于是，各国以国际法为依据开展了全球控烟运动。然而，具体的实施还需要民间力量的推动、政府的严格执法和国际公约的约束。②

3.2 制定《烟草控制框架公约》的历程

《烟草控制框架公约》是一个由各成员国以国际协定方式达成的全面执行的世界烟草控制协议的法律文件。从世界卫生组织开始推动控烟工作到着手缔结烟草控制框架公约，经历了 30 多年的历程。尽管控烟之路并不平坦，但世界卫生组织控烟的决心从未动摇。围绕着框架公约的制定，一系列动员、协调和联系工作促使各国控烟理念和行动达成一致。最终于 2003 年颁布了《烟草控制框架公约》，2005 年

---

① 江晓帆. "控烟"立法的法理性思考. 2011-04-11.
② 江艳. 控烟路径：民间政府国际公约三管齐下. 2008-05-19.

生效。

产生背景及起草过程

世界上许多国家都有吸烟具有高雅情趣的历史记载，认为烟草有醉人的香气，具有消除疲乏和提神的作用，甚至能治疗疾病。但随着社会不断发展，吸烟对健康的影响日益受到人们的关注。1934年，中国学者吕富华发表了题为《关于家兔涂布烟草焦油致癌性的研究》的论文，在世界上首次通过动物实验提出"烟草有致癌性"的研究报告。出于人类健康等方面的原因，20世纪50年代，国际上出现过大规模的反吸烟运动。1964年，美国公众卫生局发表报告，认为"吸烟是人类的杀手"，引起全国震动。

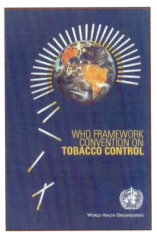

图63 《烟草控制框架公约》

为了减少烟草危害，1969年，世界卫生组织（WHO）下属的泛美卫生组织指导委员会/美洲区域委员会及欧洲区域委员会通过了关于控制吸烟的决议，开始推动世界性的控烟工作。经过世界卫生组织20多年的努力，在1996年5月召开的第44届世界卫生大会（World Health Assembly，WHA，简称世卫大会）上，191个成员国达成了建立世界《烟草控制框架公约》（Framework Convention on Tobacco Control，FCTC）的协议。1998年，WHO新任总干事布伦特兰博士提出了作为内阁两大新项目之一的无烟倡议行动（Tobacco Free Initiative，TFI），并将制定《烟草控制框架公约》作为任期目标。1999年5月，第52届世界卫生大会通过了WHA 52.18号决议，决定启动《烟草控制框架公约》的谈判，并确定在2003年5月完成。同时决定将成立由所有成员国参加的政府间谈判机构和框架公约工作组，着手制定烟草控制框架公约及相关议定书，这是WHO首次动用其《组织法》第十九条所规定的权力来制定的一份国际法律文书。《烟草控制框架公约》将成为WHO第一个全球性公约，也是针对烟草的第一个世界范围的多边协议，其目的在于对全球的烟草和烟草制品予以限制。该公约一旦签署生效，各成员国都必须把其内容融入本国法律，对烟草的生产、销售、税收、广告等多方面进行限制，所以该公约直接决定着烟草业的前途。

第52届世卫大会完成了拟议框架公约的发起阶段。

制定《烟草控制框架公约》文本的过程

商议谈判机构和工作计划

工作小组分别于1999年10月和2000年3月举行了会议，商议了谈判机构的筹备工作，制订了工作计划和政府间谈判机构的时间表。与此同时，将公约草案的拟议内容编目分类，向第53届世卫大会提交了拟议的内容草案。

举行框架公约公开听证会

2000年10月12日至13日，WHO在政府间谈判机构第一次会议之前，在日内瓦举行了两天的烟草公约听证会，会议收到来自世界各国烟草公司、非政府组织共514份关于该公约的意见书。听证会期间，全世界所有地区的144个非政府组织提供了证词，强烈支持全球范围的控烟框架公约。

举行政府间谈判机构第一次会议

2000年10月16日至21日，148个会员国的代表以及来自欧洲共同体（今欧洲联盟）、9个非政府组织和25个非洲组织的观察员聚集在日内瓦，参加WHO控烟框架公约政府间谈判机构第一次会议。自此，谈判机构代替框架公约工作小组开始开展实质性工作。谈判机构首先讨论工作小组编写的框架公约拟议内容草案的第一部分，并对公约的核心义务和指导原则进行审议。谈判机构根据第一次会议期间所提的意见对内容草案做了一些调整。在会议期间，加拿大和泰国联合主持了一个非正式工作小组，讨论了非政府组织在谈判过程中发挥作用的要求，以及如何扩大非政府组织参与谈判机构的工作等问题。

举行政府间谈判机构第二次会议

2001年4月30日至5月5日，在日内瓦召开了WHO控烟框架公约政府间谈判机构第二次会议。此次会议根据谈判机构第一次会议间会员国提出的意见，对拟定的草案内容的结构做进一步的探索和合理精简。各会员国对烟草的价格与税收问题，烟草广告、促销和赞助问题，反青少年吸烟问题，打击烟草制品非法贸易问题，财务资源问题以及技术转让与合作等问题进行了激烈的讨论。

由于各种提案层出不穷，之后的几次政府间谈判虽然是一场更加艰难的谈判，但最终达成了一致。

《烟草控制框架公约》的签订

2003年5月，在日内瓦召开的第56届世界卫生大会上，世界卫生组织192个成员一致通过了第一个限制烟草的全球性公约——《烟草控制框架公约》，为在全球控制烟草危害、共同维护人类健康提供了法律框架。

《烟草控制框架公约》及其议定书对烟草及其制品的成分、包装、广告、促销、赞助、价格和税收等问题均做出了明确规定。《烟草控制框架公约》的主要目标是提供一个由各缔约方在国家、区域和全球各级实施烟草控制措施的框架，以便使烟草使用和接触"二手烟"频率大幅度下降，从而保护当代和后代人免受烟草对健康、社会、环境和经济造成的破坏性影响。

2005年2月27日，《烟草控制框架公约》正式生效。它是由世界卫生组织主持达成的第一个具有法律效力的国际公共卫生条约，也是针对烟草的第一个世界范围的多边协议。

3.3 《烟草控制框架公约》是世界控烟史上的里程碑

世界控烟史上的里程碑

2003年5月21日，第56届世界卫生大会上，世界卫生组织的192个成员国一致通过了第一个限制烟草的全球性条约：《烟草控制框架公约》，成为世界控烟史上的一个里程碑。

《烟草控制框架公约》的制定不仅对

各国的控烟工作起到了有力的促进作用，而且还将建立经济和技术援助机制，提高国家的行动能力，从而推动全球控烟工作的开展。

《烟草控制框架公约》的基础

世界卫生组织青少年抵制吸烟运动负责人朱迪·威尔肯菲尔德（Judith Wilken-feld）认为，《烟草控制框架公约》的指导理论是：吸烟是一个事关公众健康的问题，反对烟草种植对环境的影响。不管是公众健康问题，还是环保问题，烟草行业被看成是传播全球性疾病及破坏人类生存环境的恶魔。因此，我们需要有一个国际法律条文。

《烟草控制框架公约》的制定是受约翰斯-霍普斯金大学卫生与公众健康学院阿林·L.泰勒（Allyn L. Taylor）的影响和启发。他在1992年发表的一篇文章中指出，根据联合国宪章规定，世界卫生组织有权制定国际公约。而在此之前，世界卫生组织还未曾行使过这一权力。加利福尼亚大学洛杉矶分校公共卫生学院的鲁思·里奥莫（Ruth Roemer）阅读了这篇文章后向泰勒建议，世界卫生组织这一权力可用来控制烟草的扩散。这一建议促成了他们共同起草了《烟草控制的国际策略》一文。该文章成为1996年世界卫生大会的背景文件。在总干事布伦特兰①掌管世界卫生组织之后，便将控制烟草摆在了自己工作的重要议程，使制定《烟草控制框架公约》的进程加快。

协约各方将议定一个包含总体目标及

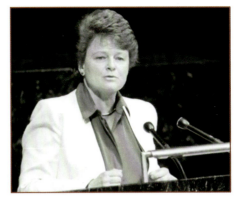

图64 世界卫生组织总干事格罗·哈莱姆·布伦特兰

义务的公约。同时，有的成员国还将针对一些存在争议的问题议定出更严格、更具体的协议。这些协议将作为整个《烟草控制框架公约》的补充协议单独谈判并签署，并且不要求所有缔约国共同签署。各签约国代表将同意烟草控制公约的条款并努力寻求政府对公约的批准。

《烟草控制框架公约》的原则

《烟草控制框架公约》的原则包括：应减轻烟草消费造成的影响并抑制烟草消费的增长；应使所有的人知道烟草的危害；技术合作对于公众健康资源不足的签约国在建立管理烟草控制计划时是至关重要的；对将来因实施烟草控制计划而改行的烟农提供财政支持是很重要的；烟草控制措施不得被滥用作为建立贸易壁垒的手段；烟草行业应对其产品造成的伤害负责；为了实现《烟草控制框架公约》的目标，全社会的参与是必要的；《烟草控制框架公约》的条款应被视为各国采取更广泛措施的起点。

然而，《烟草控制框架公约》仅仅提

---

① 格罗·哈莱姆·布伦特兰（Gro Harlem Brundtland，1939— ），挪威政治家、外交家、医生，挪威首相及世界卫生组织总干事。她被视为国际上的永续发展及公共卫生的专家。布伦特兰夫人出生于奥斯陆市，父亲为挪威工党元老，曾任工党政府的国防部长和社会事务部长。退休后为世界卫生组织荣誉退休总干事。

出了一个框架，一个工作流程，以及所针对的问题，几乎不包含具体的义务，具体义务还有待于协议来明确。

《烟草控制框架公约》主要构成

《烟草控制框架公约》分为公约和相关议定书两大部分。

相关议定书阐明了各成员国更具体的承诺。内容主要涉及：减少烟草需求的价格和税收措施；减少烟草需求的非价格措施；减少环境烟草烟雾和避免被动吸烟的措施；保护儿童和青少年；取缔烟草产品的走私；免税烟草产品的销售；广告、促销和赞助；检测和报告烟草产品成分；烟草工业的管制；烟草的监督、研究和信息交流；健康教育和研究；政府的烟草农业政策；烟草产品管制；与供应烟草有关的措施等许多方面。

《烟草控制框架公约》的重点

《烟草控制框架公约》明确指出了吸烟的危害，要求各国以法律禁止烟草广告，禁止或限制烟草商赞助国际活动和烟草促销活动，禁止向未成年人出售卷烟制品等。

广告是《烟草控制框架公约》所要考虑的一个最大的日益严重的问题，因为广告是推销烟草的一个主要手段，而且可以轻易跨越地域。要禁止以儿童为广告对象，限制成人广告（包括优惠券、礼品及退款等间接促销），不得赞助体育及文化活动，并着重强调应清除电视、互联网、杂志以及其他不受地域限制的媒体中的广告。

《烟草控制框架公约》特别注重了以保护儿童为目的的措施，包括广告限制，禁止向儿童销售，禁止以散装或20支以下经济包装出售香烟，以及开展能使儿童认识到吸烟危害的教育。

《烟草控制框架公约》要求，所有用于零售和批发的香烟产品的包装上应标明生产厂家名称、产品批号、生产日期以及"仅供在产品投放国销售"的声明。

《烟草控制框架公约》还要求禁止烟草制品的免税销售和免征关税。这对控制走私来说是至关重要的，因为以整集装箱计的免税香烟会给销售商带来低成本，使走私分子有机可乘。同时，免税会给中间人带来好处。

《烟草控制框架公约》还责成各方对所有烟草制品的零售商实行许可证制度。对申领许可证设置必要的条件，再结合对违反许可证条例行为的一些处罚措施，将有助于防止非法烟草贸易以及向未成年人的销售。

4

世界各地控烟对策措施

4.1 开展无烟日与戒烟建议

开展世界无烟日活动

1977年，美国癌症协会首先提出了控制吸烟的一种宣传教育方式——无烟日。这天，在美国全国范围内进行"吸烟危害健康"的宣传，劝阻吸烟者在当天不吸烟，商店停售烟草制品一天。美国把每年11月第3周的星期四定为本国的无烟日。以后，英国、马来西亚、中国等国家和地区也相继制定了无烟日。

1987年11月，为了引起国际社会对烟草危害人类健康的重视，联合国世界卫生组织建议将每年的4月7日定为"世界无烟日"，并于1988年开始执行。但因4月7日是世界卫生组织成立的纪念日，每年的这一天，世界卫生组织都要提出一项保健要求的主题。为了不干扰其卫生主题的提出，世界卫生组织决定从1989年起将每年的5月31日定为"世界无烟日"。

开展无烟日活动旨在提醒世人吸烟有害健康；呼吁全世界吸烟者主动放弃吸烟；号召所有烟草生产者、销售者和整个国际社会一起行动，投身到反吸烟运动中去，为人类创造一个无烟草的环境。

世界卫生组织提出戒烟十大建议

世界卫生组织指出，吸烟是心脑血管疾病、癌症和肺气肿等非传染性疾病的重要诱因，吸烟者更易感染结核病和肺炎等传染性疾病。吸烟每年使近600万人失去生命，如不采取行动，到2030年，这一数字将增加到800万，其中80%的死亡将发生在低收入和中等收入国家。目前开展的无烟日活动——一日不吸烟，一日不卖烟，是远远不够的。

吸烟不是一个人的事情，需要全社会的关注和支持。应当从国民的身心健康出发，从国民的未来出发，政府有必要以某种惩罚性和鼓励性的制度，来进一步帮助已经吸烟的烟民戒烟，告诫还没吸烟的民众不要尝试吸烟。只有制度"掐烟"，才能净化国民之肺。因此，世界卫生组织提出戒烟十大建议：

第一，自己确定一个停止吸烟的日期并严格遵守。

第二，停止吸烟后，生理上会出现某些积极的反映，不必担心，这些症状会在1~2周内消失。

第三，扔掉所有烟缸、未开封的香烟、火柴和打火机。

第四，多喝水。上班时，在伸手可及处备上一杯水。

第五，把不买烟省下的钱去买自己特别想要的东西。

第六，加强体育锻炼。

第七，改变习惯，避免经过自己平时买烟的商店。

第八，不把愁事和喜事作为"就吸一

口"的借口。

第九，若担心自己发胖，请随时注意饮食或增加业余活动，因为并非戒烟后人人都会发胖。

第十，不必为将来担忧，一天不吸烟对自己、对同事就是一件好事。

4.2 无烟草倡议行动计划

世界卫生组织提出无烟草倡议行动计划

为了促进联合国会员国按照世界卫生组织《烟草控制框架公约》的要求，实现无烟区域，世界卫生组织提出无烟草倡议行动计划（TFI），并分别制定和实施了1990—1994年、1995—1999年、2000—2004年和2005—2009年四个行动计划。

无烟草倡议区域行动计划的目标是：

第一，通过协调区域战略，保证本区域各会员国及时批准世界卫生组织《烟草控制框架公约》，从而为实现公约生效做出贡献；

第二，增强各国和地区成功实施公约规定和有效解决烟草流行的能力。

无烟草倡议行动计划的区域重点

无烟草倡议行动计划的区域重点放在国家、区域和全球在烟草控制方面的相互依存关系上。对国家的支持和行动主要是：

第一，立法行动。无烟行动向肯尼亚和南非提供了技术支持，并收到了斯里兰卡和乌干达提出的支持要求。它正在组织一个国际律师团，向会员国提供技术支持；开辟含有国家烟草控制立法的网址，并制定一项评价立法有效性的框架。

第二，烟草诉讼。包括澳大利亚的个人损害集体行动诉讼、加拿大的卫生补偿费用诉讼，以及印度的公众利益诉讼令等，至少有15个国家正在进行各种烟草诉讼。

第三，保护青少年的活动。无烟行动继续协调题为"建立联盟，采取行动，培养一代不吸烟的儿童和青年"的世界卫生组织与联合国儿童基金会的共同项目，该项目由联合国基金会给予支持。

第四，烟草监测。无烟行动与美国疾病控制中心合作，在11个国家开展了全球青年烟草调查。2000年，该项调查进一步扩展到36个国家。

第五，媒介反烟宣传。1999年11月5日，美国疾病控制中心和加利福尼亚卫生部门在美国加利福尼亚州发起了由联合国基金会和广泛战略伙伴赞助的，目的在于改变烟草政策的一项宣传项目，题为"烟草害人——谨防受骗"。并在15个国家利用相同的口号，开展了试点规划。

第六，烟草经济学研究。题为《遏制流行——政府和烟草控制经济学》的世界银行报告已被翻译为多种语言。世界银行正在开展国家经济分析，并制定有助于国内研究人员使用的指导方针和方法。

无烟草倡议行动计划的区域进展

非洲

非洲区域办事处与多哥政府和无烟行动组织召开了关于国会议员对区域烟草控

制做出贡献的国家间会议（洛美，1999年10月6日至8日）。国会议员通过了一项宣言，概述了他们对烟草控制的有力承诺。他们同意努力争取实现协调的立法和财政战略，并有力地支持拟议的烟草控制框架公约。

美洲

美洲区域办事处和无烟行动组织发起了拉丁美洲国会议员会议（智利，1999年8月），会议重点讨论了烟草立法、政策制定、诉讼以及框架公约。并于1999年12月在委内瑞拉举办了区域讲习班，培养项目管理和宣传交流战略方面的技能。

东南亚

世界卫生组织召开了题为"全球烟草控制法案：面向世界卫生组织烟草控制框架公约"的技术协商会（新德里，2000年1月7日至9日），与会代表来自50多个发展中国家，主要为亚洲、非洲、中东和太平洋地区的国家。与会代表认为，为了进一步推动框架公约的制定及其实施，急需建立国家机构，同时逐步解散那些直接或间接促进发展中国家烟草工业的其他公立和私立机构。

欧洲

无烟草欧洲行动计划拟议的框架公约与欧洲有着紧密联系。1999年10月召开的无烟草欧洲委员会第二次会议制订了一项计划，为2001年在波兰召开的部长级会议增加分量。1999年10月，在芬兰召开了关于产品管理和终止的信息会议。

东地中海

1999年6月，在地中海召开的一次跨国会议期间，制订了一项新的区域行动计划。为了推动框架公约的进程，东地中海区域办事处正在努力与阿拉伯联盟合作，并探讨将联盟延伸至联盟之外的国家的方法。

西太平洋

1999年8月，西太平洋举办了由该区域33个国家参加的区域联络点讲习班。1999年10月，区域委员会通过了一项区域行动计划，并于1999年11月编写了一本有关无烟行动和拟议框架公约的区域初级读本。国家或分区级的项目取得了进展，其中包括有关太平洋岛屿框架公约制定的会议和烟草控制相关主题的专业发展讲习班。

无烟草倡议行动计划的全球进展

加强妇女在控烟行动中的作用

300多名包括妇女领袖、非政府组织代表、传媒、卫生科学工作者和决策者的代表参加了题为"对烟草和健康有所为：预防烟草在妇女和青年中流行"的国际会议（1999年11月14日至18日，日本神户）。2000年6月，无烟行动直接参与了联合国大会北京特别会议的筹备工作。神户会议上讨论的与妇女和烟草有关的问题，成为纽约筹备会议的重点（2000年2月28日至3月1日）。

全球控烟议程

无烟行动与国际烟草控制研究中心、美国国家卫生研究所、疾病防治中心以及食品药品监督管理局密切合作制定了全球烟草控制研究议程。

建立新的联络点

由世界卫生组织领导的联合国特设机构间工作小组取代了原来设在联合国贸易和发展会议的联合国系统烟草联络点。由15个组织代表参加的第一次工作组会议（1999年9月29日至30日，纽约）明确了今后工作的主题：农业多样化、向国家散发工作小组的信息、经济学、就业、环境烟草烟雾、拟议的烟草控制框架公约、烟草产品的管理、风险行为、贸易以及妇女中的烟草使用问题。工作小组于2000年3月7日在罗马的粮农组织总部召开了第二次会议。

世界卫生组织对烟草的调查

1999年10月12日，总干事指定执行委员会委员泽尔纳（Thomas Zeltner）博士和瑞士联邦公共卫生局局长领导一个独立调查专家委员会了解烟草工业是否对联合国系统烟草控制工作施加了不正当影响。

控烟方面的决议

根据总干事1999年4月提出的关于提供用作管理烟草产品科学证据的要求，挪威政府举办了一个世界卫生组织题为"充实有关控制烟草产品知识"的国际会议（2000年2月9日至11日，奥斯陆）。与会代表认为，产品的管理应对全面烟草控制政策发挥越来越多的作用，并应适用于所有形式的烟草和尼古丁产品。建议将针对控制产品的措施纳入《烟草控制框架公约》和有关的协议书。

无烟行动政策与战略咨询委员会

1999年1月，无烟行动政策与战略咨询委员会成立后，于1999年召开了两次会议，就项目的广度、重要政治问题、建议对科学事宜的政策影响以及总干事要求的其他事项提出意见。2000年3月30日至31日在日内瓦召开了无烟行动政策/战略咨询委员会第一次会议。

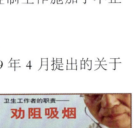
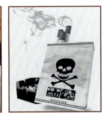
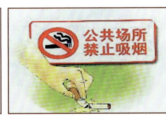

图65 无烟草倡议行动部分宣传张贴画

4.3 美洲国家控烟措施

加拿大

车内禁烟

加拿大魁北克省"魁北克肺协会"于2008年5月29日发起"还儿童干净空气"活动，要求省政府禁止人们在搭载儿童的汽车内吸烟。"魁北克肺协会"希望收集至少5000名魁北克市民的请愿签名，递交给魁北克省省长和省卫生部部长。之后，半数加拿大省份已经通过或正在讨论这类车内禁烟倡议。车内禁烟已经在新斯科舍省正式生效。

烟草制品外包装要添加健康警语标识

加拿大要求烟盒上必须标明香烟燃烧时释放出的有毒物质的含量，还要在烟盒正面的50%的面积上印上新的警语和图片。

从患者入手进行"劝导"

加拿大专家研究发现，如心脏病患者在住院期间能接受戒烟辅导疗程，戒烟成功率明显提高。因此，"乘虚而入"从患者入手进行"劝导"效果明显。

美国

里程碑式的事件——烟草制品外包装要添加健康警语标识

1964年1月11日，美国公共卫生局局长卢瑟·特里（Luther Terry）博士发布的关于香烟和健康之间关系的首份报告指出："吸烟会引起支气管炎、肺气肿及其他一些肺部疾病，同时会增加心脏病突发的危险性。"自此，各种关于控烟的呼声、法规形成一种力量，开始与烟草公司代表的利益集团相抗衡。1966年，美国通过了一项新的法案，要求烟草公司必须在香烟包装上印有健康警告标识，这一规定被国际控烟界普遍认为是一个里程碑式的事件。与此同时，美国规定雪茄的外包装上也要添加健康警语标识。

禁卖散烟

巴尔的摩市商店常把5支装的小雪茄盒装烟拆零销售，每支烟售价为69美分。这一做法不仅对零花钱有限的青少年降低了购买门槛，还让他们难以见到包装盒上的健康警示。

允许房东禁止他人在自己房内吸烟

美国加利福尼亚州议会计划批准一项新提案，允许房东自行禁止他人在自己的房产内吸烟。支持者认为，此举有助于保护儿童免受二手烟危害。

禁止电视台和电台播放香烟广告及杂志刊登广告

美国菲利普·莫里斯烟草公司停已经停止在拥有大批青少年读者的40家杂志上刊登广告。1969年，美国国会禁止电视台和电台播放香烟广告。

美国不仅禁止香烟或者是以香烟品牌为名的其他业务在媒体上做广告，而且还把向18岁以下的青少年出售或提供烟草制品的行为视为违法，违者将会受到法律的严厉制裁。因此，越来越多的美国人开始把不吸烟当成一种时尚，控烟运动成效十分明显。

减少电影吸烟镜头

2007年，美国电影协会规定，吸烟镜头将会和色情、暴力镜头一起，成为影响电影级别的重要因素；含有过多吸烟镜头的电影，很可能被定为限制级（R级），被定为少儿不宜。这一规定是为了防止青少年吸烟而实施的一个举措。

发布地方性法规

旧金山市的禁烟法令规定凡该市所属大大小小的企业老板经理，必须制定出有效的措施，务必使其不吸烟的雇员在车间或办公室内不受任何烟雾的干扰毒害。如果雇员认为老板"措施不力"，可提出抗议直至向法院起诉。法院将根据情节轻重对雇主处以200~300美元不等的罚金。明尼苏达州的一项反对吸烟法规定，每个饭店必须至少留30%的座位给不吸烟者，谁在禁烟的地方吸烟，谁就将被处以罚款或坐牢5天。

墨西哥

实施禁烟法令

墨西哥在联邦所属的公共建筑物内都禁止吸烟。

实行重罚措施

墨西哥城法律规定，所有封闭的公共场所都应百分之百禁烟，对违法吸烟的个人将处以50~150美元不等的罚款，惯犯将被监禁36小时。

巴西

巴西众议院通过了一项禁止广播、电视、报纸、杂志等所有新闻媒体播放刊登香烟广告的法律草案。该法案还禁止烟草赞助文化和体育活动。

4.4 欧洲国家控烟措施

法国

建立香烟警察部队

为了帮烟民戒烟,法国于 2007 年 3 月成立了一支全球独一无二的香烟警察部队。香烟警察是从全法国的民警、交警及特警中特别任命的,由 17.5 万人组成,他们负责在全国落实各项禁烟令。

法国香烟警察分地区进行日常巡逻。政府要求从 2008 年 1 月 1 日的"无烟日"开始,香烟警察要用洪亮的声音对吸烟的女性说:"女士,请你灭掉香烟!"让周围人都能听到,不仅如此,还要处以最高额度重罚。如果在商场、咖啡馆等封闭的公共场所①,有人叼着香烟被香烟警察撞见,他先会毫不留情地让你掐掉香烟,然后再给你撕下一张"违规吸烟"的罚款单,最低 30 欧元,最高 200 欧元。

2008 年 4 月 1 日实施禁烟令以来的第一份总结报告表明,禁烟令在封闭的公共场所得以严格执行,被动吸烟者的数量明显减少,受到严重污染的场所减少了 80%。

开展戒烟培训

法国预防烟害办公室是法国政府主管的最权威的戒烟机构。该机构在 2008 年的"无烟日"这一天开展"妇女和烟草"戒烟活动,活动的内容就是劝说每一位吸烟的女性参加戒烟培训班。培训班将在法国 674 个社区开设,成员主要由医院呼吸科医生、流行病学调查专家等专业人员构成。接受培训的女性先会收到一张问卷,以便专家了解你对烟草依赖度有多高,家里因你吸烟的"污染度"有多高等相关信息。然后,专业人员会给每一位女性全面讲解吸烟带来的危害:女性吸烟不仅会引发癌症,更会使皮肤粗糙、晦暗,声音嘶哑,造成不育,影响胎儿发育,等等。最后,专家会针对每位女性的不同情况,给予适合每个人的减烟、戒烟方法。

"奖励"戒烟者

对于想戒烟的吸烟者,法国国家保健制度将补给 1/3 的戒烟费用,每年最多可达 50 欧元,这部分钱归入疾病保险。

英国

英国吸烟人数一直有增无减,并朝着低龄化方向发展。据统计,英国约有 1000 万烟民,在 11 岁到 15 岁人群中,约有 9%染上烟瘾。减少吸烟人数已成为英国政府公共卫生工作的重点之一。为此,政府采取多种措施开展控烟运动。

公布《公共健康白皮书》

2005 年 3 月,英国卫生部公布了《公共健康白皮书》,承诺用 4 年时间,分步实现工作场所、餐馆及可提供就餐服务的酒吧等公共场所禁烟。为实现这一目标,政府首先通过立法禁烟:

——根据英国下议院通过的法案,从

---

① 法国政府从 2008 年 1 月 1 日起,把博物馆、学校、火车站、机场、办公室、公共场所以及密封空间等列入严禁吸烟的地方。

2008年7月1日起，英格兰地区的全部公共场所都将实行禁烟。在禁烟区吸烟者，将被罚款50英镑；没有贴出"禁止吸烟"标识的场所将被罚款200英镑到1000英镑；禁烟场所的经营业主如不制止吸烟行为，将被处以最高2500英镑的罚款。此前，苏格兰地区、北爱尔兰地区已先后于2006年3月和2008年3月开始执行禁烟法案。

——严格限制和管理烟草销售。2003年年初，英国实施的《烟草广告及促销限制法》规定，禁止烟草公司以商标形式赞助各项体育赛事。2006年6月后，除烟草贸易中针对买方进行的烟草介绍外，烟草广告、宣传等直接或间接鼓励扩大烟草消费的一切活动被全面禁止。

——不断调高烟草税。1998年后，英国的烟草税平均每年增长5%。当前，英国政府对烟草征收的税费在烟草价格中占80%，排名世界第二。

——提高购烟法定年龄。2008年1月1日，英国政府宣布将于2008年10月把英格兰与威尔士地区购买香烟者的法定年龄从16岁提高到18岁，以减少青少年烟民人数。

——加强戒烟行动。具体措施包括：对有意戒烟的人提供免费咨询并免费提供戒烟药品，与药厂合作研究开发戒烟药，对有意戒烟但烟瘾较大的烟民特别是孕妇免费提供尼古丁替代品等。

——加强打击香烟走私力度。海关人员可以自由检查烟草零售商店，并有权起诉出售走私香烟的经销商。

规定平装销售

英国政府2008年5月31日正式对外公布《未来烟草管理（草案）》，征求公众意见。草案要求烟草公司剥除自家香烟的"豪华外衣"，一律平装销售，不得印上公司标志性图标。当然，健康警示也必不可少。草案还要求，禁售20支装以下的盒装香烟。这样一来，不少只买得起10支装香烟的青少年将难以再买到烟。

戒烟者给予补贴

英国苏格兰邓迪市为鼓励市民戒烟，为戒烟者每周提供12.5英镑的补贴。

爱尔兰

2004年3月，爱尔兰成为世界上第一个立法建立无烟工作场所的国家，无烟化的范围包括所有的办公室、餐厅、酒吧和旅店等公共场所。

爱尔兰颁布香烟销售的新立法，旨在防止向青少年销售香烟。

俄罗斯

俄罗斯于2008年加入世界卫生组织的《烟草控制框架公约》。同时，保护健康委员会还与俄卫生和社会发展部一道，积极进行国内有关控烟法规的制定。并根据世卫组织的要求通过一项法律，规定烟盒的正反两面都必须标注健康警示语，其面积应达到烟盒面积的30%至50%。

2008年制定的《2020年前俄罗斯联邦卫生系统发展方案》和《2010—2015年国家阻止烟草消费政策实施方案》都规定，要将减少吸烟作为健康政策的组成部分。

2009年5月29日，俄罗斯国家杜马（议会下院）保护健康委员会主席博尔佐娃在"世界无烟日"到来之前说，俄罗斯有50%至70%的男性吸烟，比吸烟女性的人数高出两倍多，每天有近千人因吸烟引起的疾病过早死亡。因此，有关部门正在制定控烟的国家战略项目。同时，保护健康委员会也出台了《烟草消费限制法》，对烟草制品的销售及消费场所加以限制，同时禁止加工、出售烟草制品形状的纪念品和玩具等。该法案于2009年秋交由俄国家杜马审议通过。

2012年12月，俄罗斯议会下院杜马批准了一项禁止在全国公共场所吸烟，并对烟草产品的营销与销售确立新的限制措施的法律草案。法案将禁止在饭店、酒吧和宾馆这样的公共场所吸烟，禁止所有形式的烟草产品广告，禁止车站的小货亭和其他商店出售卷烟。这项立法获得了429票赞成，只有两票弃权，没有人投反对票。

德国

将吸烟纳入员工年终考核内容

在德国，人们普遍认为吸烟是一种不文明行为，尤其当众吸烟是极不礼貌的举动。嗜烟如命的人往往会被人看不起。有烟瘾的员工将得不到重用或者提拔。因为长期迷恋香烟是一种颓废的表现，没有进取心，很难胜任重要的岗位和工作，所以公司也将吸烟纳入员工年终工作考核的一项指标。许多公司都倡导员工远离香烟，每年都会对登记参与戒烟的人进行物质等方面的奖励。

德国公司的"员工管理条例"中有多条关于限制吸烟的条款。办公室、工作区，甚至休息室，都贴满了各种戒烟标语。吸烟区里没有员工在吸烟，烟灰缸上写着"吸烟有害健康"。

规定出租车内禁烟

在德国，如司机吸烟，乘客有权投诉并获得奖赏；如乘客吸烟，司机有权拒载。

挪威

挪威的无烟立法于2004年6月开始生效[1]。国家劳工办公室网站上的广告显示越来越多的雇主青睐非吸烟者[2]。法律不禁止雇主的这种行为。

瑞典

瑞典采用的是"温情攻势"——女性杂志上称，现代择偶标准之一就是找一个不吸烟的男士；而男士读物上则写着：小心吸烟的女友过早衰老。

芬兰

芬兰的禁烟法将香烟所产生的烟雾定为"可致癌的危险物质"。为减少被动吸烟，芬兰政府于1995年3月对禁烟法进行了修改，重点对公共场所和工作单位的吸烟进行了限制，禁止在包括购物中心和室内聚会场所在内的所有公共场所吸烟。此外，在公寓楼内，如果住户在自家阳台上吸烟影响到邻居也是不允许的。芬兰的公共交通工具内也禁止吸烟。芬兰航空公司的所有航班均为无烟航班。

西班牙

西班牙违法吸烟行为按轻重等级将受到30欧元到60万欧元的处罚。

罗马尼亚

罗马尼亚在首都及周边地区的中学开展抵制吸烟的活动。

---

[1] 2004年后，在挪威和爱尔兰这两个国家无烟立法的引领下，新西兰、意大利、西班牙等12个国家相继开展了创建无烟工作场所和无烟公共场所的工作。

[2] 据瑞典的一项调查显示，雇主在每一个吸烟的雇员身上多花的费用是每年27000~36000瑞典克朗。

4.5 亚洲国家控烟措施

不丹

不丹是个风景优美的小国，人口 170 万，森林覆盖率在亚洲处于首位。2004 年，不丹通过全面禁烟法案，规定全国禁止销售各种烟草，所有公共场所（包括公园、夜总会、商店、露天市场、公共厕所）都禁止吸烟，违者最低处罚金 225 美元。对于进入该国的外国"烟民"，想要抽烟必须付出高昂的代价——个人携带烟草进入不丹境内要被课以 100% 的关税。因此，不丹成为世界上第一个也是唯一的一个全面禁烟的国家。

新加坡

新加坡政府将不吸烟列为国民守则内容，严禁在公共场所吸烟，有违反者处以高额罚款，吸烟者报考学校将不予录取，汽车司机抽烟将被吊销执照。

新加坡违法吸烟者最高罚款 2000 新加坡元，在公共场所扔一个烟头罚款 500 新元或打四板子。

2008 年 8 月 1 日起，在新加坡出售的香烟将在香烟盒上印上患癌的肺、出血的脑等图片，以达到劝阻人们吸烟的效果。

日本

2002 年，日本制定了首个《禁止街头吸烟条例》，并有专人定期巡回监督。因此，在中央政府部门集中的东京都千代田区，下了电车到单位的路上要抽支烟是不行的。

从 2009 年 4 月份起，东日本旅客铁道公司在首都地区约 200 个车站站台实施全面禁烟，吸烟处的烟灰缸等被一一撤去。

办公室里也不能随便抽烟。日本《健康增进法》《劳动安全卫生法》和《铁道营业法》等都对公共场所的吸烟行为进行了限制。

日本餐馆不是全面禁烟就是只设有限的几桌吸烟席。中午休息时间短，客流又集中，因此，大多数人都等不到吸烟席。

日本成年男性的吸烟率近 40%，但随着政府和民间的禁烟措施逐步推进，烟民的吸烟空间被压缩得越来越小。

韩国

"戒烟休假"政府埋单

为了鼓励戒烟，政府逐步实施"戒烟休假"制度。国家机关和私营企业的在岗人员如果决心戒烟，可以申请 3~4 天的带薪休假。这主要是考虑到戒烟者暂时脱离工作环境，加上健康饮食、精神转移等辅助方法，有助于提高戒烟的成功率。因职工休假给企业带来的绝大部分损失将由政府承担，资金主要从香烟税收中筹集。

颁布《禁烟 2020 草案》

草案规定：禁止便利店或者小卖店摆放或者销售香烟，限制香烟制造商的赞助活动，成人购买香烟时要出示身份证。政府通过实施《禁烟 2020 草案》，希望在 2020 年前将吸烟率降到 20%。

取消公共场所内的吸烟区

韩国政府对《增进国民健康法》进行

修订，取消公共场所内的吸烟区，营业面积在150平方米以上的饭店，棒球场和足球场等可容纳1000人以上的体育设施，总面积在1000平方米以上的办公建筑、工厂，面积在1000平方米以上或者可容纳300人以上的辅导学校以及地下商业街，都将成为无烟区。

中国

1987年，中国国务院发布的《广告管理条例》第十条规定，"禁止利用广播、电视、报刊为卷烟做广告"。2008年5月，国家工商行政管理局发出《关于坚决制止利用广播、电视、报纸、期刊刊播烟草广告的通知》，重申禁止利用广播、电视、报纸、期刊刊播涉及烟草内容的广告。包括：冠以烟草商标名称的特约刊播栏（节）目、文艺演出和体育赛事预告形式的广告；前述形式的广告，虽不冠以烟草商标名称，但在画面、背景等处显示烟草产品或其商标，或不含有烟草产品或其商标，但属于烟草产品的创意广告；在介绍烟草企业的广告中，介绍烟草产品或其商标；关于烟草产品获得各种荣誉称号的祝贺广告。烟草产品商标同时用于其他产品的，刊播其他产品广告时，必须标明该产品的名称，否则，视同烟草广告。

1997年，中国卫生部发出了《关于宣传吸烟有害和控制吸烟的通知》。

据2011年1月中国疾控中心等部门联合发布的评估报告《控烟与中国未来》显示，中国于2003年11月签署了世界卫生组织《烟草控制框架公约》，2006年1月正式生效后就开始控制吸烟，2011年吸烟率仍然居高不下，控烟履约绩效得分偏低，与公约要求差距巨大。全国尚有3.56亿烟民，与2002年相比几乎没有变化，遭受二手烟危害的人群更是高达7.38亿[①]。

2011年3月14日，第十一届全国人民代表大会第四次会议审查批准的《"十二五"规划纲要》明确提出了"全面推行公共场所禁烟"。卫生部于2011年出台《公共场所卫生管理条例实施细则》并于5月1日起施行。该细则的第十八条明确规定公共场所室内禁止吸烟，但没有明确如何进行处罚。与此同时，"控烟劝导员"、地方立法等一系列措施也相继出台或在酝酿中。

中国香港地区的《公众卫生条例》规定，报纸杂志上不允许出现烟草广告。卷烟包装上必须注明焦油量和烟碱量，健康警语必须以白底黑字印于卷烟盒的顶部。

泰国

泰国烟盒上印有恐怖警示语。泰国规定，烟盒必须用一半的面积印上统一的警示性画面，内容分别有一个被熏黑了的肺、一副黄黄的参差不齐的板牙、一个插满管子的病体，还有一个喷云吐雾的骷髅。包装上也不准印有淡味、柔和或焦油含量低等误导性词语。这种看上去令人生畏，甚至使人有恶心想吐的感觉的烟盒对抑制吸烟效果良好。

马来西亚

马来西亚政府规定，凡申请低息商业贷款者，必须经过体检证明本人不吸烟才

[①] 陈维松. 中国各地控烟举措相继出台 普遍面临难执行困境. 中国网，2011-05-04.

能取得贷款资格。

科威特

科威特禁烟法规定，禁止在电视电影中播放吸烟的镜头。

印度尼西亚

印度尼西亚对国内和进口香烟零售业加收8.4%的增值税。

阿联酋

发起戒烟行动

迪拜从2009年6月1日起至2010年5月31日止，发起了为期一年的大规模反烟草行动。第一阶段(3个月)的任务是培训戒烟治疗的临床医生和禁烟活动志愿者。第二阶段（3个月）是通过讲座以及各种宣传活动，在青少年人群中普及烟草危害等知识。第三阶段(6个月) 在学校、大型商场、各类社会活动团体、俱乐部等地方开展禁烟宣传。对于青少年人群，将充分适应读图时代的特点，发布更多有关吸烟的危害性的图片。

提高烟税

阿联酋把烟草进口关税上调100%，烟叶和卷烟的售价也有不同程度的上调。

沙特阿拉伯

沙特阿拉伯奖励戒烟。沙特阿拉伯的吉达国家医院决定给予成功戒烟者物质奖励。

4.6 大洋洲国家控烟措施

新西兰

在烟盒上印制健康警示性语句和图片

新西兰相关法律规定，从2008年起，所有在新西兰生产并销售的烟盒外包装上必须用英文和土著人的毛利语两种语言印刷13款健康警示性图片及警示语，内容有死人尸体、看起来令人作呕的腐烂牙齿和牙龈、熏黑的肺部等。

2010年，政府在此基础上特意针对女性烟民增多这一现象，要求增加警示孕妇吸烟有害健康的图片，画面为一个孕妇和一个可怕的畸形儿，上面醒目地写着："你不是一个人在吸这根香烟！"

这14款警示图片，其中7张图片为一组，使用一年，另外7张图片第二年使用，两组轮换交替。政府明确要求健康警示性图片和语句在烟盒正面占有30%的空间，反面占据90%。在烟盒上印制健康警示性语句和图片，被认为是减少吸烟人数的有效手段之一。

提高烟税

新西兰政府于2010年4月28日紧急召开的议会中通过了一项议案，将在两年内分三步大幅增收香烟特许权税。第一次上调是在4月29日凌晨，第二次在2011年1月，第三次在2012年，每次上调10%。对散烟叶的税收提高24%，在随后的两年内同样以每年10%增长。香烟零售价随之上调，从2010年4月29日开始，一包25支装的香烟由原来的13.3新西兰元上调至14.4新西兰元。到2012年，同样的一包香烟零售价将达到17新西兰元。

实施禁烟法令

新西兰总理支持公共卫生协会的要求，把禁烟令扩大到除了餐馆和咖啡厅外的酒吧和赌场。

澳大利亚

澳大利亚参议院通过烟草广告禁令，规定烟草公司从 2006 年 10 月起禁止在国际性体育及文化活动中做广告。

纽埃

南太平洋岛国纽埃相关领导人宣布，政府向每名烟民发放 1543 美元的戒烟费，鼓励烟民戒烟。

4.7 非洲国家控烟措施

埃及

埃及的开罗为了响应禁烟运动，在一家文化馆的门口专门铺设了擦鞋垫。画面上是一个人肺部的透视图，刚铺上的时候一切崭新，用了一段时间，随着人进人出，这个人的肺部变得非常污秽不堪。这个创意告诉人们，如果继续吸烟，干净的肺部就会像这块擦鞋垫一样污秽不堪。

尼日利亚

尼日利亚采取提高烟税来限制吸烟。香烟销售税增加了 25%。

4.8 烟草包装规定图示

烟草制品的外包装警示图案

美国规定雪茄的外包装上要添加健康警语标识。加拿大要求烟盒上必须标明香烟燃烧时释放出的有毒物质的含量，还要在烟盒正面的 50% 的面积上印上新的警语和图片。英国健康部门提供了拼版照片，要求将其印制在烟草制品包装盒上。

烟盒图标警示

在发现吸烟有害健康之后，世界上一些国家开始在烟盒上印刷警告语，警示吸烟者控制吸烟。

警告语各不相同。如前苏联卫生部忠告：吸烟对健康有害；美国：孕妇吸烟会造成致命的损伤、早产、新生儿体重过低；日本：为了健康，请大家不要过量吸烟；澳大利亚：吸烟损害你的肺叶，吸烟导致肺癌和心脏病，吸烟是慢性自杀；比

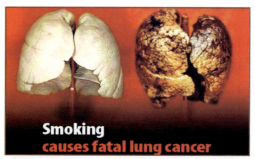

图 66 英国健康部门提供的印制在烟草制品包装盒上的拼版照片

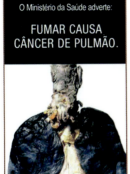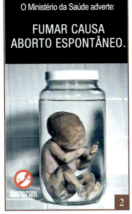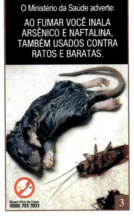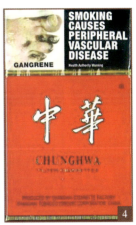

图67 烟盒上的戒烟警示（1—3.巴西烟盒上的戒烟警示，从左至右表示：吸烟导致肺癌，吸烟导致自然流产，吸烟意味着吸入毒杀老鼠和蟑螂的砒霜；4.中国香烟上的戒烟警示）

利时：烟对你是有害的；芬兰：如果你不吸烟，呼吸将变得畅顺；奥地利卫生保健部长的警告：吸烟将使你的健康濒临危险；苏丹：你长寿的天敌是烟；阿曼政府告诫：吸烟是引起癌症、皮肤病、心脏病、动脉炎的主要原因。

《烟草控制框架公约》实施后，根据规定，所有卷烟制品包装要印上不少于30%的面积，并且可轮换的健康警语，让烟盒上的图片提醒人们戒烟。除了类似像"吸烟有害健康"这样的文字说明外，还要在香烟包装上印刷"腐烂的肺部、骷髅的头像、漆黑的牙齿"等警示图标[①]。要求警示图标精细印刷，画面和文字警告在香烟外包装上的面积不得少于50%的比例。其中，除了一个固定象征着毒害的骷髅头图案之外，香烟生产企业可以在政府规定的数种图片以及文字警告当中任意选择，而且需要用英语和地方语言同时进行标注。

巴西卫生部门规定，从2003年10月24日起，巴西香烟制造商必须在烟盒背后贴上"图文并茂"的新型戒烟警示。巴西卫生部门制定的这套戒烟警示一共10张。这套"香烟贴纸"除了用黑底白字印有一般警示性的标语外，还配上各种与吸烟危害健康有关的图片，将吸烟的危害赫然摆在吸烟者眼前，视觉冲击力很强，可以起到警示的作用。

比利时政府规定凡是在这个国家出售的香烟烟盒上都必须印有抽烟所造成的不良结果的恐怖图片。这些印有抽烟有害健康、吸烟可致肺癌、肿瘤、心脏手术或牙齿脱落等令人毛骨悚然的图片劝说烟民彻底戒烟。比利时的零售商人为了出售印有这些照片的新型香烟，只有把旧货廉价处理掉。比利时是唯一一个用极端图片劝说人们放弃吸烟的欧盟国家。

印度政府从2007年6月1日开始采取措施：强制要求烟草生产企业在外包装上印刷吸烟导致不良后果的恐怖图片，如口腔癌患者的晚期憔悴模样、因吸烟造成的婴儿畸形等，以吓阻那些烟民们减少其

---

① 腐烂的肺部、骷髅的头像、漆黑的牙齿等是国际惯用警示图标。

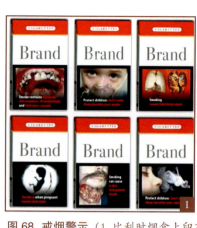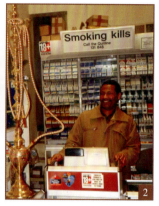

图68 戒烟警示（1. 比利时烟盒上印有戒烟警示图片，据德国《明镜周刊》；2. 荷兰烟草商店里宣传戒烟警示）

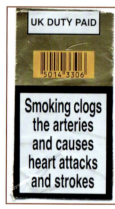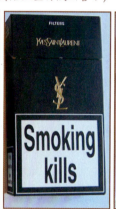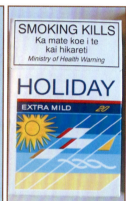

图69 烟盒上吸烟有害健康的文字标识

至最终放弃自己的吸烟念头。

在新加坡，烟盒上印有"香烟的烟雾可以杀死婴儿"等一系列吸烟有害健康的图示，以达到劝阻人们吸烟的效果。

自2010年7月22日起，美国《2009家庭吸烟预防与烟草控制法》（Family Smoking Prevention and Tobacco Control Act of 2009）所覆盖的地区禁止在香烟包装上使用"微量""低焦油""清淡"等香烟用词，且硬性规定香烟包装上必须印有"吸烟危害健康"的明显警示，警示可采用诸如以彩图描述吸烟对健康的危害等方式。

5

控烟社团组织

5.1 反吸烟运动与反烟团体

烟商向妇女少年伸手[①]

据世界卫生组织统计数字显示,亚洲国家男性烟民比例奇高:越南为 75%,韩国为 66%,中国为 66%,日本为 54%,泰国为 40%。各国烟草商在争相开拓全球烟民增幅最大地区市场的同时,经销策略重点偏重于潜力更大的妇女和少年消费市场。

美国 2000 年 8 月份公布的调查发现:在发展中国家,每 5 名年龄从 13 到 15 岁的儿童中,就有一人抽烟;12 个接受调查的发展中国家,近 1/4 的调查对象在 10 岁前就有抽烟经验。世界卫生组织指出,学校的反吸烟教育抵挡不住满街的香烟广告,假如情况没有改善,世界 10 亿儿童中,最终会有 1/4 死于与香烟相关的疾患。

反吸烟团体的研究表明:不仅仅是 40 岁以上的烟民会上瘾,年轻人吸烟亦会上瘾,不能自制。青少年都是贪新鲜去吸烟,但新鲜感过后,身体对尼古丁的依赖性足以令他们一辈子与烟不离不弃。

英国的调查表明:妇女烟民人数亦在急升。因肺癌致命的女性比乳腺癌还要多。癌症学会的数据显示:过去 20 年,全英国女性乳腺癌死亡人数下跌 5%,但肺癌死亡人数则上升 36%。这个数字成为烟草商针对少女消费者展开的广告攻势和市场策划的新证据。

反吸烟运动与反烟团体

在各烟商大力拓展发展中国家的妇女和少年消费市场的同时,反吸烟团体也纷纷起来跟烟商周旋,并向政府施压,以图更有效地对抗财雄势大的烟草商。如美国:美国心脏协会、美国癌症协会、美国肺脏协会;法国:全国抗击烟草中毒委员会、烟草中毒预防信息中心、无烟草巴黎协会、洛桑医科大学教学诊疗所抗烟草咨询会;日本:不吸烟友好协会;瑞士:瑞士抗癌联盟、瑞士肺联盟、瑞士预防烟草中毒协会等。

亚洲的一些反烟团体在推动不吸烟文化的过程中,翻译美国的反吸烟资料,并仿效西方在香烟包装上注上警告字眼:泰国的香烟包装纸上写着"吸烟影响性能力";新加坡在包装上印有烂肺和烂牙的图片;马来西亚推行"直言介意"运动,鼓励人们以坦率而礼貌的方式拒绝应酬式吸烟。

在日本和韩国,反吸烟团体仿效美国成功起诉烟商的案例,也与地方烟商对簿公堂。2000 年 3 月,日本的反吸烟组织——设在长野县的拥有 4.7 万会员的日本不吸烟友好协会向政府递交了一份由 12

[①] 一泓. 反吸烟:亚洲是全球重点. 人民日报·华南新闻,2000-10-09.

万人签名的请愿书，抗议厚生省的一个委员会撤销一项关于到 2010 年把吸烟者人数减半的政策。厚生省的一位高级官员说："虽然我们不能改变我们（收回这个目标）的决定，但是我们希望能解决这个问题，因为我们和这个协会的共同目标是减少日本国的吸烟率。"

在泰国、印度和越南，政府在反吸烟团体的压力下，先后立法禁止电视节目播放吸烟镜头，禁止烟商聘请香烟女郎派烟，零售商亦严禁向未成年人出售香烟。印度新德里制定了新的条例，规定：向儿童出售香烟者，入狱 3 个月。

反烟运动任重道远

尽管各地开展的"吸烟危害健康"教育运动不断深入，但成效不尽如人意。其原因是烟草商暗地施展伎俩。面对国际间日益强大的压力，烟草业私下与世界卫生组织展开一场暗战，烟草商想方设法贬低世界卫生组织的信誉，令该组织的预算大减。他们甚至秘密监听各个反吸烟会议，恐吓与会代表，从中获取机密资料，监察反吸烟动向。他们致力于让联合国粮食和农业机构相信，反吸烟运动一旦过了火，种植烟草的穷国收入就会大减，到头来是穷人受害。

5.2 美国的反吸烟组织

美国的反吸烟组织

美国的反吸烟组织主要有美国心脏协会(American Heart Association)、美国癌症协会（American Cancer Society）、美国肺脏协会（American Lung Association）以及阿肯色医学会（Arkansas Medical Society）、加利福尼亚州卫生服务部（California Department of Health Services）阿尔塔贝茨医疗中心（Alta Bates Summit Medical Center）的烟草控制科（Tobacco Control Section）等，分布在阿拉巴马州、阿拉斯加州、亚利桑那州、阿肯色州、加利福尼亚州、科罗拉多州和康涅狄格州。

反烟组织敦促政府减少烟草使用

美国癌症协会、美国心脏协会和美国肺脏协会等反吸烟与健康组织于 2005 年 8 月 31 日提交了一份文件，要求开展一项每年需要 6 亿美元的"反营销"行动来阻止青年人吸烟。

美国疾病控制与预防中心的报告显示：2006 年，有 20.8%的美国成年人吸烟，而 2005 年和 2004 年则为 20.9%。据此，美国反吸烟组织要求政府加大对烟草公司的制裁。反吸烟与健康组织敦促美国政府减少美国的烟草使用，尽力减少吸烟。如果美国政府在起诉烟草公司诈骗案件中获胜的话，应该要求烟草制造商为一项长期的、每年需要 48 亿美元的反吸烟计划提供资金。

5.3 中国早期的反吸烟运动[1]

中国早期曾发生过两次较大规模的反吸烟运动。第一次是1923年,发生在泉州,以抵制洋烟的入侵为目的。第二次是1934年发生的新生活运动,因吸烟积弊过重,反吸烟的群体提倡禁烟。

1923年的反吸烟运动

1923年,福建省泉州市南门有一家丰瑞钱庄,店东张华如从营业中发现英美烟公司每月从泉州汇出的数目经常达几十万元之多。他深感外烟对泉州经济侵略的危害,为提醒民众,当年他利用泉州一带有元宵节提灯游街的习俗,自制鼓灯,写上标语、画上漫画,叫来10多个小孩提灯列队游行。鼓灯上的标语说明纸烟含有尼古丁及对人体有害;说明英美烟公司每月从泉州卷走几十万元的金钱,是最厉害、最可怕的经济掠夺;大家应团结起来,反对洋人在泉州的掠夺。

随后,苏谷南、叶青眼、周文格等人组织俭德会,上街游行,宣传节约,号召抵制洋烟。他们制标语、画漫画,常以洋号鼓为前导,游行于泉州各街道。由于天天宣传,声势日大,民众争相响应,戒吸洋烟,英美烟公司的业务几乎停顿。

然而,后因形势变化,英美烟公司又多方斡旋,抵制工作停顿,洋烟重新在泉州畅销无阻。

1934年的反吸烟运动

1934年,政府发起了一场推及全国的移风易俗性质的新生活运动,目的在于追求国民生活合理化,提倡中华民族礼、义、廉、耻的传统道德。因吸烟积弊过重,反吸烟的群体,尤其是学校、机关青年为响应新生活运动,随即纷纷提倡禁

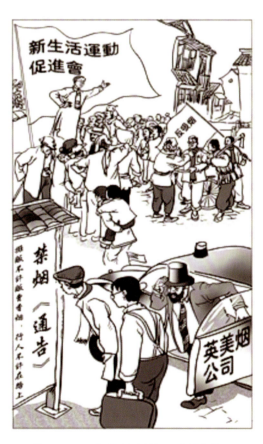

图70 1934年中国反吸烟运动的宣传画

---

[1] 林伟. 新中国成立前福建的反吸烟运动. 海峡烟草报, 2006-01-20.

烟。一些群众团体、卫生机构、新派文人在报纸上发表文章，广泛宣传吸烟的危害，号召禁烟。

在新生活运动中，浙江省首倡禁烟，其他各省多有响应。福建省于当年成立新生活运动促进会。4月29日，促进会的东山县分会召开各团体和各学校参加的会议，会后上街游行，部分学生从各售烟店中抢夺卷烟，予以焚毁，并散发传单，禁止商、民贩烟和吸食卷烟。5月2日，东山分会常务委员许愿学、张占春、黄达京发布"禁烟《通告》，历数香烟之害，认为"据兹商业凋零农工破产之秋，人民谋生尚觉困难"，香烟是"无谓之消耗"，而且禁烟已是新生活运动中的一项重要公约。要求"凡贩卖香烟之商界中人，务应体念时艰，共相奋勉，各本良心，以维社会，幸勿趋逐蝇头，贻害桑梓"。同时声明"本周为不吸香烟运动周"，并限定两日以后，摊贩不许贩卖香烟，行人不许在路上吸食香烟，小孩吸烟家长受罚。凡知识界及各机关社团服务人员，务应以身作则，誓勿吸烟。宴会场中更不得以香烟敬待宾客。此后，福建省内的一些其他县市也相继建立了相应的群众组织。

5.4 中国控制吸烟协会

中国控制吸烟协会（Chinese Association on Tobacco Control），原名中国吸烟与健康协会，成立于1990年2月，2004年6月21日更名为中国控制吸烟协会。协会是由志愿从事控烟的各行各业人员自愿组成的全国控制吸烟学术性、社会性群众团体，为非营利性社会组织，是依法成立的国家一级协会，接受卫生部和民政部的业务指导和监督管理。

中国控制吸烟协会的宗旨是：广泛团结全国各级各地控烟组织、社会各阶层积极参与并促进全国控烟行动，促进政府控烟履约。遵守宪法、法律、法规和国家政策，遵守社会道德风尚。

1996年，协会进行了首次全国吸烟情况调查。1997年，举办了第十届世界烟草或健康大会，114个国家和地区的代表参加了大会。会议积极推进国家有关部门履行世界卫生组织《烟草控制框架公约》，并在监测烟草危害，禁止烟草广告、促销和赞助，提高烟草税收和价格，改变烟盒包装健康警示图文，提供戒烟服务等方面积极开展了卓有成效的工作。大力推进创建全国无烟医院、无烟学校、无烟草广告城市、无烟草影视活动；建立健全全国无烟医院标准体系；组织1200万中小学生开展"拒吸第一支烟，做不吸烟的新一代"签名活动。

协会还组织演艺影视界发出无烟影视倡议；创办全国第一个控烟网站和控烟专业杂志；倡议和推动建立烟害防制研讨会交流机制；监督社会履约，关注社会控烟热点，成功促使民政部取消六家烟草企业"中华慈善奖"，上海世博局退还烟草企业2亿元捐赠，第十一届全运会退还烟草企业捐款。此外，组织召开全国控制吸烟学术研讨会，为各界控烟人士搭建了学术交流平台。

协会下设五个专业委员会，分别开展控烟活动。

医院控烟专业委员会

医院控烟专业委员会成立于 2004 年 5 月 29 日，办公室设在北京呼吸疾病研究所流行病研究室。专业委员会积极推进全国创建无烟医院，制定了无烟医院建设指南与标准；创建了无烟医疗卫生机构专业网站；制定了首部《中国临床戒烟指南》，成为戒烟治疗规范与行业标准；积极推广戒烟指南和戒烟门诊经验；创办了中国首个"戒烟信息系统"，为实现对就诊患者吸烟情况的尽心检测和初步干预。此外，承担国家级继续教育项目"临床戒烟干预全国巡讲"。2006 年和 2008 年，专业委员会与美国梅奥医学中心合作举办了"中国控烟学术研讨会"。

青少年控烟专业委员会

青少年控烟专业委员会成立于 2002 年 11 月 18 日，专业委员会开展了以"我爱无烟环境"为主题的控烟征文活动，进行了烟草暴露情况调查，举办了全国控烟培训交流会，编制青少年控烟教材，制作了控烟宣传短片，开展了学校健康教育资讯。

媒体与演艺界控烟专业委员会

媒体与演艺界控烟专业委员会成立于 2006 年 9 月 18 日。专业委员会结合每年无烟日与媒体开展控烟活动，与《中国健康教育》杂志编辑部合作，开展"戒烟我能"传媒及网站咨询活动；配合卫生部、中国健康教育中心举办的"中国控烟优秀作品选"活动。

吸烟与疾病控制专业委员会

吸烟与疾病控制专业委员会成立于 2010 年 5 月 25 日，专业委员会设立心血管学组、呼吸学组、肿瘤学组和妇幼学组。专业委员会主办《中国控烟与心血管疾病预防学术论坛》，在世界无烟日举行控烟与肿瘤防治的科普宣传活动，举行控烟与肿瘤防治健康大课堂，取得了良好的社会效应。

控烟用品专业委员会

控烟用品专业委员会成立于 1993 年 9 月 5 日。专业委员会联合控烟用品生产厂家开发效果好、携带方便、价格低、安全的产品，取得初步成效。

5.5 巴西"控制吸烟联盟"

2012 年 5 月 31 日，巴西"控制吸烟联盟"公布的一项调查表明：2011 年，巴西公共医疗机构治疗因吸烟引起的疾病共花费了 210 亿雷亚尔，相当于全国公费医疗开支的 30%。调查还表明：每年有 13 万巴西人因吸烟引发疾病而死亡。"控制吸烟联盟"主席呼吁人们改变"吸烟有害健康，却有利于经济"的错误观念。他强调，现实情况表明，吸烟不仅有害人类健康，而且为之付出的经济代价也很大[①]。

---

① 吴志华. 巴西吸烟人数超过 2500 万. 人民网国际频道，2012-06-01.

在巴西，还张贴有反吸烟公益广告。该广告是一个卷起的巨型香烟海报，上面印着一行文案："得肺癌和肺结核仅仅是第一步"，文案的左右两边都有提示。随着一步步把香烟海报展开，"慢性支气管炎、高血压、心脏病发作、心肺衰竭、肺炎、糖尿病等超过 80 种疾病将会随烟而至，今天停止吸烟吧。"海报展开后，巨型香烟变成一张写满疾病的清单，显然得病的多少与吸烟的多少成正比，反吸烟的主题不言而喻。

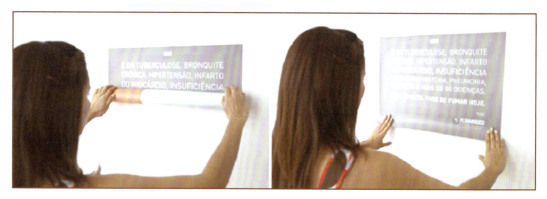

图 71 巴西反吸烟公益广告——禁烟小贴纸

6 有关烟草控制的历史专著

6.1 《专卖、竞争与烟草发展——真实世界的烟草经济学》

李保江[①]著的《专卖、竞争与烟草发展——真实世界的烟草经济学》（上海远东出版社，2009）一书，提示人们要理性认识烟草与健康问题。无论是在中国还是在全球其他国家，烟草产业都有非常庞大的消费群体和经济规模，其在社会经济生活中发挥着不可忽视的重要影响。由于对健康具有危害性，烟草一直备受争议。但在真实世界中，理性的思考比激情的批判更加重要。从经济学角度看，在已知吸烟有害健康的前提下，关于烟草有两个基本问题值得深入探讨：一是如何发挥政府管制的作用，最大限度地减少烟草的危害性；二是如何发挥市场机制的作用，最大限度地提高烟草的资源配置效率。

全书分为三篇，分别论述烟草专卖制度、烟草市场竞争和烟草产业的发展。特别是介绍了烟草专卖制度、专卖制度下的烟草行业改革和发展、烟草行业市场化取向改革、中国烟草母子公司体制、"订单供货"与烟草体制创新。

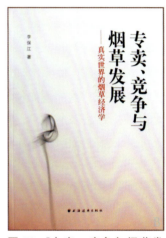

图72 《专卖、竞争与烟草发展——真实世界的烟草经济学》（封面）

6.2 《烟草的历史：依赖文化》

乔丹·古德曼[②]著的《烟草的历史：依赖文化》（Tobacco in History：The Cultures of Dependence）（Routledge 出版社；第1版 1993；平装本，1994）一书，以一种新的思维和方法研究烟草的历史，揭示了复杂的烟草商品的依赖性和围绕这一关系出现的种种争议，让人耳目一新[③]。

全书分六个部分。第一部分阐述烟草

[①] 李保江（1972— ），云南富源人。1994年毕业于云南农业大学，1999年获中国人民大学硕士学位。现任国家烟草专卖局烟草经济研究所政策研究室主任。1999年至今，一直在国家烟草专卖局从事烟草经济与政策研究工作。
[②] 乔丹·古德曼（Jordan Goodman），是英国曼彻斯特大学科学与技术研究所讲师，从事国际经济史研究。
[③] 史菁，刘海燕.研究经济作物史的参考书——读《烟草的历史：依赖文化》的几点启示.毒理学史研究文集（第九集）——全国第三届毒理学史研讨会论文集，2010.

的植物学、化学及其经济学。探讨了烟草的历史性转变,从美洲印第安人的巫术到烟草的全球化,从精神食品到致命的流行病,从粗管吸烟、雪茄到当代香烟的过程。

第二部分,烟草作为一种非食物性作物,广泛地存在于发达国家及发展中国家。烟草的经济价值是粮食作物的10倍。烟草之所以能够长盛不衰,与政府的支持有很大关系。烟叶早期的消费模式分别是烟斗、咀嚼烟草和鼻烟。香烟的发展催生了许多大牌的烟草公司,并拥有较大的垄断优势,控制了世界上大部分烟草贸易。

第三部分,描述了烟草在美洲印第安人中的作用,欧洲人如何看待印第安人的烟草使用方法以及烟草是如何融入欧洲人的生活之中。分析了烟草中尼古丁被发现之前的消费情况、消费结构以及消费形式。

第四部分,介绍烟草栽培与殖民运动。当烟草从美洲登陆欧洲之后,很快又由欧洲的宗主国向其殖民地地区扩散。17—18世纪,烟草和甘蔗是世界上各个殖民地地区最为重要的两种经济作物。烟草一度成为横跨大西洋的航线上最为紧俏的贸易商品。与此同时,殖民地赤裸裸的剥削压榨使得当时的烟草贸易浸满了资本主义原始积累和帝国主义霸权的双重罪恶。

第五部分,分析烟草由一种非商品的药物转变成为一种为殖民主义服务的商品的过程。20世纪中叶,随着技术的发展,烟草的相关贸易的国际化开始成熟,相关的产业链也基本形成。同时,农业科技的发展也使得烟草种植在很大程度上摆脱了对环境的绝对依赖。工业化的生产使得烟草的产量大大增加,烟草开始愈加类似工业产品,能够不断满足日益增长的市场需求。在烟草的生产与销售逐渐被大型企业控制甚至垄断的时候,政府也在逐渐加强对于烟草产销的管理和控制,国家对烟草行业的专卖制度开始形成。

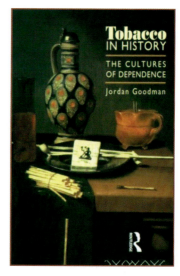

图73 《烟草的历史:依赖文化》(封面)

第六部分,揭示了在烟草文化上,小生产商与大生产商之间的对立以及他们对烟草种植者所产生的依赖性。探讨了政府在烟草生产和消费中的活动史。烟草的工业化伴随着烟草公司对烟草的垄断生产以及政府对烟草生产和消费的支持逐步形成。

6.3 《烟草的命运：美国烟草业百年争斗史》

美国的理查德·克鲁格[①]著的《烟草的命运：美国烟草业百年争斗史》一书，中译本由徐再荣等译（海南出版社，2000）。

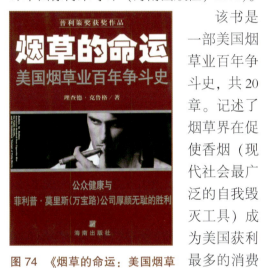

图74 《烟草的命运：美国烟草业百年争斗史》（中译本封面）

该书是一部美国烟草业百年争斗史，共20章。记述了烟草界在促使香烟（现代社会最广泛的自我毁灭工具）成为美国获利最多的消费品的过程中所取得的惊人的但又具讽刺意味的成功；烟草界的"皇室家族"——杜克家族和雷诺兹家族以及他们的继承者乔治·华盛顿·希尔和约瑟夫·F.古尔曼，还有他们具有企业家天赋的后代；烟草界狡猾的商业战略和营销策略；它灵活的政治权力运作，它对科学界、公众健康界和政府中反吸烟势力毫不留情但又转弯抹角的反击。一方面，烟草界不惜任何代价地推销香烟；另一方面，烟草企业与吸烟者双方有着不可思议的共生关系，美国公众不顾一切忠告，而去购买香烟。

书中还着重论述了烟叶如何成为人类最危险的消费品；烟草界的公关人员如何使用他们的公关技巧，以混淆关于香烟具有致命和致瘾性质的大量证据；在香烟大战的历史性关头，烟草界和全国的公众健康是如何行动的。

该书的最后一页写有一句话："一方面，烟草界不惜任何代价地推销香烟；一方面，公众不顾一切忠告，而去购买香烟。显然，双方有着不可思议的共生关系……"这正是人们所关心的，这对矛盾在人们的日常生活中已是司空见惯。人们清楚地看见香烟盒上写着"吸烟有害健康"，但还是有那么多人买了。

杨功焕[②]为《烟草的命运：美国烟草业百年争斗史》（中译本）所做的序中评论说：《烟草的命运：美国烟草业百年争斗史》一书，以翔实的事实描述了美国烟草业的崛起、发展和扩张的历史；也描述了科学界对烟草与健康危害的认识过程；同时描述了当烟草对健康的危害已形成定论后，美国人民与烟草业的斗争，以及烟

---

① 理查德·克鲁格（Richard Kluger），曾先后任《华尔街日报》记者、《福布斯》杂志和《纽约邮报》的撰稿人、《纽约先驱论坛报》的文学编辑、西蒙舒斯特出版社的执行编辑、雅典娜出版社的总编。从1974年起，他成为一名职业撰稿人。曾出版社会史专著《简单公正》《纽约先驱论坛报的兴衰》，这两本书曾被提名为国家图书奖，成为该领域的名著。《烟草的命运：美国烟草业百年争斗史》于1997年获得了普利策奖。他还出版了六部小说，其中最著名的有《部落成员》和《诺丁汉的长官》。

② 杨功焕，是中国预防医学科学院教授、中国吸烟与健康协会副会长，现在世界卫生组织总部全球无烟倡举项目工作。

草业是如何顽抗的。《烟草的命运：美国烟草业百年争斗史》的出版有助于人们了解烟草公司的各种卑劣手法和其他国家由于不了解烟草危害而付出的代价。该书的出版对了解烟草业的发展史，以及普及烟草危害健康的知识无疑具有现实意义。

6.4 《专卖体制下的中国烟草业——理论、问题与制度变革》

陶明[①]著的《专卖体制下的中国烟草业——理论、问题与制度变革》（学林出版社，2005）一书，阐述了烟草产业的政府管制和专卖制度变革。

该书分为10个部分。分述了专卖制度存在的经济学分析（包括理性上瘾分析、伦理困境分析、产业管制分析、制度经济学分析、交易费用分析、规模经济分析），烟草工业在国民经济中的作用（包括烟草"专卖"的概念、烟草产业的"垄断"特征）；管制与制度经济学理论与现实背景；中国烟草专卖管制制度的变革；结构、行为、绩效；专卖管制下的中国烟草产业现状研究；专卖管制中的政府角色：中央和地方的干预；烟草财税管制：分税制改革与制度性梗阻；专卖政治：中国产烟地区农民和当地政府的关系；烟草业管制的实践：国际的透视；处在十字路口的中国烟草业；加入WTO的影响与挑战；新制度经济学与中国烟草专卖制度变革的政策含义等。

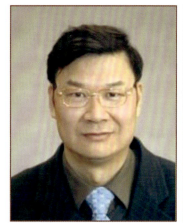 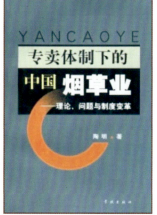

图75 陶明与他的著作《专卖体制下的中国烟草业——理论、问题与制度变革》（封面）

---

① 陶明，博士，复旦大学管理学院副教授。江苏仪征人。毕业于复旦大学。1999年作为访问学者在法国巴黎高等外贸学院学习，获得国际贸易硕士。2003年作为访问学者在美国加利福尼亚大学伯克利分校学习。从事产业经济学、国际贸易、国际贸易法研究。

第80卷

酒政与戒酒禁酒史

本卷主编 史志诚 康兴军 齐宝宁

卷首语

　　酒政是国家为酒的生产、流通、销售和使用进行管理而制定的法律和制度。"戒酒"一般指的是个人行为，而"禁酒"则是国家行为。无论是戒酒，还是禁酒，都是为了挽救因为嗜酒无度而给个人、家庭和社会造成的危害。几千年来，世界各国对酒的管理从放任不管到严加管控，从劝导戒酒到发布禁酒令，在执行的过程中困难重重，时松时紧，其后果有利有弊，甚至出现反复。与此同时，社会舆论对种种酒政和制度的评价褒贬不一。虽然这些都成了历史，但对于今天和未来如何倡导文明饮酒、节制戒酒，以及如何在特定场合和一定范围内禁酒，仍然有着重要的借鉴作用。

　　本卷在回顾世界主要国家的酒政与戒酒、禁酒历史的基础上，重点记述了中国古代的酒政与禁酒令、1920年美国禁酒令的实施与废除经过、俄罗斯的禁酒历程、当代世界酒的专卖与管理制度、酒后驾驶和醉酒驾车的管理法规、戒酒社团组织与戒酒指导。此外，就未来公共卫生新焦点——控酒问题，做了简要评述。

1 历史上的戒酒与禁酒

1.1 饮酒、戒酒与禁酒

酒是一种特殊的食品，它虽然不是生活必需品，但在特定的场合下，"酒以成礼，酒以治病，酒以成欢"，因此酒是不可缺少的。然而，酒能使人上瘾，饮多使人致醉，惹是生非，伤身败体，成为祸乱的根源。如何根据实际情况进行酒业管理，使酒的生产、流通、消费走上正确的轨道，使酒的正面效应得到发挥，负面效应得到抑制，则是一门深厚的学问。

饮酒，是人类的一种嗜好。饮酒的利弊往往与酒的种类、酒精的含量及饮量多少有关。少量饮酒，特别是药酒、果酒、黄酒及啤酒等适度饮用，对健康有益。但酗酒，尤其是酗烈性酒，则可带来一系列的生理、心理及社会的严重问题。过量饮酒，可引起急性酒精中毒，出现呕吐、腹痛及一时性精神错乱；中毒过深，能造成呼吸、循环中枢麻痹，甚至死亡。长期大量饮酒，发生慢性酒精中毒，会导致智能衰退，甚而发展为酒精中毒性精神病。酗酒还与胃及十二指肠溃疡、慢性胃炎、食管炎、肝病、冠心病、高血压、癌症等疾病有关。据统计，酗酒者的肝硬化发生率比不饮酒者高七倍，食管癌、胃癌及肝癌等在嗜酒人群中发病率较高。酒精依赖、酒精中毒已经成为世界各国较为普遍的社会问题。酒精中毒已成为除心脏病和癌症以外的第三个影响健康的最大问题。酗酒还给社会安定和家庭和谐带来众多危害，特别是酗酒和吸毒过量者，可通过基因把这些坏嗜好遗传给后代，遗患无穷。因此，戒酒已经越来越引起人们和各国政府的重视。

一般来说，"戒酒"指的是个人行为，而"禁酒"则是禁止制造、运输、进口、出口、销售、饮用含酒精饮料的法律法规，属于国家行为。无论"戒酒"，还是"禁酒"，都是为了挽救因为嗜酒无度而给个人、家庭和社会造成的危害。

在人类最初发现酒的酿造的时候，戒酒、禁酒的理念和行为就同时出现，因此历史上出现过一些禁酒运动和反对酒精中毒的国家组织。例如：中国古代仪狄献酒媚王，王忧虑酒为后世之害，于是发布戒酒令。罗马共和时代初期，人们对酒的毒性已经有所察觉，观察到有少数的女子饮酒过度，所以当时规定女子不得饮酒。

在美国，长期以来社会各界人士，特别是妇女界强烈主张禁酒。第一次世界大战开始前，美国已有 2/3 的州实现了禁酒。1920 年，在联邦政府通过《全国禁酒令》以前，美国已经有 25 个州拥有自己的禁酒令。

为纪念美国"1833 年第一届国家禁酒大会"，富兰克林造币厂铸造了"美国历史"中的一枚纯铜铜牌（第 368 页图 76）。这是一枚十分精美的浮雕纪念铜牌，正面

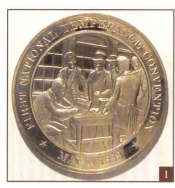 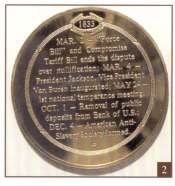

图76 美国1833年第一届国家禁酒大会的纪念铜牌（1. 正面；2. 背面）

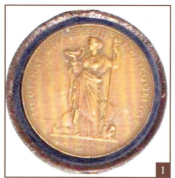 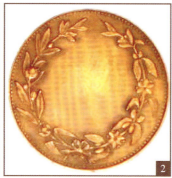

图77 1900年法国反对酒精中毒国家组织纪念铜牌（1. 正面；2. 背面）

有决议签字的场面，周边写着"第一届国家禁酒大会——1833年5月24日"；背面以文字记载了1833年美国历史上发生的包括"第一届国家禁酒大会"等大事。

在欧洲，爱尔兰（1818）、伦敦（1831）、芬兰（1863）曾经成立戒酒协会。1900年，法国出现了反对酒精中毒的国家组织。1909年，伦敦召开世界戒酒会议，成立了国际戒酒联盟，欧洲各国、美国、墨西哥、阿根廷、印度、中国和日本等国家派代表参加。

为了纪念法国1900年出现的反对酒精中毒的国家组织，法国政府特制了一枚纪念铜牌（图77）。

20世纪前半叶，有一些国家曾经实施禁酒令。如1920—1933年，美国；1915—1922年，冰岛（啤酒直至1989年才解禁）；1916—1927年，挪威（1917年葡萄酒和啤酒也被纳入）；1919—1932年，芬兰；1901—1948年，加拿大的一些地区等，都发布过强行戒酒或禁酒令，但收效都不大。

目前，国际上多采取行为疗法、替代疗法以及其他的一些方法戒酒。也有的国家制定相关的法规，如：1989年美国实行健康警示标签法，要求酒精饮料外包装上印有"饮酒影响汽车驾驶""酒有致畸危险，孕妇禁忌""饮酒有害健康""饮酒影响操作机器"等健康警告标签；有的国家提高酒精饮料价格（提高12%~57%）；1975—1980年，美国提高法定饮酒年龄，有15个州将法定饮酒年龄由18岁提高到20岁；有的国家发布禁酒驾驶法等，但收效都不够理想。

1.2 中国古代的酒政与禁酒令

中国古代的酒政

国家对酒的生产和消费等有关行为的约束禁止，属于酒政的重要组成部分。自古以来，中国对酒实行榷酒。一是由于酿酒的原料主要是粮食，在历史上常常发生酿酒大户大量采购粮食用于酿酒，与民争食的事件。当酿酒原料与口粮发生冲突时，国家必须实施强有力的行政手段加以干预。二是由于酒是一种高附加值的商品，酿酒业往往获利甚厚，因此，数千年来，中国历代统治者对于酒这个影响面极广的产品，从放任不管到紧抓不放，实行了种种管理政策。

酒政的频繁变动，实际上是不同利益集团对酒利的争夺的结果。历史上这些措施有利有弊，执行的程度有松有紧，人们对其褒贬不一。

中国古代的禁酒

中国古代禁酒的目的，一是为了减少粮食的消耗，备战备荒。这是历代历朝禁酒的主要目的。二是防止沉湎于酒，伤德败性，引来杀身之祸，禁止百官酒后狂言，议论朝政。这点主要是针对统治者本身而言。三是为了防止民众聚众闹事而禁群饮。

在中国历史上，夏禹是最早提出禁酒的帝王。相传："帝女令仪狄作酒而美，进之禹，禹饮而甘之，遂疏仪狄而绝旨酒①。曰，后世必有以酒亡其国者。"（《战国策·魏策二》）事实证明夏禹的预见是正确的。夏商的两代末君都是因为酒而引来杀身之祸从而导致亡国②。西周推翻商代的统治之后，发布了中国最早的禁酒令《酒诰》。其中说道，不要经常饮酒，只有祭祀时，才能饮酒。对于那些聚众饮酒的人，抓起来杀掉。在这种情况下，西周初中期，酗酒的风气有所收敛。西汉前期实行"禁群饮"的制度，相国萧何制定的律令规定："三人以上无故群饮酒，罚金四两。"（《史记·文帝本纪》文颖注）

中国历史上，朝廷发布的禁酒令也分为数种。第一种是绝对禁酒，即官私皆禁，整个社会都不允许酒的生产和流通。第二种是局部地区禁酒。元朝较为普遍，主要原因是不同地区粮食丰歉的程度不一。第三种是禁酒曲而不禁酒，这种特殊的方式是酒曲为官府专卖品，不允许私人制造，属于禁止之列。没有酒曲，酿酒自然就无法进行。第四种禁酒是在国家实行专卖时，禁止私人酿酒、运酒和卖酒。

禁酒令的发布与解除

中国历史上的禁酒极为普遍，除了政

---

① "绝旨酒"意为自己不饮酒。作为最高统治者，自己要以身作则，不被美酒所诱惑，同时禁止民众过度饮酒。
② 据研究，商代的贵族们因长期用含有锡的青铜器饮酒，造成慢性中毒，致使战斗力下降。酗酒成风被普遍认为是商代灭亡的重要原因。

治原因外，更多的还是因为粮食问题而引起的。每当碰上天灾人祸，粮食紧张之时，朝廷就会发布禁酒令。而当粮食丰收，禁酒令就会解除。

禁酒时，对私酿酒实行一定程度的处罚。轻者没收酿酒器具、酿酒收入，或罚款处理；重者处以极刑。

1.3 美国的禁酒措施与禁酒令

提倡戒酒的先锋：本杰明·拉什[①]

在殖民地时期，当饮酒习俗风靡美国之时，一些有识之士便勇敢地站出来反对无节制饮酒和醉酒。他们的行动一开始并没有引起大的反响，但随着时间的推移，逐渐引起了人们的注意并赢得了广泛的支持。

美国最早提倡戒酒的是本杰明·拉什博士。拉什首先对饮酒能使士兵保持体力的说法提出了异议；继而他于1785年提出醉酒是一种"疾病"，醉酒是"吸毒上瘾"，如不予控制最终会导致死亡的观点。尽管拉什并未提倡彻底戒酒，他只是从医学的角度劝人们节制饮酒，但是，他的有关"疾病""毒瘾"和死亡的观点对人们产生了深远的影响。在此之前还从没有任何人对饮酒提出过非议，因此人们称他是"开创美国戒酒运动的先锋"。继拉什之后，美国又有不少人站出来反对无节制饮酒，但由于缺乏新的观点和新的宣传手法而没有产生应有的回应。

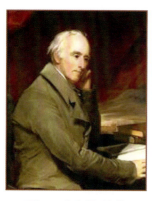

图78 本杰明·拉什

宗教复兴运动和禁酒组织对禁酒产生推动作用

1820—1850年美国社会发生的宗教复兴运动对禁酒运动起了极大的推动作用。牧师们，尤其是福音派的牧师们在布道时常常劝人们戒酒。他们把酗酒视为一种"罪过"，将禁酒奉为所有忠于上帝的战士都必须参加的"圣战"。宗教复兴运动使禁酒的思想通过布道和教义逐渐深入人心。

当时，因为喝酒，众多的家庭妻离子散，更多的人违犯法令，更多的孩子惨遭杀害。由于酗酒现象的增加，美国地方法院处理的案件从1840年的595起上升到1869年的1869起，1900年更是高达3317

[①] 本杰明·拉什（Benjamin Rush，1746—1813），博士，于1746年出生在宾夕法尼亚州的一个经营经济作物园的家庭。毕业于新泽西大学（普林斯顿大学的前身），又在苏格兰的爱丁堡大学获得医学学位。毕业后开了自己的诊所，并在学校教化学，编写了美国第一本化学教科书。独立战争期间，任美国陆军军医局局长，代表宾夕法尼亚州在《独立宣言》上签名，成为建国元老之一。他作为一名医生，提倡过公众健康卫生教育，开过专门服务穷人的药店。他留下了历史上第一例登革热的记录。他第一个提出"上瘾"是一种病，支持禁酒，支持禁欲。他还提倡用人道主义精神对待精神病患者。

起。酗酒已严重影响社会治安和人民生活，已成为犯罪率急剧上升的原因。鉴于此，一些社会名人也提出了戒酒对民主制度的发展至关重要的观点。他们认为饮酒的人参加投票会使国家民主和自由的严肃性受到影响，因此从政治民主的角度主张禁酒。

与此同时，出于对酗酒和醉酒的憎恨，美国出现了一些最早的禁酒组织。1820年成立了美国禁酒运动促进会，1836年成立了美国禁酒同盟。这些组织发起了一些以宣传戒酒为主的游行和示威活动。但由于他们反对的只是过度饮酒，其斗争方式也以劝导为主，再加上内部又有分歧，故没有形成强大的力量。

19世纪中叶，随着禁酒呼声的日益强烈，一些不满于"道德规劝"的禁酒主义者开始采取一些激进的行动，希望通过立法来铲除酒类的危害。以波特兰市长尼尔·朵为代表的禁酒激进派促成缅因州于1846年通过了第一部地方性的禁酒法令。从此，禁酒在一些州通过立法的形式得到了确定。到1860年，美国已有13个州通过了禁酒法令。

1869年，美国禁酒党宣布成立。该党将消灭酒类工业和酒类消费作为奋斗目标，其影响甚大。该党曾数次指派候选人参加美国总统选举，在不少州取得了胜利。其选举区域最多时遍及美国的42个州；即使到了1930年，其选举区域仍有31个州。表面上看来，禁酒运动至此已取得很大胜利，但实际上，此时禁酒的阻力仍然很大，一些州通过的禁酒法令不但难以实施，而且很快都被废除了。所以一方面当禁酒人士在为立法的胜利欢呼时，美国的人均饮酒量却从1850年的4.08加仑（1加仑=3.78升）上升到了1860年的6.43加仑。

南北战争的爆发使禁酒运动一度陷入低潮。南北战争结束后，一些禁酒主张者重整旗鼓，发起了更大规模的禁酒运动。1894年，基督教妇女同盟成立；翌年，反酒馆同盟又告诞生。这两个组织不久即成为美国禁酒运动中最强最有力的组织。它们以铲除酒类生产和销售作为奋斗目标，散发和张贴了数以万计的传单和标语，揭露酒类给社会和家庭带来的危害，呼吁彻底禁酒。

第一次世界大战爆发前，禁酒党、基督教妇女同盟、反酒馆同盟团结一致将禁酒推向了高潮。至此，禁酒已完全成为美国城市和社会改革的一部分。由于这些组织和一些其他活动家的努力，1913年，国会被迫通过了《韦勃·凯恩法案》，禁止向"禁酒"州运输酒类。此法的通过表明，禁酒的条件在全国范围内已日趋成熟。

第一次世界大战爆发之后，由于酿酒消耗粮食，而酒类又常与德国人和意大利人联系在一起，禁酒受到全社会的支持。美国要参战必须动员广大的人力和物力，而粮食是其中需要保障的物资之一。同样，士兵要作战必须保持清醒的头脑，而酗酒往往会使士兵丧失斗志，使工人旷工误工。在这种情况下，国会于1917年通过了《利弗法案》，禁止用粮食酿酒，并授权总统禁止制造其他酒精饮料或向军营销售酒精饮料和进口各类蒸酒。随着战争的进行，形势已变得对禁酒主义者十分有利。一些根据地方选择自由的原则实行禁酒的州也不断向国会施加压力，声称邻州不禁酒它们无法实施禁酒。广大工厂主和资本家也赞成禁酒，因为禁酒可以减少旷工和怠工所带来的损失，从而提高劳动生产率。女权运动中的广大妇女更是反对丈夫把工资浪费在酒馆里。根据这种形势，国会于 1917 年 4 月对实施禁酒的第十八条宪法修正案进行了激烈的讨论，终于在 1917 年 12 月通过了第十八条宪法修正案（又称《全国禁酒令》），并提交各州批准。此案规定，在批准一年后，禁止在美国制造、出售或运输酒精饮料。1919 年 1 月，国会不顾威尔逊总统的否决，又通过了《全国禁酒令》（又称《沃尔斯特法案》），延长有关蒸酒和酿酒的战时禁令，规定在第十八条宪法修正案批准生效后禁止出售任何含量超过 0.5% 的酒精饮料。《全国禁酒令》通过之后，除康涅狄格州和罗得岛外，各州都批准了第十八条宪法修正案。1920 年 1 月 16 日，全国禁酒，禁酒运动至此达到顶峰。

1.4 俄罗斯的禁酒历程

酗酒在俄罗斯是有传统的。酗酒容易导致酒精中毒，这种不良的生活习惯导致其人口死亡率不断上升。因此，政府在历史上曾发动过多次禁酒运动。然而，每次禁酒都会在民间遭遇强烈的反弹，禁酒措施越是严厉，假酒越是泛滥成灾，陷入了一个"越禁越滥"的怪圈。[1]

1914 年，蒸馏酒被限定只能在餐厅贩卖。此法在俄国革命和俄国内战混乱中继续实施延续至前苏联时期，直到 1925 年为止。

十月革命后，苏维埃政权实行禁酒政策。但在 20 世纪 20 年代中期，列宁撤销了禁酒令以赢得民心。列宁下令生产"里科夫加"，此酒因酒精含量稍低而较伏特加更为温和。

苏德战争，即卫国战争打响后，斯大林宣布开放酒禁，以使战士们在冰天雪地的战壕里能借酒驱寒，从此饮酒开戒。不少俄罗斯人至今还认为，前苏联之所以能打赢纳粹，靠的是伏特加和喀秋莎火箭炮。

后来，前苏联政府在 1958 年、1983 年和 1985 年曾三度发起反酗酒运动，发布戒酒令，但均未能奏效。

1958 年 5 月，前苏联最高苏维埃主席团发布了禁止酗酒的命令。随后，伏特加酒厂被关闭，大部分酒类商店遭取缔，前苏联驻外使馆也禁止用酒，甚至还用推土机推倒了克里米亚、格鲁吉亚、摩尔多瓦和库班河流域的葡萄园。其时，伏特加的生产转入了地下，"萨马贡"（自家酿的白酒）受到人们的青睐。

1985 年 5 月，前苏联最高苏维埃主席团通过了一项法令，即《加强对嗜酒的斗争》[2]，同年 6 月 1 日生效。法令第一条规定，在大街、广场、运动场所以及公共的交通工具上等处，只要是未经准许开设酒肆的地点，如果有人公然饮用含酒精饮料，或显有酒醉状态等有害社会风气者，处以警告或罚款 30 卢布。一年内再犯者罚款 30 至 50 卢布，屡犯者罚款 50 至 100

---

[1] 马大西. 禁酒：俄罗斯的沉重话题. 世界历史, 2009-02-11.
[2] 也有翻译为《关于消除酗酒的措施》。

卢布或劳动教养1至2个月，并扣除当月20%的工资。对于最后一种罚款，在特殊情况下，可以以不超过15天的拘留替代。然而，没有料到的是，禁酒随即导致了全国性的食糖短缺。人们抢购白糖是为了在家里私酿白酒，乡村的私人酿酒更是遍地开花。这不仅导致短时间的白糖价格翻了几番，而且，这种私人的烧锅技术设备简单，许多有害的物质不能过滤干净，对人体的损害更大。为了解馋，有人甚至开始饮用古龙水①、洗甲水②等含有酒精的有毒液体。

叶利钦入主克里姆林宫后，大开酒戒。那时，无论在哪里饮酒都无人干涉。

历史进入21世纪，啤酒成为当局最为头痛的事情。据统计，俄罗斯人每年的人均啤酒消费量在66升左右，几乎是10年前的两倍。为改变啤酒"成为横扫全国的致命嗜好"的局面，俄罗斯正展开一场与啤酒的斗争。

近代，俄罗斯人在"喝"与"不喝"酒之间的斗争也没有停止。俄罗斯总统曾明确表示："俄罗斯政府和民众必须共同与俄罗斯的弊病——吸烟和酗酒现象做斗争，这两个问题与我们民族的健康和生存有直接联系，吸烟和酗酒已经成为我们真正的灾难。"之后，俄罗斯杜马通过《广告法》修正案，禁止电视台在每天早上7时至晚上22时的时段内播放啤酒广告。

2009年年初，俄罗斯总统否决了一项有关禁止在公共场所饮用啤酒的法令。总统要求议会在法令中明确指出究竟哪些公共场所不准喝啤酒，而且要求法令规定允许人们在户外饮用不含酒精或只含低度酒精的饮料。

1.5 加拿大的禁酒令

1898年，加拿大为禁酒令办了一次正式但不具约束力的公投，结果51.3%赞成，48.7%反对，投票率44%。除魁北克外，其余所有的省的支持者都是多数，魁北克反对票达81.1%。虽然多数赞成，但政府决定不引进联邦禁酒法案，其原因是魁北克的强烈反对。

在20世纪前20年，加拿大的禁酒令是由各省自行通过法律实行的。爱德华王子岛在1900年第一个引进禁酒令，亚伯达和安大略省在1916年禁酒，魁北克省在1918年通过法案决定将在1919年禁酒（因为第一次世界大战在1918年结束，因此，魁北克省从未实施禁酒令）。后来，各省在发现禁酒法无法落实之后，便撤销了禁酒令。魁北克省在1920年、亚伯达省在1924年、爱德华王子岛在1948年分别予以撤销。尽管如此，戒酒运动的拥护者还是成功地施压，使所有省份和政府尽量缩减了酒的销售量。

---

① 古龙水，也译为科隆香水，是一种含有2%~3%精油含量的清淡香水。
② 洗甲水，是用于清洗指甲油的一种化妆品，含有挥发性强的甲醛及邻苯二甲酸酯。劣质的洗甲水中含有丙酮。

1.6 欧洲国家对酒的节制与限制

北欧国家

丹麦有悠久的节制喝酒的传统。冰岛从 1915 年到 1922 年实行禁酒令（啤酒，禁到 1989 年）；挪威从 1916 年到 1927 年实行禁酒令；芬兰从 1919 年到 1932 年实行禁酒令；瑞典从 1914 年到 1955 年实施一种配额制度，并在 1922 年发动完全禁酒公投，但未通过；法罗群岛禁酒至 1992 年。

斯堪的那维亚的戒酒运动与善良武士国际组织有密切联系。这个希望政府严格管制酒的消费的组织，在过去几十年里，会员数和活动不断减少，但后来又开始增长。

英国

英国从未颁布过禁酒令，但受到自由党党员大卫·罗曼德·乔治（David Lloyd George）的倡议，在第一次世界大战时，英国限制了酒品数量和加税，并大大缩减了酒馆的营业时间。战争结束后，对数量的限制停止了，但税和营业时间不变。1913 年，英格兰和威尔士有执照的酒馆有 88739 家，1922 年为 82054 家，1930 年减少到 77821 家。对啤酒的消费，从 1913 年的 3500 万桶，跌至 1918 年的 1300 万桶，1920 年恢复至 2700 万桶，1927 年以后维持在 2000 万桶。威士忌和其他酒类下跌得很严重，从 1913 年的 3170 万加仑，1920 年的 2200 万加仑，到 1930 年的 1000 万加仑。酒醉遭起诉的案子也大大减少，从 1913 年的男性 153112 人和女性 35765 人，1922 年的男性 63253 人和女性 13094 人，至 1930 年的男性 44683 人和女性 8397 人。

1.7 亚洲和非洲国家的禁酒

沙特阿拉伯完全禁止酒的生产、进口或消费，并对违反者设立严厉惩罚，包括从数周到数月的监禁并可能遭到鞭打。在 1991 年的海湾战争期间，联军禁止部队饮酒，以示对当地信仰的尊重。

卡塔尔禁止酒的进口，在公共场所喝酒或晕醉可能会导致入狱或是被驱逐出境。不过，在有执照的旅馆、餐厅和酒吧可以买到酒，卡塔尔的外国居民也可以从合法渠道取得酒。

阿拉伯联合酋长国将买酒限制为有居住许可证，有内政部的买酒执照的外国非穆斯林可以买酒，不过酒吧、俱乐部和其他有卖酒执照的场所不受这种限制。

伊朗在 1979 革命后不久开始限制酒的消费和生产，并对违反者给予苛刻的惩罚。不过官方承认的某些人群可以生产葡萄酒，供他们自己消费和举行宗教仪式使用。

在塔利班统治阿富汗期间，酒被禁止；塔利班被赶走后，对外国人的禁令取消，外国人在一些商店出示护照证明自己是外国人便可以买酒。

利比亚禁止进口、贩卖和消费酒,并对违反者重罚。

印度的一些地区禁酒,例如古吉拉特(Gujarat)和米佐拉姆(Mizoram)。某些国定假日如独立日和甘地出生纪念日,也不应喝酒。

孟加拉国也执行禁酒令。但一些有执照的旅馆和餐厅可以卖酒给外国人。外国人(本地人不行)可以进口少量酒供私人使用。

1.8 澳大利亚的禁酒

澳大利亚首都堪培拉曾在1910年至1928年禁酒。政治家金·奥马利[①]在首都特区刚成立时,通过当时还在墨尔本的联邦国会立法将之定为禁酒区。联邦国会在1927年从墨尔本搬至堪培拉后,通过法案废除了奥马利的禁酒令。

一些墨尔本的周边城镇曾长时间禁止卖酒。农业小镇米尔都拉(Mildura)在1887年刚设立时也禁止卖酒,这是由其建立者查菲兄弟(Chaffey Brothers)制定的。但当地的人随时可以从附近的温特沃斯(Wentworth)买到酒,最终禁令解除。

在澳大利亚各处偏远的地区分布有许多禁酒的原住民社区,将酒运入这些社区会受到严重惩罚,使用的载具也可能会被充公;在北部领地的禁酒地区,所有用来运酒的运输工具都会被没收且不得上诉。

---

① 金·奥马利(King O' Malley, 1858—1953),是澳大利亚政治家。曾担任南澳大利亚议会议员,在第二和第三费舍尔劳动部担任民政事务部长。他于1910—1928年间在澳大利亚首都堪培拉推行禁酒。

2

1920 年美国禁酒令的实施与废除

2.1 世界著名的美国《全国禁酒令》

19 世纪中期，由于饮酒无度对社会和家庭造成的伤害，各方舆论强烈主张禁酒。美国一些地方的居民也开始寻求以法律手段制裁酒徒。这种呼声渐渐得到了全国范围的呼应，特别是以维护传统家庭为己任的妇女组织更是其中的主力军。于是，美国第 65 届国会于 1917 年 12 月 18 日以"经济、效率和道德"的名义，通过宪法第十八条修正案，即《全国禁酒令》（也称《沃尔斯特法案》，*Volstead Act*），并提交各州审议，其内容是：

第一款：本条批准一年后，禁止在合美国及其管辖下的所有领土内酿造、出售和运送作为饮料的致醉酒类，禁止此等酒类输入或输出合众国及其管辖下的所有领土。

第二款：国会和各州都有权以适当立法实施本条。

1919 年 1 月 29 日，该修正案经过规定数目的州的批准成为宪法第十八条修正案（只有康涅狄格州和罗得岛两州没有批准）。一年后，即 1920 年 1 月 16 日正式生效。从此，在美国生产、出售、饮用各种酒类便成为非法，全国性的禁酒运动拉开序幕。

根据《全国禁酒令》的法律规定，凡是制造、售卖及运输酒精含量超过 0.5% 以上的饮料均属违法。虽然自己在家喝酒不算犯法，但与朋友共饮或举行酒宴就属违法，最高可被罚款 1000 美元及监禁半年。

为纪念《全国禁酒令》的开始，美国制作了直径 43 毫米的禁酒令铜牌。铜牌周边的文字是"1920 年 1 月 16 日，禁酒

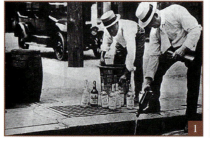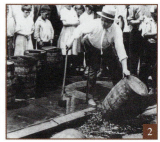

图 79 美国《全国禁酒令》（1. 1920 年 1 月 16 日，联邦特工人员把威士忌倒入水沟；2. 一名查禁人员正在将查缴的大桶的啤酒倒掉）

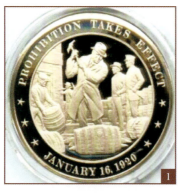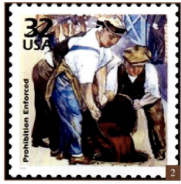

图 80 为纪念《全国禁酒令》制作的铜牌（1）和邮票（2）

令生效"。画面记述了法令开始期间，在大批木桶的前面，联邦特工和禁酒官员手持劈斧捣毁酒桶的场面，使人们设身处地地感受到当时的狂热和对酒的憎恨。此外，政府还发行了纪念邮票。

2.2 《全国禁酒令》的实施后果

1920年1月16日，《全国禁酒令》在美国生效。之后，美国国内出现了许多新的动向，甚至是相反的结果。

引发全国性争论

禁酒措施从1920年1月15日午夜起实行，从那时起，禁酒问题就成了全国性争论的焦点。在美国人中分成了"干""湿"两派。"干"派支持禁酒运动，把禁酒称作是好事，因为一般工人家庭原来用于买酒的钱，现在可以用于孩子的吃穿上面。"湿"派抵制禁酒运动，认为这一法令助长了贪污和谋杀，使非法酿酒者大发横财，使无数的人由于喝了劣质酒而中毒死亡；同时，《全国禁酒令》使繁荣的葡萄酒业濒临绝境。

发生流血事件

禁酒法案生效的前一天，道路上的运酒车络绎不绝，人们都赶着时间把酒运回家里收藏。到了晚上，街道上空无一人，原来人们都聚在家里或其他公众场合举行最后一次合法的"惜别酒会"。然而，受禁酒令的鼓舞，长期受酗酒伤害的妇女们纷纷出动捣毁酒馆，流血事件时有发生。

酒精中毒患者有增无减

由禁酒而导致私酒泛滥的现象也日趋严峻。不法分子甚至用甲醇来勾兑酒精，使美国社会中毒、失明、残疾、死亡的人数急剧增加。据联邦基督教协会统计，实行禁酒令后，美国饮酒的人反而增多了。1927年，在纽约市因酒精中毒而死亡的人超过700人，而1920年仅为84人。美国的《全国禁酒令》实施了10年，酒精中毒患者急剧增加。据1930年1月20日美国大都会人寿保险公司报道，1929年在公司投保的人中死于酒精中毒的人数比10年前增加了35倍。

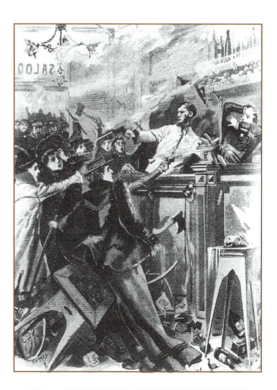

图81 禁酒开始后妇女纷纷出动捣毁啤酒馆

出现犯罪团伙

第一，非法造酒、贩酒以及大规模烈酒走私活动蔓延。开始执行戒酒令后，本来遵纪守法的老百姓不得不去"非法酒店或地下酒馆"喝酒，于是催生了非法造酒、贩酒和走私活动。尽管美国组建了自己的禁酒海军，4艘小型武装艇和8艘高速游艇都全副武装，执法船只要发现走私船就可以直接开火，但美国海岸线的走私船只源源不断地为犯罪团伙的秘密贩酒网络提供货物。联邦查禁局招募了约3000名工作人员来对付这些庞大的犯罪团伙，但仍感到力不从心。

非法制造和贸易所带来的暴利促使私酒贩子不择手段地进行走私活动。有的人把福特汽车的中间掏空，有的人用婴儿车来偷运葡萄酒与白兰地，有人把家里藏酒的地方安装假门等，无奇不有。据统计，1920年到1932年，共有75万人因违反《全国禁酒令》而被捕，罚款总额超过7500万美元，没收财产2.05亿美元。

第二，犯罪率上升，腐败横行。黑社会组织为牟取暴利，结党营私，大肆进行酒类走私活动，趁机贩卖私酒，大发横财。1920年之后，由于禁酒令，也使得黑手党获得了大量财富，使得他们有足够的钱来贿赂政府，致使美国黑社会有了进一步发展壮大的机遇。与此同时，警察队伍也日益腐败。

饮酒一旦成为地下活动就变得更具有吸引力。特别是地下酒吧每晚都被饮酒跳舞的人们挤得水泄不通。仅1923年这一年，全国律师所处理的半数案子都是关于禁酒的。为了贯彻这一法律，国家一年要花费1亿多美元。黑社会和犯罪团伙买通甚至凌辱政府执法官员，对社会造成严重的不良影响，致使百姓对政府和法律渐渐失去信心。

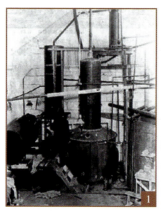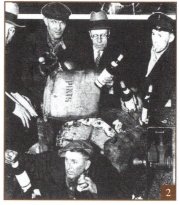

图82 《全国禁酒令》实施之后（1.在芝加哥一幢大楼中发现的私酒酿造厂；2.禁酒人员在纽约港一艘轮船上查获3000瓶走私酒）

2.3 14年后《全国禁酒令》被废除

禁酒是20世纪20—30年代美国社会改革的重要事件之一。禁酒运动由社会各界人士发起，得到政府的支持，政府曾以颁布宪法修正案的形式明令禁酒，这在美国历史上绝无仅有。然而，美国的全国性禁酒也成为使美国人感到最为尴尬的一段历史。

1933年，罗斯福竞选总统时把废除禁酒令作为一条竞选纲领，最后获得了大选的胜利。在他上任后的1933年12月5

日，美国国会通过了宪法第二十一条修正案，将第十八条修正案，即《全国禁酒令》予以废除。这是在美国唯一引起争议而遭废除的宪法修正案。

至此，美国全国性的长达近14年的禁酒运动结束。美国人兴高采烈，举国欢呼，为撤销14年的禁酒令而频频举杯。

《全国禁酒令》解除后，葡萄酒重新发展。私酒贩子和新教牧师还在徒劳地彻夜祈祷，反对废除禁酒法。这一场景形成美国禁酒的一个缩影。牧师出于宗教、道德的善良愿望，不愿让酗酒腐蚀人们的灵魂。而私酒贩子则担心酒类合法化之后，非法贩运私酒的巨大利润将不复存在了。

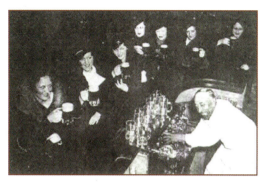

图83 喜气洋洋的年轻女士们开禁后第一次在公共酒吧里度过夜晚

2.4 《全国禁酒令》的失败及其历史意义

酒精有害于身体健康，酗酒误事会给他人带来不良后果。当年美国政府为了维护社会的纯洁而禁酒的初衷和目的自然是良好的，禁酒令的通过是道德理想主义的胜利。然而，由于它脱离了人类生存的土壤，从而引起了适得其反的结果。

——从美国1920年的禁酒令事件可以看到：在一个法治社会里，法律的力量是强大的，但这种强大应该来自对良好习惯的重视。无视人们习惯要求的法律往往是无力的，《全国禁酒令》最终被废除就是明证。如果法律没有维护人们的合理期待，所立之法虽然有法律的外形，却不一定是理性的法治之法。

——《全国禁酒令》具有企图改变国民生活习惯的极端性。自从酒类的酿制技术传入美国之后，饮酒早已成为人们生活中的不可缺少的一部分，亲朋聚会、宗教祭祀、婚嫁庆典以及工作之余等都离不开酒，喝酒犹如喝咖啡、抽烟一样天经地义，司空见惯。而且大多数人认为，醉酒是一种"疾病"，而不是一种"罪过"，应当受到医疗而不是法治。《全国禁酒令》的实施更触怒了那些移民，他们不明白为什么先人遗传下来的饮酒习惯忽然变成非法，他们认为自己有权选择自己的生活方式。法律企图剥夺人们选择生活方式的权利和改变生活习惯的做法必然会引起蔑视和对抗，导致人们公然践踏法律和违法犯罪。

历史经验证明，用法律的形式来改变国民的生活习惯是行不通的。喝酒可以被定为非法的行为，但人们对酒的需求无法消除。既然需求依然存在，则必然会导致非法酿酒、走私和有组织犯罪的出现，而这些问题的出现势必会给社会造成严重的恶果。

——各级政府官员和执法人员的腐败和虚伪，走私和地下组织的行贿，使各级执法人员对走私和非法酿酒活动大开绿灯，走私和犯罪分子也因此更加肆无忌惮。特别是禁酒人力和装备的不足。当第十八条宪法修正案批准生效时，美国仅有1520名禁酒执法工作人员，虽然后来增加到了2836名，但远远不能控制3万多千米长的海岸线和1.25亿多的人口。装备落后、设施陈旧，也是禁酒不利的原因之一。缉私艇根本无法追上走私集团的快艇，轻武器远不如地下组织的精良，因而给执法工作增添了诸多困难。虽然禁酒局中不乏尽心尽职的英雄，但他们毕竟是少数，无法改变禁酒运动的全局。禁酒运动虽然在舆论上做了长久的准备，但在人力物力上并没有得到充分的保障，因此，禁酒失败在所难免。

——由于酒类工业向来是美国国会和总统选举的主要捐款者之一，政府和国会在采取重大决策时不得不兼顾其利益。此外，酒类行业如此巨大，取消这一工业将意味着数十万人的失业。既然失业本来就是每届政府所忌讳的问题，政府自然不应当自找麻烦。

——公众态度的变化。由于《全国禁酒令》的废除，人们对喝酒的观念发生了根本性的变化，更多的人关心的是如何治疗和防止酒精中毒的问题，而不是禁与不禁的问题。

——尽管自20世纪30年代之后美国再也没有形成过大规模的禁酒运动，但禁酒主义者和禁酒组织从未停止过反对酗酒和醉酒的斗争。由于他们的努力，除怀俄明州外，各州都将法定饮酒的最低年龄从17岁提高到21岁，国会于1988年通过了关于酒精饮料警告标识的法令。根据该法令，从1989年11月起，所有在美国销售的酒精饮料都必须带有"饮酒危害身体健康"的标识。政府虽然不可能再颁布新的禁酒法，但是，相信人类的智慧最终将会找到有效控制酗酒和酒精中毒问题的办法。

3

酒的专卖与管理制度

3.1 中国的酒类专卖制度

中国古代酒的专卖制度

中国古代的榷酒，即酒的专卖制度，是指由国家垄断酒的生产和销售，不允许私人从事与酒有关的行业。历史上专卖的形式很多，主要有以下几种：

第一，完全专卖。这种榷酒形式，是由官府负责全部过程，诸如造曲、酿酒、酒的运输和销售。由于独此一家，酒价可以定得很高，一方面可以获取高额收入；另一方面，也可以用此来调节酒的生产和销售。获得的丰厚利润全归官府。

第二，间接专卖。间接专卖的形式有很多，是指官府只承担酒业的某一环节，其余环节则由民间负责。如官府只垄断酒曲的生产，实行酒曲的专卖，从中获取高额利润。例如：南宋实行的"隔槽法"，即官府只提供场所、酿具和酒曲，酒户自备酿酒原料，向官府交纳一定的费用，酿酒数量不限，销售自负。

第三，商专卖。官府不生产、不收购、不运销，而由特许的商人或酒户在交纳一定的款项并接受管理的条件下自酿自销或经理购销事宜，非特许的商人则不允许从事酒业的经营。

当代中国的酒类专卖制度

中华人民共和国成立初期（1949年10月至1952年12月），酒政承袭了民国时期的一些做法，行政管理由财政部税务总局负责。

第一个五年计划时期（1953—1957），酒类专卖在商业部门的领导下进行。商业部拟定了《各级专卖事业行政组织规程（草案）》，报请政务院审查颁发。

1958年，随着商业管理体制的改革和权力的下放，除了国家名酒和部分啤酒仍实行国家统一计划管理外，其他酒的平衡权都下放到地方，以省（市、区）为单位实行地产地销。许多地方无形中取消了酒的专卖。

国民经济调整时期（1961—1965），国务院于1963年8月22日发布了《关于加强酒类专卖管理工作的通知》，强调必须继续贯彻执行酒类专卖方针，加强酒类专卖的管理工作，并对酒的生产、销售和行政管理、专卖利润收入和分成办法等做出了具体规定。这一期间，酒类的生产由轻工业部归口统一安排生产，其他任何单位和部门，不经省、自治区和直辖市人民委员会批准，一律不得自行酿造。酒类销售和酒类行政管理工作，由各级商业部门领导，日常工作由糖业烟酒公司负责。

"文革"时期，多数地区酒类专卖机构被撤销。但在当时的以"阶级斗争为纲"的大环境下，酒的生产和销售工作都处于较为严格的国家计划控制之下，酒类的生产和流通处于低生产水平、低消费水平下的一种宁静。

改革开放时期，国务院于 1978 年 4 月 5 日批转了商业部、国家计委、财政部《关于加强酒类专卖管理工作的报告》，对酒类的生产、销售、运输管理、酒厂的"来料加工"、家酿酒、专卖利润以及偷漏税、欠交专卖利润等违法情况，都做出了具体规定。

1991 年，由国务院法制局、轻工业部和商业部共同起草了《中华人民共和国酒类管理条例（草案）》，报送国务院审议。该管理条例进一步明确酒业实行归口管理，即轻工业部管理酒类生产，商业部管理酒类流通。在酒类生产发展方面的管理，突出了国家计划对酒业生产的指导和管理。

酒类的生产发展由轻工业部和省、自治区、直辖市政府按照国家产业政策和市场需求统筹规划，合理安排；列入国家产品计划的酒类产品，其年度和长远规划指标由计划部门综合平衡后纳入国民经济发展规划和年度计划。禁止个体工商户以获取利润为目的酿造、配制各种含酒精的饮料。酒类生产实行许可证制度，企业必须取得酒类生产许可证后，才可从事酒类生产，并规定了企业取得酒类生产许可证所必须具备的条件。酒类生产许可证的颁发按照国家有关工业产品生产许可证管理法规的规定执行。

酒类流通管理方面明确规定酒类销售实行经营许可证制度。企业必须取得酒类经营许可证后，方可从事酒类批发或者零售，并规定了取得酒类批发经营许可证所必须具备的条件。取得酒类生产许可证的酒类生产企业准许销售本厂产品，但不得经营其他企业的酒类产品。计划内的国家名酒由轻工业部和商业部联合下达收购调拨计划，其他酒类产品由商业销售单位与酒类生产企业实行合同收购。国家名酒由酒类流通管理机构指定的零售单位挂牌销售。

2005 年 11 月 7 日，中国商务部颁布了《酒类流通管理办法》，并于 2006 年 1 月 1 日正式实施。办法明确规定，酒类流通实行经营者备案登记制度和溯源制度；商务部负责全国酒类流通监督管理工作；酒类经营者不得向未成年人销售酒类商品，并应当在经营场所显著位置予以明示。

3.2 美国的酒类管理

在 1930 年以前，美国实行的是禁酒令，任何人不得生产及销售酒类饮料。在解除禁酒令之后，为防止完全放开酒类饮料的生产、销售与消费可能造成的一系列社会问题，并导致税收大量流失，美国制定了《联邦酒法》，把酒的管理放在了与烟、枪械同等重要的位置，并建立了一套严格的管理体制。与此同时，各州相应地制定了各自的酒法，对酒类的生产、经营活动进行全方位的管制。至今，美国北部大部分州的酒类饮料的生产、销售仍由政府严格控制，私人一律不得制造和经营。南部各州则通过申请许可证的方式来加以制约。美国有着严格的许可证发放条件。

美国酒类管制机构分为三个层次：一是在联邦设美国烟酒枪炮及爆裂物管理局[①]；二是50个州各自设立酒类管制委员会；三是在市镇地方设地方办证机关。其中前两者之间没有行政隶属关系。

美国《联邦酒法》主要调整州与州之间的关系，如规定酒类饮料从一个州运输到另一个州所应遵循的有关条款，而具体的酒类生产、销售与消费则由各州的酒法加以调整。

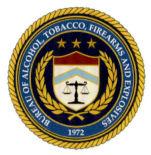

图84 美国烟酒枪炮及爆裂物管理局局徽

3.3 法国的酒类管理

法国的酒类产销法规

法国于1936年出台了《1936年法》，即《原产地名称保护法》。该法对白兰地酒生产中的葡萄产区、葡萄品种、产量、生产工艺、质量标准、储存时间等方面做出了严格规定。只有干邑地区生产的蒸馏酒才能叫白兰地。该法还规定，干邑酒的生产必须在头年的10月至第二年的2月内完成，在橡木桶中储存的时间必须在两年以上。

法国商业部根据法规对酒类零售商发放四种资格的零售牌照，也叫酒牌。第一类只能卖不含酒精的饮料；第二类可以出售啤酒及饮料；第三类可以卖葡萄酒等，但只限在酒店饭馆当时开饮；第四类可以出售包括干邑酒、啤酒在内的所有酒类。申领四种牌照中的任何一种，都必须由银行出具资金证明，并得到财税部门的确认，商业部才予以发放。取得牌照的酒类零售商必须按规定交纳增值税和消费税。

国家严格控制零售酒牌的发放，已发放的数量不再增加，新增的酒类零售点只有通过相互转让或买卖才能得到牌照。

法国酒类管理的立法和标准

法国酒类立法是一个逐步完善的过程。其最早关于酒类管理的法律条文上溯至1807年颁布的《商法典》，其中包括酒类生产、流通的一些规定。随着法国政府和民众对饮酒的负面影响的认识逐渐加深，法国于1873年颁布了禁止在公共场所酗酒的规定（后并入《公共卫生法典》），于1941年规定限制酒类广告宣传（后并入《公共卫生法典》），1965年规定禁止酒后驾车（后并入《交通法典》），1973年规定限制在工作场所饮酒（后并入《劳动法典》）。现行酒类管理主要法律有：

第一，《公共卫生法典》，于1953年颁布，最近一次修改在2005年。该法典涵盖了酒类的生产和流通、酒类销售网点设立的审批、禁止公共场所酗酒、禁止向

[①] 美国烟酒枪炮及爆裂物管理局（Bureau of Alcohol, Tobacco, Firearms and Explosives, ATF），是一个隶属美国司法部，负责对烟酒枪炮征税、执法和释法的机构，原隶属美国财政部。

未成年售酒、限制酒类广告宣传等法律法规。

第二，其他法典：《商法典》中对酒类的包装、标识和运输有明确规定；《农村法典》和《商法典》中也有部分关于酒类生产的法规；《总税收法典》中关于酒类征税制度有明确规定；《劳动法典》中含有工作时间饮酒的法律规定；《交通法典》和《刑法典》中对酒后驾车有明确规定。

自国际葡萄与葡萄酒组织（International Organisation of Vine and Wine, OIV）[①]1924年在巴黎创建以来，法国一直是该组织在葡萄酒方面采用标准的倡导者和严格执行者，尤其是该组织关于葡萄酒原产地命名的规定。法国积极推动各国严格执行原产地命名制度，以确保这些产品的风格和质量完全符合各产地的地理条件（包括自然因素和人为因素）。

法国酒类管理

法国的葡萄酒使用原产地保护标识。法国建立了一整套严格和完善的葡萄酒分级与品质管理体系，并且制定出国家法律加以保护。法定产区对土地、产量、品种、酿造工艺都有严格的限制，并且每年抽样检查，不合格者降级，其中"土地"是产区分级的决定因素。根据法国法律规定，其葡萄酒由高到低划分为四个质量等级：法定产区餐酒、优良地区餐酒、地区餐酒、日常餐酒。法定产区餐酒是法国葡萄酒中最高的等级，其法规最为严谨。

3.4 德国的酒类管理

德国实行烈酒专卖。专卖法规定接管烈酒酿造厂在专卖地区生产的烈酒、进口烈酒、纯度烈酒、烈酒利用和烈酒贸易都必须按照专卖规定执行。

只有原西德专卖管理机构有权进口除朗姆酒、亚力酒、法国上等白兰地酒和利口酒之外的烈酒到专卖区。

德国对烈性酒厂的建设、烈酒的生产、烈酒的流通的管理都非常严格，并有明确的限制指标，对烈酒的售价也都有严格规定。如生产企业的酿酒设备都有产品流量表，就像现在居民使用的水表，企业每年生产的产品量，政府都能掌握详细数字，这样便于管理与征税。

3.5 匈牙利的酒类管理

匈牙利烈性酒生产、销售和使用管理法令严格规定了烈性酒生产销售使用的条件。要求生产烈性酒必须持有经营许可证。经营许可证不发给私人。许可证由区

[①] 国际葡萄与葡萄酒组织，是政府间国际组织，其标准还是世界贸易组织在葡萄酒方面采用的标准。主要法规和标准有：《国际葡萄酒标签标准》《国际葡萄酿酒法规》《国际葡萄与葡萄汁分析方法汇编》等。

局以及市、首都区议会执委会主管食品和木材工作的管理机构负责发放。

申请经营许可证之前，必须取得卫生许可证、用水许可证，并经税务机关从税务检查的角度检查其设备符合要求，国家专业机关、专家或州议会执委会主管食品和木材工作的管理机构指定人员认定其设备适合生产烈性酒，才能发给经营许可证。企业领取经营许可证后，正式生产烈性酒前30天，须报告财务检查所。

匈牙利烈性酒生产、销售和使用管理法令规定了技术设备达到的条件，同时规定了企业负责人的设置、职责。对生产的原料、操作规程、标准仓储都做了详细的规定，而且要求经营者编制烈性酒生产日记并向检查方提供。

匈牙利烈性酒生产、销售和使用管理法令规定生产者把以商业酿造方式生产的白兰地酒转让给农业食品工作部长指定的企业，或者持有葡萄酒酒精含量许可证的其他企业或生产合作社，同时规定了严格的购销流程。

3.6 日本的酒类管理

日本的《酒类专卖法》第一条规定：酒的酿造属于政府。凡不是政府和未经许可的人不得进口酒类。酒的酿造者必须将其每个制造厂从当年4月1日到翌年3月31日一年内酿酒的数量、酿造方法和酒的度数定下来，事先得到政府的许可。酒类制造者酿酒所用的酒母，其转让、抵押或作为饮料消费不经主管官吏的许可不得从酒厂移出。酒类制造者所造的酒，必须全部交纳给政府。在销售时，政府定出酒的价格并加以公布。

从事酒类的销售业或销售代理业或者中介业者必须按政令规定的手续，让每个销售场所获得其所在地的主管税务署长的许可。税务署长在予以酒类制造或酒类销售许可时，认为有必要在酒税的保全上维持酒类的产需均衡时，可以对制造酒类的数量或范围或者销售酒类的范围或销售方法等附加条件。

4

酒后驾驶和醉酒驾车的管理

4.1 酒驾成全球交通肇事首祸

酒驾与车祸

世界卫生组织的事故调查显示，50%~60%的交通事故与酒后驾驶有关，酒后驾驶已经被列为车祸致死的主要原因。在中国，每年由于酒后驾车引发的交通事故达数万起，而造成死亡的事故中50%以上都与酒后驾车有关，酒后驾车的危害触目惊心，已经成为交通事故的第一大"杀手"。

2013年3月14日，世界卫生组织在其网站上发布了关于全球道路安全状况的报告。2010年，全球有124万人死于交通事故。其肇事原因中，首要因素是酒后驾车，其次是超速行驶，第三是骑摩托车不戴头盔（包括司机和乘客），第四是不系安全带，第五是不使用儿童座椅。世界卫生组织专家调查的182个国家中，只有28个国家在上述五大因素方面都有立法规定，其人口之和仅约占世界的7%。这些国家绝大多数都是欧洲国家，其居民的富裕程度很高，特别是法国、卢森堡、瑞士、瑞典、芬兰和葡萄牙等。但俄罗斯不属于这类国家。俄罗斯每10万人中有18.6人死于交通事故，与刚果（17.1）、阿富汗（19.8）等国相近。欧洲一些国家的情况明显好得多，法国、德国和意大利每10万人中死于交通事故的分别为6.4人、4.7人和7.2人[1]。专家认为，只要在上述五个方面结合有效的法律调节机制，道路安全状况就将有根本的改善。

饮酒对驾驶能力的影响

酒精具有很好的溶解性，当人饮酒后，酒精会迅速被胃肠黏膜吸收，随血液循环运输到身体的各个组织、器官内，1~1.5个小时后血液酒精浓度达到峰值。酒精的毒理作用主要是抑制中枢神经系统，可使人的分辨力、注意力、洞察力减弱，视觉、感知觉失常，判断、反应失误，运动时协调性和自控能力降低。驾驶员饮酒后开车，会严重威胁道路安全。

饮酒对驾驶能力的影响主要表现在：

第一，酒精可以影响驾驶员的视觉感知能力。一般人在正常状态下双眼的周边视觉可达180度，饮酒后周边视觉的范围缩小，严重的会出现管形视野；加上饮酒后血管扩张，眼睛充血，对色彩的感知能力和光线的适应力下降，视物模糊或出现重影，辨别力减弱，不容易分辨出红、黄、绿交通灯的颜色，看不清交通标识和道路标线，对静态和运动的物体分辨困难，容易产生视觉错误，在车辆行驶过程中撞击路旁的电线杆、树木或停放的车辆。这些都使得大脑接收视觉传入的信息

---

[1] 酒驾成全球交通肇事"首祸". 参考消息，2013-03-16.

减少。同时，酒精还能引起注意力不集中、记忆力减退，使驾驶员不能及时准确接收道路上车辆和行人的运动信息，做出错误判断，增加发生交通事故的可能性。

第二，酒精可影响驾驶员的反应能力。酒精能使人的思维和反应速度变缓，身体平衡和协调能力降低。张祥浩等[1]对87名驾驶员饮酒前后反应时间的测量发现，饮酒后驾驶员的简单反应时和判断反应时均较饮酒前减慢，由于错误判断或协调能力降低做出的错误反应时间增加了70.4%。由于酒精对神经的麻醉作用，饮酒后人手、脚的触觉会明显降低，往往无法正常控制油门、刹车及转向系统。研究发现，驾驶员在没有饮酒的情况下行车，发现前方有危险状况时，从视觉感知到踩制动器的动作反应时间为0.75秒，而饮酒后驾驶员脚提起来去踩刹车的反应时间要增加2~3倍。如果车速为60千米/时，一秒钟车就行驶了16.67米；车速要是快到100千米/时，一秒钟车就行驶了27.78米，后果相当危险。Weiler等[2]研究显示，饮酒后驾驶员车道保持能力受损，表现为行驶不稳和抢道行驶、停车的平均响应时间减慢、随着距离缩短、左线行驶增加。

第三，酒精对驾驶员心理的影响。饮酒可使人精神兴奋，盲目自信，自我感觉良好，高估自己的驾驶水平，当有伙伴在一起时，常会夸耀自己的驾驶技能，降低其危险知觉能力，总觉得车速慢，油门止不住加大，易出现超速驾驶、危险超车及其他违章等，从而增加事故率。危险知觉主要是指驾驶员对外部环境潜在危险的主观认知和评价以及相应的准备行为。危险知觉水平与事故率呈负相关，并与驾驶员的年龄、经验有关。有研究发现，当血液中的酒精浓度（Blood Alcohol Concentration，BAC）达到20毫克/分升时，人的思想就会放松，紧张感下降（开车时保持适度的紧张感，有助于提高反应速度和保持注意力），肇事率为未饮酒时的1.5倍；当BAC达到40毫克/分升时，驾驶能力变坏，肇事率为未饮酒时的2倍；当BAC达80毫克/分升以上时，其平衡感和判断能力急剧下降，并促使驾驶员做出冒险决定，肇事率为未饮酒时的5倍。研究表明，饮酒和冒险行为是引起事故发生的重要因素。有长期大量饮酒习惯的男驾驶员、有冒险驾驶习惯且定期大量饮酒者或喜欢冒险和饮酒处理事情者，酒后发生交通事故的概率可增加6倍。[3]

饮酒后还常会伴发其他的危险行为。很多饮酒驾驶员不系安全带，使发生交通事故时死亡的危险性增加。此外，饮酒与疲劳也密切相关。饮酒后，出现兴奋、精神愉快、自信心加强，感觉消除了疲劳，但此时注意力下降、自控能力降低、感觉功能失常、动作不协调，使驾驶员的操作能力降低，增加交通事故发生的概率。

饮酒与飞行事故[4]

有关飞行员饮酒造成的飞行事故，

---

[1] 张祥浩，来逢渠. 机动车驾驶员反应时正常值探讨. 实用预防医学，1995，2（4）：239.
[2] WEILER J M, BLOOMFIELD J R, WOODWORTH G G, et al. Effects of fexofenadine, diphenhydramine, and alcohol on driving performance: A randomized, placebo-controlled trial in the Iowa driving simulator. Ann. Intern. Med., 2000, 132 (5): 354–363.
[3] 马丽霞. 酒后驾车及其相关法规. 毒理学史研究文集，2010，9：43-46.
[4] 唐桂香，伊长荣. 饮酒与飞行. 军事毒理学通讯，1997，2（2），7-8.

1946 年就曾有过报道。此后，由于类似事件不断发生，20 世纪 60 年代，人们开始关注起酒精、航空和安全之间关系的研究。

澳大利亚调查资料表明：1962—1974 年，250 起一等飞行事故涉及 259 名飞行员，检查了其中 150 人的血液酒精浓度（BAC），阳性（>150 毫克/升）者占 18%。经综合分析认为，饮酒为直接原因的一等事故约占 9%。

英国检查了 1968—1974 年的 1345 名在飞行事故中丧生的飞行人员的血液酒精浓度，其中，超过 500 毫克/升者有 117 人，占 8.7%。

美国联邦航空局报道：1976 年飞行失事死亡的飞行员为 1179 人，对其中 385 人进行了毒物学检查，发现酒精阳性者有 50 人，占被检人数的 13%。因酒精造成的失事死亡人数从 1963 年的 43% 下降到 1976 年的 13%，有明显下降趋势。其原因是政府对飞行人员饮酒做了一些规定。但飞行与饮酒问题仍是个需要注意的问题。1989—1990 年，美国民航航空医学研究所来自飞行事故中的 975 个遇难者样品，仍有 8% 超过了美国联邦航空局规定的酒精最大允许浓度（400 毫克/升）。

4.2 酒后驾车和醉酒驾车的管理

科学数据显示，酒后驾车发生事故的概率是没有饮酒时的 16 倍。饮酒者每百毫升血液中酒精含量达到 50 毫克时，反应能力有所下降；达到 150 毫克，反应能力下降 50%，动作失调，手脚失控，极易造成车祸。因此，道路交通安全法将喝酒驾车分为酒后驾车和醉酒驾车两个档次，在加强管理的同时，加大处罚力度。

酒后驾车和醉酒驾车是按血液中酒精浓度的不同来区分的。按现行标准，血液酒精浓度在 0.2~0.8 毫克/毫升（不含 0.8）之间，属于酒后驾车；血液酒精浓度在 0.8 毫克/毫升以上时，属于醉酒驾车。

对酒后驾车和醉酒驾车的规定标准与处罚方法，各国有所不同。

第一，在美洲。美国司机血液中酒精浓度超过 0.06% 时，无条件吊销其驾照，并将酒后开车的驾驶员送到医疗部门，专门看护那些住院的交通事故受害者。在洛杉矶，酒后驾车若被发现，除受处罚外，还要花费 300 美元在车内安装一种电子装置，这种装置对酒味非常敏感，只要车内有酒味，车就发动不起来。在加利福尼亚州，对酒后开车的普通处罚是罚款、罚扫大街等；若罚后照喝不误，便去参观城内的停尸房，让他们看车祸中死亡者的解剖过程。在加拿大，凡酒后行车者罚款 1470 美元，监禁 6 个月；造成人身伤害者监禁 10 年；造成他人死亡的监禁 14 年。在哥伦比亚，交通部门会强迫违章的驾驶员看一套惨不忍睹的交通事故片。

第二，在欧洲。挪威于 1936 年在全世界首次将 BAC 界值定为 0.08%（0.8 毫克/克，即每 1 克血中有 0.8 毫克酒精）。瑞典于 1941 年效仿挪威，规定：BAC 超过 0.08%，视为轻罪；超过 0.15% 则监禁 1~2 个月。1957 年降为 0.05%，1990 年降至 0.02%，而 0.10% 为重度醉酒界值。英国对酗酒开车的初犯驾驶员，吊销驾照 1 年；在 10 年内重犯者吊销驾照 3 年，外加 1000 英镑罚款；在 10 年内若 3 次被判酒后驾车罪名成立，法院将对他的屡教不改判吊销驾驶证 109 年；酒后发生事故者将终身不能再开车，经济上还将受到重罚。在法国，驾驶员即使只属于微醉，司机的驾驶证也会被当场注销；如果醉酒司机导致其他人死亡就会直接被判入狱；如果导致受害者受伤，司机将支付巨额赔偿。瑞士警察可以把每宗交通违例看作醉酒驾车对待，而司机也有权利证实自己没有醉酒；如果属于重犯，就会被判至少三年监禁。瑞典的司机哪怕只是在饮用了两罐啤酒后开车，若被发现，就得交出执照，并收到一张出庭应讯的传票。若法官判决司机醉酒驾驶的罪名成立，司机将会被送入恢复中心改过自新至少一个月。在保加利亚，第一次被发现酒后开车，将受到教育；而一旦再次被发现，就会被判刑。挪威的任何驾驶员开车，被发现血液中酒精含量超过 0.05%，一律关三周禁闭，初犯吊销驾照一年，五年内重犯者永远吊销驾照。土耳其对酒后驾车的驾驶员，由警方押出城至 20 千米外的地方，然后强迫他步行回城。

第三，在亚洲。中国酒后驾车和醉酒驾车的酒精测试的判定标准是：驾驶人员每 100 毫升血液酒精含量大于或等于 20 毫克，且每 100 毫升血液酒精含量小于 80 毫克为饮酒后驾车；每 100 毫升血液酒精含量大于或等于 80 毫克为醉酒驾车[①]。日本：当驾驶员血液中酒精浓度超过 0.05% 时要判两年以下劳役，罚款 5 万日元，吊销驾驶执照，同时追究向驾驶员供酒者的责任；醉酒开车两次以上要处 6 个月的徒刑，违章者被关在特殊的监狱里，令其盘腿静坐反思，检讨自己的错误。在马来西亚，一旦发现酒后驾车者，立即予以拘留，并将他的妻子也一同拘留，关在一起，令其妻子彻夜教育丈夫。

第四，澳大利亚对醉酒驾驶员，如系初犯，罚款 10 美元；如系重犯，要处 10 年有期徒刑。除判刑外，还要把驾驶员的姓名登在报纸上。

4.3 中国酒驾状况及管理法规[②]

中国酒后驾车的状况

随着中国经济的高速发展，机动车数量急剧增加，道路交通事故频发，酒后驾车已成为交通事故和人员伤亡的主要杀手之一。第 390 页表 80-4-1 显示了中国 2000—2008 年因饮酒导致的道路交通事故数、伤亡人数和经济损失情况[③]，其中

---

① 根据国家质量监督检验检疫局发布的《车辆驾驶人员血液、呼气酒精含量阈值与检验》（GB19522—2004）中规定。有关专家根据标准大体估算：20 毫克/100 毫升，大致相当于一杯啤酒；80 毫克/100 毫升，相当于 150 克低度白酒或者 2 瓶啤酒；100 毫克/100 毫升，大致相当于 0.25 千克低度白酒或者 3 瓶啤酒。

② 马丽霞. 酒后驾车及其相关法规. 毒理学史研究文集，2019，9：43-46.

③ 钟柳青，黎明强，殷凯，等. 广西柳州市机动车驾驶人酒后驾驶现况研究. 中华疾病控制杂志，2010，4(2)：153-156.

表 80-4-1　2000—2008 年酒后驾车致道路交通事故、人伤亡和经济损失情况

年份 相关情况	2000	2001	2002	2003	2004	2005	2006	2007	2008
事故起数	2371	10525	10314	11000	11959	12250	6442	8752	7518
死亡起数	2206	3280	3368	3937	4658	4715	3763	3435	3060
伤亡例数	7380	10547	10611	11307	12854	13225	10325	6555	7840
经济损失(万元)	2675	3625	3653	4362	4256	4792	3797	3378	2825

2005 年最高，2006 年后有所下降。

面对上述严峻情况，2009 年 8 月 14 日，中国公安部部署自 8 月 15 日起在全国开展为期两个月的严厉整治酒后驾驶交通违法行为专项行动。集中整治期间，对有酒后驾驶嫌疑的车辆和驾驶人严格检查。对酒后驾驶者将严格按照《中华人民共和国道路交通安全法》的规定从严处罚。对饮酒后驾驶机动车的，一律暂扣驾驶证 3 个月。对醉酒驾驶机动车的，一律拘留 15 日，暂扣驾驶证 6 个月。对 1 年内两次醉酒驾驶的，一律吊销驾驶证，2 年内不得重新取得驾驶证；属营运驾驶员的，5 年内不得驾驶营运车辆。法律法规规定有罚款处罚的，一律从重处罚。据公安部 2009 年 12 月 10 日通报，2009 年年底，共查处酒后驾车违法行为 30.4 万起，其中醉酒驾车 4.1 万起，占 13.6%。自开展打击"酒驾"专项行动以来，全国"酒后驾车"引发的交通事故数、死亡人数、受伤人数，与去年同期相比分别下降 32.4%、34.7% 和 25.9%。

中国酒后驾车的相关法规

关于如何认定酒后驾车或醉酒驾车，2004 年 5 月以前中国尚无统一法规和标准，只能靠一些地方法规来规范。2004 年 5 月 1 日施行的《中华人民共和国道路交通安全法》和《道路交通安全法实施条例》两部法规，对酒后驾车、醉酒驾车做出了严格的限定和处罚。

5

戒酒社团组织与戒酒指导

5.1 美国嗜酒者互诚协会

美国嗜酒者互诚协会（Alcoholics Anonymous，AA），又名戒酒匿名会，是美国的戒酒组织，成立于1935年6月10日。创始人是鲍勃医生[①]和比尔·威尔逊。

嗜酒者互诚协会是一个人人同舟共济的团体，会员不分男女，彼此交流经历、互相支持、互相鼓励，努力解决共同的问题，使自己从嗜酒中毒中解脱出来，并帮助他人戒除酒瘾，恢复健康。

有戒酒的愿望是入会的唯一条件，在会上可不用真名或全名。互诚协会不收会费或费用，通过会员的捐献自给自足。互诚协会不与任何宗派、教派、政治势力、组织或机构结盟；不介入任何纷争，不赞成也不反对任何运动。协会的唯一目的是保持滴酒不沾，并帮助其他嗜酒者达到清醒。

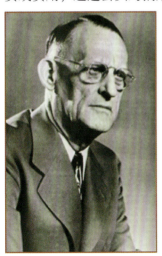

图85 罗伯特·霍尔布鲁克·史密斯

嗜酒者互诚协会诞生至今的80多年里，其戒酒方案已经使200多万的嗜酒中毒者获得帮助，从嗜酒的泥潭中走出来，得到了全面康复。有资料表明，嗜酒者互诚协会在亚洲、欧洲和拉丁美洲有较大发展。2000年，大约在150个国家有互诚协会的活动，有超过99000个AA小组，会员总数在200万以上。其中，在印度的孟买，AA小组已超过100个。中国北京、天津、上海、延吉、成都、昆明等城市也有AA小组。这些小组各自独立，依靠会员捐款来运转。所有会员没有任何入会手续，只要愿意戒酒就可以加入。

嗜酒者互诚协会出版的《嗜酒互诚》《十二个步骤与十二条准则》《发展成熟的嗜酒者互诚协会》和《比尔的看法》四本读物，被会员们视为"教科书"。《嗜酒互诚》最早于1939年出版，又于1955年和1976年修订。该书记述了42个具有代表性的酗酒者如何通过互诚协会第一次持续性地保持戒酒和头脑清醒状态的个人经历。《十二个步骤与十二条准则》使酗酒记者有能力克服强迫性的酗酒愿望。

AA会员们改变行为的具体步骤称为

[①] 罗伯特·霍尔布鲁克·史密斯（Robert Holbrook Smith，1879—1950），也被称为博士鲍勃，1879年8月8日生于佛蒙特州圣约翰斯堡，是一位美国的医生。他在大学里开始喝酒，后来酗酒成瘾。1933年他遇到了另一位酗酒者——外科医生比尔·威尔逊，于是共同创立嗜酒者互诚协会。他帮助了5000多名酗酒者戒去酒瘾。

"十二个步骤"（12 Steps），对会员成功戒酒极有帮助。而指导 AA 小组活动的原则称为"十二传统/准则"（12 Traditions）。这个传统/准则是为了保证协会团体和分会的生存和发展所提出的原则。

社会影响

互诚协会从成立一开始就一直得到熟悉其戒酒方案的医生的支持。互诚协会虽然并未标榜为解决酗酒问题的唯一途径，但经常是在其他戒酒方法失败后，互诚协会的戒酒方案却能够奏效，以至于现在医生们成为自己社区中最积极支持互诚协会戒酒方案的倡导者。

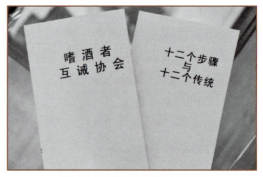

图86 嗜酒者互诚协会的书

1951年，美国公共卫生协会授予嗜酒者互诚协会著名的"拉斯克医学奖"①，以奖励互诚协会"在将酗酒作为一种疾病加以治疗和削除社会对其抱有鄙视态度方面所取得的成绩"。

5.2 美国"员工帮助计划"

美国"员工帮助计划"（Employee Assistance Program，EAP），是企业组织为员工提供的系统的、长期的援助与福利项目。它通过专业人员对组织以及员工进行诊断和建议，提供专业指导、培训和咨询，帮助员工及其家庭成员解决心理和行为问题，提高绩效及改善组织气氛和管理。因此，EAP 是企业用于管理和解决员工个人问题，从而提高员工与企业绩效的有效机制。

"员工帮助计划"起源于工人的过度饮酒行为。19 世纪中期，在西方的工作场所饮酒是一种极为普遍的现象，工人在休息之余都跑去喝酒，就连工人在喝酒上的花销都由雇主来买单。

20 世纪 20—30 年代，美国一些企业注意到员工酗酒问题影响个人和企业的绩效；而且人们已了解到酒精依赖是一种疾病，不是精神或道德问题，于是有的企业聘请专家帮助员工解决这些问题，建立了职业酒精依赖项目（Occupational Alcoholism Program，OAP），从而诞生了员工帮助计划的雏形。

1935 年，"员工帮助计划"的前身——嗜酒者互诚协会（Alcoholic Anonymous，AA）在俄亥俄州成立，这一团体建立的初衷是为那些有严重酗酒行为的员工提供帮助。此后，第二次世界大战之前的几十年中，人们对于酗酒现象的关注不再局限于酗酒者的健康问题，而是将重点

---

① 拉斯克医学奖（Lasker Medical Research Awards），全称艾伯特·拉斯克奖，是生理学和医学领域除诺贝尔生理学或医学奖外的又一项大奖。该奖项始于 1946 年，是由纽约的阿尔伯特·玛丽·拉斯克基金会设立的，旨在表彰在医学领域做出突出贡献的科学家、医生和公共服务人员，是美国最具声望的生物医学奖项。

转向了酗酒对工作绩效造成的不良影响。

各种工作场所的禁酒方案是在第二次世界大战的背景下开展的。战争的爆发也对禁酒运动起到了重要的推动作用。战争期间，各国对军需物品的需求不断增加，各个工厂不得不对工作效率进行精确的计算，提高员工的工作强度。在这种生产力最大化的压力之下，员工的大量饮酒一方面与工人的旷工相关；另一方面，工人在大强度的体力劳动下，少量的饮酒在生产过程存在着很大的安全隐患。因此，越来越多的管理者对在工作场所的饮酒现象就变得很关注和警惕。

在这个阶段，OAP的实施都是秘密进行的。为了保证企业内部的戒酒方案不为外人所知，管理者希望尽量减少参与其中的人员数量。这个时期出现的戒酒方案大多面临一个共同的困难，就是难以得到高层管理人的支持。

1947年，联合爱迪生公司正式承认酗酒是一种疾病，并建立了三层治疗程序，帮助酗酒员工恢复健康。公司高层管理者在方案的展开过程中提供了更多正式的干预，同时工会在其中也起到了积极的促进作用。

20世纪50年代，越来越多的OAP出现，此时的OAP是公开的，并长期在公司内部实施。一系列的与酗酒相关的会议和课程展开。美国工业医疗协会成立了一个酗酒委员会，并在1950年更名为"饮酒问题委员会"。在耶鲁大学的带领下，很多机构开始举办酗酒研究暑假班，将酗酒问题列入他们的课程大纲和研究课题中。在这个时期，工会的参与使得戒酒方案更加正规化和公开化。

20世纪60—70年代，美国社会酗酒、吸毒、滥用药物等问题日益严重，家庭暴力、离婚、精神抑郁越来越影响员工的工作表现，于是很多OAP项目扩大范围，把服务对象扩展到员工家属，项目增多，内容也更丰富。

之后，随着经济全球化进程的加快，企业规模不断扩大，出现了越来越多的跨国企业，实施"员工帮助计划"不仅给企业带来收益，也给社会带来好处，因而"员工帮助计划"得到了更多关注、尊重、规范和传播。

5.3 戒酒的指导方法

鉴于酗酒对个体和社会的危害，政府、社会组织和医学专家对酒精滥用者和酒精依赖者常用以下的指导方法进行治疗和引导戒酒。

第一，认知疗法。通过影视、电台、图片、实物、讨论等多种传媒方式，让嗜酒者端正对酒的态度，认识到适量饮酒有益，超量饮酒有害，逐步控制饮酒量。酗酒者常有许多不良习惯，如有的人空腹饮酒，有的人喜欢一饮而尽，有的人喜欢敬酒、罚酒、赛酒、赌酒、灌酒，这些不良习惯都应革除。饮酒前要多吃菜，慢慢饮，为社交喝酒时，要随人意。

第二，厌恶疗法。对嗜酒成瘾的患者的饮酒行为附加一个恶性刺激，使之对酒产生厌恶反应，以消除饮酒欲望。

第三，家庭治疗。制约酗酒的最好环境是家庭。家庭成员应帮助酗酒者，让其了解酒精中毒的危害，为其树立起戒酒的决心和信心，定时限量给予酒喝，循序渐进地戒除酒瘾。同时创造良好的家庭气氛，用亲情的温暖去解除患者的心理症结，使之感受到家庭的温暖。

第四，集体疗法。酗酒者可成立各种戒酒者协会，进行自我教育及互相约束与帮助，达到戒酒目的。这些组织每周聚会1~2次，讨论戒酒方法，介绍戒酒经验，互相勉励。

第五，药物疗法。对酒精依赖患者，在医生的指导下对症采用药物治疗。

6

控酒：未来公共卫生新焦点

6.1 世界卫生组织呼吁加强控酒措施

2014年5月12日，世界卫生组织发表报告，呼吁加强控酒措施。报告指出，2005年，全球因酒而死亡的人数已达250万。之后，全球每年有330万人因酒而死亡。尽管如此，各国对控酒采取的措施仍不到位。报告警告说，酗酒与200多种疾病有关，而酒精饮料是其中60多种疾病的主要成因。如控酒措施再不到位，随着全球人口的增长和酒类消费的上升，因酒而死亡的人数还可能会增加。①

报告指出，尽管富裕国家仍是酒精饮料的主要消费国，但酒精饮料在亚洲一些国家的消费增长迅速。统计数据表明，全球范围内15岁以上的人群中，平均每人每年消费相当于6.2升纯酒精的酒精饮料。因此，控酒是必须进一步加强的重要措施。

6.2 出台控酒政策的国家和地区

为了减少酒精的危害，一些国家和地区出台了相应的控酒政策。

澳大利亚

澳大利亚政府通过提高酒精及酒精饮料的税率，尤其是女性爱喝的含酒精甜味饮料的税率来提高市场价格进行调控。2004年出台的一项政策是控制女性饮酒，希望年轻女性少喝酒。控制措施主要针对18到22周岁的女性，用各种手段影响这个年龄段的女性，让她们自己做决定，不要喝酒。比如在电视上播放宣传片，让女性改变观念，不要把喝酒当作是时尚的行为；提高女性喜欢的酒类品种的价格；从各种途径让她们知道酗酒会带来的短期和长期的伤害，结果取得了一定成效。过去酗酒的女性、儿童人数占该人群的12%，2009年下降到了11%。

中国

专家指出，为了预防酒精依赖的进一步蔓延，安全饮酒的限度是男性每天不超过20克、女性每天不超过10克纯酒精的饮用量。这意味着男性每天饮酒量不超过两瓶啤酒或两小杯白酒，女性每天不超过一瓶啤酒或一小杯白酒，且决不可混饮。

---

① 施建国，张淼. 世卫组织呼吁加强控酒措施. 健康报，2014-05-14.

此外，每周至少应有两天滴酒不沾。对于女性而言，经期不宜喝酒。月经来临前及期间，女性受激素分泌影响，体内分解酶的活动能力低下，酒精代谢能力下降，结果使得酒精不易迅速从血液中排泄出去，而是变成了对身体有害的"酸性物质"。

专家还提出"自觉限酒控酒，打造健康生活"的建议，帮助人们了解过量饮酒、酗酒对健康造成的危害；引入"健康管理"新理念，利用健康现代管理手段、医学保健知识和技能，改善、促进和维护人民的健康。从一定意义上说，"控酒"就是管理健康的一个重要举措。

在中国杭州，政府通过多种宣传平台，使广大市民了解到过度饮酒的危害性，防止人们多喝酒、喝醉酒。提倡饮酒碰杯要"随意"，不要酒杯里有多少就喝下多少。同时提出一个可操作的措施：酒精每小时的摄入量不超过 15 毫克，即一瓶 3%乙醇含量的 500 毫升啤酒，应用一个小时来喝完。